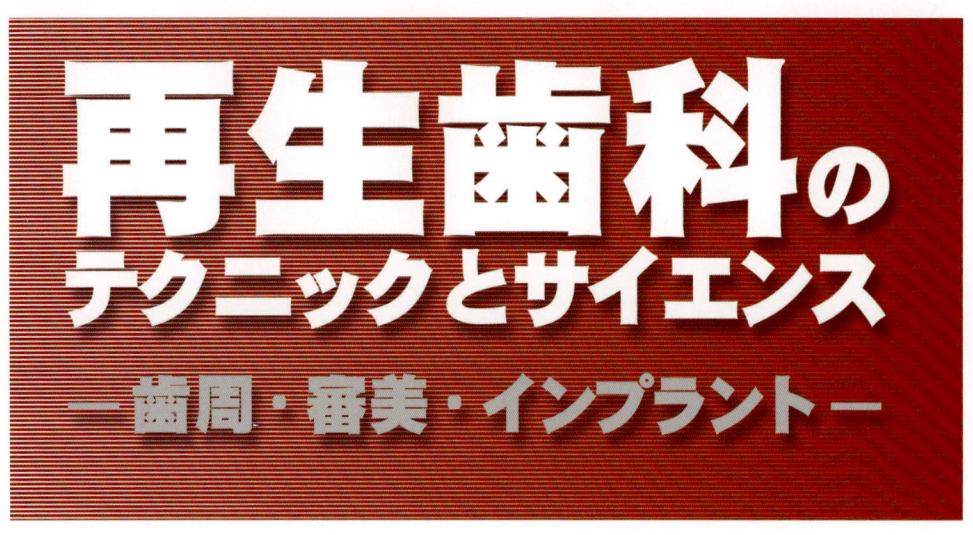

再生歯科のテクニックとサイエンス
―歯周・審美・インプラント―

◆ 吉江弘正／宮本泰和・編著

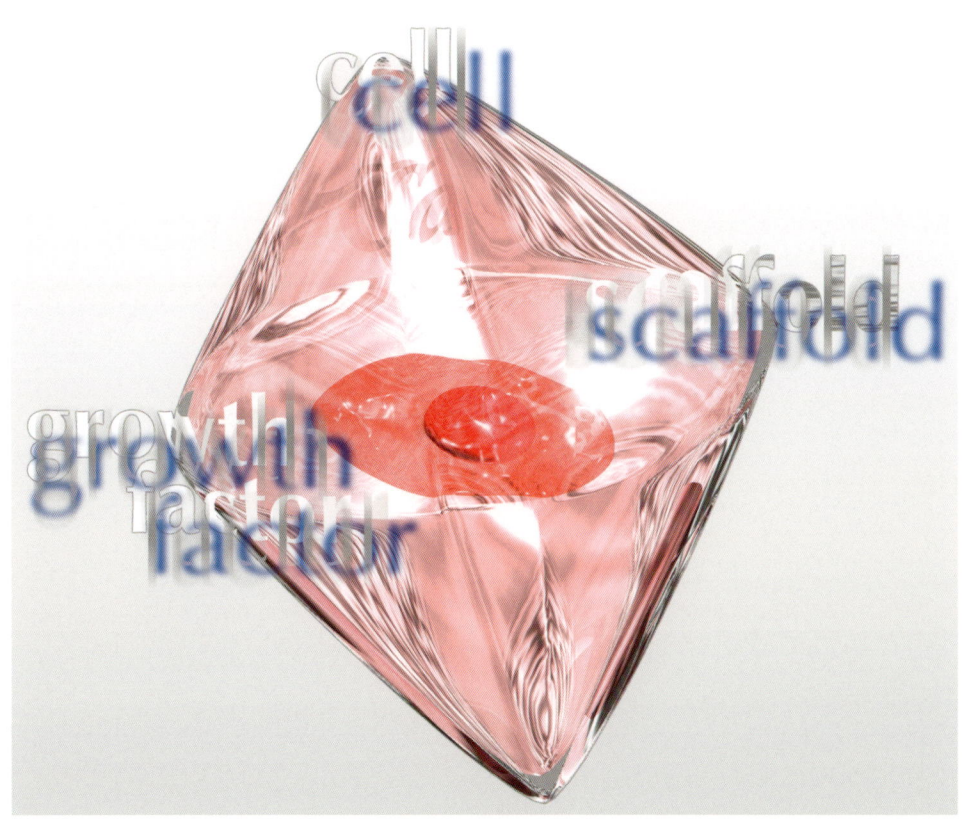

クインテッセンス出版株式会社　2005

Tokyo, Berlin, Chicago, London, Paris, Barcelona, Istanbul, Milano, São Paulo, Moscow, Prague, Warsaw, New Delhi, and Beijing

はじめに

吉江弘正[*1]／宮本泰和[*2]
[*1]新潟大学大学院医歯学総合研究科摂食環境制御学講座歯周診断・再建学分野
[*2]京都府・四条烏丸ペリオ・インプラントセンター

歯周組織の再生療法が臨床応用されて，30年以上の歳月が流れた．ハイドロキシアパタイト，自家骨・他家骨による骨移植術，非吸収性・吸収性膜によるGTR，エムドゲインによるエナメルタンパク治療，各種増殖因子による再生治療，と進化しつつある．

そして，近年の組織工学的手法は驚異的なスピードで近未来を構築しており，再生医療の基本となる「細胞」，「増殖因子」，「足場」の各領域から臨床応用されつつある．とくに細胞治療は，生体外培養による組織の構築により，歯周組織の再生療法が約束されている．

一方，歯周組織再生の一環として，「審美再生」と「インプラント周囲組織の再生」が台頭してきた．この根底にあるのは，患者サイドからの強い要望に起因しているものであり，患者中心の医療体系として，将来的にますます強まることは必然である．

以上のことを鑑み，本書においては4つのブレイクスルーを試みた．
①「歯周組織・再生」，「審美・再生」，「インプラント・再生」からの3部構成
②「細胞」，「増殖因子」，「足場」を基盤としたコンセプトの確立
③超一流の臨床家による「現在編」と，5～10年後に具現化する「近未来編」
④「適応症」，「材料・機器の選択」，「テクニカルポイント」の明確化

再生療法が医療産業をも活性化し，患者さんへの福音となるか，単なる机上の学問として終息するか，それは現場の医療人の意識と情熱に依存している．この本を契機に，真の再生・組織工学ワールドへ，第一歩を踏み出していただければ幸いである．

第1編 歯周組織・再生

ボーングラフト
GTR
エナメル基質タンパク
PRP
FGF
培養歯根膜細胞シート
間葉系幹細胞

第2編 審美・再生

ソフトティッシュグラフト
マイクロサージェリー
無細胞真皮
培養歯肉シート

第3編 インプラント・再生

ソフトティッシュマネジメント
GBR
歯槽骨延長
歯根膜再生型インプラント
オッセオインテグレーション
エンジニアリング

組織工学と歯周再生医学の将来展望

William V. Giannobile D.D.S., D. Med. Sc. [1,2,3]

[1] Department of Periodontics, Prevention, and Geriatrics, University of Michigan School of Dentistry, Ann Arbor, Michigan USA
[2] Department of Biomedical Engineering, College of Engineering, University of Michigan, Ann Arbor, Michigan USA
[3] Michigan Center for Oral Health Research, Ann Arbor, Michigan USA

　近年，歯科学において再生医療（regeneration biology）の分野はめざましい発展をとげている．「組織工学」（tissue engineering）とは，生体細胞を応用することによって組織や臓器の大きな欠損を再建し，機能を回復させるための学問分野である．これに対して「再生医学」（regenerative medicine）とは，より広い意味で用いられることが多く，細胞に限らず，細胞外基質，増殖因子を用いて組織や臓器の欠損を再建し，機能を回復させるための学問分野である．

　再生医学，組織工学は，今後の歯科医療を大きく発展させ得る可能性を秘めており，本書ではその全貌について吉江弘正氏，宮本泰和氏に企画，編集および執筆していただいた．歯科は，その他の分野に先駆けて組織工学の臨床応用の可能性に着目してきており，その応用範囲は，歯の欠損や歯周病の治療から，外傷や先天性奇形，疾患による顎顔面領域の骨欠損に対する治療まで多岐にわたる．本書ではさらに，顎口腔領域の再建やインプラントへの組織工学の応用の可能性についても触れている．現在ではこの分野で，歯の完全再生や歯周治療における遺伝子治療の可能性，インプラントへの応用，そして唾液腺の再建などに関する最新の研究が報告されている．また，基礎研究段階においては，顎顔面骨欠損や歯周病による歯槽骨欠損に対して，幹細胞移植を応用することで，かなりの有効性が示されてきている．

　さらに近年，骨形成因子などの増殖因子を顎骨の骨欠損に応用することで，かなりの効果が期待できることが示されてきた．これらの報告は組織工学分野において大きな意味をもつものであり，近い将来の歯科臨床応用の可能性が大いに期待される．また本書は，将来展望にとどまらず最新の現状についても詳しく述べられている．増殖因子や生理活性物質，さらに新たな足場材料の臨床応用により，歯周治療やインプラント治療が大きな進歩をとげてきているのは周知のとおりである．

　現在，歯科は組織工学，再生医学を臨床に取り入れることで大きく飛躍しつつある．近い将来，歯科臨床は確実に劇的な発展を遂げることであろう．

Future Prospects of Tissue Engineering and Periodontal Regenerative Medicine

William V. Giannobile D.D.S., D. Med. Sc. [1,2,3]

[1] Department of Periodontics, Prevention, and Geriatrics, University of Michigan School of Dentistry, Ann Arbor, Michigan USA
[2] Department of Biomedical Engineering, College of Engineering, University of Michigan, Ann Arbor, Michigan USA
[3] Michigan Center for Oral Health Research, Ann Arbor, Michigan USA

This is certainly a very exciting time in the field of Regeneration Biology in Dental Medicine. Tissue Engineering is defined as a discipline that exploits living cells in a variety of ways to restore, maintain, or enhance tissues and organs. A more broad term applicable to regenerative biology is regenerative medicine, which involves manipulation of cells, extracellular matrices, and bioregulatory molecules to promote the repair, replacement, or enhancement of tissue or organ function. Regenerative medicine and tissue engineering have tremendous potential for dentistry and are wonderfully highlighted in Dr. Yoshie and Dr. Miyamoto's textbook. Dentistry leads all fields of medicine in terms of potential clinical procedures for tissue engineering. Regenerative medicine is applicable in areas such as tooth loss and damage, periodontitis, and oral and craniofacial bone defects caused by trauma, congenital malformation, or disease. This quality text underscores why this is a thrilling period in the discipline of tissue engineering as it relates to oral reconstruction and implantology. There is active research in areas ranging from complete tooth tissue engineering to gene therapy of periodontia and dental implant defects, to salivary gland repair. At the basic level, the use of stem cell transplantation for the repair of oral, craniofacial, and periodontal defects has demonstrated tremendous potential. The utilization of tissue growth factors such as bone morphogenetic proteins has recently shown good prospects to treat major bone defects in the jaws. The fields of materials science and bioengineering have been crucial at the discovery and preclinical stages for dental tissue engineering.

This comprehensive book not only illuminates the potential, but also the most recent breakthroughs in the field. The clinical application of growth factors, biomimetic peptides and novel scaffolding materials are greatly advancing periodontology and implantology, as we know it today.

We are truly in a Renaissance period in dentistry as it relates to tissue engineering and regenerative medicine. Many formidable developments are sure to follow over the coming years!

CONTENTS

guidance

- 2 はじめに
  吉江弘正／宮本泰和
- 4 組織工学と歯周再生医学の将来展望
  Giannobile WV
- 8 0-1 再生療法ベーシック用語ガイド
- 14 0-2 再生医療のオーバービュー
  吉江弘正

第1編 歯周組織・再生

concept
- 18 1-0.1 歯周組織・再生のコンセプト
  吉江弘正

clinical
- 20 1-1.1 ボーングラフト
  畠山善行
- 30 1-1.2 GTR法
  北島　一／宮本泰和
- 42 1-1.3 エナメル基質タンパク（EMD）
  宮本泰和

research
- 56 1-2.1 多血小板血漿（PRP）
  奥田一博
- 68 1-2.2 塩基性線維芽細胞増殖因子（FGF-2）
  村上伸也
- 78 1-2.3 培養歯根膜シート
  石川　烈／秋月達也／長谷川昌輝
- 84 1-2.4 幹細胞を応用した歯周組織再生
  山田陽一／各務秀明／上田　実

第2編 審美・再生

concept
- 98 2-0.1 審美・再生のコンセプト
  吉江弘正
- 100 2-0.2 審美・再生の動向
  宮本泰和

clinical
- 104 2-1.1 軟組織移植による根面被覆
  申　基喆
- 116 2-1.2 マイクロサージェリーによる歯周形成外科
  ―根面被覆を中心に―
  南　昌宏／松川敏久

124	2-1.3	無細胞真皮（アロダーム®）

Allen EP／Cummings LC／
滝沢史夫（日本語訳）

132	2-2.1	口腔粘膜培養シート	research

奥田一博

第3編 インプラント・再生

144	3-0.1	インプラント周囲組織・再生のコンセプト	concept

吉江弘正

146	3-0.2	インプラント周囲組織・再生の動向

船登彰芳

148	3-1.1	インプラント周囲のソフトティッシュマネジメント	clinical

船登彰芳

160	3-1.2	GBR法

石川知弘

176	3-1.3	歯槽骨延長

三次正春

192	3-2.1	歯根膜再生型インプラント	research

玄　丞烋／松村和明／堤　定美

202	3-2.2	オッセオインテグレーション・エンジニアリング

―組織工学パラダイムからみたインプラント生物学―

小川隆広／西村一郎

第4編 appendix

214	4-1	再生療法製品リスト
218	4-2	索引

再生療法ベーシック用語ガイド

本書を理解するために，これだけは読んで理解してもらいたいベーシック用語をピックアップしました．

＜基本＞

再生
regeneration
失われた組織・臓器が形態・機能ともに元どおりになること．再建外科，臓器移植と並んで，細胞を利用して生体組織を再生する再生医療が現在注目を浴びている．

組織工学（ティッシュエンジニアリング，再生医工学）
tissue engineering
① 「細胞」 ② 「増殖（成長）因子」 ③ 「足場」 の3つを利用し，工学的技術を応用して組織・臓器を再生する学問．

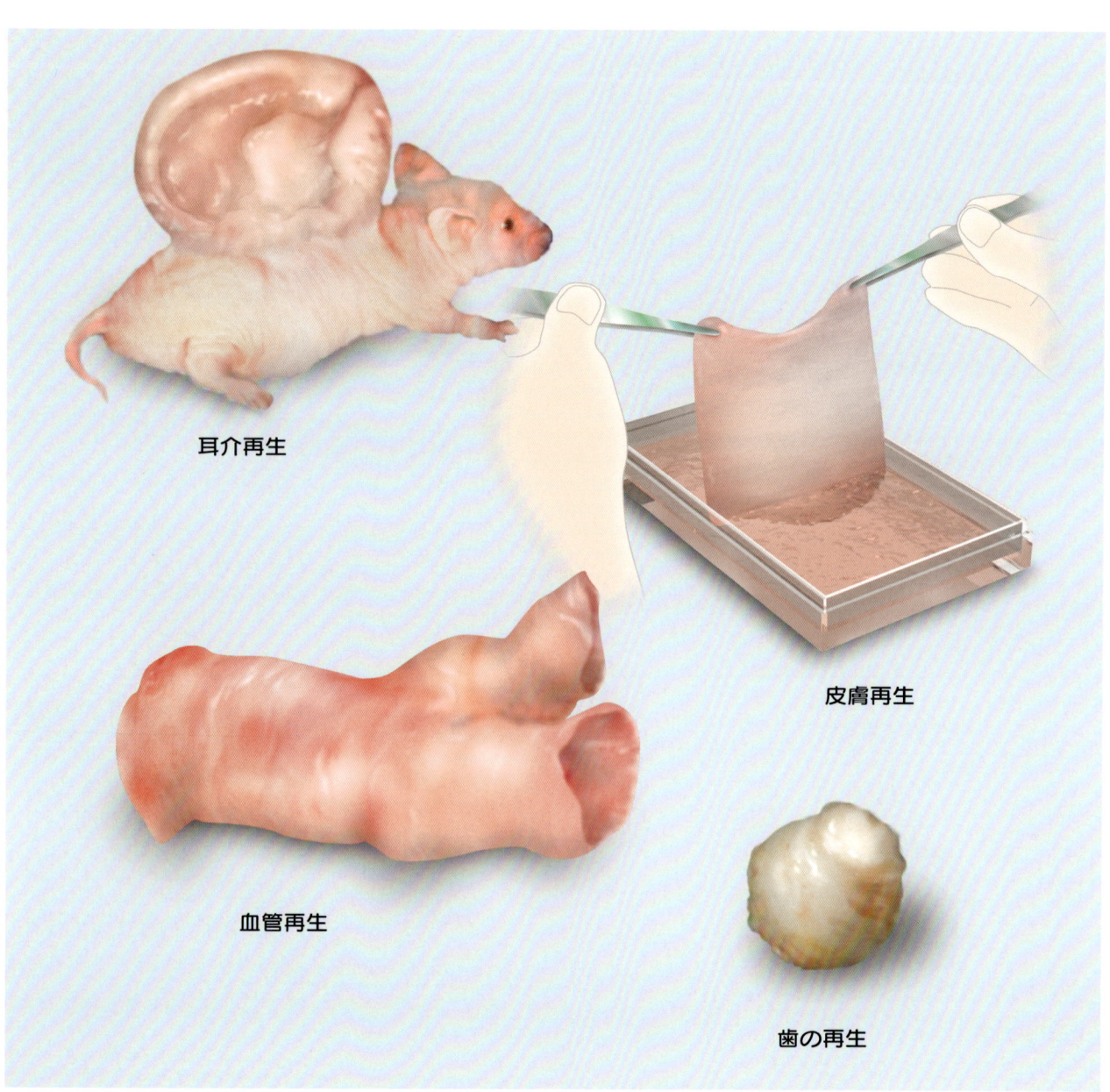

耳介再生

皮膚再生

血管再生

歯の再生

0-1　ガイダンス　再生・用語ガイド　cells

<①細胞>

細胞　cell

組織工学の3要素の1つ．胚性幹細胞，骨髄幹細胞，組織幹細胞，組織前駆細胞を用いた組織再生がさかんに研究されている．

遺伝子導入　transfection

ある特定の遺伝子を，細胞・個体レベルで付加する遺伝子操作．細胞においては導入した遺伝子の機能を発現し，これを生体にもどして再生を図る方法が研究されている．

細胞の培養

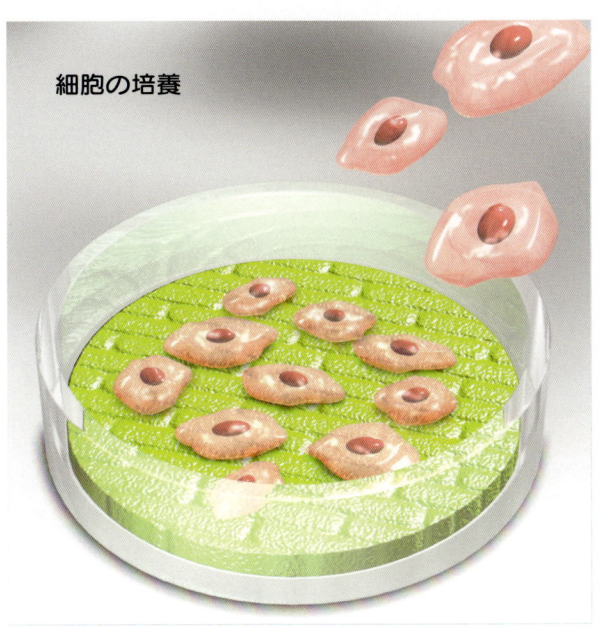

株化細胞　cell line

細胞分裂を何回繰り返しても，増殖能力を保持していて，死滅しない細胞．株化細胞でない培養細胞は，何回か細胞分裂を繰り返すと，急に分裂しなくなって死滅する．

細胞分裂・分化　cell division／cell differentiation

細胞分裂：1個の細胞が2個の娘細胞に分かれること．核細胞と細胞質分裂からなる．
細胞分化：もとの細胞とは異なった性質または機能を獲得(発現)すること．

間葉系幹細胞　mesenchymal stem cell

自己複製機能と間葉系組織(骨，軟骨，神経，筋，脂肪)への多分化能を有する体性細胞．口腔領域では歯髄幹細胞，エナメル幹細胞の存在が明らかとなっており，歯周組織幹細胞の存在も示唆されている．

受容体(レセプター)　receptor

細胞表面で，増殖因子，サイトカイン，ホルモン，抗原，神経伝達物質などの，特定の物質と結合する構造タンパク分子．

クローン　clone

1個の細胞や個体から，分裂を繰り返してできる細胞や個体集団のこと．

前駆細胞　progenitor cell

限られた回数の細胞分裂後にある機能を発現することを運命づけられた前段階の細胞．

骨髄幹細胞　bone marrow stem cell

間葉系幹細胞の1つ．造血幹細胞であり，組織工学における有力な細胞である．血液を形成するための幹細胞は多能性がある．

胚性幹細胞(ES細胞)　embryonic stem cell

受精卵の胚胚の内細胞塊に存在し，多能性をもつ細胞．受精した胚を用いることから，研究や使用上の倫理が問題になっている．

<②増殖因子>

増殖因子（成長因子）
growth factor

細胞の増殖と分化（機能発現）を促すタンパク．正常な細胞サイクルに必須であり，組織工学の3要素の1つ．PDGF, VEGF, IGF, EGF, FGF, TGF-β, BMPが代表的な増殖因子である．

インスリン様増殖因子
insulin-like growth factor：IGF

インスリンと形がよく似たペプチド．細胞増殖・分化・代謝に影響を与える．作用は骨芽細胞，軟骨芽細胞，筋芽細胞だけでなく，血球系細胞や，神経細胞にまで及ぶ．

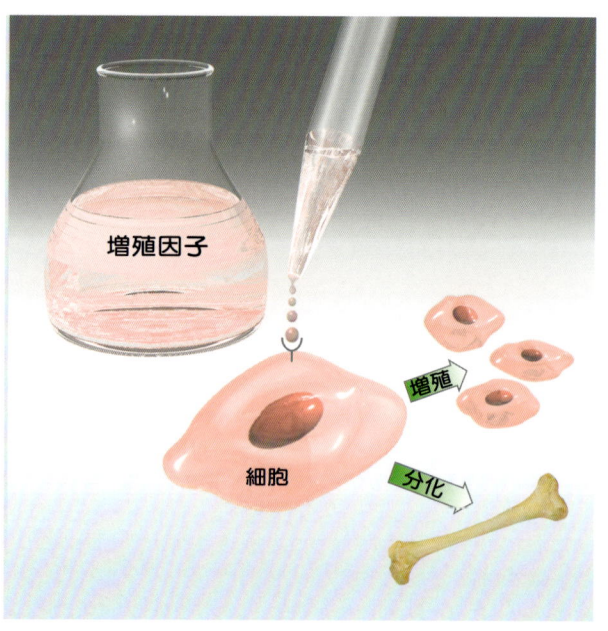

エムドゲイン
emdogain®

幼若ブタ歯胚から主にエナメルタンパクを抽出・精製したものの商品名．フラップ手術時にエムドゲイン®を根面，骨面，歯根膜に塗布することにより，歯周組織再生を促す．

骨形成タンパク
bone morphogenic protein：BMP

骨から抽出され，異所性骨形成能があるタンパク．TGF-βスーパーファミリーの1つである．とくにBMP-2は間葉系幹細胞から骨芽細胞への分化を促進するはたらきをもっている．

形質転換（トランスフォーミング）増殖因子
transforming growth factor：TGF-β

正常細胞の形質転換，すなわち癌化を起こす増殖因子として発見されタンパク．増殖促進作用，増殖抑制作用の2面性をもち，細胞の分化を促進する．骨芽細胞によってつくられ，骨組織中に多く存在する．

サイトカイン
cytokine

細胞から産生されるタンパクまたはペプチドで，細胞間の情報伝達において局所的仲介物質として作用する．サイトカインと特異的に結合する受容体をもつ細胞に働き，細胞の増殖・分化・機能発現を行う．サイトカインの定義のなかに増殖因子が含まれる．

血管内皮細胞増殖因子
vascular endothelial growth factor：VEGF

血管内皮細胞の増殖と分化を誘導する．PDGFの類縁物質である．

線維芽細胞増殖因子
fibroblast growth factor：FGF

線維芽細胞の増殖を促進するタンパク．細胞間シグナル分子として，細胞増殖，血管新生，形態形成，組織修復など，さまざまなはたらきをもつ．塩基性FGFが現在臨床治験の段階で，臨床応用が期待されている．

血小板由来増殖因子
platelet derived growth factor：PDGF

血小板のα顆粒に存在し，主として線維芽細胞や平滑筋細胞に作用するタンパク．結合組織，骨の再生治癒を促進させる．米国で臨床治験が終了し，FDAの承認が間近といわれている．

多血小板血漿
platelet rich plasma：PRP

採血した血液を遠心分離することにより，血球層を分離して濃縮した，血小板を含む血漿成分．創傷治癒や骨再生に関与するPDGFやTGF-βがとくに濃縮されており，自家のPRPは歯周再生治療に臨床応用されている．

<③足場>

足場
scaffold

細胞や増殖因子が機能できる局所部位の構造で，組織工学の3要素の1つ．組織再生においては，細胞の増殖・分化のための仮の足場を供給する必要がある．

アロダーム
AlloDerm®

ヒトの皮膚から上皮細胞層を除去し，さらに結合組織中の細胞を取り除き，結合組織の間質のみにして，抗原性をなくした無細胞真皮の商品名．歯肉歯槽粘膜（歯周）形成手術，歯肉退縮の処置や付着歯肉付与のために他家（同種）移植材として臨床使用されている．

担体（キャリア）
carrier

増殖因子などの生理活性物質と結合させ，機能を高める作用を有する基材を担体という．現在，生体吸収材料に増殖因子を含ませ，再生部位で徐放する担体が研究されている．

細胞外マトリックス
extracellar matrix

線維芽細胞によって分泌された多糖（グリコサミノグリカンやセルロースなど）とタンパク（コラーゲンなど）からなる複雑な網目構造．組織構成要素であり，組織形成や生理活性にも役割を果たす．

コラーゲン
collagen

骨の有機成分の90%以上を占める主要なタンパク．機械的な力が加わる方向に沿って配列し，骨の石灰化結晶の重要な足場を形づくる．また，結晶組成においても重要な成分で，再生治療の足場として利用されている．

ハイドロキシ（ヒドロキシ）アパタイト
hydroxyapatite：HA

生体の骨や歯の成分で，カルシウムやリンを含む．生体親和性にすぐれ，歯槽骨の欠損部に補填される材料である．

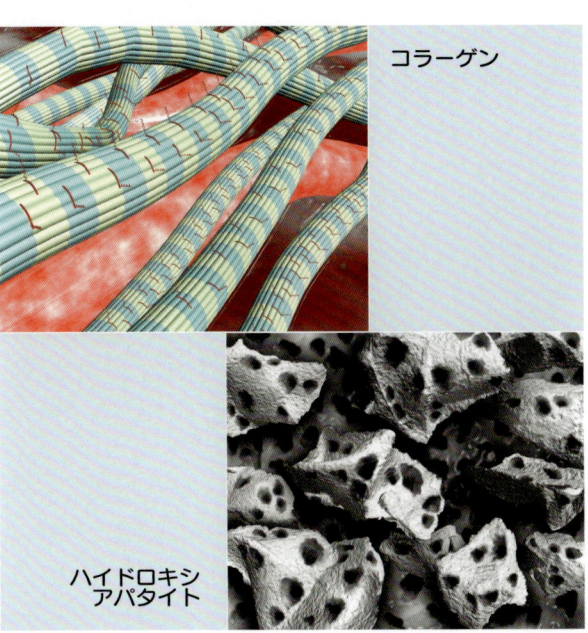

コラーゲン

ハイドロキシアパタイト

ヒアルロン酸
hyaluronic acid

グリコサミノグリカンの1つで，細胞の移動，血管新生の作用をする．創傷修復過程で多量に生産され，その機能の多くは，特定のヒアルロン酸結合タンパクやプロテオグリカンに依存している．

フィブリン
fibrin

トロンビンの作用によりフィブリノーゲンから生成される弾性糸状タンパク．移植材との接着性を高め，新生骨の成長を保つ鋳型としてはたらく．

フィブロネクチン
fibronectin

細胞外マトリックスの1つで，非コラーゲン性接着タンパクである．細胞がマトリックスに付着するのを助けている．

0-1　ガイダンス　再生・用語ガイド　clinical words

<臨床>

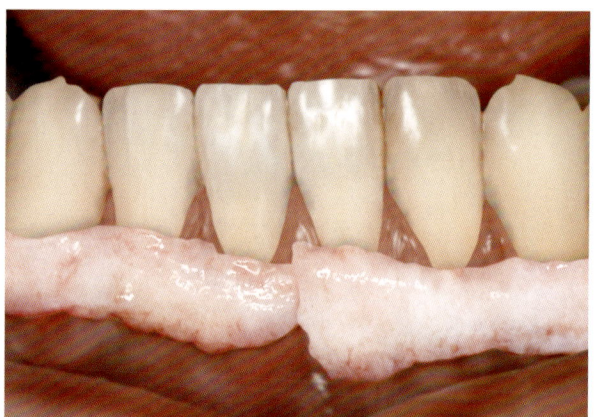

結合組織移植

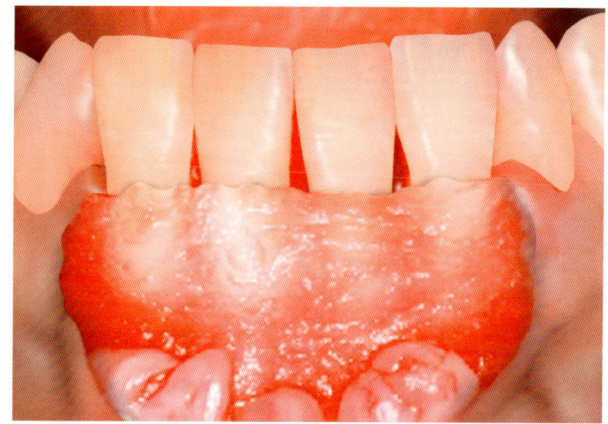

培養歯肉粘膜シート

軟組織

結合組織移植
connective tissue graft　【現在】

　口蓋から結合組織のみを採取し，移植する方法．現在，主に根面被覆に用いられる処置法として基本となる術式である．供給側の口蓋を閉鎖層にでき，移植片も骨膜と歯肉弁から2重の血液供給を得ることができる．

創傷治癒
wound healing　【基礎】

　組織が傷害を受けた後に治っていく一連の過程のこと．まず出血と滲出が起こり，コラーゲン線維の変性壊死，局所への白血球遊走，線維芽細胞による新しい基質形成，肉芽・上皮形成となる．

口腔粘膜シート・歯根膜細胞シート・骨膜シート
oral mucosal/periodotal ligament/periosteal/sheet　【近未来】

　口腔上皮細胞，口腔線維芽細胞，歯根膜細胞，骨膜細胞を培養し，シート状にしたもの．これを歯周外科手術時に利用し，歯肉退縮の処置，付着歯肉の付与，歯根膜や歯槽骨の再生を図るもので，現在研究段階である．

マイクロサージェリー
microsurgery　【現在】【近未来】

　顕微鏡下で行われる歯周外科手術．より少ない侵襲で手術でき，再生・再建を目的とした歯周手術，とくに歯肉歯槽粘膜(歯周)形成手術に有効である．

歯根膜再生型インプラント
periodontal ligament attached implant　【近未来】

　インプラント体に歯根膜を付着させたもの．現在，研究途上であり，通常のインプラントは歯槽骨を骨結合されるが，歯根膜インプラントでは，歯槽骨とインプラントの間に歯根膜が介在し，天然歯と同様の構造になる．

薬物配送(徐放)システム
drug delivery system：DDS　【基礎】

　特殊な基材と薬剤を調和し，局所(再生させたい部位)に投与して薬剤を配送，徐放させることにより，有効濃度を維持し，長時間薬効を持続させるシステム．

0-1 ガイダンス　再生・用語ガイド　clinical words

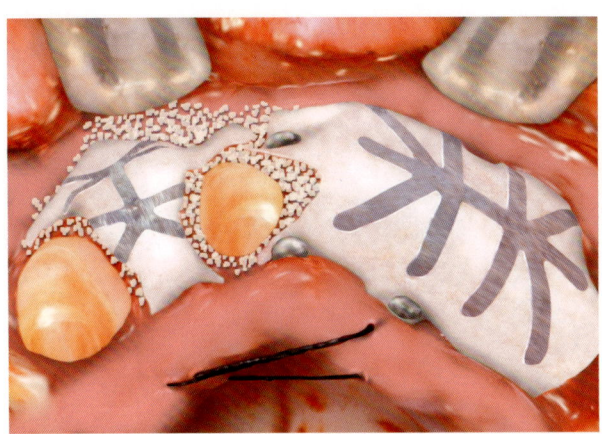

GBR

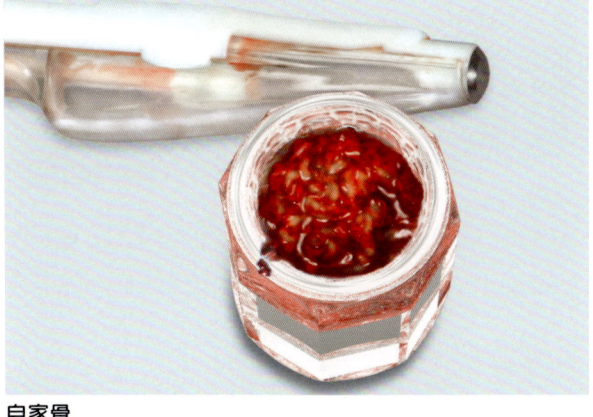

自家骨

硬組織

オッセオインテグレーション（骨結合）
osseointegration　［現在］

インプラント体表面と歯槽骨との結合様式の1つ．骨組織に密着して接合した状態で，インプラント体に加わった力が直接骨に伝達される．

骨伝導能
osteoconduction　［基礎］

骨組織の部位に沿って骨組織を増加させる能力．歯槽骨欠損部における骨伝導能は，欠損部にある母床骨組織中に存在する骨原性細胞や骨芽細胞を活性化して，骨形成を促す．

骨誘導能
osteoinduction　［基礎］

骨組織の部位以外に骨を形成することができる能力．歯槽骨欠損部における骨誘導能は，欠損部周囲の歯根膜組織や，結合組織中に存在する細胞から骨芽細胞を誘導し，骨形成を促すものである．

骨芽細胞
osteoblast　［基礎］

骨代謝の司令塔で，骨形成を主に担っている細胞．骨基質タンパクを分泌し，これを石灰化させる．全身性・局所性シグナルと，周辺の破骨細胞・間質細胞と協調して骨代謝を営むための二次的なシグナルを発信・受容する．

GBR法／GTR法
（guided bone regeneration／guided tissue regeneration）　［現在］

増殖スピードが速い上皮細胞を阻害し，組織液のみを透過する膜によりスペースメイキングされた部位に，骨芽細胞，歯根膜細胞を誘導して，歯周組織や顎骨を再生させる方法．組織再生の足場を与える．

自家骨・他家（同種）骨移植
auto/allo bone graft　［現在］

自家骨移植は自らの口腔内・口腔外から骨を採取して歯槽骨欠損部に移植する方法．他家骨移植材としては，他人の骨を凍結乾燥したもの(freeze-dried bone allograft：FDBA)や脱灰凍結乾燥したもの(decalcified freeze-dried bone allograft：DFDBA)などがある．

ディストラクション骨形成（仮骨延長・歯槽骨延長）
distraction osteogenesis　［現在］［近未来］

人為的に骨を離断し，創外固定装置や口腔内延長装置をつけ，骨折のときに生じる未熟な仮骨を牽引することで，この部位を伸長させる方法である．下顎骨形成不全症に対しての顎骨延長として普及し，近年上顎骨の延長や顎骨再建などに適応されている．

0-2 ガイダンス overview

再生医療のオーバービュー

吉江弘正
新潟大学大学院医歯学総合研究科摂食環境制御学講座歯周診断・再建学分野

組織工学的な再生治療は，21世紀のもっとも期待される医療であり，その基礎学的研究と臨床応用の進展には，目を見張るものがある．

1. 組織再生の3要素（図1）

組織再生の3要素とは，①細胞と②増殖因子，そして③足場である（図1）．

①細胞（cell）として使用されうるものには，胚性幹細胞，骨髄幹細胞，成体由来細胞があり，いずれも細胞分裂と分化を繰り返して再生の主役をなす．

そして，細胞が分裂・分化していく細胞サイクルのために必要なものが②増殖（成長）因子（growth factor）である．この増殖因子は，細胞から産生されるタンパクであるが，近年の遺伝子学的技術により人為的に製作し（ヒトリコンビナントタンパク），使用することが可能となった．線維芽細胞増殖因子（FGF），血小板由来増殖因子（PDGF），形質転換増殖因子（TGF），骨形成タンパク（BMP）がその代表である．

組織再生には細胞と増殖因子だけでは不十分であり，そこに③足場（scaffold）が必要となる．足場とは，線維芽細胞が産生する多糖（グリコサミノグリカンなど）やタンパク（コラーゲンなど）からなる複雑な網目構造で，細胞外マトリックスと呼ばれる．また，硬組織においては，ハイドロキシアパタイトが主体となり，現在，これに類似した生体材料が開発・応

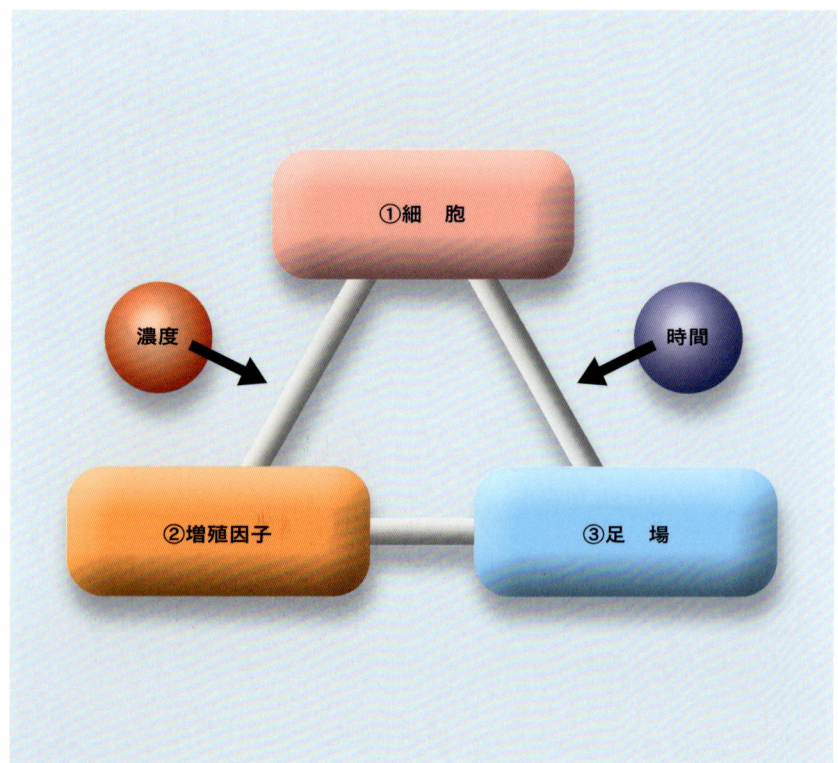

解説：図1 組織再生の3要素と時間・濃度因子

組織再生の3要素は，細胞と増殖因子と足場である．これらの要素が適切な濃度で，適切な時間作用しあい，統合されてはじめて完全再生が可能となる．

用されている.

　生体組織は，上記の，①細胞・②増殖因子・③足場が適切な濃度で，適切な時間作用し合い，統合されて始めて完全再生が可能となるのである.

2. 再生医療の医学領域における現状

　組織工学を応用した再生医療の医学領域における現状を整理してみる(図2)．再生医療が成立するためには，基礎研究，臨床研究そして製品化という過程が必須である．細胞としては，万能細胞といわれるヒト胚性幹細胞，ヒト骨髄幹細胞があげられ，それらは多機能分化を有する細胞集団で，基礎研究から臨床研究の初期段階にある．その研究は厳密な倫理委員会の認可のもとで，限定された施設で行われている．それに対してヒト成体由来細胞は，ある程度分化方向が規定されている細胞集団で，現在，医学領域で高度先進医療として多施設で利用されているのは，ほとんどがこのヒト成体由来細胞である．

　つぎに，生体の臓器別にその現状をみてみると，臨床応用・製品化と，より具現化しているものとして，培養皮膚，培養軟骨，培養骨，培養角膜が挙げられる．とくに培養皮膚は，トップランナー的存在であり，米国，日本国内において企業が介入した製品化がすでになされている．血管や神経は基礎研究から臨床研究の初期段階であり，さらに複雑化した臓器である心臓，膵臓，肝臓は，基礎研究が精力的になされており，近未来における実用化が期待される．

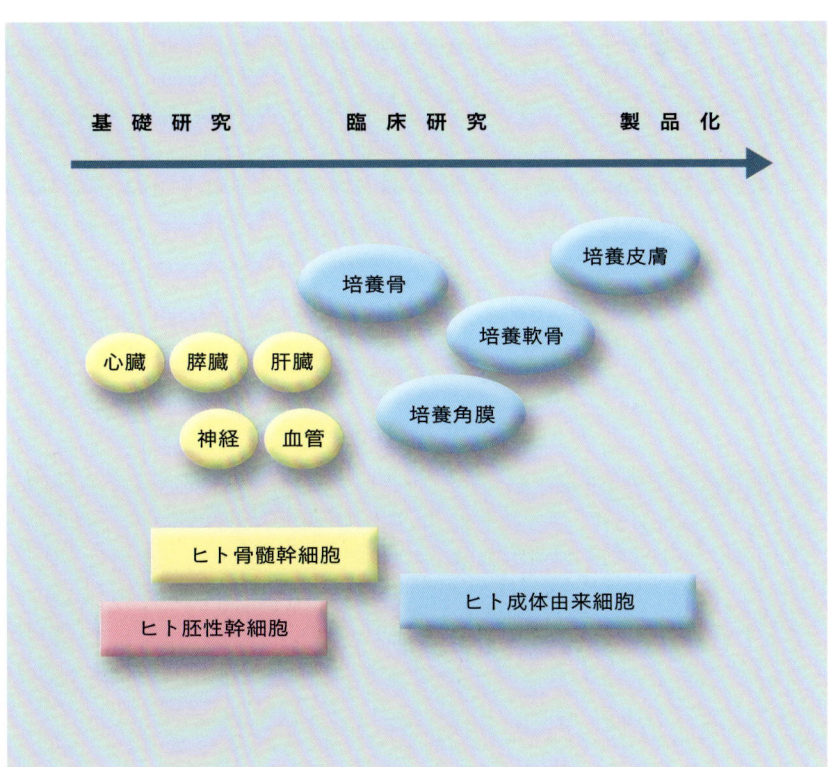

解説：図2　組織工学を応用した再生医療の現状

　再生医療に使用されうる細胞としては，ヒト胚性幹細胞，ヒト骨髄幹細胞，ヒト成体由来細胞があげられる．現在，臨床応用，製品化している臓器として，培養皮膚・培養軟骨・培養骨・培養角膜がある(北里大学大学院・黒柳能光氏の原図を改変).

第1編

歯周組織・再生

歯周組織・再生のコンセプト

吉江弘正
新潟大学大学院医歯学総合研究科摂食環境制御学講座歯周診断・再建学分野

1. 歯周組織の再生（図1）

歯周組織の再生は，図1に示すように，①上皮組織，②結合組織，③セメント質，④歯根膜，⑤歯槽骨，から考察する必要がある．これら5項目について，臨床実践を意識した組織構造のゴールと，それぞれの組織をターゲットとした再生材料，増殖因子を明確にしてみよう．

①上皮組織

上皮組織は，不潔な外界と清潔な生体を区別する組織である．最終的には，歯肉の全面にわたり被覆し，歯根面においてはセメント－エナメル境にできるだけ近く，かつ1mm程度の上皮性付着となることが理想である．生体親和性膜を使用したGTR法の目的の1つは，長い上皮性付着にならないようにすることである．

②結合組織

歯肉結合組織については，歯面に対しては1～3mmの線維性付着を目指すべきであろう．また，歯肉の厚みについては，歯肉退縮を防ぐためにも1mm以上，より厚いほうがよい．歯根面との付着様式は，結合組織線維が垂直的な配列となることが理想であるが，少なくとも上皮が入り込まない程度の付着が現実的ゴールである．

増殖因子としては，血小板由来増殖因子（PDGF），線維芽細胞増殖因子（FGF），多血小板血漿（PRP）が該当する．また，足場として，培養歯肉シート，無細胞真皮（アロダーム）が期待される．

③セメント質

セメント質については，セメント細胞がない無細胞セメント質が理想である．歯根膜線維を埋入する範囲の厚みであれば十分で，セメント－エナメル境にできるだけ近い位置がゴールである．現在，臨床現場では，エナメル基質タンパク（EMD：エムドゲイン®）が唯一この部位に直接的に作用する．

④歯根膜

歯根膜組織中には，歯根膜自体，セメント質，歯槽骨となりえる間葉系未分化細胞，幹細胞が存在している．そのため，GTR法にしても，PDGF，FGF，PRPなどの増殖因子においても，もっともターゲットとしている組織である．また，組織工学的な技

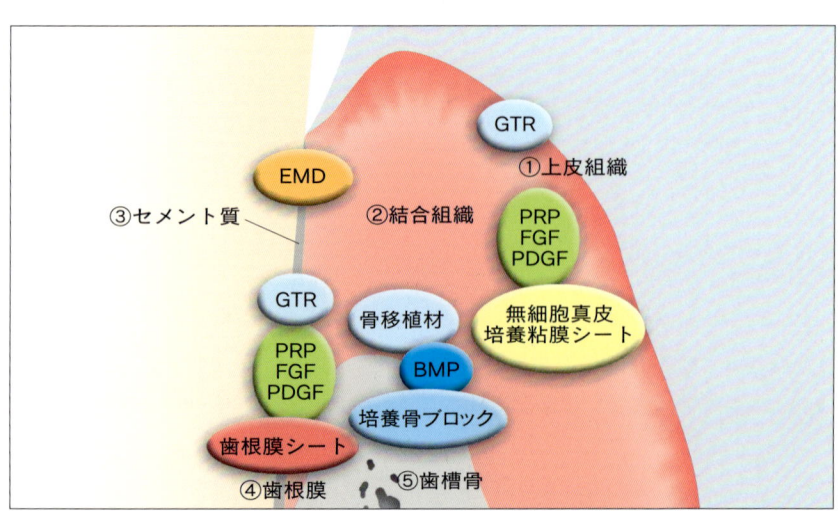

解説：図1 歯周組織の再生

①上皮組織，②結合組織，③セメント質，④歯根膜，⑤歯槽骨の5項目について，臨床実践を意識した組織構造のゴールと，それぞれの組織をターゲットとした再生材料，増殖因子を示す．

術により作製される歯根膜シートはまさしく本質そのものである．歯根膜の幅と線維の走行は，咬合・咀嚼という機能により制御されている．

⑤歯槽骨

歯槽骨については，できる限りセメント－エナメル境側に位置し，かつ厚みのある骨再生を生じさせることがゴールである．臨床的にみれば，歯槽骨再生は，5つの組織中でもっとも重要な項目であり，多くの骨移植材（自家骨，他家骨，リン酸カルシウム系人工骨）が臨床応用されている．また，増殖因子としての骨形成タンパク（BMP）は整形外科領域ではすでに臨床応用され，また細胞を含んだ培養骨ブロック，骨膜シートが期待される．

2. 歯周組織の再生材料（図2）

つぎに，図2に示すように，縦軸の増殖因子・足場・細胞と，横軸の時間軸（現在と近未来）面から，再生材料を整理してみる．各候補再生材料を平面の広がりで示してあり，縦の広がりは再生3要素の関与の程度を意味し，横の広がりは現在・近未来の応用可能時期を推定している．

①骨移植材

リン酸カルシウム系の人工骨移植材は，足場を基本に開発されたものであり，増殖因子・細胞の関与はない．他家骨は足場と増殖因子が，自家骨は細胞を加えた3要素が関与しうる．20年以上前よりすでに臨床応用されている標準的再生材料であり，近未来的にも使用され続けると思われる．

②GTR膜

GTR膜は，基本的には現在使用可能な典型的な足場を確保する役割を担っている．上皮細胞を物理的に抑制させる直接的な作用と，歯根膜組織中の細胞を誘導する間接的な作用が考えられる．

③無細胞真皮

無細胞真皮は「審美・再生」編で述べるが，理想的な足場として米国で一般使用されている．

④エナメル基質タンパク（EMD）

⑤多血小板血漿（PRP）

EMD，PRPは，増殖因子がその活性中心であるが，エナメル基質タンパクの歯面への親和性・付着性，PRPのフィブリン塊は，基材として機能していると推定される．現在から近未来へ続く魅力ある材料である．

⑥塩基性線維芽細胞増殖因子（FGF-2）

⑦骨形成タンパク（BMP）

⑧血小板由来増殖因子（PDGF）

現在，日本において臨床治験のFGF-2，またPDGF，BMPは，増殖因子そのものであり，まさに近未来における有望な材料である．PDGF含有のリン酸カルシウム移植材が米国で承認間近であるといわれている．これらの増殖因子を含有して徐放性をもつだけでなく，足場としての基材の開発が進んでいる．

⑨培養粘膜シート

⑩培養歯根膜・骨膜シート

⑪培養骨ブロック

培養粘膜シート，培養歯根膜シート，培養骨膜シート，培養骨ブロックは，足場・細胞・細胞から分泌される増殖因子と，再生3要素が揃った理想的な材料であり，現在基礎研究段階である．近未来における細胞治療の切り札として臨床応用が期待される．

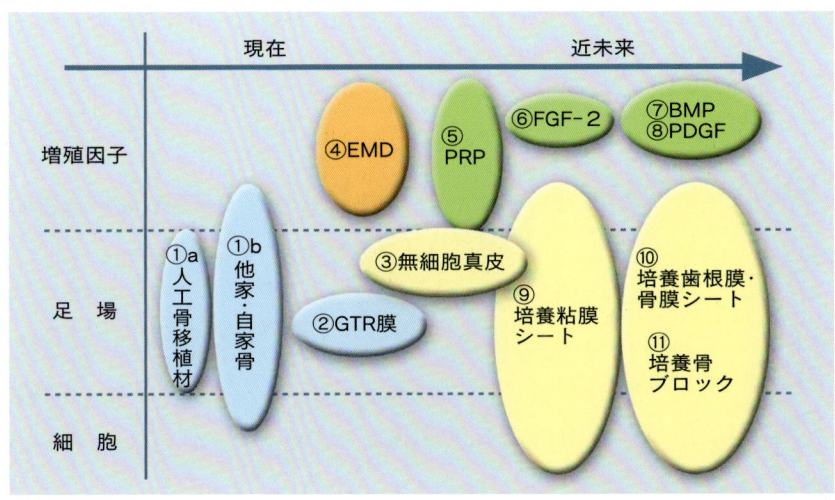

解説：図2 歯周組織の再生の現在と未来

縦軸の増殖因子・足場・細胞と，横軸の時間軸（現在と近未来）面から，再生材料を整理してみる．各候補再生材料を平面の広がりで示してあり，縦の広がりは再生3要素の関与の程度を意味し，横の広がりは現在・近未来の応用可能時期を推定している．

1-1.1 歯周組織・再生 ＜現在＞ clinical

ボーングラフト

畠山善行
大阪府・PIO畠山歯科

要約

歯周再生療法の分野でもっとも早期に使われ始め，現在も有効とされている手法が，ボーングラフトである．歯周領域では大きい骨片ではなく，400〜700μmgぐらいの顆粒状にして用いるのがよいとされる．適応症としては，比較的小さな垂直性骨欠損，Ⅱ度の根分岐部病変で少数歯に限局した骨欠損，などが挙げられる．ボーングラフトの骨誘導能に関しては学者間ではほぼ異論はないとされているが，新付着に積極的に関与しているか否かについては，やや否定的である．

テクニカルポイントとしては，創面の完全閉鎖を目的とした切開，減張切開を行うこと，骨欠損部の肉芽組織や歯石・プラークなどの根面付着物を徹底的に除去すること，血液供給を阻害せず，創面の安静を保つこと，さらには術前・術後を通じて高いレベルのプラークコントロールを維持すること，などが挙げられる．本稿では自家骨の採取法や，自家骨以外の代用骨についても検討した．

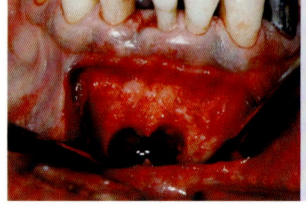

CONTENTS & KEY WORD

ボーングラフトとは
●適応症の再評価
　ボーングラフトの適応症／ほかの再生治療との併用としてのボーングラフト
●関連材料の再評価
　自家骨／他家骨／牛骨由来材料／その他の材料
●テクニカルポイント
　切開線／骨欠損部の処理／根面の処理／ボーングラフト材の扱い方／ボーングラフト材の採取法／骨移植法の形態／創面の閉鎖／術後の抗生物質または抗菌剤の投与／

はじめに

歯周骨欠損に対する再生療法のなかでもっとも早期に使われた方法が，ボーングラフト（骨移植）である．この章では骨移植材の種類，作用機序，適応症，関連材料の再評価，実際に使用するためのテクニカルポイントなどについて述べたい．

1. ボーングラフトとは

ボーングラフトを歯周治療に使い始めたのはHegedus（1923）[1]であるとされている．その後，Schallhorn（1967）[2]がヒトの分岐部や隣接面の欠損に造血骨髄移植を用いて，その有効性を報告して以来，多くの症例報告により，臨床的にその有効性が示されてきた．とくに腸骨から採取した自家骨を歯周骨欠損に用いた例で，水平性骨吸収部位で垂直的に骨が増加したとSchallhornら（1970）[3]により報告されている．

臨床的には，エックス線写真上の骨量増加，プロービングデプス（PD）およびアタッチメントレベル（CAL）の改善により，ボーングラフトによる骨の臨床的再生が推測できる．またリエントリー（再手術）により，骨の再生がより確実に判定できる．

[ボーングラフトの適応症]

解説：表1　ボーングラフトの適応症

①比較的小さな垂直性骨欠損
②根分岐部病変Ⅱ度
③少数歯に限局した骨欠損
④他の再生療法の補助的療法
　（スペース・フィラー，骨形成因子の担体）

解説：表2　ボーングラフト法と関連材料

ボーングラフト法	ボーングラフト材
1. 自家骨 Autogenous graft	①口腔内　Ⅰ皮質骨　Ⅱ海面骨　Ⅲ活性骨膜　②口腔外　Ⅳ腸骨
2. 他家骨 Allogeneic graft	③脱灰凍結乾燥骨　④非脱灰凍結乾燥骨
3. 異種他家骨 Xenograft	⑤牛骨由来移植材　⑥サンゴ由来移植材
4. 人工材料 Alloplast	⑦三燐酸カルシウム　⑧ハイドロキシアパタイト　⑨bioactive glass　⑩硫酸カルシウム（普通石膏）

　ただし，実際には組織学的に検証しなければ，新付着の証明にはならない．つまり，歯石の再根尖側にノッチを形成した根面に，機能的配列をした歯周靭帯とセメント質の形成がみられなければ，プラークによって汚染された根面に新付着または再生がおこったとは証明できない．この意味からすると，これまでに報告された骨移植成功例でも，新付着または再生が得られたかどうかの組織学的検証がなされたとはいえないのである．

　ボーングラフトの臨床における利点は，自家骨を応用するのに比較的費用がかからず，いつでも応用できることである．一方，欠点としては骨が多量に必要な場合に第二の手術野が必要となる場合もあることである．

1. 適応症の再評価

1. ボーングラフトの適応症（表1）

　従来，適応症としては垂直性骨欠損（2〜3壁性），根分岐部病変Ⅱ度があげられる．1壁性の骨欠損は予知性が低く，ボーングラフトの適応症とはあまり考えられない．3壁性の骨欠損は骨移植材がなくとも良好な結果を示すことが多く，十分な掻爬を行うだけでよいとする報告もある（Beckerら1986）[4]．比較的浅い垂直性骨欠損をともなう歯列で，自家骨の採取が容易にできるような環境，つまり新たに骨採取のための切開を行わなくても，現在の術野に骨隆起や骨切除が必要な部位が存在するような場合に，ボーングラフトは適しているといえる．ある程度の量が必要な場合や，自家骨移植を採取するのに適当な部位がない場合は，凍結乾燥骨などの骨補填材を利用することができる．

　また，GTR法や他の生物学的材料であるエムドゲイン®を経済的理由や心理的理由で使用できない場合，あるいは切除療法のような付着の喪失を招きたくない場合などにボーングラフトは適応となると考えられる．ただし，深くて広い骨欠損や，骨欠損が多数歯にわたる場合，または，グラフトを十分歯肉弁で被えない場合，さらには適当な供給側が見当たらない場合は，ボーングラフト，とくに自家骨の単独使用は非適応となろう．

2. 他の再生治療との併用としてのボーングラフト

　GTR法やエムドゲイン®などとの併用治療としてボーングラフトが使われていく可能性について，近年臨床的研究が進められており，今後もボーングラフトが利用される機会はますます多くなっていくものと思われる．たとえばGTR法をボーングラフト

と併用することで長期的に安定した再生治療の結果が得られたとする論文[5]や，エムドゲイン®とボーングラフトの併用により，骨誘導能に相乗作用が生まれるとする報告[6]などがある．

2．関連材料の再評価（表2）

1．自家骨

歯周組織再生に関するボーングラフト材として，骨誘導能の高さ・安全性，手軽さという観点から，やはり自家骨が最善である．自家骨移植は他家骨移植と異なり，未知の疾病の感染の心配がなく，骨誘導能も高いと考えられる．腸骨移植（赤色骨髄）のほうが，口腔内から採取した骨移植（黄色骨髄）よりも，骨誘導能が高いことは知られているが，歯根吸収やアンキローシス（骨性癒着）の可能性があることや，骨採取の煩雑性・費用の点から，腸骨移植を行う必然性は現在ではほとんどないといえる．

口腔内から手軽にボーングラフトを行うには，鋭利なバックアクションチゼルなどで骨を術野から集めてくる方法が便利であるが，これは骨欠損がそれほど大きくなく，部位も数箇所の場合に限られる．最近では使い捨てタイプの骨カンナ（セーフスクレイパー）を利用すれば，大きな骨欠損部にも使えるほどの骨移植材の採取ができるようになってきた．

2．他家骨

自家骨以外で骨誘導能があるとされているのは，現在のところ，ヒトの凍結乾燥他家骨（脱灰，非脱灰）である．Bowersら（1989）[7]は，ヒトの骨欠損に脱灰凍結乾燥骨（decalcified freeze dried bone allograft：DFDBA）を用いて組織学的に評価したところ，掻爬のみを行った対照側（非移植側）には上皮性付着しか得られなかったのに対し，実験側では新生のセメント質，骨，歯根膜が有意差をもって獲得されたと報告している．つまり，脱灰凍結乾燥骨に骨誘導能があることが証明されたのである．ただし，残念なことに，現時点でヒトの凍結乾燥骨は厚生労働省の承認を得られておらず，国産のものはないため，外国製（米国など）のものを個人の責任で個人輸入などにより手に入れなければならない．

他家骨の場合，ヒト由来でも動物由来でももっとも懸念されるのは安全性である．この安全性については，スクリーニングによる安全なドナーの確保，放射線処理による抗原性の除去，その他の一連の処理により，ほぼ安全である[8]とされている．Mellonig[9]によれば，何らかの病原微生物による感染の危険性は，計算上28億分の1とのことである．

3．牛骨由来材料（Bio-oss®，Pepgen-P-15®など）

牛骨由来材料は，牛骨を高熱（約300℃）で焼却処理し，タンパク質やその他の有機質成分が存在しない状態にしたものであるが，結晶構造や多孔性の状態などの骨の本来の構造は保つようにしてある．この材料は in vitro や in vivo で，さまざまな角度から検討されてきた．Chenら[10]は，ウサギの筋肉内にBio-Oss®を埋入して，その周囲に骨が形成されたことから，骨形成能があることを示唆した．また，Richardsonら[11]は，ヒトの垂直性骨欠損部に移植したBio-Oss®とDFDBAを比較検討して，Bio-Oss®はDFDBAと同等あるいはそれ以上の骨形成能があることや，プロービングデプス，付着レベルなどの改善がみられたと報告した．

もっとも懸念されている異常プリオン由来の疾病（クロイツフェルトヤコブ病，狂牛病など）の感染の危険性について，この材料は高熱で焼却処理を行われて有機質が存在しない状態であるため，安全性に問題がないとされており，臨床的にもその有効性が報告されている．しかし，国民の狂牛病やヤコブ病に対する恐怖心から，この材料の使用を制限せざるを得ないというのが現状であろう．

4．その他の材料

ハイドロキシアパタイト（HA）は，化学的に合成された歯や骨の主成分で，安全性に関しては問題がないが，実際の臨床成績に関しては，それほど有効とはされていない．骨伝導能は認められているものの，骨誘導能については否定的である．臨床的成功例については，Yuknaらが症例報告[12]をしており，付着レベルや骨量の臨床的な改善が認められる．

化学的に合成された骨移植材としてはHA以外にも，吸収性材料として普通石膏（硫酸カルシウム），炭酸カルシウム，三燐酸カルシウム（吸収性セラミックス）があり，非吸収性材料としては，多孔性お

[テクニカルポイント]

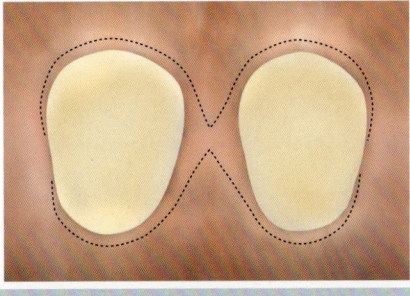 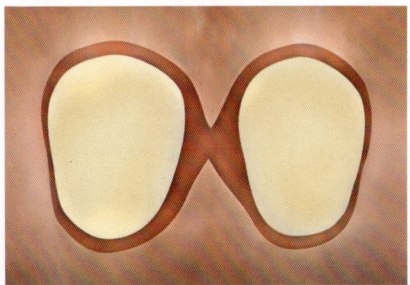

解説：図1a,b　一般的な切開線の設定（歯肉辺縁切開）

歯頸部から0.5〜1mm離して歯頸線に平行に切開する．この方法で切開・剥離すると，歯肉弁を戻したときに歯間部を十分に覆えない．このため，骨移植材が排出されやすい．

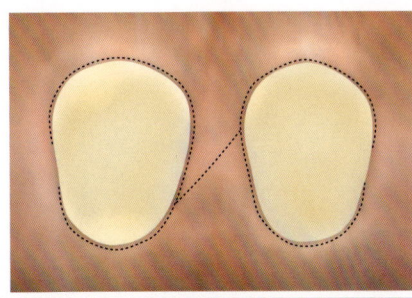 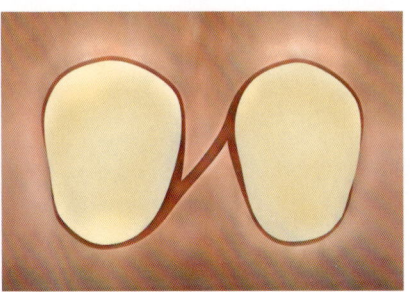

解説：図2a,b　歯肉溝内切開＋歯間部に1本の切開を入れる方法（斜め1本切開：simplified papilla preservation法）

この方法は，歯間部における肉芽組織の除去は最小限となり，創面の1次閉鎖を得られやすくすることができる．欠点としては，剥離が難しく，炎症性肉芽組織を取り残す危険性が高くなるという点である．

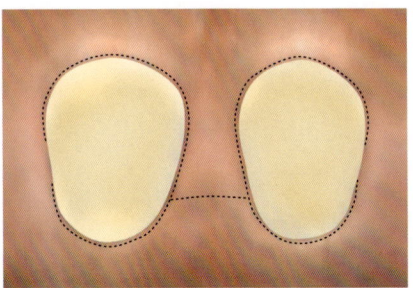

解説：図3　頬側または舌側に水平の切開を入れる方法（modified papilla preservation法）

この方法は歯肉弁を戻したときに，確実に戻っているかどうかを確認しやすい反面，歯間部の幅が狭い（2mm以下）場合は，歯肉弁がちぎれたり，壊死する危険性がある．

よび非多孔性HA，バイオグラス，カルシウムでコーティングされたポリマーが存在する．これらの人工代用骨は臨床的には付着レベルの改善や，エックス線写真で骨欠損改善が非移植側に比べて認められるものの，組織学的評価では結合組織により被包され，骨を形成する能力はほとんどないとされている[13]．

3. テクニカルポイント（参考症例1〜3）

ボーングラフトを行うときの基本的な技術的注意点を以下に述べる．

①切開線（図1〜3）

再生療法における切開線を設定する場合は，基本的にできるだけ健全な軟組織の保存を図るのが原則である．したがって，ボーングラフトを行う場合も基本的には歯肉溝内切開を行う．炎症性細胞浸潤が

[骨欠損形態による切開法選択のためのディジョンツリー]

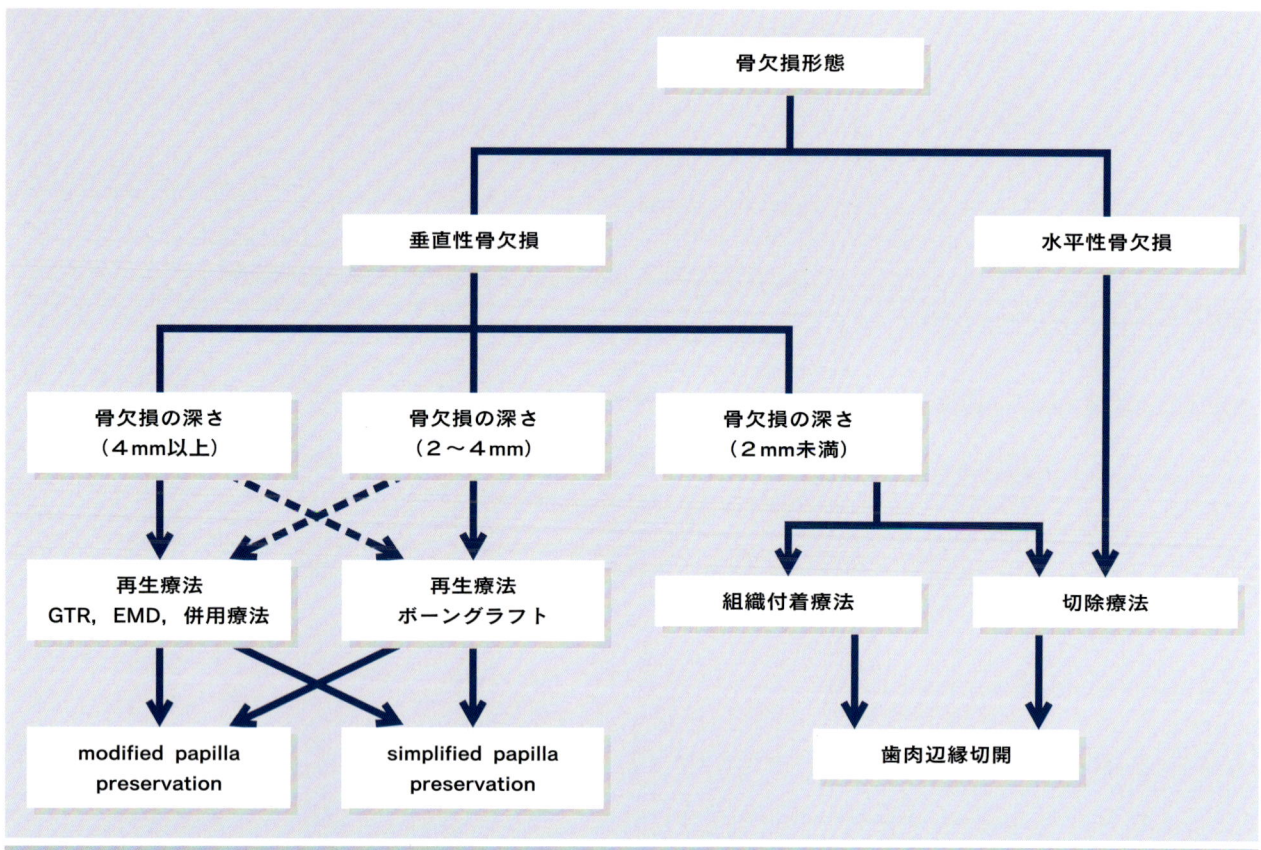

解説：図4　骨欠損形態による切開法選択のためのディジョンツリー

著しく，細菌性微生物が組織内に侵入している可能性がある場合は，最小限（0.5～1mm）の歯肉辺縁切開を行い，歯周ポケット上皮を炎症性結合組織とともに除去する．歯肉弁は全層弁で剥離し，flapの内面に炎症性細胞浸潤が著しいと思われる場合は，鋭利なキュレットまたはメスでflapの内面を削ぐようにするが，歯間乳頭全体を歯肉バサミなどで切り取ってしまわないようにする．

歯間部における切開デザインを図1～3に示す．図1がもっとも一般的な切開（歯肉辺縁切開）であるが，この方法では，歯間部を十分に軟組織で覆えない場合が多い．図2（斜め1本切開：simplified papilla preservation法）や図3（頬側または舌側で水平に設定：modified papilla preservation法）は，切除する軟組織が少なくなるため，移植材を完全に覆うことができるが，切開や剥離操作が非常に煩雑となる．また歯間部の幅が狭い場合は，苦心して残した歯間部歯肉が壊死することがあり，結局歯間部が開放創となる場合もあるので，図2の切開法（斜め1本切開）がよいと考えられる（図4）．

②骨欠損部の処理

骨欠損部の処理については，肉芽組織の徹底的掻爬が必要である．感染肉芽組織はもちろん，非感染性の結合組織も除去すべきである．この操作により，骨欠損の形態が明らかとなり，根面の付着物が明示される．非感染性の結合組織は，通常，歯間水平線維（transeptal fiber）からなり，骨性の修復を妨げるとされている．

歯の高度な動揺のために広がった歯根膜空隙において，プラークにより破壊されてできあがった感染性の肉芽組織と，非感染結合組織の2タイプを区別しなければならないとする見方もある．つまり，プラークにより感染した部分とは異なり，動揺により拡大した歯根膜空隙ならば，歯の動揺を固定にて止めることにより，健全な歯根膜空隙を回復するというのである．ただし実際の場合，これら2タイプの判別は困難であろう．プローブを注意深くポケット内に挿入することで，線維性付着のある部位でプローブが止まれば，そこから根尖側は非感染性の部分と判断されるであろうが，炎症の度合いが強ければ，

[テクニカルポイント]

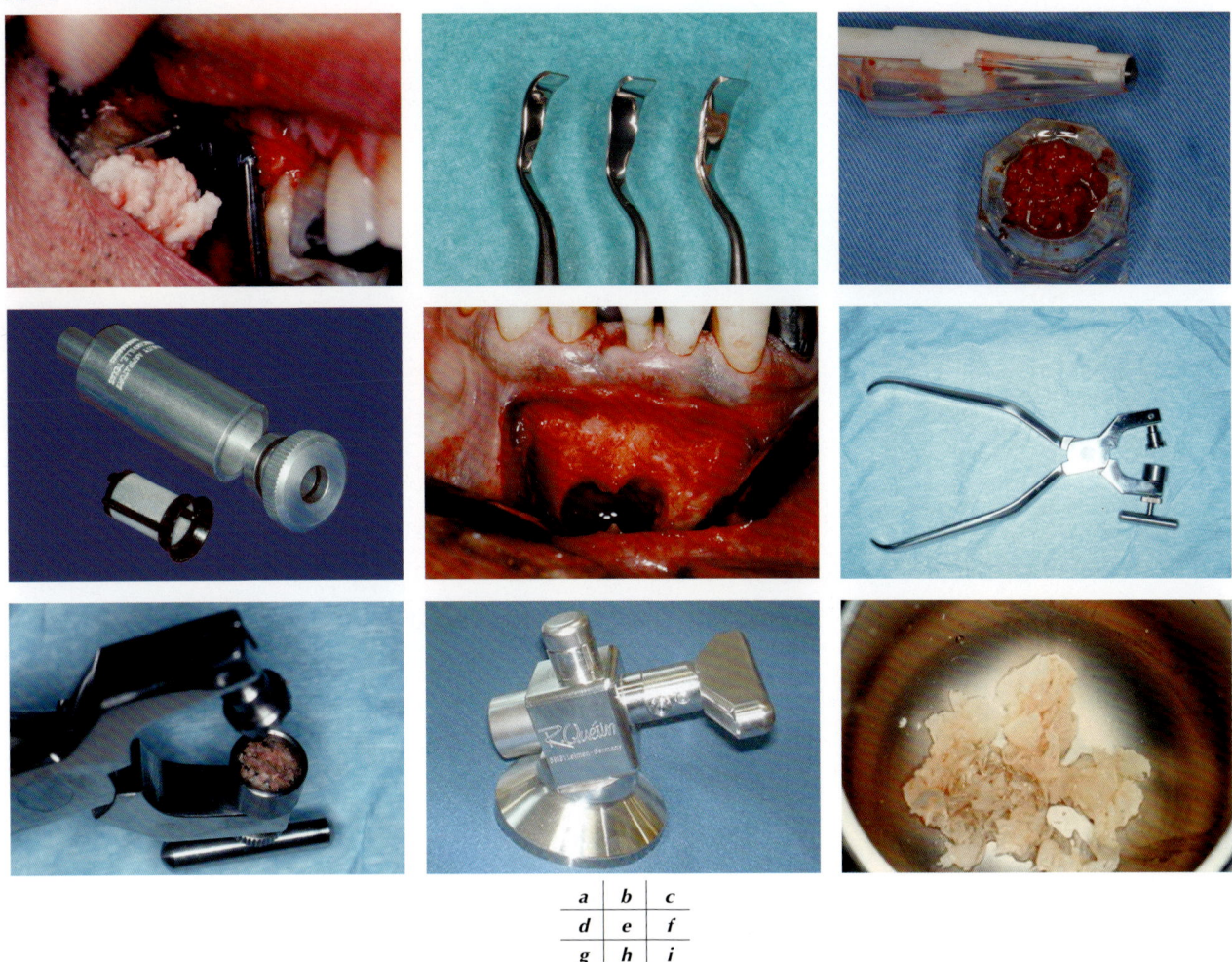

a	b	c
d	e	f
g	h	i

解説：図5a～i　ボーングラフト材の扱い方

- **a**：外科用ラウンドバーと骨膜剥離子を利用した切削骨片採取法．骨削除が必要な骨隆起や棚状骨が存在するときに有効．コツとしては，骨のオーバーヒートを起こさない程度に注水を絞ることと，剥離子（Prichard #3）の位置に注意することである．
- **b**：バックアクションチゼル（Jovanovic #1-3，Kirkland 13Kなど）は骨面を削り取る方法に有効．
- **c**：セーフスクレイパー（3i社）．下顎臼歯部の頬棚の部分などをこの器具で数回～数10回かんなで削るようにして骨を採取する．先端の刃の部分で削り取られた骨片は透明の部分に集められる．
- **d**：骨採取用器具（osseous coagulum trap）．この器具は吸引機につないで用いる．この器具のなかに使い捨てのバスケットを入れ，先端にバキュームチップをつなぎ，唾液など異物の混入を極力避けるようにして使用する．
- **e**：トレフィンバーによるオトガイ部からの骨採取．根尖部より5mm以上離し，十分注水をしながら，あまり深く入れすぎないようにして使用する．
- **f,g**：ボーンクラッシャー．先端の丸い受皿部に大きい骨片を入れ，ハンドルをしっかり保持しつつ，バーの部分を回転させると，上下の鋸歯状の部分で骨片が細かく粉砕される．ただし，注意しないと上下の金属部が接触し，骨片に金属片が混入して黒変することがある．
- **h,i**：ボーンミル（Quetin社）．骨片を効果的に細かく砕くことができる．

プローブは容易に線維性付着部を突き抜ける可能性が高くなるからである[14]．つまり，キュレットで正確に感染性の肉芽のみを選択的に除去することは非常に困難なのである．

③根面の処理

根面の処理については歯石やプラークのほか，すべての付着物を除去しなければならない．プラークに含まれるエンドトキシンが根面に存在すると，線維性新付着は得られないことがわかっているが，このエンドトキシンはかつて信じられていたほど根面

[参考症例1]

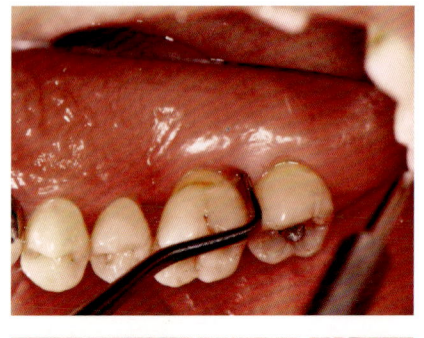
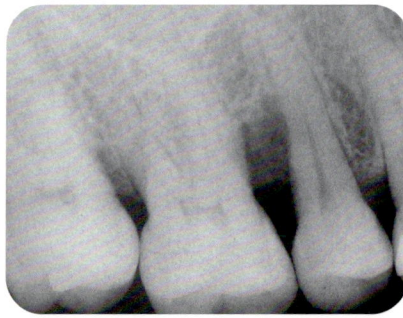
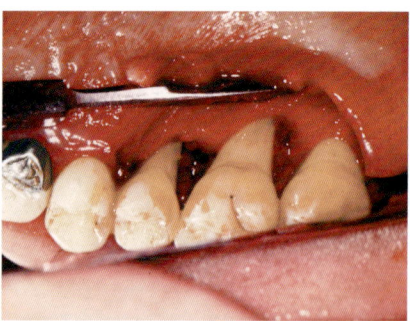
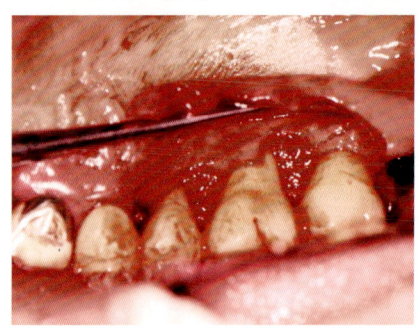
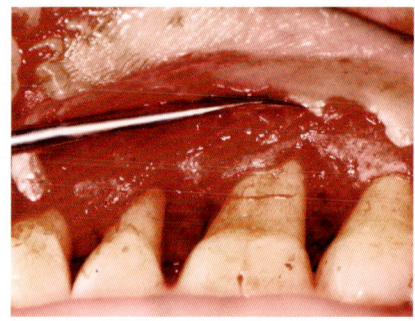
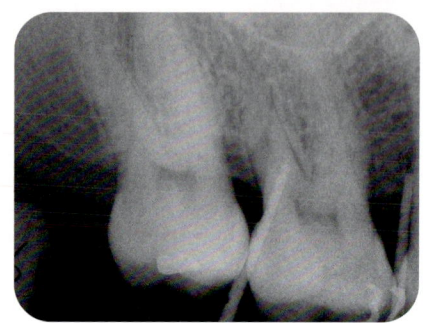
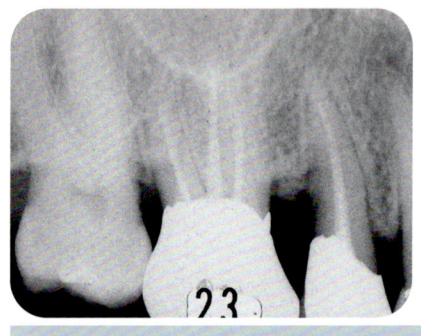

a	b	c
d	e	f
g		

解説：図6a～g　参考症例1

- **a**：術前．5｜，｜6の遠心に8mmのポケットがあり，排膿がみられる．
- **b**：術前エックス線写真像．
- **c**：全層弁で歯肉弁を剥離し，肉芽組織を除去したところ，5｜には根尖側に及ぶ深い骨欠損が存在した．
- **d**：7｜の遠心．臼後結節より自家骨を採取し，欠損部に充填した．
- **e**：1年1か月後リエントリー手術を行った．5｜，｜6とも骨欠損部の骨修復がみられた．｜6の骨形態に注目．骨移植の形態どおりに骨修復がなされている．
- **f**：術後6か月時のエックス線写真像．ガッターパーチャを挿入して撮影している．プロービングデプスは5｜遠心が3mm，｜6は2mmである．
- **g**：術後23年経過時のエックス線写真像．臨床的には安定している．

に深く浸潤しているのではなく，表層にのみ存在することが判明した[15]（Nakib 1982）．最近の報告[16]によると，手用キュレットで平均9.3回ルートプレーニングすると歯石が完全に除去され，またそれと同時にエンドトキシンも除去されたとのことである．

　ルートプレーニング後の根面処理の重要な点として，根面の脱灰操作があげられる．根面の酸処理の初めての記載は1899年のStewart[17]とされている．Register ＆ Burdick（1976）[18]は線維性付着が起こりやすい根面性状を求めて，酸による根面処理の効果を調べた．過飽和のクエン酸を1～2分間根面に作用させて，実験動物で根面への線維性付着の起こり具合を比較した．彼らは適切な酸とエッチング時間により，根表面のスミヤー層を効果的に除去でき，歯細管を拡大させ，露出された結合線維と新しく形成される結合線維が絡み合うようにして強固な新付着ができると考えた．このことは動物実験やヒトにおける臨床報告[19]などで証明されているものの，臨床的有効性という観点からは，単独での効果は疑問視されている．

[参考症例2]

解説：図7a~d　参考症例2

a : 症例1と同じ患者の術前の状態．|6のプロービングデプスは6mmで，3壁性の骨欠損であった．|5の遠心にも5mmの骨欠損が存在した．
b : 6年後の状態．
c : 10年後の状態．
d : 24年後の状態．臨床的には歯周状態は安定している．|6および|5遠心のプロービングデプスは3mmであった．|5の遠心の骨密度の変化にも注目されたい．

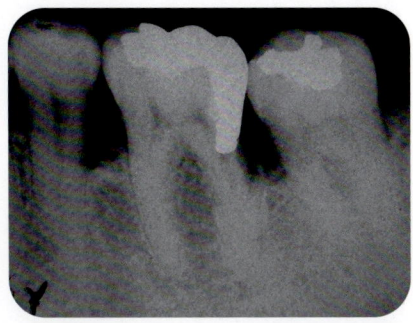
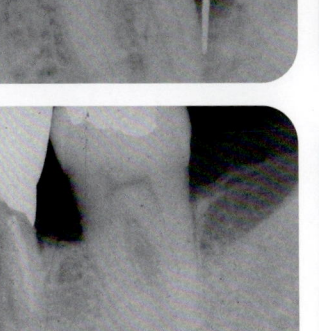
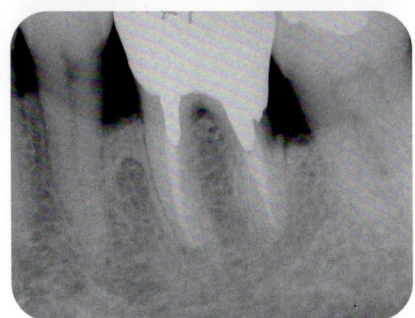

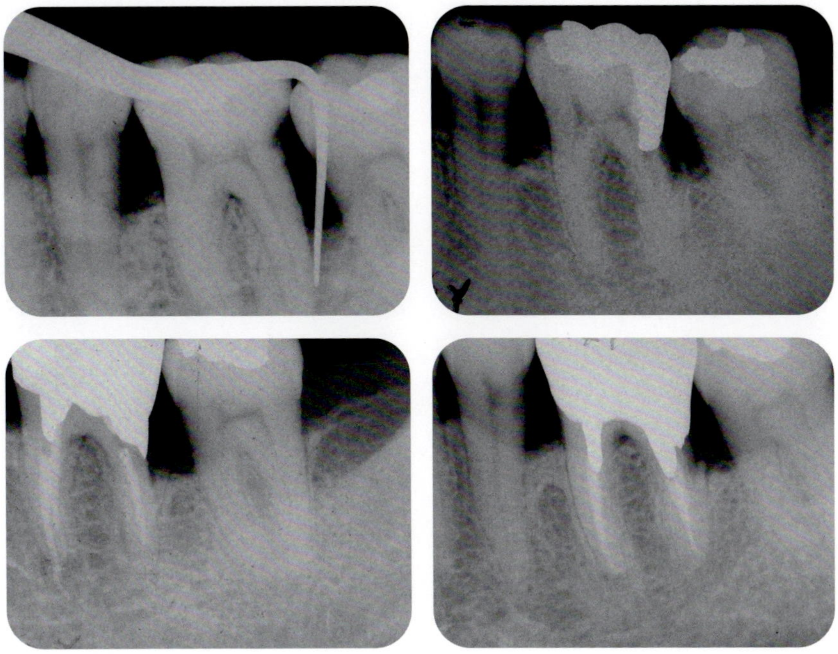

a	b
c	d

④ボーングラフト材の扱い方

ボーングラフト材の扱い方は大きく分けて，
①大骨片をスクリューなどで固定する方法
②小さな顆粒状にして充填する方法
がある．歯周病による骨欠損には，②の方法しかないが，問題はその粒子の大きさである．大きすぎると壊死骨片として排出され，小さすぎると吸収されたり，マクロファージによって貪食されたりする．適度な大きさとは通常400～700μmgぐらいとされている．

⑤ボーングラフト材の採取法

ボーングラフト材の採取法には
①ラウンドバーによる切削骨片採取法（Robinson法）=Osseous coagulum
②バックアクションチゼルによる骨面擦過法
③ボーンスクレーパー（骨切削採取器／図5c）を使用する方法
④吸引による骨切削片採取法（osseous coagulum trap : OCTなど／図5d）
⑤トレフィンバーで採取後，ボーンクラッシャー（図5f,g），ボーンミル（図5h,i）を使って粉砕する方法がある．

⑤骨移植法の形態

骨移植を行うには，
①顆粒状に粉砕して用いる方法
②大骨片をスクリューで固定する方法
がある．歯に隣接した骨欠損部に移植骨を用いるには，顆粒状にして用いる以外に方法がない．骨片の大きさは，400～700μmほどがよい[20]とされている．大きすぎる骨片は，排出され，腐骨となることが多い．最終的に移植された骨片は，需要側の骨に吸収置換される．

⑥創面の閉鎖

移植された骨片は，可及的に歯肉弁で閉鎖されることがのぞましい．そのためには，最初の切開線，歯肉弁の剥離とともに，縫合により，1次閉鎖ができるようにしなければならない．移植片を必要以上に盛り上げて充填すると，創面の閉鎖は困難となる．また，血液供給を阻害しないように注意しながら，十分な減張切開をしなければならない．ただし，歯

[参考症例3]

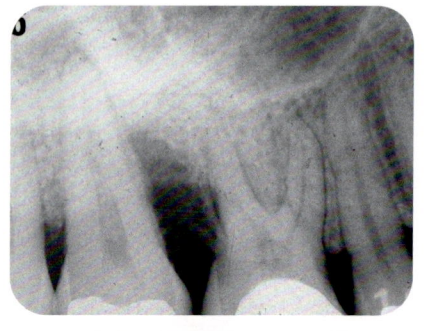
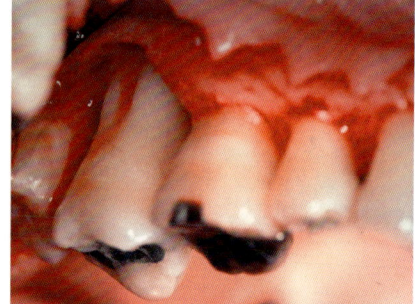
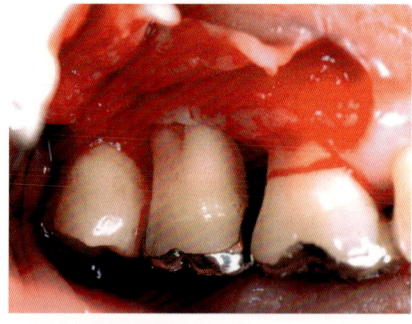
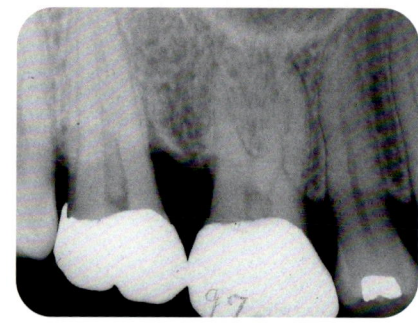
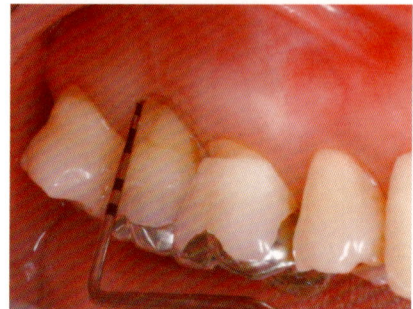

a	b
c	d
e	

解説：図8a~e　参考症例3

- **a**：術前．28歳，女性．7┘近心および頬側に9mmのプロービングデプスを認める．
- **b**：歯肉弁剥離掻爬中．
- **c**：術後プロービングデプスは3mm以下で安定していたが，メインテナンス中の8年後，7┘の頬側のPDが徐々に深くなり，5mmになった時点でリエントリーを行った．術前と比較して，かなりの骨の回復が認められる．
- **d**：初診時より11年後の状態．再びプロービングデプスは3mm以下となり，メインテナンスされている．
- **e**：18年後．途中リコールが4年間ほど中断したが，臨床的に浅い歯肉溝を維持している．

肉弁への血液供給という観点からすると，必要以上の剥離は避けるほうがよい．さらに，切開線を設定するときも，縦切開を入れるよりも水平切開を延長するほうが血液供給を阻害しない．また，減張切開も少ないほど血液供給を阻害する危険性を少なくできる．

⑦術後の抗生物質または抗菌剤の投与

一般の歯周外科，とくに切除療法後には，抗生物質の投与はほとんど不要であるが，再生療法の場合は術後の感染を最小限にするために，抗生物質を積極的に投与すべきであるとする意見[21]がある．一般的には広い抗菌スペクトラムを有するテトラサイクリン系の抗生剤や洗口剤としてクロルヘキシジン製剤などを用いて，プラークコントロールの目的で使用することが多い．

おわりに・展望

再生療法のなかではもっとも古典的に使われ，現在も使用されているボーングラフトは，必ずしも予知性をもって根面に新付着を得られるわけではないが，今後ともメンブレンやエムドゲイン®などと併用されつつ，臨床応用されていくと思われる．化学的に合成された人工骨は安全かもしれないが，骨誘導能は期待できない．自家骨が十分に採取できない場合の代替材料である凍結乾燥骨や牛骨由来材料が自由に手に入れにくい現状の改善を望みたい．ボーングラフトを成功させるには，適応症を選び，適切な外科手技を応用しなければならないが，なかでも，切開線の設定，肉芽組織の完全除去，根面の異物除

去，ボーングラフトの充填，創面の一次閉鎖，そして術前，術後を通じて高いプラークコントロールを維持することが重要なのである．

参考文献

1. Hegedus Z. The rebuilding of the alveolar process by bone transplantation. Dent Cosmos 1923；65：736.
2. Schallhorn RG. Eradication of bifurcation defects utilizing frozen autogenous hip marrow implants. J West Soc Periodont Periodont Abstr 1967；15：101.
3. Schallhorn RG, Hiatt WH, Boyce W. Iliac transplants in periodontal therapy. J Periodontol 1970；41：566-580.
4. Becker W, Becker BE, Berg L, Samsam C. Clinical and volumertric analysis of three-wall intrabony defects following open flap debridement. J Periodontol 1986；57：277-285.
5. McClain PK, Schallhorn RG. Long-term assessment of combined osseous composite grafting, root conditioning and guided tissue regeneration. Int J Periodont Restor Dent 1993；13：9.
6. Boyan BD, Weesner TC, Lohmann CH, Andreacchio D, Carnes DL, Dean DD, Cochran DL, Schwartz Z. Porcine fetal enamel matrix derivative enhances bone formation induced by demineralized freeze dried bone allograft in vivo. J Periodontol 2000；71(8)：1278-1286.
7. Bowers GM, Chadroff B, Carnevale R, Mellonig J, Corio R, Emerson J, Stevens M, Rosenberg E. Histologic evaluation of new attachment apparatus formation in humans. III. J Periodontol 1989；60：683-693.
8. Mellonig JT, Prewett AB, Moyer MP. HIV inactivation in a bone allograft. J Periodontol 1992；63：979.
9. Mellonig JT. Presentation in international symposium in periodontics and restorative dentistry 1995.
10. Chen C, Wang H, Smith F, Glickman G, Shyr Y & O'Neal R. Evaluation of a collagen membrane with and without bone grafts in treating periodontal infrabony defects. J periodontol 1995；66(10)：838-847.
11. Richardson CR, Mellonig JT, Brunsvold MA, McDonnell HT, Cochran DL. Clinical evaluation of Bio-Oss®：a bovine derived xenograft for the treatment of periodontal osseous defects in humans. J Clin Periodontol 1999；26：421-428.
12. Yukna RA, Mayer ET, Amos SM. 5-year evaluation of Durapatite ceramic alloplastic implants in periodontal osseous defects. J Periodontol 1989；60：544-551.
13. Garrett S. Periodontal regeneration around natural teeth. Ann Periodontol 1996；1(1)：621-666.
14. Listgarten MA. Periodontal probing：What does it mean? J Clin Periodontol 1980；7：165-175.
15. Nakib NM, Bissada NF, Simmerlink JW, Gokistine SN. Endotoxin penetration into root cementum of periodontally healthy non diseased human teeth. J Periodontol 1982；53(6)：368-378.
16. Cadosch J, Zimmermann U, Ruppert M, Guindy J, Case D, Zappa U. Root surface debridement and endotoxin removal. J Periodontal Res 2003；38(3)：229-236.
17. Stewart HT. Partial removal of cementum and decalcification of tooth in the treatment of pyorrhea alveolaris. Dent Cosmos 1899；41：617.
18. Register AA, Burdick FA. Accelerated reattachment with cementogenesis to dentin demineralized in situ. II. Defect repair. J Periodontol 1976；47：497.
19. Cole R, Nilveus R, Ainamo J, Bogle G, Crigger M, Egelberg J. Pilot cliniclal studies of topical citric acid application on healing after replaced periodontal flap surgery. J Periodontal Res 1981；16(1)：117-122.
20. Hirschorn JS, McBeath AA, Dustoor MR. Porous titanium surgical implant materials. J Biomed Mater Sympos 1971；2：49.
21. Newman MG. The role of infection and anti-infection treatment in regenerative therapy. J Periodatol 1993；64：1166-1170.

1-1.2 歯周組織・再生 ＜現在＞ clinical

GTR法

北島　一*1／宮本泰和*2
*1静岡県・北島歯科医院
*2京都府・四条烏丸ペリオ・インプラントセンター

要約

組織再生誘導法（guided tissue regenertion：以下GTR法）は，1976年Melcherによる仮説に基づいて開発され，そして1982年Nymanらによるミリポアフィルターをバリアーメンブレンとして応用したGTR法が発表された．日本では1992年より認可され，応用されるようになった．以後，より高い予知性を獲得するため，さまざまな材料や方法によるGTR法の改良が報告されている．
GTR法は，さまざまな形態の骨欠損に対して適用可能であり，高い確率で良好な結果が得られる術式である．とくに，骨欠損周囲の骨壁が少なく，再生の難易度が高い症例ほど，この術式の利点が生きてくる．骨欠損は理想的な形態に再生されることは少なく，治療後に残存する骨の不良形態への対応が必要となる．それによって，清掃性の高い環境の獲得が可能となり治療結果の永続性へとつながる．

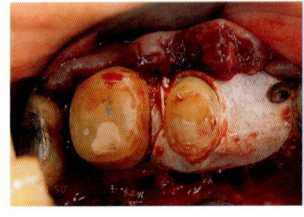

CONTENTS & KEY WORD

- 適応症の再評価
  治療ゴールを完全に達成できた部位／ある程度成功はしたが課題が残った部位
- 材料の再評価
  材料の再評価／メンブレン使用の判断基準
- GTR併用法のテクニカルポイント
  フラップデザイン／デブライドメント／根面処理／メンブレンのトリミングと試適／骨移植／メンブレンの設置・固定／減張切開／縫合／メンブレン露出時の対応／メンブレン除去手術／リエントリー

はじめに

再生療法の1つ，GTR法は，バリアーメンブレンを使用する方法であり，多くの形態の骨欠損に対して適用することができる．とくに，周囲の骨壁が少なく，血餅がたまりにくいような形態の骨欠損（non-contained lesion）といった再生の難易度が高い形態に対しては，バリアーメンブレンが上皮の侵入を阻み，確実にスペースメイキングできるという利点を生かし，GTR法の利用価値は大いに高まる．一方，エムドゲイン®の出現以来，その適応症の選択に変化がみられるようにもなってきている[2]．たとえば，再生のための条件が良好な3壁性骨欠損のような，血餅がたまりやすい形態の骨欠損ではメンブレン使用の必要性は少なくなるものと思われる．

ここでは，1人の患者の多数歯にわたる垂直的な骨欠損をGTR法を応用して治療した症例をあげ，GTR法における適応症や，治療のコンセプト，再生の予知性と限界などについて考察したい．

1. 適応症の再評価

これから紹介する症例では，骨移植とGTR法の

[適応症の再評価1]

解説：図A　症例1初診時

上顎は，7̲6̲3̲，1̲⁷は骨吸収が著しく保存不可能と判断した．補綴設計は⑤④3②①1̲1̲2③④⑤ブリッジと計画を立て，下顎は8̲2̲1̲1̲は抜歯し，前歯と臼歯にそれぞれ⑦6̲5̲4̲，③2̲1̲1̲2̲③，④5̲6̲⑦ブリッジでの補綴を計画した．

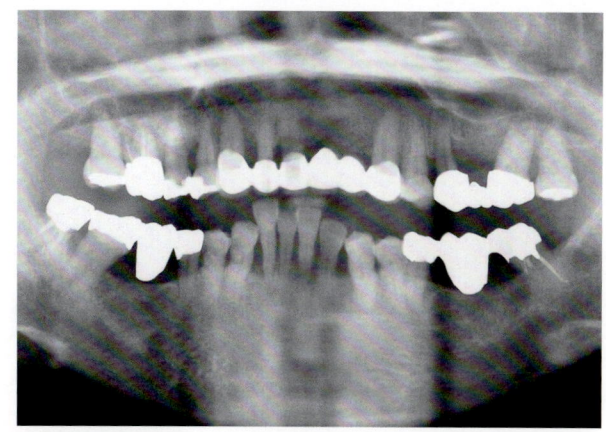

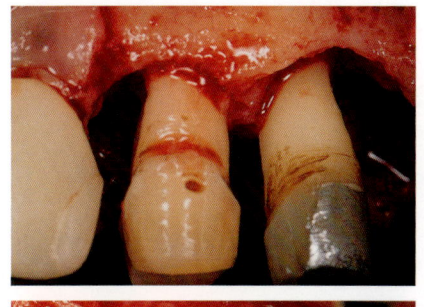
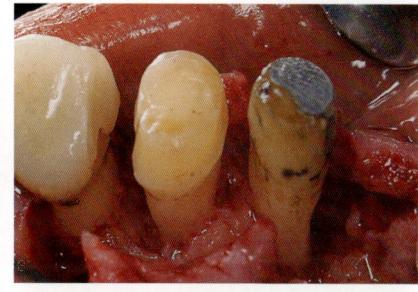
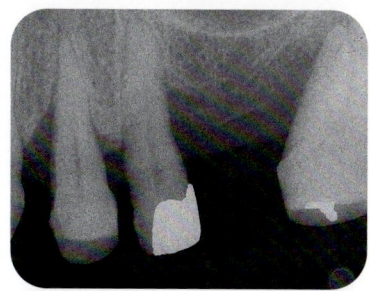
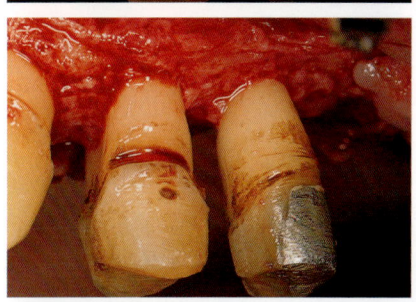
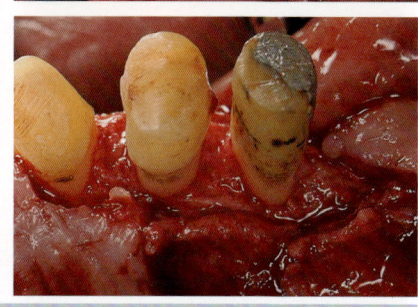
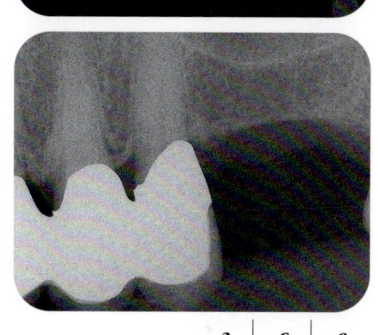

解説：図1a〜f　治療ゴールを完全に達成できた部位／症例1　4̲5̲

- a：術前．4̲5̲の頬側．
- b：1年2か月後リエントリー．
- c：術前．4̲5̲の口蓋側．5̲の骨吸収は根尖近くにまで及んでいる．
- d：1年2か月後リエントリー．
- e：術前のデンタルエックス線写真．
- f：GTR手術後5年5か月のデンタルエックス線写真．

a	c	e
b	d	f

併用治療を試みている．同一患者の多数歯に再生療法を行ったため，

①治療ゴールを完全に達成できた部位
②ある程度の成功はしたが課題が残った部位

が1人の患者の症例のなかに混在している．

　上顎は残存歯数からみて，1歯でも再生療法が不成功となって歯を失う結果になれば，歯周補綴による修復は不可能と思われた（図A）．一方，下顎においては3̲がkey toothであった．重度の歯槽骨の吸収がみられたが，もし再生療法が可能で保存することができれば，可撤式義歯やインプラントに頼ることなく，歯周補綴が可能と考えた．

1. 治療ゴールを完全に達成できた部位（図1〜3）

「治療ゴールを完全に達成できた」とは，再生された骨の高さが，周囲骨の高さと調和し，生理的な形態となっており，さらなる歯槽骨形態修正の必要性を有しないことと考えられる．

　5̲遠心（図1），5̲遠心（図2），7̲遠心部（図3）には，それぞれにゴアテックスのラップアラウンドタ

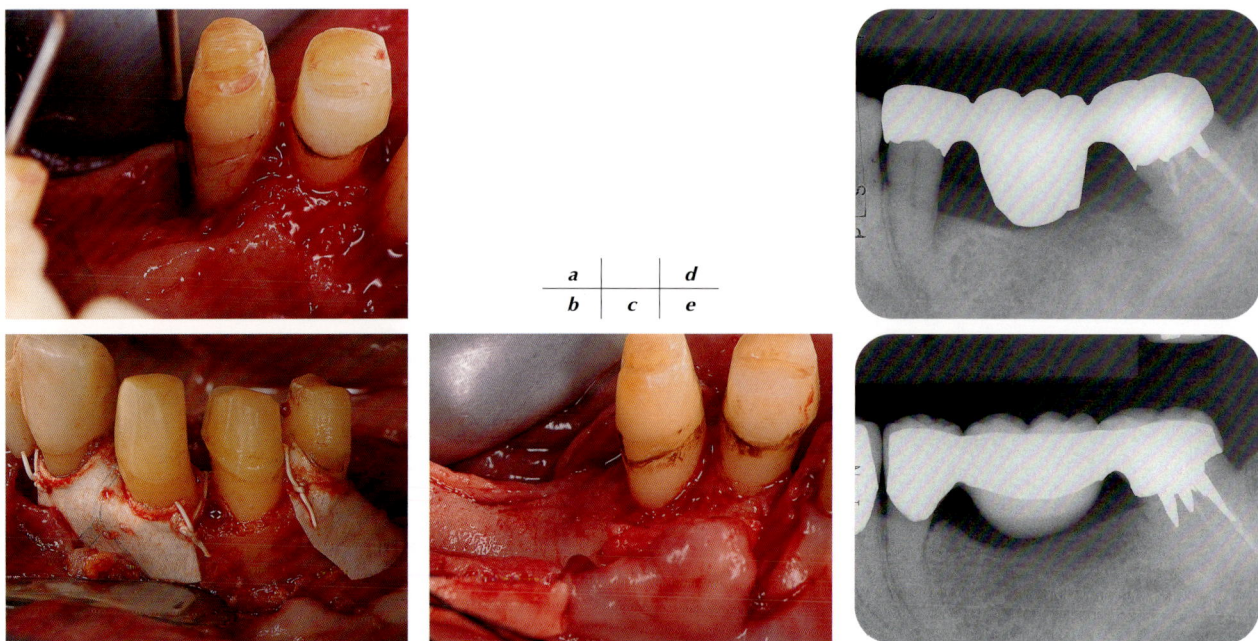

解説：図2a〜e　治療ゴールを完全に達成した部位／症例1　⑤

- a：術前．⑤舌側．
- b：メンブレンの設置．
- c：1年1か月後リエントリー．
- d：術前のデンタルエックス線写真．
- e：GTR手術後2年4か月．⑤遠心は，骨欠損が埋まるだけでなく，垂直的に近心骨レベルと同等の高さまで再生している．

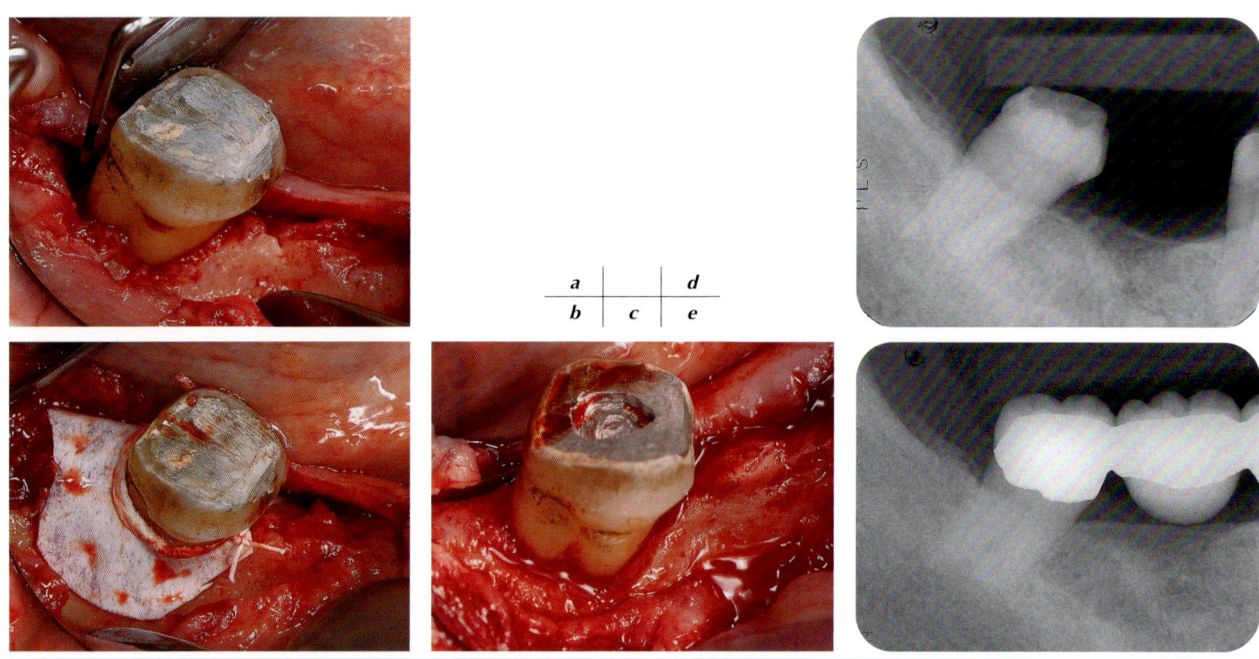

解説：図3a〜e　治療ゴールを完全に達成した部位／症例1　⑦

- a：GBR前．⑦が3壁性骨欠損．
- b：メンブレン設置．
- c：12か月後リエントリー．
- d：術前のデンタルエックス線写真．
- e：術後1年11か月デンタルエックス線写真．

[適応症の再評価2]

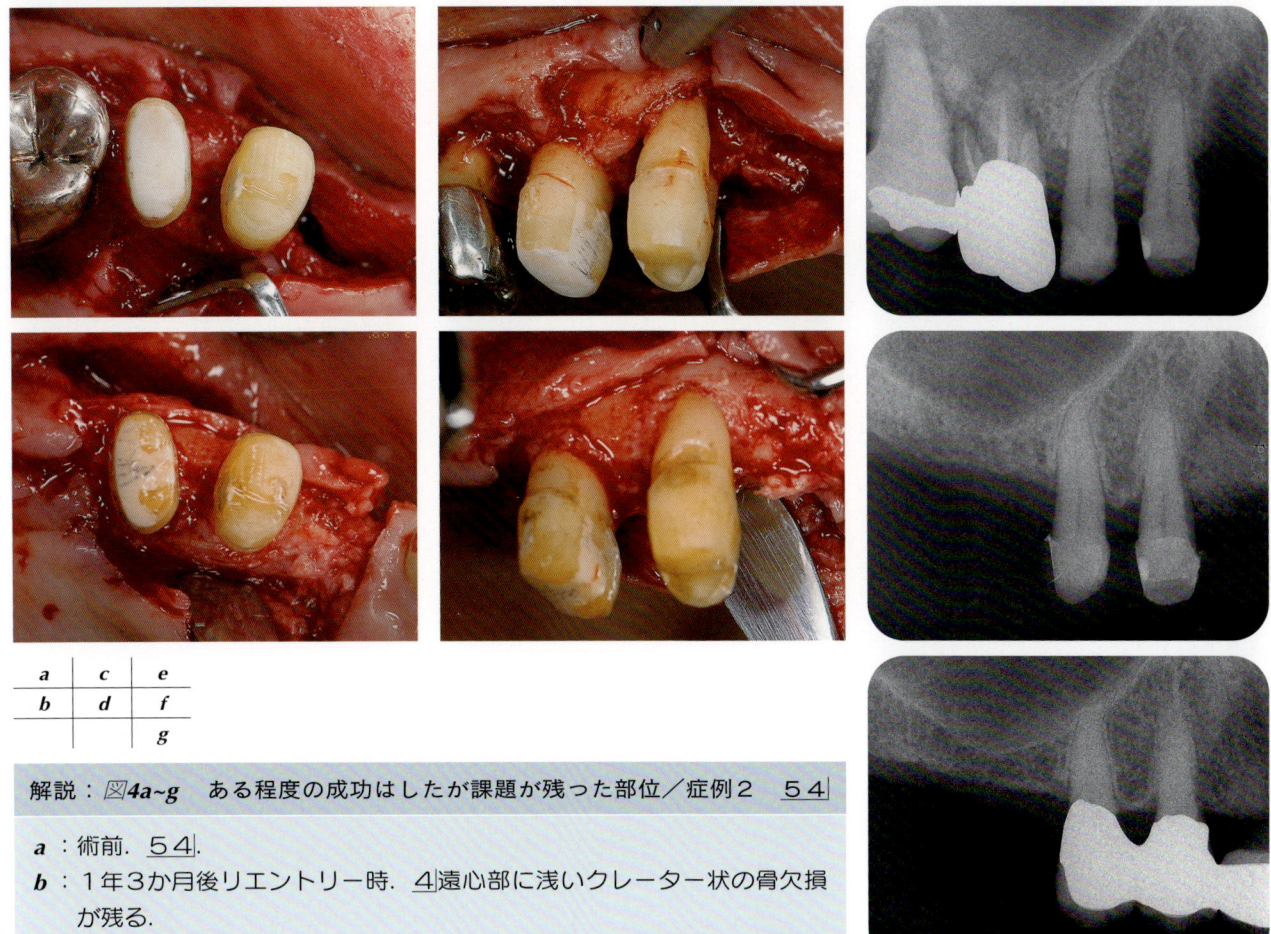

a	c	e
b	d	f
		g

解説：図4a〜g　ある程度の成功はしたが課題が残った部位／症例2　5̲4̲|

- a：術前．5̲4̲|．
- b：1年3か月後リエントリー時．4̲|遠心部に浅いクレーター状の骨欠損が残る．
- c：術前．頰側．
- d：リエントリー時．頰側．
- e：術前のデンタルエックス線写真．
- f：リエントリー時のデンタルエックス線写真．5̲4̲|間骨整形前．
- g：GTR手術後6年時のデンタルエックス線写真．

イプ・非吸収性メンブレンを使用した．それぞれの部位はGTR手術後1年〜1年3か月経過後のリエントリー時に，骨整形の必要がないほどの骨の再生がみられた．7̲|遠心部のように3壁性の垂直的骨欠損のような血餅がたまりやすい骨欠損（contained lesion）では再生の予知性は高い．一方，|5̲の口蓋側のように骨欠損が大きく，スペースメイキングが困難な症例では，再生の難易度が高く，非吸収性メンブレンの使用は有効であると考える．|5̲は3壁性の骨欠損であった．GBRの結果，その欠損は埋められるだけでなく，歯冠方向に垂直的な骨の再生もみられた．この結果は，メンブレン使用による効果と考えられる．それぞれの箇所ではリエントリー時に付着歯肉獲得とポケット除去のため，遊離歯肉移植を行っている．

2．ある程度成功はしたが課題が残った部位（図4, 5）
①骨欠損の改善が不完全なときのオプション

歯槽骨形態に不整形態が残っていた場合，治療結果に永続性はをもたせることは困難となる．とくに要補綴歯の場合，歯槽骨形態の評価をいっそう厳密にすべきである．通常，再生治療による骨欠損の改善は，理想的な形態にまでは再生されないことが多い．しかし，そのような場合でも対応すべきいくつかの治療オプションをもち，適切に対処することで問題を解決することができる．

具体的にいうと，

①リエントリー時に骨外科処置によって，歯槽骨形態を平坦化する

②矯正的に挺出させることで，骨の平坦化を達成する

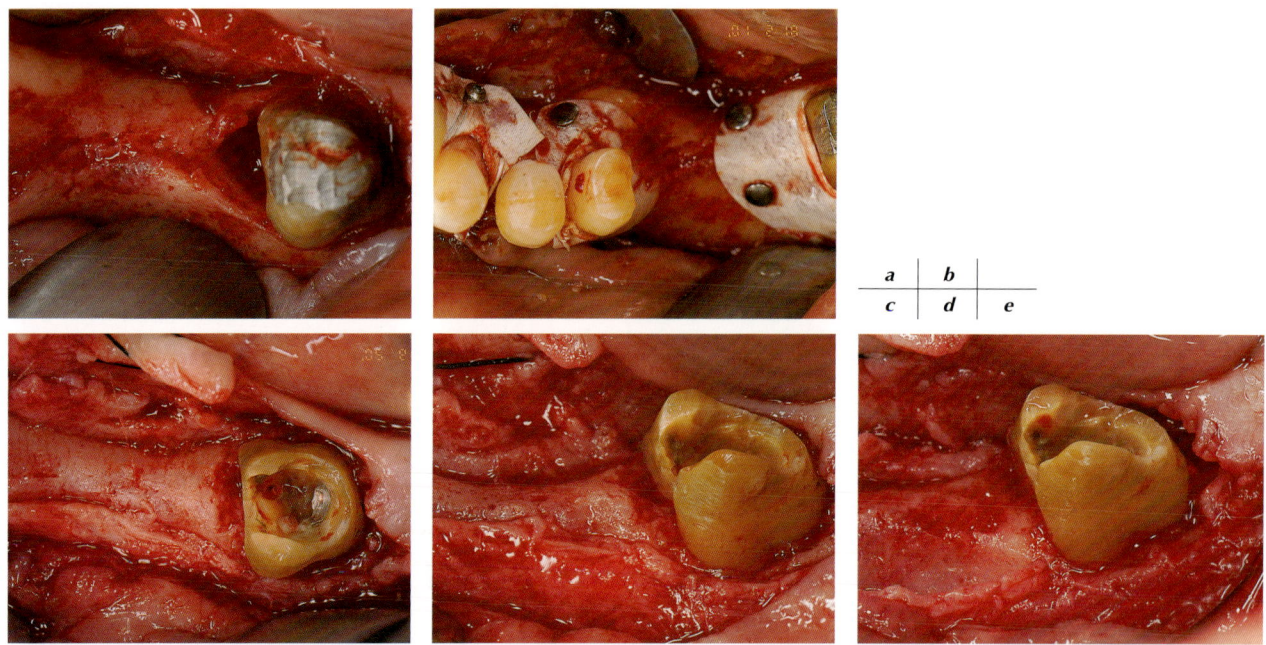

解説：図5a〜e　ある程度の成功はしたが課題が残った部位／症例1　7̲

- *a*：術前，7̲．（エックス線　図2d）
- *b*：メンブレンの設置（メンブレンの安定のため，ピンを使用）
- *c*：1年1か月後リエントリー時
- *d*：7̲近心．浅い骨欠損が残る．
- *e*：骨整形後（エックス線　図2e）．

というオプションがある．また，リエントリーはさらに軟組織に対するマネジメントを行うチャンスを術者に与える．つまり，遊離歯肉移植（free gingival graft：以下FGG）や歯肉弁根尖側移動術（apically positioned flap：以下APF）を用いることによって，歯周ポケットの除去，歯肉の増大（gingival augmentation），そして付着歯肉の獲得を行うことが可能となる．その結果，平坦化された歯槽骨と，biologic widthに基づく最小のサルカスを得ることができ，高いcleansabilityとmaintainabilityを獲得することができる．そうすることで，治療結果に永続性をもたせることが可能となる．

②症例からの考察

この部位（図4，5）では，再生治療の結果，4̲遠心と7̲近心にわずかな骨欠損が残った．このような骨の不整形は結果として軟組織の厚さを増すこととなり，将来の歯周ポケットの形成に繋がる可能性がある．そのため，骨整形を行い歯槽骨の平坦化を図る必要がある．

しかし，3̲のような欠損の場合（図6），同様に骨整形しようとすると，臨在歯である2̲の支持骨を失うこととなる．また，その部位のみ骨レベルが下がり，周囲骨レベルとの不調和が生じる．よってこの場合は，挺出（extrusion）によって残存する垂直的骨欠損の改善を図った．このことによって，3̲の遠心部の支持骨は挺出分だけ骨切除を行ったため犠牲となったが，臨在歯の支持骨にはダメージを与えずに，骨レベルを平坦化することが可能となった．

この症例では同一口腔内の6歯に対してGTR法を応用し，おおむね良好な結果を得ることができた．このことは，それぞれの部位の術前・術後のエックス線を比較し，平坦化された骨形態と均一で最小の歯肉の厚み（エックス線上に薄く写る歯肉軟組織，または歯槽骨と補綴物マージンとの距離）をみることでも確認することができる．このようにGTR法は，高い確率で再生が得られる信頼のおける術式といえ

1-1.2 GTR法

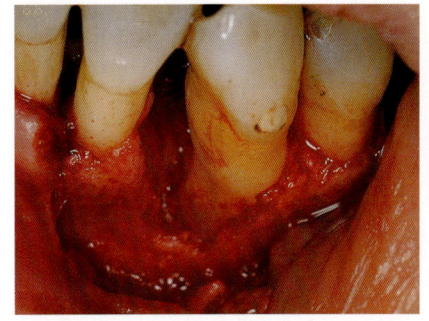

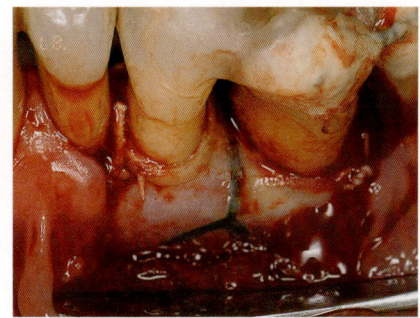

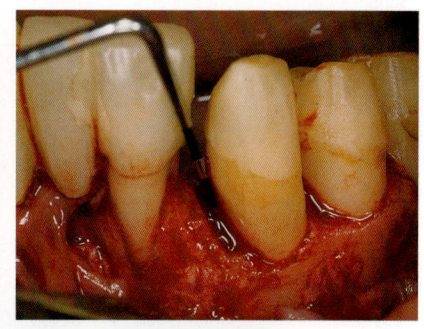

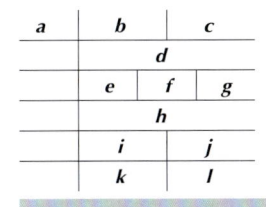

a	b	c
\multicolumn{3}{	c	}{d}
	e	f	g
\multicolumn{3}{	c	}{h}
	i	j	
	k	l	

解説：図6a〜l　ある程度の成功はしたが課題が残った部位／症例3　3̱近心

- **a**：術前3̱. 近心．
- **b**：メンブレンの設置．
- **c**：2年4か月後リエントリー時．3mmの骨欠損が残る．
- **d**：術前のデンタルエックス線写真．
- **e**：リエントリー時のデンタルエックス線写真．
- **f**：約3mm矯正的挺出後のデンタルエックス線写真．3̱近心の骨欠損は改善された．一方，遠心側には骨が添加され，新たな不整形態が形成された．
- **g**：遊離歯肉移植術と同時に3̱遠心部の骨切除を行った後のデンタルエックス線写真．3̱の近心と遠心の骨レベルが整えられた．
- **h**：GTR手術後4年8か月．
- **i**：術前，3̱舌側の骨欠損．
- **j**：術後，2̱3̱，3̱の骨欠損は消失し，平坦化されている．
- **k**：術前の正面観．
- **l**：術後の正面観．補綴終了後，上顎：4年6か月，下顎：1年8か月．

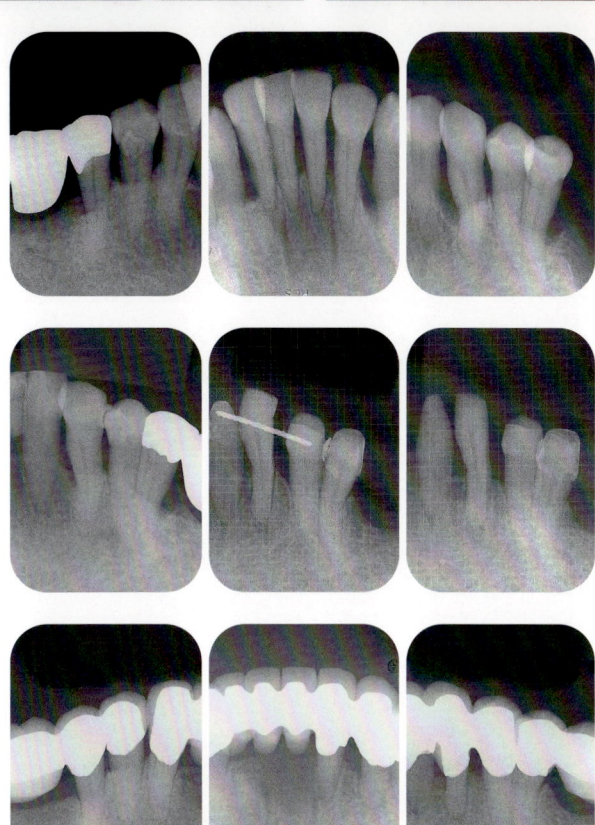

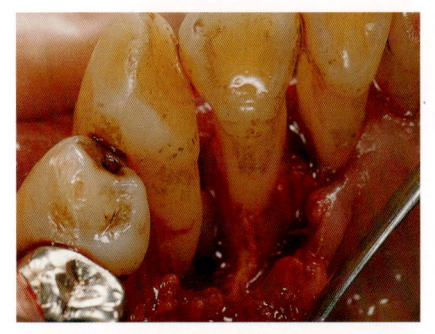

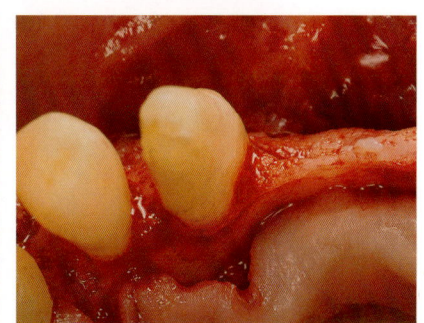

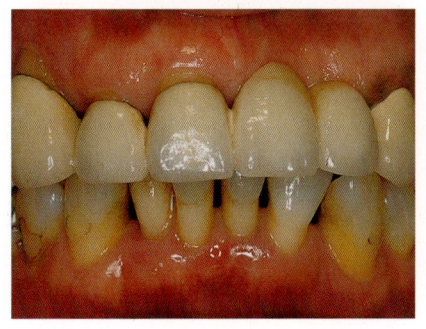

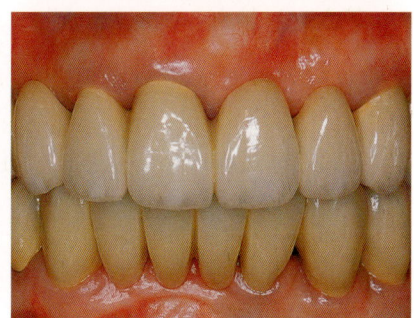

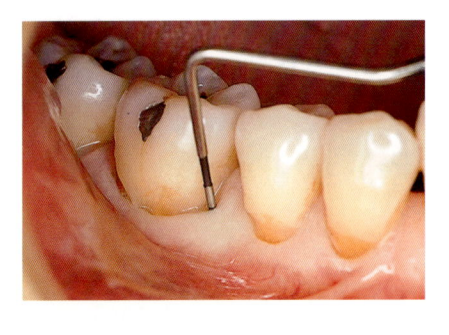

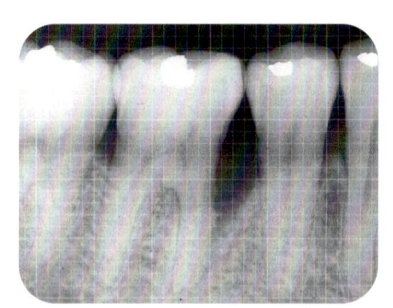

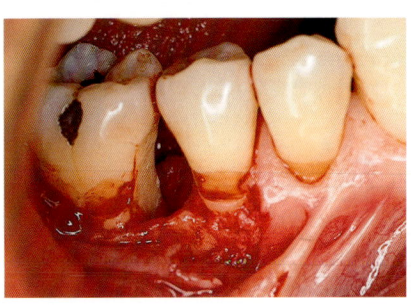

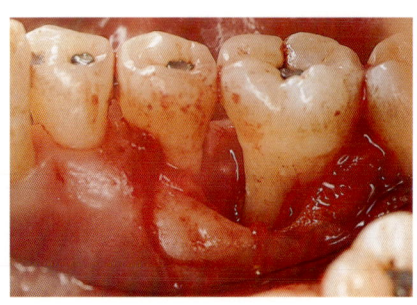

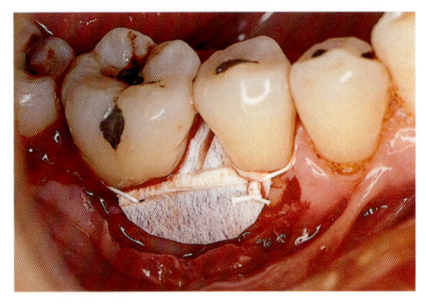

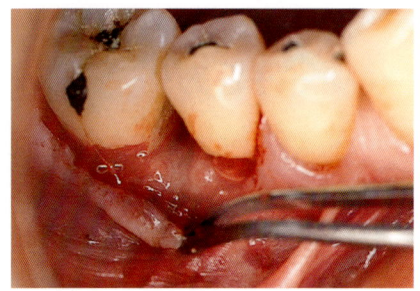

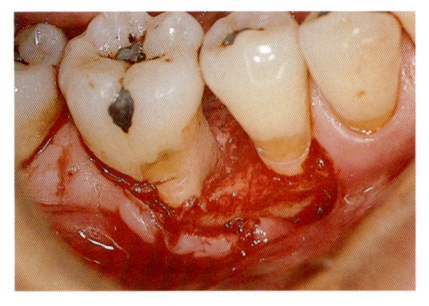

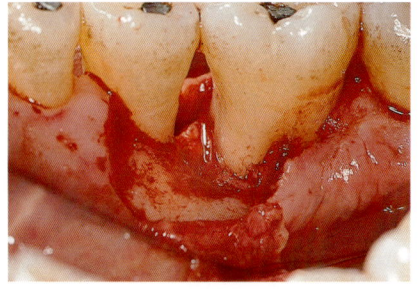

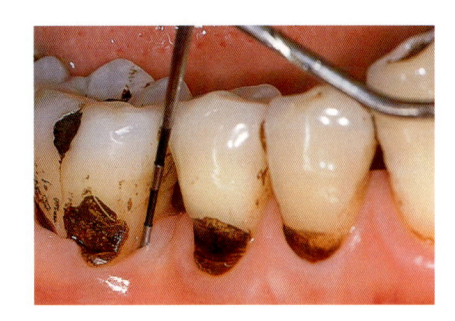

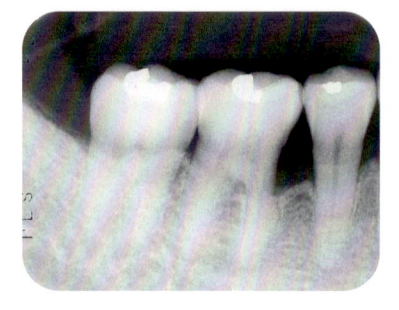

a	b
c	d
e	f
g	h
i	j

解説：図7a~j 部位特異性を考慮し，清掃性を高めるためにリエントリー手術を行う／長期経過症例

a, b：6̄の近心部に約8mmの深いポケット，エックス線写真では約6mmの楔状垂直性骨欠損が認められる．

c, d：フラップを全層弁にて剥離した状態．隣接面から舌側にかけて2～3壁性の垂直性骨欠損がみられる．

e：十分なデブライドメントを行い，骨移植材（DFDBA）を移植した後にGTR膜を固定した．

f：約4週間後にメンブレンを除去した．新生肉芽が認められる．

g, h：約1年後，リエントリー手術時の歯槽骨の状態．術前と比較して十分な量の骨の再生が認められた．わずかな骨の不整形態が残っており，その部分の骨の平坦化を行い，できるだけ浅い歯肉溝となるように歯肉弁根尖側移動術を行った．このような垂直性骨欠損は部位特異性であることが多く，再発しやすいので，できるだけ清掃しやすい状態をつくることが重要である．

i, j：術後13年の状態．6̄の近心部は熱心なブラッシングによりわずかに歯肉退縮が進行しているが，プロービングデプスは1～2mmで維持されている．エックス線写真でも，歯槽骨が長期間安定した状態で維持されていることが確認できる．クロルヘキシジン含有の含嗽剤使用により着色している．

る．とくにスペースメイキングの確実性と上皮の進入を阻む点に関して，すぐれた術式と考える．

2．材料の再評価

1．材料の再評価

①メンブレン

　メンブレン単独使用によるGTR法に対し，メンブレン・根面処理（クエン酸，テトラサイクリン）・骨移植の併用によるGTR法の有効性を支持する報

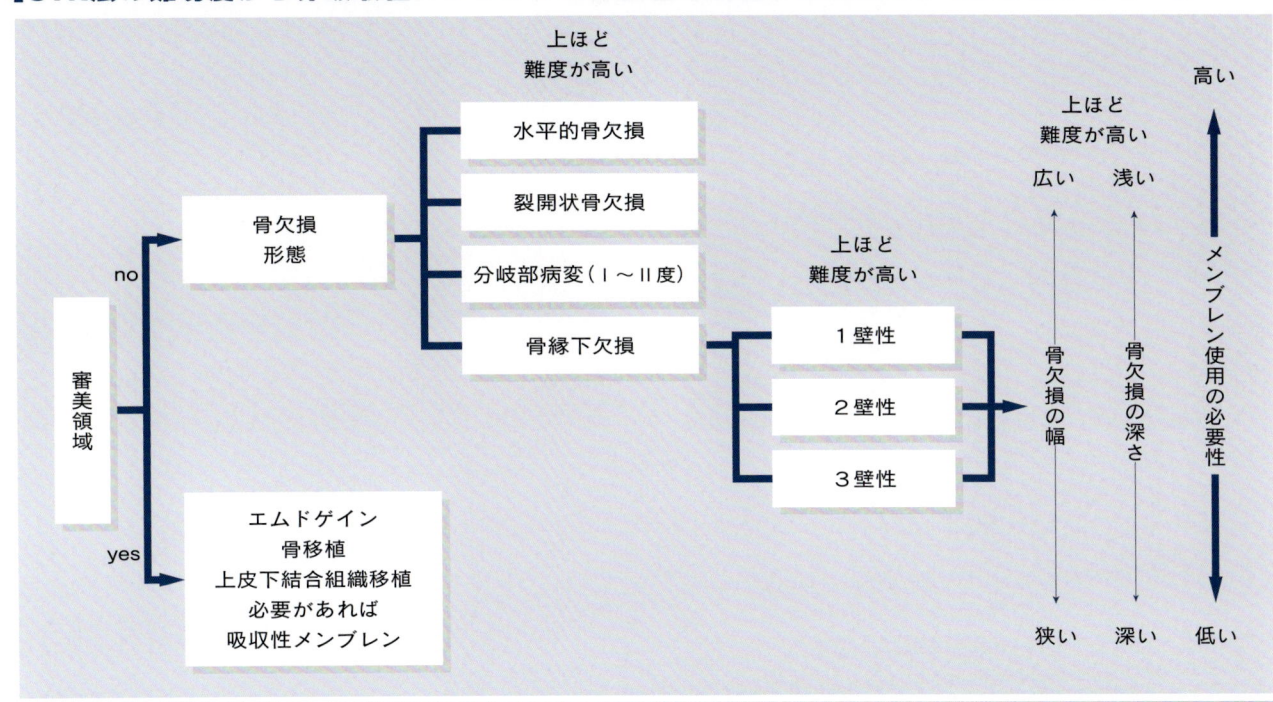

[GTR法の難易度から非吸収性メンブレンの必要性を判断するためのディシジョンツリー]

解説：図8　GTR法の難易度から非吸収性メンブレンの必要性を判断するためのディシジョンツリー

難度が高いほどスペースメイキングが困難となる傾向にあり，非吸収性メンブレンの利用価値は高まる．

解説：表1　骨縁下欠損の形態

①がもっとも再生の条件がよく，④がもっとも悪い．再生の条件が悪ければ，メンブレンの使用が必要となる．

骨欠損のタイプ		参考症例
①骨縁下欠損	3壁性骨欠損	図2⎡5⎤／図3⎡7⎤／図5⎡7⎤
	2壁性骨欠損	図4⎣4遠心／図9~15⎣6 5⎦間
	1壁性骨欠損	Hemiseptal／図1c⎣4 5／図6⎣3
②根分岐部病変		
③裂開状骨欠損		図4⎣4頬側
④水平的骨欠損		
⑤複合型骨欠損		図9~15⎣5（3壁性〜2壁性＋裂開状骨欠損）

告が多くの文献によって示されている[5]．最近では，メンブレンと骨移植，EDTA＋エムドゲイン®との併用法の報告がある[3]．

筆者もそれにしたがい，メンブレン単独使用ではなく，つねにメンブレン・骨移植の併用（図1〜5），そして最近では，メンブレン・エムドゲイン®・骨移植の併用法（図9〜15）もとるようになってきている．

②骨移植材

骨移植材については，自家骨がゴールドスタンダードであるが，以前は主として凍結乾燥骨をグラフトマテリアルとして使用していた．そして現在では，セーフスクレイパーなどの自家骨採取のためのインスツルメントの開発により，より容易に自家骨の採取が可能となった．そのため，最近では自家骨単独によるか，または自家骨と凍結乾燥骨を混合したものをグラフトマテリアルとすることが多くなっている．

③エムドゲイン®

エムドゲイン®の併用も効果があるものと考える．GTR法において，エムドゲイン®・骨移植の併用に

[テクニカルポイント]

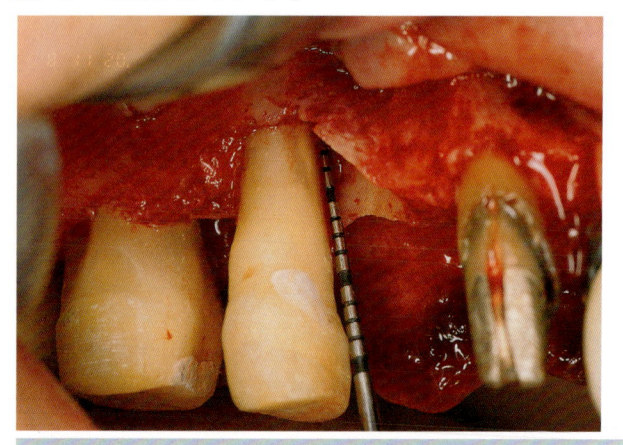

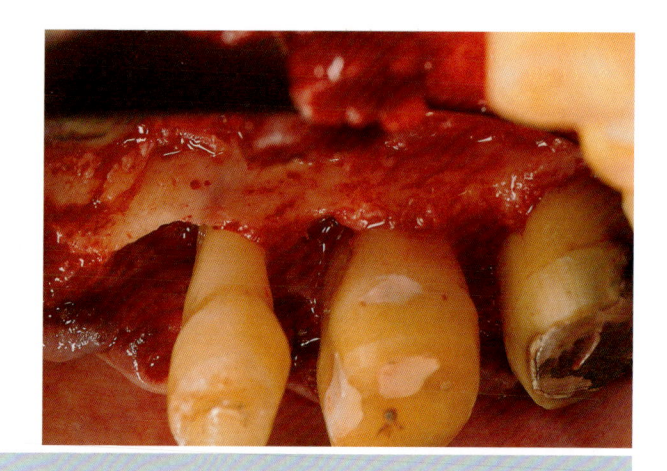

解説：図9a, b　②デブライドメント

a, b：ハンドインスツルメントのほか，超音波スケーラー・エアスケーラーや，外科用バーなどの回転切削器具などによって効率よく行う．

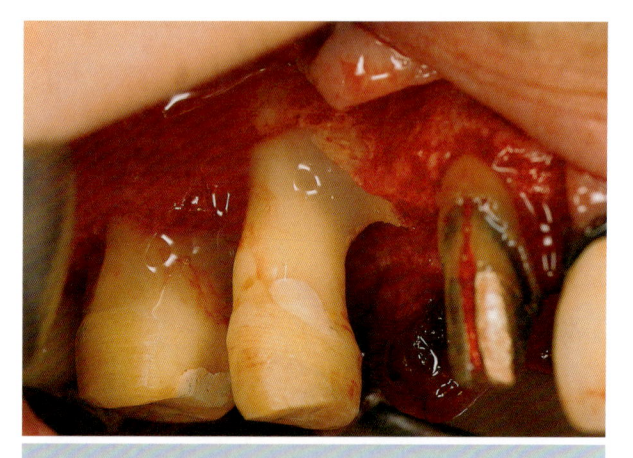

解説：図10　③根面処理

エムドゲイン®塗布．

ついて再生に対するデメリットはみつけにくい．しかし，メンブレン使用に対するデメリット（術後の歯肉退縮，メンブレン除去手術が必要）を考えると，再生治療を行う際にメンブレンの使用が必要かそうでないかの判断についての熟慮が必要であろう．

2. メンブレン使用の判断基準

　メンブレン使用の判断基準は，主に骨の欠損形態および欠損の数に依存する．そのほか審美領域に対しては，術後の歯肉退縮が問題となるため，とくに非吸収性のメンブレンの使用は避けるなどの配慮が必要となる．
　骨縁下欠損においては，3壁性の骨欠損のような血餅がたまりやすいような骨欠損でも，もちろんGTR法は有効ではあるが，あえてメンブレンを使用しなくても，よい結果を得ることは可能である．しかし，2壁性，1壁性と，再生の条件が悪くなり，難易度（図8，表1）が増すにつれてGTRメンブレンの必要性が高まるものと思われる．
　骨欠損の再生の予知性については，それぞれの欠損の深さと幅の広さも影響してくる．もっとも予知性が高いものは，狭くて深い垂直的骨欠損である．ところが欠損が浅くなり，また欠損が広くなるにしたがって，再生はより困難になっていく．そしてもっとも困難な再生は，水平的骨吸収に対するものである．そのほか，同一手術野に複数の骨欠損が存在

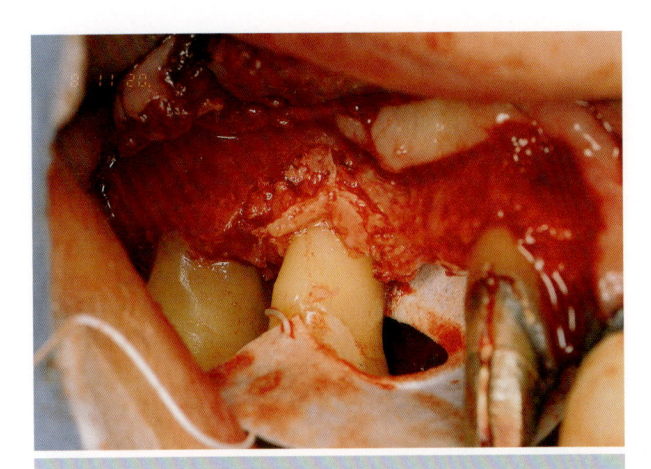

解説：図11　⑤骨移植（bone graft）

自家骨移植．ここでは上顎結節部より採取．

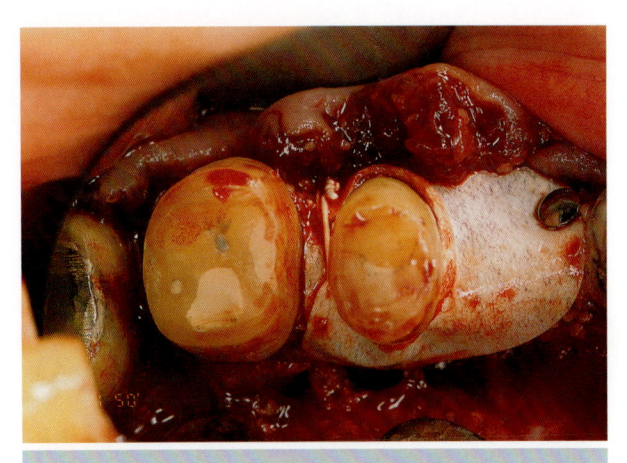

解説：図12　⑥メンブレンの設置・固定

トリミング時に，6⎿5間に適合するよう切り取ったメンブレンの小片を設置．また，メンブレン固定のためにボーンタックを使用した．

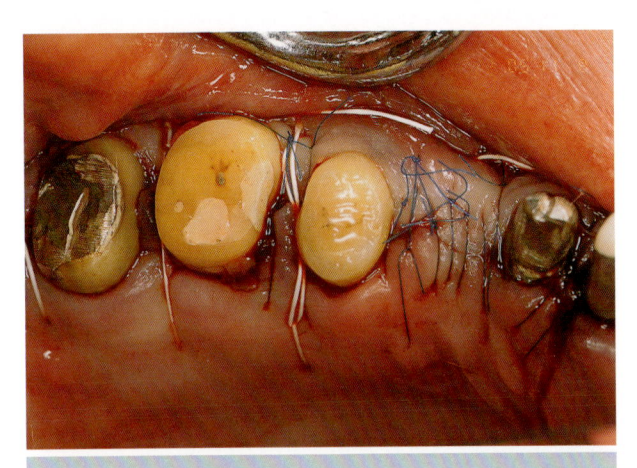

解説：図13　⑧縫合

メンブレンが設置された5⎿の近心部と遠心部は特に慎重にフラップの適合を図る．

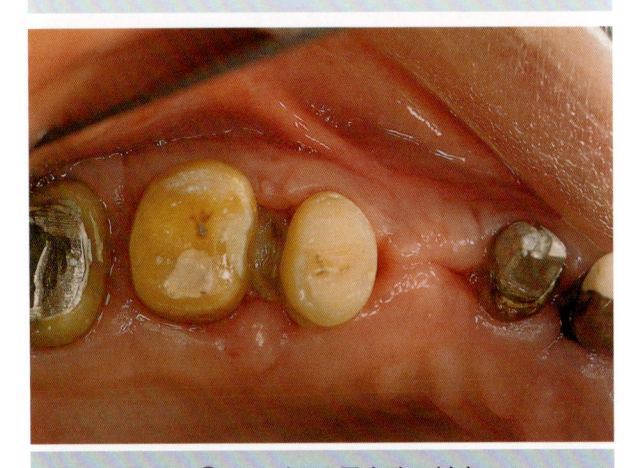

解説：図14　⑨メンブレン露出時の対応

このように歯間部の歯肉は多くの場合離開し，メンブレンが露出する．

し，再生治療が必要となる場合，1度に何枚ものメンブレンを用いることは，現実的とはいえない．そのような場合，必要性の高い部位以外のメンブレン使用を避けるという配慮が必要となる．たとえば，図9〜15の症例では5⎿近心6⎿近心に対してはGTRメンブレンを使用し，7⎿遠心部に対しては，エムドゲイン®と骨移植の併用法を選択し，メンブレンの使用を避けている．

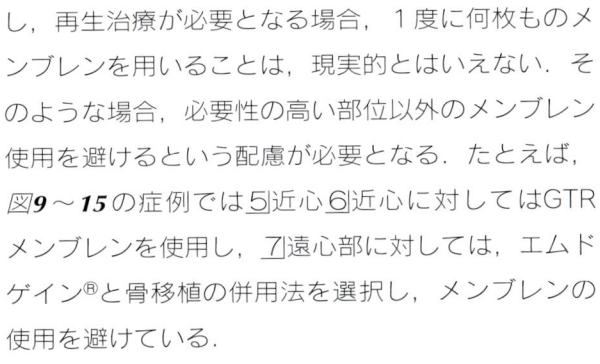

　また，再生治療においては，種々の材料，術式を扱う術者の経験や習熟度が大きく結果を左右する．このように再生治療の術式は，以上のような多くの要素を総合的に判断して決定しなければならない．

3. GTR併用法のテクニカルポイント（combination periodontal regenerative therapy）

①フラップデザイン

　メンブレンの設置，また目的部位へのアクセスのため，欠損部位から1〜2歯離れたところまで歯肉溝切開（sulcular incisions）を行い，全層弁にて歯肉弁を剥離する．軟組織にダメージを与えないよう慎重に行うことが重要である．とくに歯冠乳頭部では，軟組織がちぎれて歯間部に残ってしまわないよう丁寧な器具操作が要求される．

②デブライドメント（図9a, b）

　徹底したデブライドメントを行う．手術の多くの

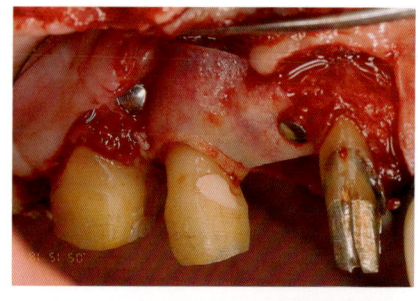

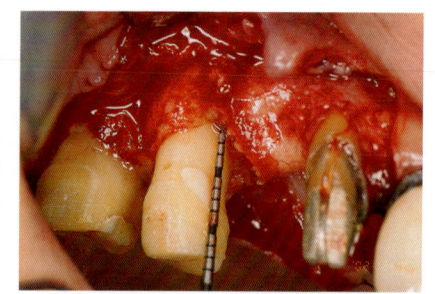

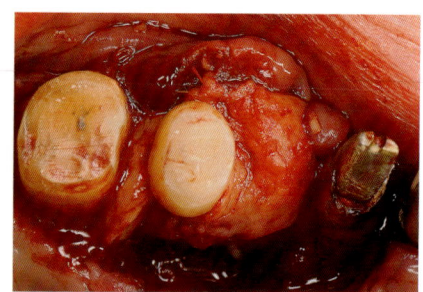

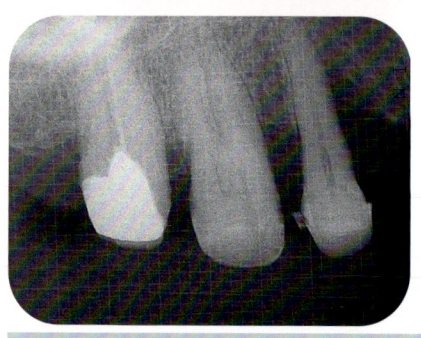

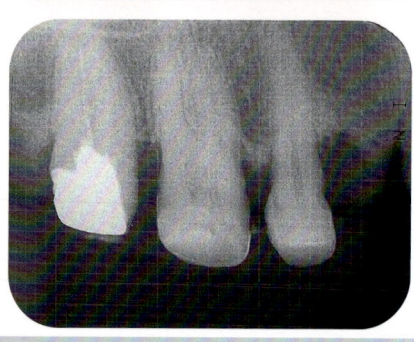

a	b	c
d	e	

解説：図15a〜e　⑩メンブレン除去手術

a, b：骨様組織が形成され，血管の新生が肉眼的に認められる．Shallhorn RG(1994)によるrapid healingの治癒パターンである．
c：5近心に3mm程度の骨欠損が残ったため，骨移植を再度行い，メンブレンが露出していた5 6間とともに結合組織で被覆する．
d：術前．
e：GTR後1年7か月．5近心，6 5間，7遠心に骨の再生がみられる．

時間はここに費やされ，手術の成否の鍵となる．まず，目にみえる歯石は超音波スケーラーなどで除去し，外科用バーで骨欠損内部の軟組織の除去や歯根表面のデブライドメントを行い，滑沢にする．その後キュレットにて伝わってくる感触を元に，チェックと仕上げを行う．

③根面処理（図10）

テトラサイクリンで2分間根面処理をする．エムドゲイン®を使用する場合は，Prefgelで2分間根面処理した後，エムドゲイン®を塗布する．

④メンブレンのトリミングと試適

骨欠損の辺縁を越えて3mmはカバーするようにメンブレンをトリミングする．フラップを傷つけ，穿孔してしまうことがないよう，鋭縁をつくらないよう注意する．

⑤骨移植（bone graft／図11）

自家骨あるいは他家骨または両者を混合したものを骨欠損部に充填する．

⑥メンブレンの設置・固定（図12）

歯面に緊密に適合させて縫合固定する．縫合だけではメンブレンの固定が十分でない．可動性の場合は，補助的にメンブレン固定用のピンやスクリューなどを使用することがある．

⑦減張切開

歯肉弁に減張切開を加え，テンションフリーの状態にし，歯肉弁を歯冠側に牽引することで（coronally advanced flap），余裕をもって術野を閉鎖できるようにする．

⑧縫合（水平マットレス，垂直マットレス）（図13）

水平マットレス縫合，垂直マットレス縫合，単純縫合を併用し，緊密に縫合する．縫合糸はゴアテックスＣＶ-5，ＣＶ-6や，6-0ナイロン糸などを使用している．

⑨メンブレン露出時の対応（図14）

メンブレン露出部位は，週に2〜3回の割合でクロルヘキシジンなどを含んだ綿球で清掃し，清潔にする．

⑩メンブレン除去手術（図15a〜e）

メンブレンを被覆する歯肉弁の内側に上皮がdown growthしている．メンブレン除去時に外科用バーやキュレットを用いてdown growthした上皮を取り除いておく必要がある．

⑪リエントリー

　リエントリーを行うか行わないかは，軟組織の状態，エックス線による骨形態の診査，補綴修復の有無などを総合的に判断し決定する．リエントリーは通常約1年，組織の成熟を待った後行われる．そのとき，再生治療の結果残った骨の形態異常を，生理的な骨形態に修正する．

まとめ・展望

　GTR法は歯周病によって失われた歯周組織を再生させる有効な手段であり，信頼性の高い術式である．とくにそのスペースメイキングにおける有効性を生かして，再生の難易度の高い部位において，今後利用されていくことと思われる．GTR法によって，100％の再生を期待することは難しいが，その意義は，治療不可能な(untreatable)状態を治療可能な(treatable)状態にすることにある．骨外科処置，矯正など，つぎに取るべき治療のオプションを身につけ適切な対応をすることで，治療結果の永続性(longevity)を獲得することが可能となる．

参考文献

1. Schallhorn RG, McClain P. Clinical and radiographic healing pattern observations with combined regenerative techniques. Int J Periodont Rest Dent 1994；14：391-403.
2. Froum S, Lemler J, Horowitz R, et al. The use of enamel matrix derivative in the treatment of periodontal osseous defects: A clinical decision tree based on biologic principles of regeneration. Int J Periodont Rest Dent 2001；21：437-449.
3. Sculean A, Windisch P, Chiantella GC. Human histologic evaluation of an intrabony defect treated with enamel matrix derivative, xenograft, and GTR. Int J Periodont Rest Dent 2004, 24：326-333.
4. 小野善弘，畠山善行，宮本泰和　他．コンセプトをもった予知性の高い歯周外科処置．東京：クインテッセンス出版，2001．
5. McClain P, Schallhorn RG. The use of combined periodontal regenerative techniques. J Periodontol 1999；70：102-104.
6. Melcher AH. On the potential repair of periodontal tissues. J periodontal 1976；16：545-548.
7. Nyman S, Karring T, et al. New attachment following surgical treatment of humanperiodontal disease. J Clinical Periodontol 1982；9：290.
8. Nevins M. 歯周組織の再生：その臨床応用．In：Nevins M, Mellonig JT（eds）．ペリオドンタルセラピー．東京：クインテッセンス出版，1998；235-248.

1-1.3 歯周組織・再生 ＜現在＞ clinical

エナメル基質タンパク（EMD）

宮本泰和
京都府・四条烏丸ペリオ・インプラントセンター

要約

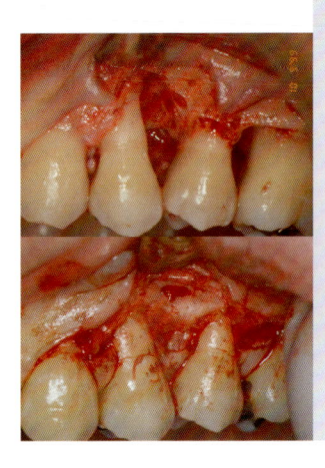

エナメル基質タンパク（Enamel Matrix Derivative：EMD）を用いた歯周組織再生療法は，歯根形成期に生じる歯周組織の発生過程を模倣した治療法であり，骨移植術やGTR法の再生のメカニズムとは異なり，組織再生3要素の増殖因子のはたらきを主に利用したものである．EMDの物理的性状は粘性のある液体であり，組織再生の足場（scaffold）をつくることが難しく，適応症が限定される．より適応症を拡大するためには，切開・縫合・フラップのデザインなどの工夫，そして骨移植術やメンブレンとの併用などを考慮する必要がある．

CONTENTS & KEY WORD

- エナメル基質タンパクとは／EMDの問題点／骨移植との併用法
- EMDの適応症——他の再生療法との併用法による適応症の拡大
  EMD単独使用／EMDと骨移植術との併用法／EMDとGTR膜の併用法
- EMDと骨移植の併用法で治療した症例の組織学的評価
- EMDのテクニカルポイント
  浸潤麻酔／歯肉溝切開／歯間乳頭部の切開／剥離／減張切開／骨欠損部と根面の徹底したデブライドメント／化学的根面処理／EMDの塗布／骨移植／EMDの再塗布／歯肉弁歯冠側移動／緊密な縫合／暫間固定／術後管理

はじめに

1. エナメル基質タンパクとは

Slavkinらは，1976年に始まった一連の研究により，歯根形成期においてヘルトヴィッヒ上皮鞘（図A）から分泌されるエナメル基質タンパクが歯胚細胞の未分化間葉系細胞を刺激し，セメント芽細胞への分化を促進していることを解明した[1~4]．そして，根面上に沈着したエナメル基質タンパクはセメント質，歯槽骨，そしてその間を繋ぐ結合組織線維の発生を誘導すると考えられている[5~8]．これらの研究の結果，ブタの歯胚から抽出したAmelogeninを主成分とするエナメル基質タンパク複合体（Enamel Matrix Derivative：以下EMD）と，基材となるPGA（propylene glycol alginate）を混合したものがエムドゲイン®として商品化され，臨床応用されている．すなわち，EMDを用いた歯周組織再生治療は，歯根の形成期に生じる歯周組織の発生過程を模倣した治療法ということができる．

Heden Gは，72例の骨内欠損の治療にEMDを用い，平均4.2mmのアタッチメントゲインを得たと報告している[9]．また，Mellonig JTは，EMDで治療したヒトの骨欠損部の組織学的評価を行い，新生骨，

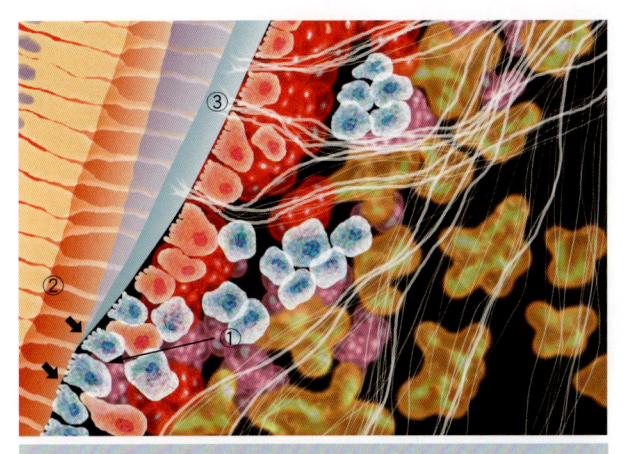

解説：図A　歯の発生とヘルトヴィッヒ上皮鞘断裂
　　　　　像模式図

歯根形成期にヘルトヴィッヒ上皮鞘（①）から分泌されたエナメル基質タンパク（②）は，根面上に沈着し，セメント質（③），結合組織線維，歯槽骨の発生を誘導する．EMDを用いた歯周組織再生療法は，この発生過程を模倣した治療法といえる．（ビオラ社パンフレットより引用・改変）

EMD
①骨壁が高く，幅が狭い垂直性骨欠損（3壁性骨欠損）
②裂開型骨欠損（歯肉退縮も含む）
③分岐部病変（下顎Ⅱ度）

EMD+Bone Graft
①骨壁が中〜深く，幅のやや広い垂直性骨欠損（1〜2壁性骨欠損）
②分岐部病変（上・下顎Ⅱ度）

EMD+Bone Graft+GTR
①幅の広い垂直性骨欠損，
②分岐部病変（下顎Ⅱ・Ⅲ度，上顎Ⅱ度）

解説：表1　EMD単独使用，および他の再生療法との併用法の適応症

EMDの物理的性状は粘性のある液体であり，スペースメーキングの能力に乏しいことから，他の再生療法との併用法が考案され，適応症が拡大されてきた．

新生セメント質，新生歯根膜の再生を報告している[10]．また，Rasperini Gらは，ヒトの歯肉退縮に対して結合組織移植とEMDを併用して治療を行い，その組織学的評価で歯周組織の再生を確認した[18]．これら以外にもEMDを用いた臨床例は数多く報告されており，EMDは骨内欠損や歯肉退縮部におけるすぐれた歯周組織再生材料であることがすでに立証されている．

2. EMDの問題点

しかし，EMDの物理的性状は粘性のある液体であり，臨床応用においてはスペースメイキングの能力に乏しい点を考慮しなくてはならない．すなわち，骨欠損内にEMDを充満させて歯肉弁を緊密に縫合したとしても，EMDは軟組織を支えることができず，骨欠損の形態によっては軟組織の陥没を生じてしまい，良好な結果が得られないこともある．このような臨床における問題の解決策として骨移植とGTR法との併用法が試みられるようになった[12〜17,22〜25]．

本章では，EMD単独使用の効果とその適応症，EMDと骨移植の併用法の有効性，フラップデザイン・切開・剥離・縫合などのテクニック，そしてEMDを用いた歯周再生治療を成功させるポイントなどについて解説する．

1. EMDの適応症——他の再生療法との併用法による適応症の拡大

日本においてEMDの臨床応用が始まってから約6年が経過し，EMDの有効性を示す症例が数多く報告されている[7〜10]．筆者も，非常に効果的であった症例を数多く経験しているが，期待どおりの結果が得られなかった症例もある．これらの結果の違いは，欠損形態を考慮した術式の選択，技術的な問題，そして宿主がもつ再生能力の差が関与していると考えている．術式の選択に関しては，他の再生療法を併用することによって適応症が拡大できると考えられる．EMDの適応症は，基本的には垂直性骨欠損であり，約4mmを超える深い骨縁下欠損が対象となる．裂開型骨欠損に対しても有効であり，歯肉退縮をともなう骨欠損には結合組織移植術と併用することで効果が得られるとする報告もある[8]．分岐部病変に関しても有効性は示されているが，垂直性骨欠損に比べると予知性は低いようである[19〜21]．

また，前述したように，骨欠損の形態や位置などを考慮してEMDを単独で使用する場合，EMDと骨移植を併用する場合に分けて，適応症を考慮する必要がある．

[EMD単独使用で骨内欠損を治療した症例]

患者：53歳，男性
初診日：1999年1月20日
主訴：2|の歯の動揺で来院．できるだけ歯を保存したい．
治療計画：歯列全体に高度の咬耗を認め，数本の歯に骨吸収がみられた．上顎の歯冠形態の回復，欠損修復および動揺歯の固定を目的にメタルセラミッククラウンによる永久固定を計画した．最初に2|を抜歯と診断したが，患者の強い希望により再生治療による保存を試みることとなった．

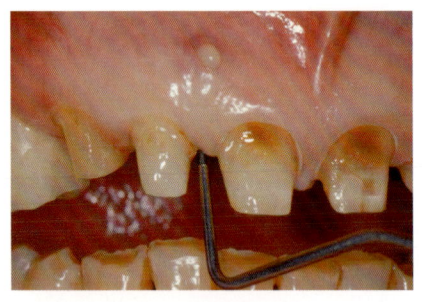

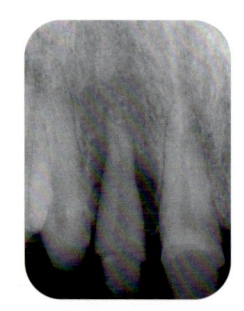

解説：図1a〜q　症例1

a,b：術前のプロービング値は10mm，動揺度は2度．エックス線写真でも非常に深い垂直性骨欠損が認められる．

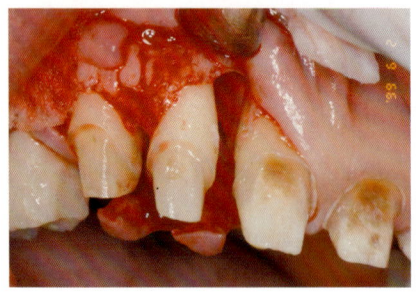

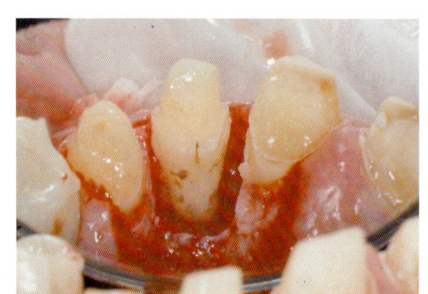

c,d：骨欠損の形態は，近心頰側部〜歯間部〜口蓋側〜遠心口蓋側にかけて広がり，3壁性，2壁性，1壁性の混合型である．口蓋側には多量の歯石の沈着が認められる．

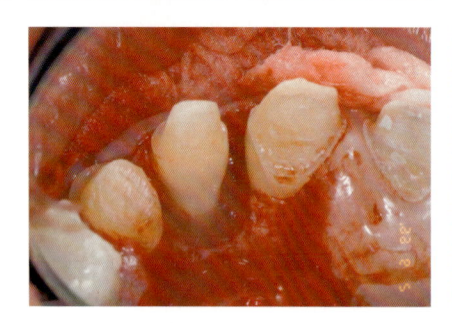

e：徹底したデブライドメントを行った後，EMDを塗布した状態．骨欠損内にEMDが貯留している状態が確認できる．

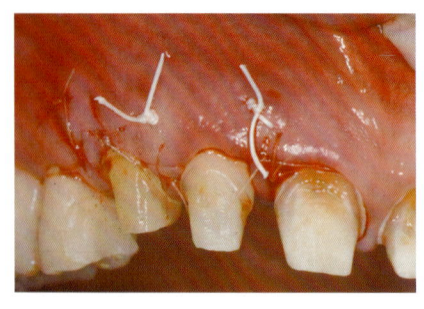

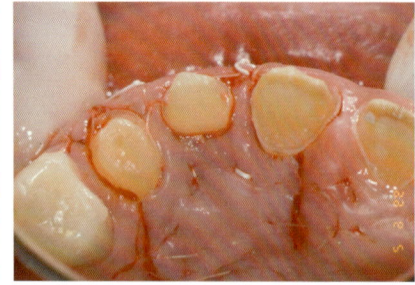

a	b
c	d
e	
f	g

f,g：骨欠損の位置や形態を考慮して，papilla preservation flap（Cortelliniの方法）にて剥離した．縫合は，まずGore-Tex縫合糸で垂直マットレス縫合を行い，切開部分は吸収性縫合糸（Vicryl-coated6-0）を用いて単純縫合を行った．

1. EMD単独使用（図1a〜q）

EMD単独使用の場合，スペースメイキングが難しいので，軟組織が骨欠損内に陥没しないような形態と位置の骨欠損が適応症となる．
①骨壁が高く，幅が狭い垂直性骨欠損（3壁性骨欠損）
②裂開型骨欠損（歯肉退縮をともなうものも含む）
③分岐部病変（下顎Ⅱ度）
などがEMD単独使用の適応症と考えられる．

2. EMDと骨移植術の併用法（図2〜4）

EMDと骨移植術の併用法は，骨移植術によりスペースメイキングが可能となるので，より適応範囲が広くなる．

h～j：術後4か月，6か月，8か月のエックス線写真．経時的に骨が造成してくる過程が確認できる．この症例では，術後8か月以降は骨の増加はほとんどみられなかった．

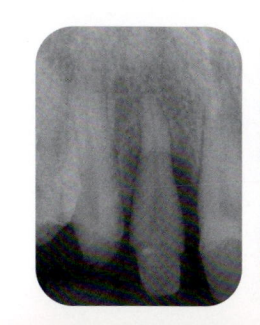

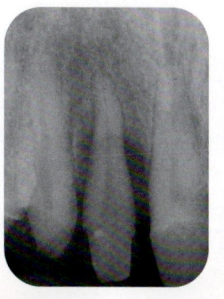

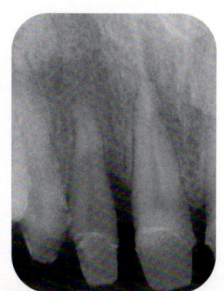

k：術後3か月，歯間乳頭部の陥没と唇側歯肉の退縮が生じてしまった．
l：術後8か月の時点で，結合組織移植術による歯間乳頭の再建を試みた．歯間乳頭部と唇側歯肉を歯冠側へ移動させ，唇舌的にトンネルを形成し，結合組織を挿入した．

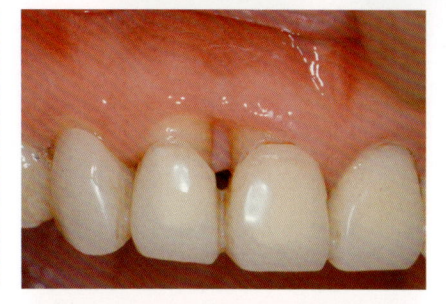

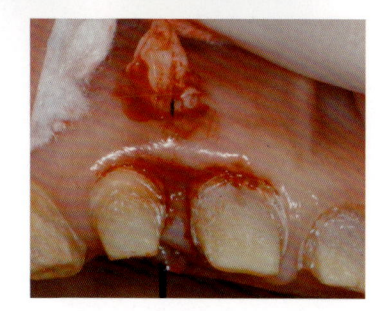

m：歯間乳頭再建術より約1か月後の状態．

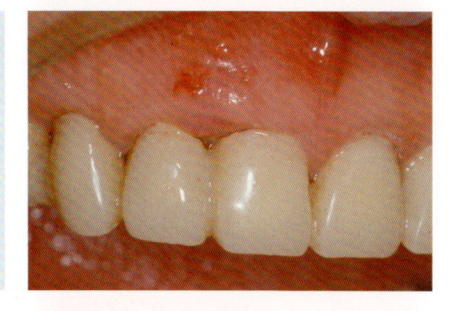

n：写真はEMDの手術後1年，最終補綴物装着時の状態．
o：同時期のエックス線写真．歯槽硬線の明瞭化が認められる．

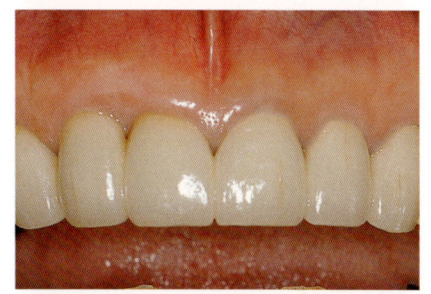

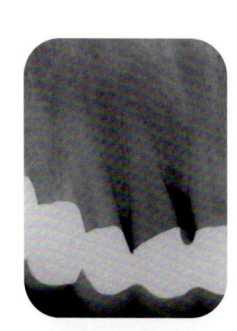

p：術後5年の状態．わずかな歯肉退縮が認められるものの，プロービング値は3mm未満であり，臨床的に良好な状態を維持している．
q：術後5年のエックス線写真．歯槽骨は安定した状態を維持している．

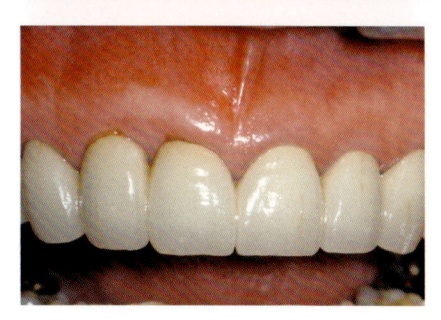

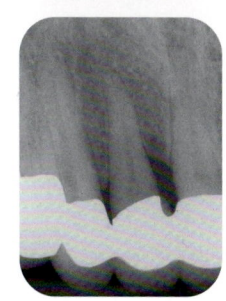

h	i	j
k	l	
m		
n	o	
p	q	

①骨壁が中～深く，幅がやや広い垂直性骨欠損（1～2壁性骨欠損）
②分岐部病変（上・下顎Ⅱ度）

などがEMDと骨移植術併用法の適応症と考えられる．

3．EMDとGTR膜の併用法

EMDとGTR膜の併用法，あるいはEMDとGTR膜と骨移植の併用法も効果があるとする報告もある[12～17, 22～25]．上皮の深部増殖を確実にコントロールしたい場合にGTR膜の応用は効果的であると思われるが，GTR膜の使用によって上皮の壊死が生じやすく，その結果，歯肉退縮が起こり，かえって付着の獲得量が減少してしまうことも多い．EMDとGTR膜併用法の適応症は，

[EMDと骨移植材を併用した症例]

患者：18歳，女性．
初診日：1999年9月8日
主訴：歯周病の進行を指摘され，他院より紹介された．
治療計画：4̲5̲6̲7̲部に骨欠損があり，とくに4̲遠心部には1壁〜2壁性の深い垂直性骨欠損が認められた．EMD単独使用では歯肉の陥没が予想されるため，同種他家骨移植術（脱灰凍結乾燥他家骨）との併用を行う．

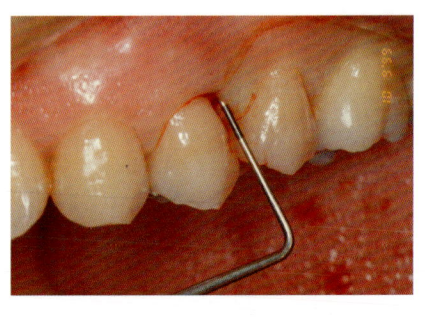

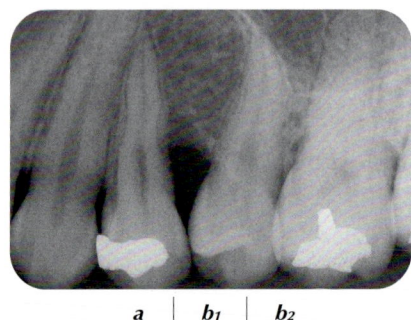

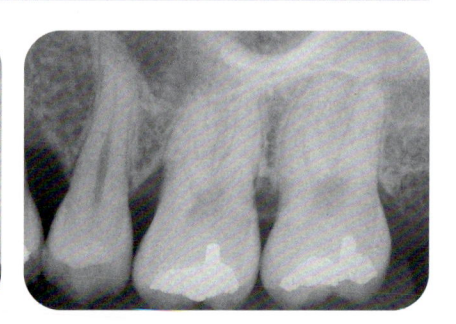

| a | b₁ | b₂ |

解説：図2a〜l　症例2
a：4̲遠心部に8mm，5̲6̲に4〜6mmの歯周ポケットが存在する．また，4̲5̲には1mmの歯肉退縮が認められる．
b：初診時のエックス線写真．4̲5̲6̲7̲の多数歯にわたる骨欠損が認められる．

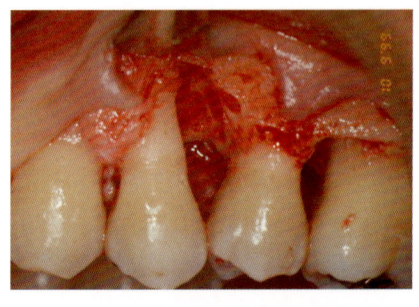

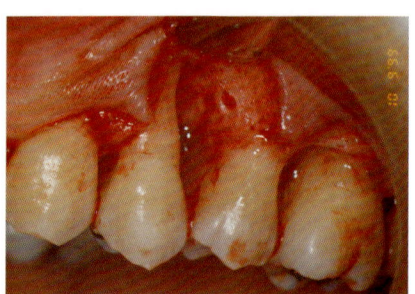

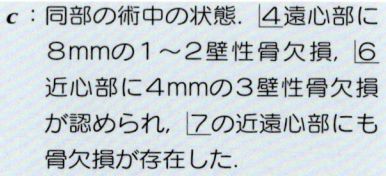

c：同部の術中の状態．4̲遠心部に8mmの1〜2壁性骨欠損，6̲近心部に4mmの3壁性骨欠損が認められ，7̲の近遠心部にも骨欠損が存在した．
d：十分なデブライドメントを行い，根面をPref-Gelにて根面処理を行った後，EMDを塗布した．

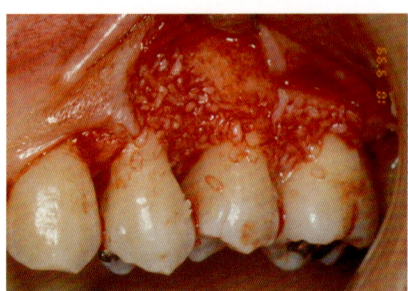

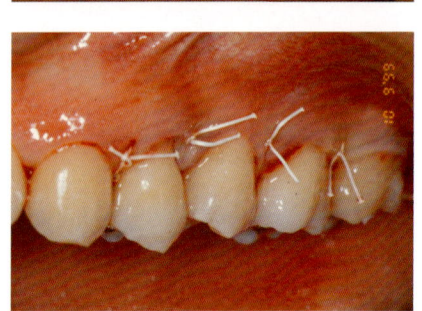

e：EMD塗布後，脱灰凍結乾燥他家骨を骨欠損部に緊密に填塞した．
f：縫合は，Gore-Tex縫合糸を用いて改良型垂直マットレス縫合にて行った．

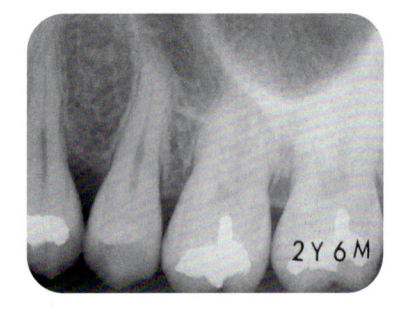

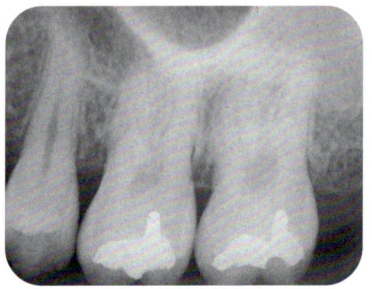

g：術後2年6か月のエックス線写真．歯槽骨の著しい改善が確認できる．

①幅の広い垂直性骨欠損
②分岐部病変（下顎Ⅱ・Ⅲ度，上顎Ⅱ度）
などが考えられる．GTR膜との併用法では吸収性膜を使用している報告が多く[13,20,25]，これは上皮の壊死の頻度を最小限に抑えるための対策であるように考えられる．

EMDを用いた再生療法では，表1に示した3つのオプションが考えられるが，EMDと骨移植の併用法がもっとも適応範囲が広く，歯肉退縮や歯肉弁

1-1.3 エナメル基質タンパク

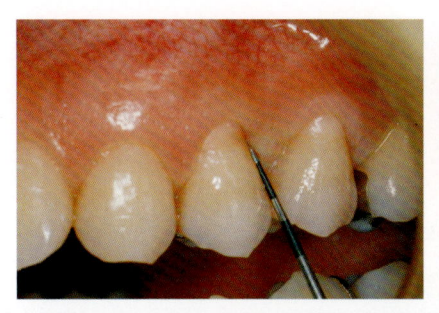

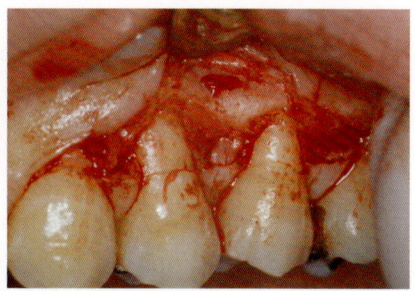

h：術後3年の状態．プロービング値は2mm．しかし，歯肉退縮は1mm増加して2mmとなっていた．患者に露出根面の被覆の必要性を説明して同意を得たので，結合組織移植術による根面被覆を行うことにした．
i：根面被覆術を行う際に，歯槽骨の再生の状態を確認した．術前の状態と比較して，骨欠損部のほとんどの部分に新生骨が再生している状態が確認できた（図2cと比較）．

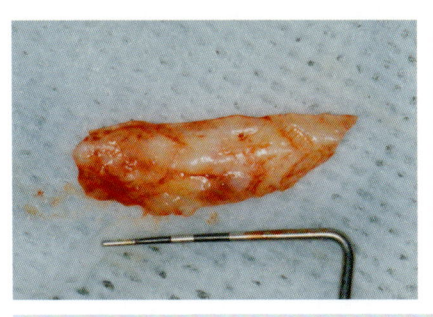

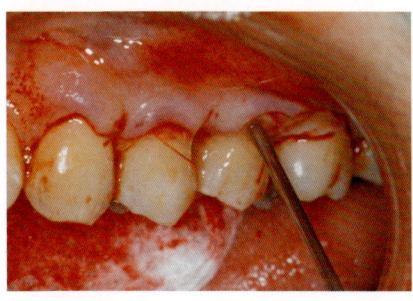

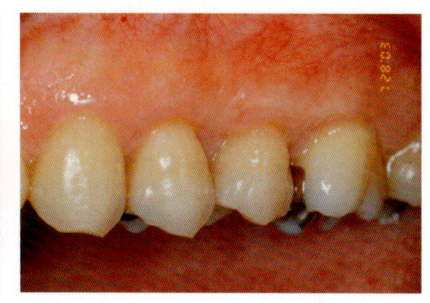

j：口蓋側より採取した結合組織移植片．
k：根面に再度EMDを塗布し，結合組織移植術による根面被覆を行った．
l：根面被覆後約6か月の状態．完全な根面被覆が達成されている．2回の再建的手術により，歯周疾患に罹患する前の健全な歯周組織に回復することができた．

[EMDによる再生治療で骨欠損が残存したケース]

患者：32歳，女性，会社員
初診日：2000年12月5日
主訴：歯肉からの出血および歯の動揺

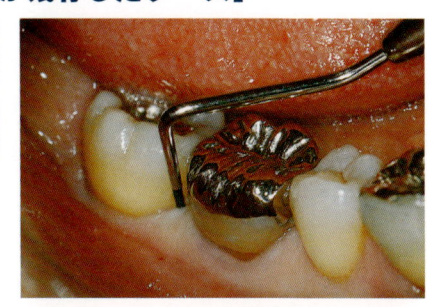

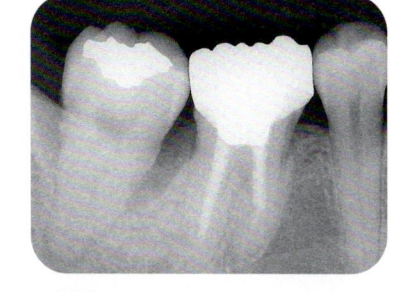

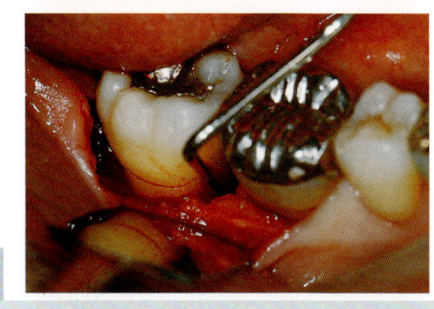

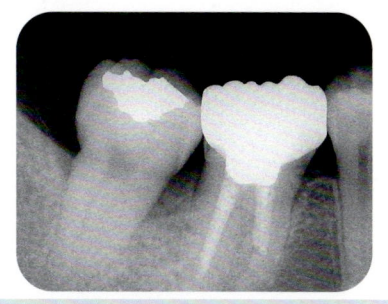

a	b
c	d

解説：図3　症例3

a,b：7⏋に深い垂直性骨欠損が認められる．術前のプロービングデプスは近心部9mm，遠心部8mmであった．
c：歯肉弁を翻転した状態．骨欠損は2～3壁性で，近心部の深さは9mmであった．十分なデブライドメントを行った後，EMDと骨移植の併用法による再生療法を行った．
d：1年6か月後のエックス線写真．エックス線的に骨欠損は浅くなっているが，3～5mm程度の骨欠損が残存している．骨欠損が残存した原因としては，臼歯部では乳頭組織の保存が難しいこと，術後の動揺のコントロールが十分でなかったこと，などが考えられる．

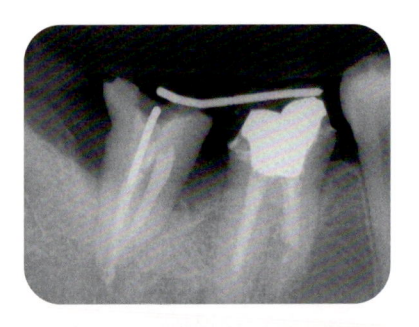

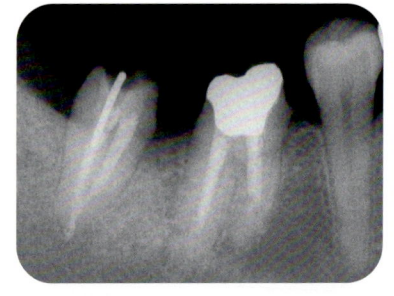

e：同歯の抜髄を行った後，矯正的歯牙挺出を行い，骨のレベリングを行った．
f：矯正的歯牙挺出終了から3か月後，骨外科手術を行い，ポケットの除去と歯槽骨の平坦化を行った．

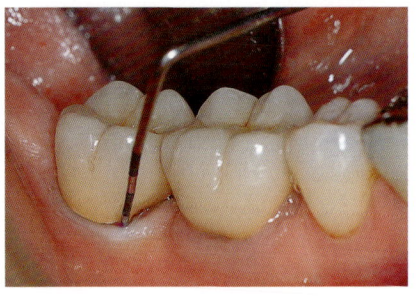

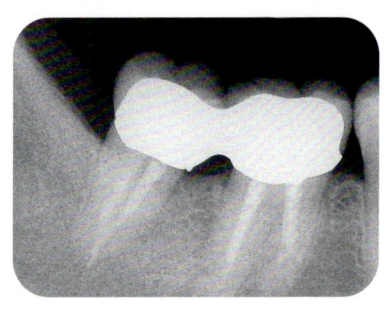

g,h：ポケット除去手術後6か月に最終補綴物を装着した．プロービングデプスは2mm．エックス線写真は歯槽骨の安定した状態を示している．

[全顎的な高度の骨吸収に対して再生治療を行った症例]

患者：32歳，女性，会社員
初診日：2003年1月8日
主訴：他院で歯周病を治療しているが，歯肉の腫脹や出血があり，あまり改善していない．

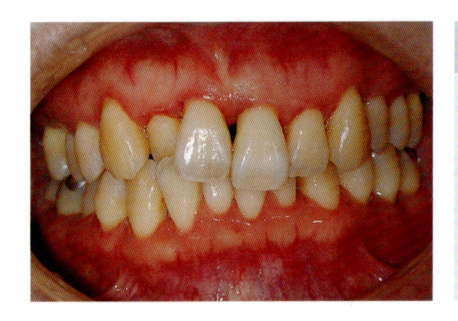

解説：図4 症例4

a：初診時の状態．歯肉の発赤・腫脹，歯列不正が認められる．
b：初診時のエックス線写真．全顎的に深い歯周ポケットが存在し，とくに臼歯部で深い垂直性骨欠損が認められる．

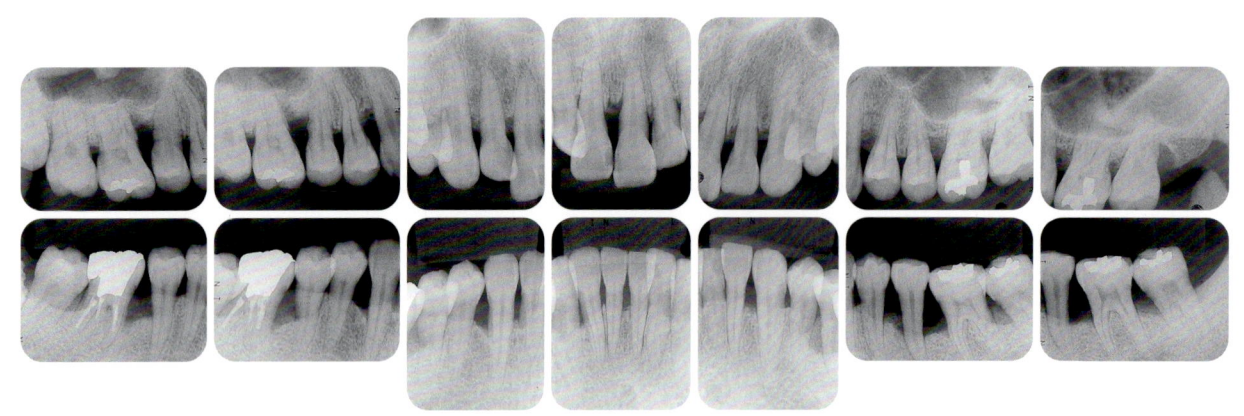

の壊死などの術後併発症も少なく，比較的良好な結果が得られると考えている．

骨移植術は古くから歯周組織再生療法として臨床応用され，ある程度の臨床的効果が報告されている．しかし，根面との付着様式に関しては，結合組織付着，上皮付着，上皮の深部増殖，あるいは骨性癒着や根吸収などのさまざまな報告がある．現在では骨移植術は単独で用いられることは少なくなり，GTR法やEMDと併用して応用されることが多い．

GTR法では骨移植術と併用した場合，メンブレン単独使用の場合と比べてより良好な結果が報告されている[33]．GTR法における骨移植の役割としては，メンブレンの陥没を防ぐこと，骨移植材がもつ骨伝導能，または骨誘導能が期待できることなどが考え

1-1.3 エナメル基質タンパク

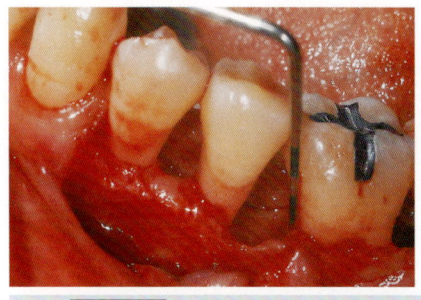

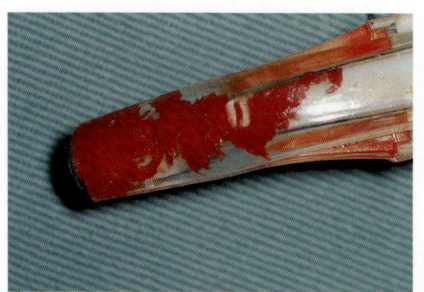

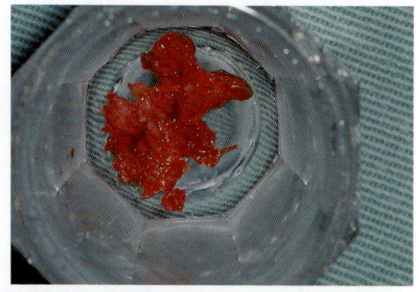

c：⌐4567のデブライドメント時の状態．歯間部の大きなクレーター状骨欠損が確認できる．しかし，幸いにも分岐部に破壊は及んでいなかった．
d,e：下顎枝の頬側よりボーンスクレーパーを用いて自家骨を採取．

f,g：根面処理（Pref-Gel）を行った後，EMDを根面に塗布し，骨移植材を填入・圧接する．そして，再度EMDを塗布して，垂直マットレス法と単純縫合にて縫合する．

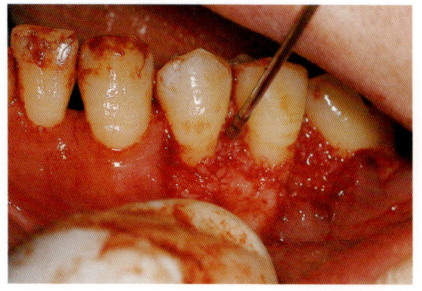

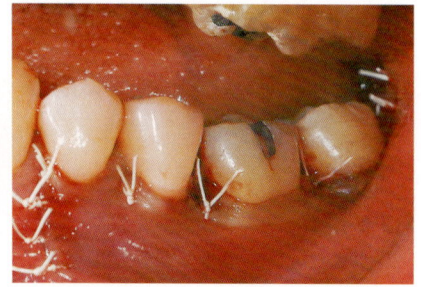

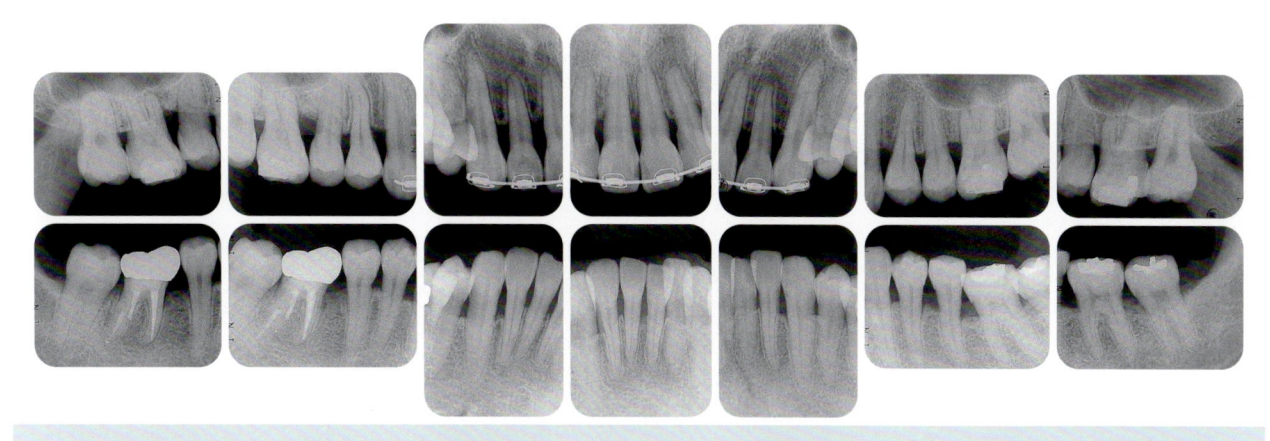

h：5回の手術を行い，全顎にわたる歯周組織の再生が達成された．術後1年を経過してから矯正治療を開始した．矯正治療開始後約1年のエックス線写真から歯槽骨の再生が確認できる．

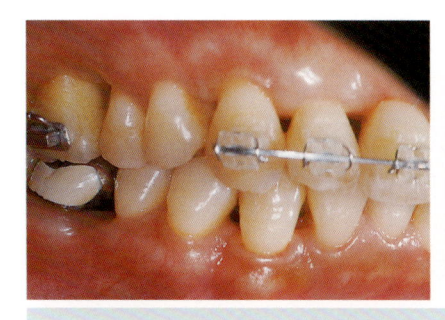

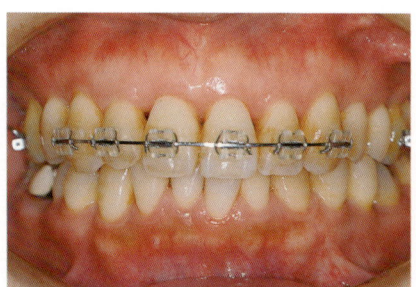

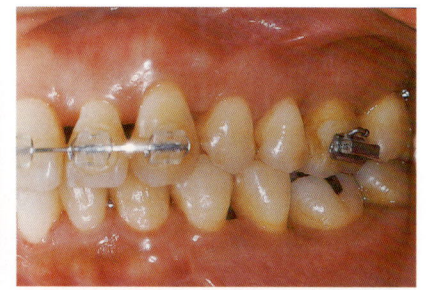

i：術後約1年6か月，矯正治療中の状態．プロービングデプスは，術前には6〜8mmの部位が多数みられたが，現在はほぼ3mm以内に改善している．

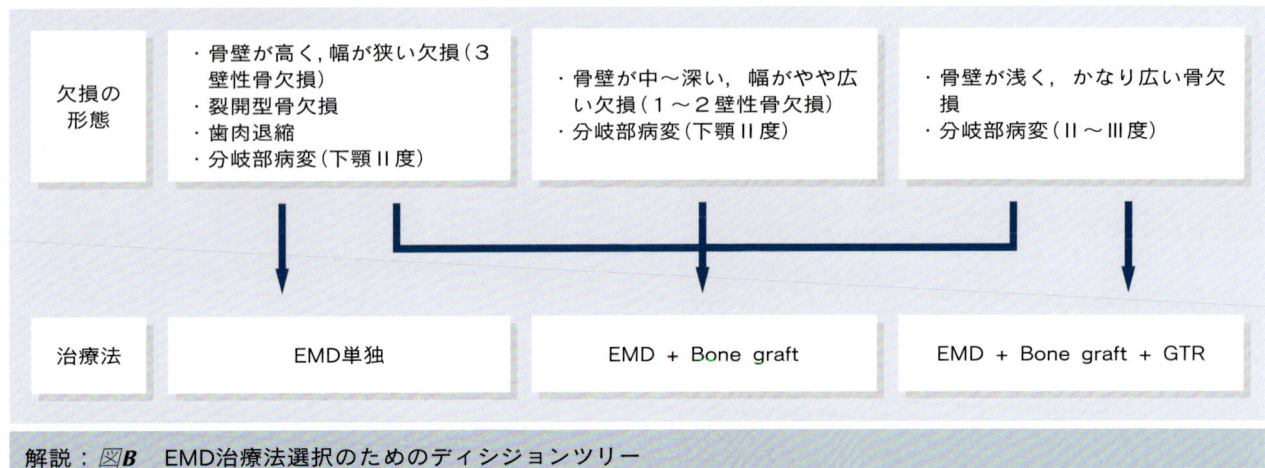

[EMD治療法選択のためのディシジョンツリー]

欠損の形態	・骨壁が高く，幅が狭い欠損（3壁性骨欠損） ・裂開型骨欠損 ・歯肉退縮 ・分岐部病変（下顎Ⅱ度）	・骨壁が中～深い，幅がやや広い欠損（1～2壁性骨欠損） ・分岐部病変（下顎Ⅱ度）	・骨壁が浅く，かなり広い骨欠損 ・分岐部病変（Ⅱ～Ⅲ度）
治療法	EMD単独	EMD ＋ Bone graft	EMD ＋ Bone graft ＋ GTR

解説：図B　EMD治療法選択のためのディシジョンツリー

[EMDと骨移植術の併用法を行った症例の組織学的評価]

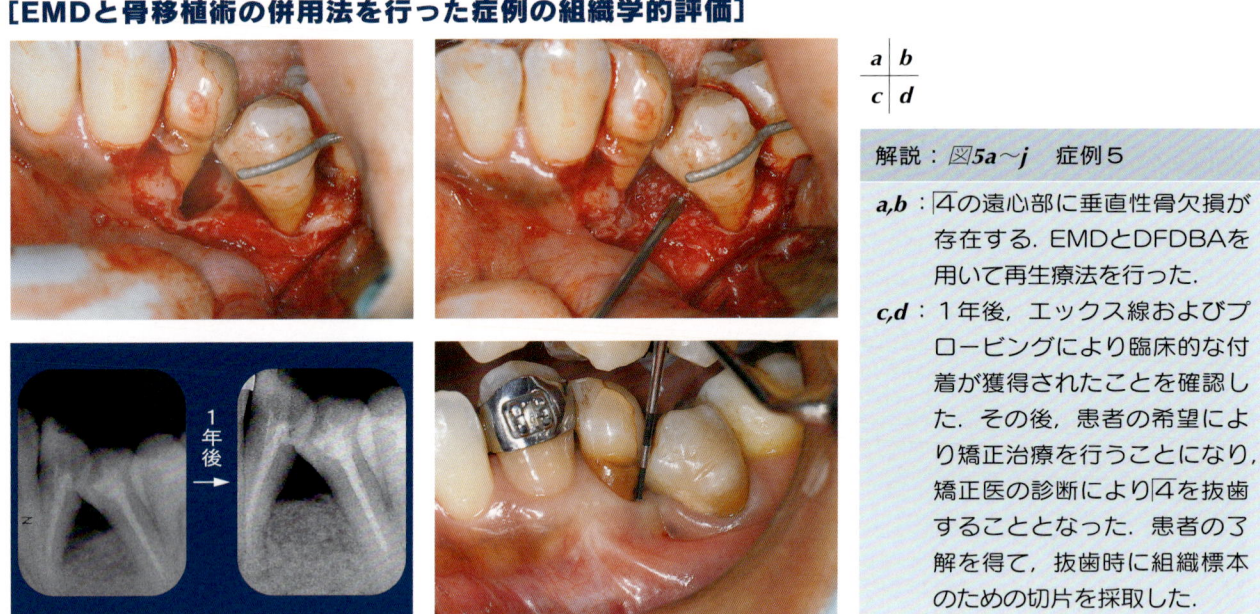

a	b
c	d

解説：図5a～j　症例5
a,b：4̄の遠心部に垂直性骨欠損が存在する．EMDとDFDBAを用いて再生療法を行った．
c,d：1年後，エックス線およびプロービングにより臨床的な付着が獲得されたことを確認した．その後，患者の希望により矯正治療を行うことになり，矯正医の診断により4̄を抜歯することとなった．患者の了解を得て，抜歯時に組織標本のための切片を採取した．

られる．

　EMDによる再生療法においても，EMD単独使用時の歯肉弁の陥没などに対応するため，骨移植術との併用は効果があると考えられる．すなわち，スペースメイキングとして骨移植材を用いるのである．もちろん，骨伝導能，または骨誘導能も期待できる．EMDと骨移植の併用法の場合，GTR法のような歯肉弁の壊死や退縮が少ない．適切な性状と大きさの骨移植材であれば，血液との親和性が良好であり，血餅を保持し，歯肉弁への血液供給を妨げることが少ないと考えられる．

　Boyanらの報告では，自家骨やヒト凍結乾燥脱灰他家骨などとEMDを併用した場合，骨誘導能が促進されるとの報告もある[14]．Lecovicらは，EMD単独使用とウシ由来多孔性骨ミネラルとの併用法を比較し，骨移植との併用法のほうが有効であったと報告している[17]．Froumらは，骨欠損の形態を3つに分類し，その形態に応じてEMDの単独使用，EMD・自家骨移植の併用法，そしてEMD・自家骨移植・吸収性膜の併用法を選択すべきであると述べている[12,13]．これらの研究からEMDと骨移植材を併用することは，

①歯肉弁の陥没を防ぎ，組織再生のためのスペースを確保すること
②骨移植材がもつ骨誘導能などが増強されること

などの点で，臨床的に有利であることが示唆された．

e ：切片を採取しているところ．再生したと思われる部分に辺縁歯肉を残した．
f ：破線の部位で組織標本を作製した．

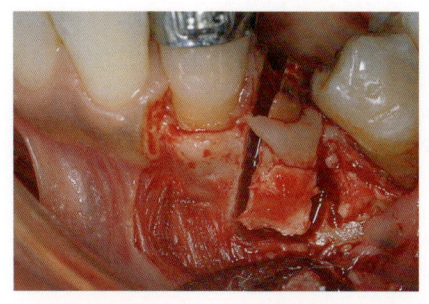

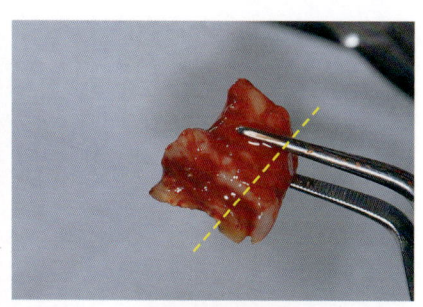

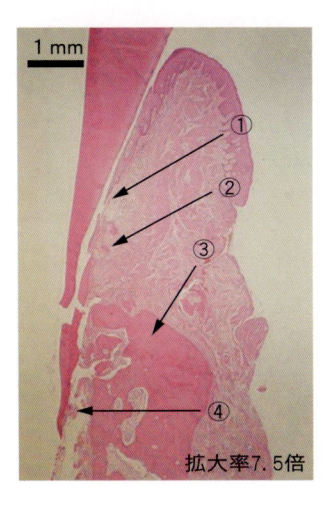

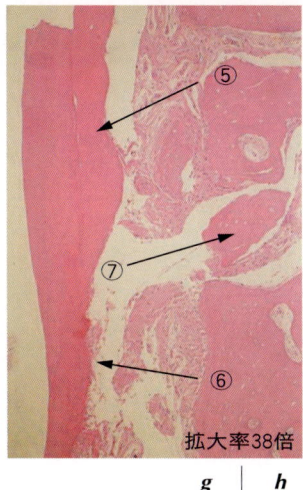

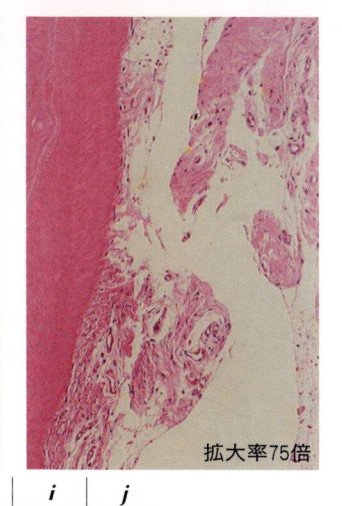

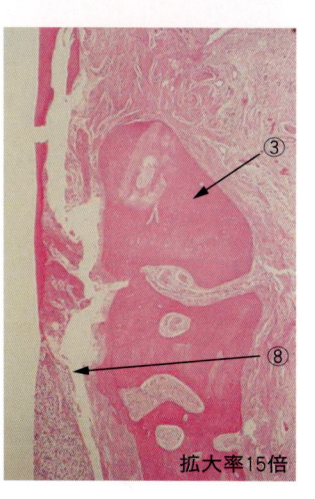

g ：歯冠側から根尖方向に約3mmの上皮(①)，約1mmの新生セメント質に付着した結合組織(②)，新生骨(③)，そして新生歯根膜(④)が認められる(組織標本作製時のアーチファクトで組織の断裂が生じている)．
h ：象牙質表面に添加された新生セメント質(⑤)，および新生セメント質表面から歯根膜方向に伸びる線維組織(⑥)が認められる．さらに⑦は骨小窩が空胞状で骨移植片と考えられる．
i ：新生セメント質に付着した歯根膜線維．
j ：この標本は*g*〜*i*の切片からわずかに離れた部位でスライスしたもの．⑧は既存の歯根膜腔と新生歯根膜腔の段差(ルートプレーニングバーによってできたと思われる)．これらの所見から，⑧より歯冠側で再生が生じていると考えられる．

3. EMDと骨移植の併用法で治療した症例の組織学的評価（図5）

歯周再生療法で得られた結果の評価は，術後約8〜12か月でエックス線写真診査とプロービングにて行う．術前より改善していれば組織の再生が起こっている可能性は高いが，臨床的な再評価だけでは上皮付着による治癒，あるいは歯根吸収や骨性癒着が生じている可能性を否定はできない．リエントリー手術を行い，骨欠損があった部位を視診・触診により術前と比較することで，さらに結果の信頼度が高くなる．もっとも信頼度が高い評価方法は，再生療法を行った部位の生検を取り，組織学的評価を行うことである．しかし，現実的に再生療法が成功した部位からの組織学的評価を行うことは非常に難しい．症例5（図*5a〜j*）は，再生療法を行った後に矯正治療を行うことになり，矯正医からの依頼で4を抜歯することになったケースである．患者の同意が得られたので生検を採取し，組織学的評価を行うことができた．再生療法を行ったときに，根面にノッチを付与しておけば，さらに信頼度は高くできたが，このケースではノッチを付与していなかった．そのことを配慮して，生検標本採取の記録を詳細に残した．図*5g〜j*が示すように，EMDと骨移植術の併用法を行った部位から採取した生検において，組織学的に再生が起こっていることを示すことができた．

[テクニカルポイント]

① 辺縁歯肉および歯間乳頭部への浸潤麻酔は避ける
② 歯肉溝切開（必要に応じて縦切開を入れる）
③ 骨欠損部の位置を考慮した歯間乳頭保存法
　papilla preservation technique
　simplified papilla preservation technique
④ 全層弁剥離（軟組織の損傷を最小限にする）
⑤ 減張切開（必要な歯冠側移動の量を予測する）
⑥ 骨欠損部と根面の徹底したデブライドメント
⑦ 化学的根面処理
⑧ 出血をコントロールした状態でEMDを塗布
⑨ 骨移植材を緊密に充填＊
⑩ 再度，EMDを塗布＊
⑪ 歯肉弁歯冠側移動術
⑫ 緊密な縫合（改良型垂直マットレス縫合）
⑬ 暫間固定（動揺のコントロール）

解説：表2　EMDのテクニカルポイント（＊：骨移植併用の場合）

① 術前の炎症のコントロール
② 動揺歯の固定
③ 骨欠損部の形態や位置を考慮した治療法の選択（骨移植・膜の併用）
④ 適切なフラップデザイン
⑤ 徹底したデブライドメント（根面処理）
⑥ 出血をコントロールした状態でのEMDの塗布
⑦ 緊密な縫合
⑧ 術後のプラークコントロール

解説：表3　EMDを成功に導くために考慮すべき事項

4．EMDのテクニカルポイント（表2, 3）

①浸潤麻酔

主に歯槽粘膜部に浸潤麻酔を行う．辺縁歯肉や歯間乳頭部への浸潤麻酔は，歯肉弁断端部への血液供給を悪くするので避ける．

②歯肉溝切開（図C）

歯肉溝切開を用いてできるだけ歯肉組織を保存し，辺縁歯肉を損傷しないように注意する．替刃メス#12，マイクロブレード（Endo 2）などが使用しやすい．また，縦切開は骨欠損部から1歯離れた部位に入れる．

③歯間乳頭部の切開（図6a〜d）

歯肉弁の陥没を防ぐためには，歯間乳頭部をできるだけ保存する必要がある．papilla preservation techniqueは前歯部あるいは小臼歯部において有効な方法であるが，技術的難易度が高い．また，歯根間距離が2mm以下の場合は，乳頭の最細部が離断しやすく，壊死を起こしやすい．この方法で乳頭部に壊死が生じた場合，広範囲の歯肉組織が喪失するので，細心の注意が必要である．臼歯部，歯根間距離が2mm以下，あるいは乳頭部組織が脆弱と判断された場合，simplified papilla preservation techniqueを用いるほうがよい[27〜32]．

④剥離

全層弁で剥離を行う．剥離の際に辺縁歯肉や歯間乳頭の断裂を起こさないように注意をする．TG-O（Hu-Fready）のような小さなチゼルやオルバンナイフを利用すると乳頭部の剥離が容易になる．

⑤減張切開

全層弁で歯肉-歯槽粘膜境を超えて剥離し，歯肉弁の根尖側で骨膜上の線維を切断するようにして減張切開を行う．このとき，ピンセットで歯肉弁の断端を引き上げながら切開を進め，歯肉弁の歯冠側移動の量を加減する．

⑥骨欠損部と根面の徹底したデブライドメント

まず，骨欠損部の不良肉芽を除去し，根面の歯石を除去する．ロータリーインスツルメントによるルートプレーニングは効率がよく，狭い骨欠損にも到達しやすい．

⑦化学的根面処理

中性EDTAのゲル（Pref-Gel：2分間）は，骨組織や軟組織に対する為害性が少なく，根面の脱灰効果があるので使いやすい．リン酸やクエン酸などを用いる場合は，周囲組織に影響しないように注意する必要がある．

⑧EMDの塗布

骨欠損部の根面に血液が触れていない状態でEMDを塗布する．出血のコントロールが重要である．

⑨骨移植

解説：図6a〜d　③歯間乳頭部の切開

a : simplified papilla preservation technique(以下ppt).
b : ppt(K. Murphy's tech).
c : ppt(H. Takei's tech).
d : ppt(P. Cortellini's tech).

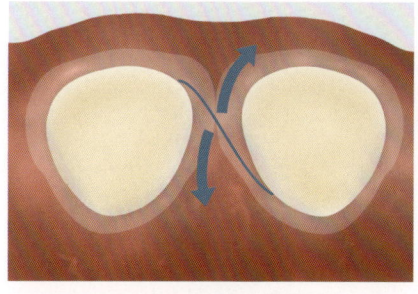

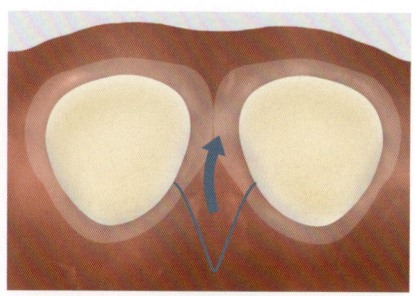

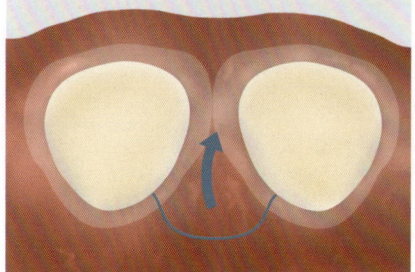

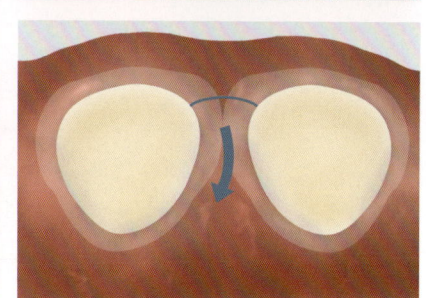

EMDの塗布に引き続き，骨移植を行う．骨移植材の水分をガーゼなどで吸い取った後に充填する．骨移植を行ったときに溢れたEMDは綿球などで除去し，骨移植材を緊密に圧接する．

⑩EMDの再塗布

骨移植後に，EMDを再度塗布する．

⑪歯肉弁歯冠側移動

骨移植材で完全に被覆するためには，多少歯肉弁を歯冠側に移動する必要がある．歯肉弁の剥離の段階で減張切開を行っているので，緊張なく歯肉弁が移動できることを確認する．

⑫緊密な縫合（図7a〜f, 図C）

縫合糸は，Gore-Tex縫合糸(CV-5またはCV-6)を用いる．垂直マットレス縫合と単純縫合の組み合わせ，あるいは改良型垂直マットレス縫合を用いる．このとき，頬舌側の歯間乳頭部が緊密に接合するように慎重に縫合する．

⑬暫間固定

再生治療において，治療の対象となる歯の動揺を，選択的咬合調整や暫間固定によりコントロールすることは非常に重要である．ワイヤーとレジン，連結暫間被覆冠，あるいはスーパーボンドなどによる接着などの方法で，確実に動揺のコントロールを行う．術前に動揺が大きい歯は術前から暫間固定を行っておく．術前に動揺がなかった歯でも，術後に動揺が大きくなる場合があるので，確実に固定を行うほうがよい．固定の期間は歯の動揺度によって異なるが，3〜12か月くらいで再評価を行い，固定の除去を決定する．場合によっては，永久固定とすることもある．

⑭術後管理

ほぼ完全に閉鎖創になっているので，パックなどを行う必要はない．術後は通常の外科処置と同様の抗生剤，消炎剤，鎮痛剤などの投与を5〜7日間行う．抜糸は術後1週間で緩んだ糸のみ除去し，術後2〜3週間で残っている糸も除去する．患部の術後のプラークコントロールは，約3〜4週間クロルヘキシジジン配合の洗口剤にて含嗽を行い，ブラッシングは行わない．ブラッシングは術後3〜4週間目からソフトブラシを始め，術後2か月くらいから通常のブラッシングおよびフロス・歯間ブラシなどを再開する．

まとめと展望

歯周疾患により喪失した歯周組織を再生させることが歯周治療の究極的な目標であった．EMDの出現によりこの目標に到達できる可能性が大きくなってきた．しかし，どれだけすぐれたマテリアルを手にしても，その効果を最大限に引き出すための正しい診断と的確な技術がなければ良好な結果は得られない．EMDによる再生治療の場合は，骨欠損の形態や部位を考慮し，フラップのデザインを工夫し，状況に応じて骨移植などとの併用を行うことによっ

[切開法・縫合法選択のためのディシジョンツリー]

```
欠損部に面する骨欠損        歯根間距離 2mm以上              歯根間距離 2mm以下
        ↓                           ↓                              ↓
   歯槽頂切開          papilla preservation technique    simplified papilla preservation
                        （主に前歯・小臼歯）                    technique
                                                        ↓              ↓
                                                   支台歯形成した歯      天然歯
                                                                        ↓
   マットレス＆シンプルコンビネーション法           マットレス＆ループコンビネーション法
```

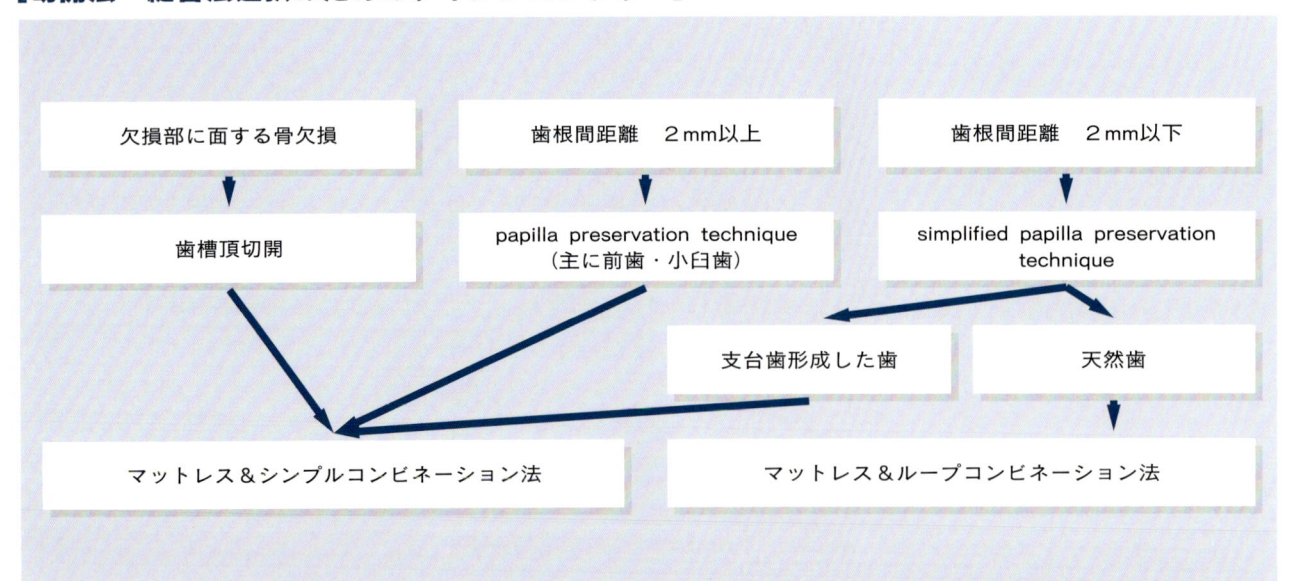

解説：図C　切開・縫合選択のためのディシジョンツリー

　欠損部に面する骨欠損（たとえば最後方臼歯遠心部の骨欠損）では歯槽頂切開を行う．骨欠損が歯間部，あるいは歯間部に近い部位に存在する場合，フラップのデザインは歯根間距離に影響する．歯根間距離が2mm以上ある場合はpapilla preservation techniqueが可能となり，骨欠損部のスペースメイキングにおいて有利になる．ただし，大臼歯部では技術的に困難である．歯根間距離が2mm以下の場合，歯間乳頭部の歯肉の断裂，術後の壊死を起こす可能性が高い．このような場合はsimplified papilla preservation techniqueで対応するほうが良好な結果が得られやすい．

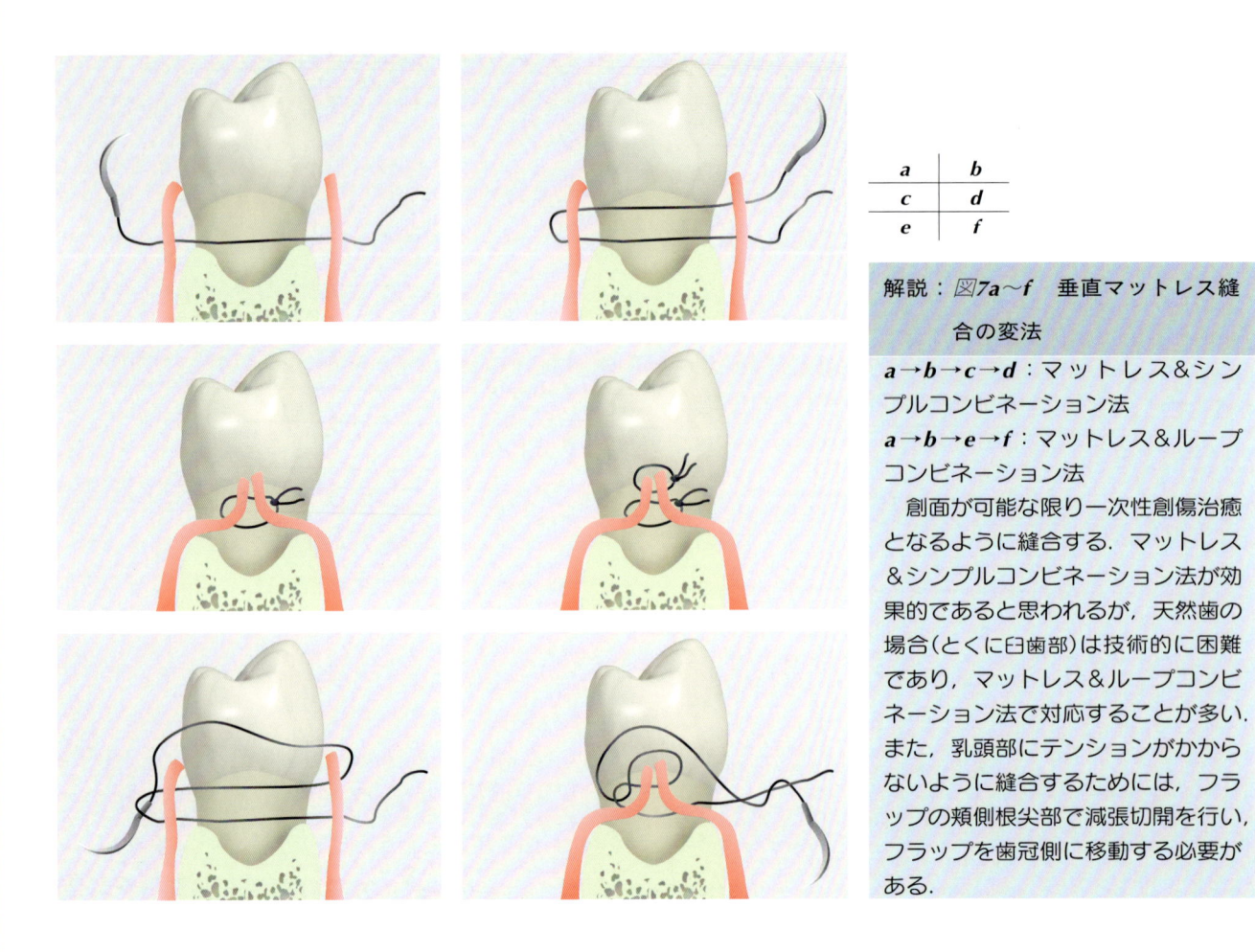

a	b
c	d
e	f

解説：図7a〜f　垂直マットレス縫合の変法

$a→b→c→d$：マットレス＆シンプルコンビネーション法
$a→b→e→f$：マットレス＆ループコンビネーション法

　創面が可能な限り一次性創傷治癒となるように縫合する．マットレス＆シンプルコンビネーション法が効果的であると思われるが，天然歯の場合（とくに臼歯部）は技術的に困難であり，マットレス＆ループコンビネーション法で対応することが多い．また，乳頭部にテンションがかからないように縫合するためには，フラップの頬側根尖部で減張切開を行い，フラップを歯冠側に移動する必要がある．

て，より良好な結果を導くことができると考えられる．適切な診断に裏づけられた技術の改善を継続的に試みることによって，より予知性の高い治療法となるであろう．

この治療法の今後の課題としては，マテリアルの安全性を高めるためにリコンビナント製品をつくること，多くの蓄積された臨床データに基づいて，より効果的な適用法を考案することなどが考えられる．また，将来，新たなマテリアルが開発されても，EMDの臨床応用で培われた技術は効果的に応用できるであろう．

参考文献

1. Slavkin H. Towards a cellular and molecular understanding of periodontics: Cementogenesis revisited. Journal of Periodontology 1976；47：249-255.
2. Slavkin H, Bessem C, Fincham AG, Bringas JRP, Snead M, Zeichner-David M. Human and mouse cementum proteins are immunologically related to enamel proteins. Biochemia & Biophysica Acta 1989；991：12-18.
3. Slavkin H, Boyde A. Cementum: An epithelial secretory product? Journal of dental Research 1975；53：157.
4. Slavkin H, Bringas P, Bessem C et al. Hertwig's epithelial root sheath differentiation and initial cementum and bone formation during long-term organ culture of mouse mandibular first molars using serumless, chemically- defined medium. Journal of Periodontal Research 1988；23：28-40.
5. Hammarstrom L. Enamel matrix, cementum development and regeneration. J Clin Periodontol 1997；24：658-668.
6. Hammarstrom L. Periodontal regeneration in a buccal dehiscience model in monkeys after application of enamel matrix proteins. J Clin Periodontol 1997；24：669-677.
7. Heijl L. Periodontal regeneration with enamel matrix derivative in one human experimental defect. A case report. J Clin Periodontol 1997；24：693-696.
8. Heijl L. Enamel matrix derivative (EMDOGAIN®) in the treatment on intrabony periodontal defects. J Clin Periodontol 1997；24：705-714.
9. Heden G. Periodontal tissue alterations following Emodogain treatment of periodontal sites with angular bone defects. J Clin Periodontol 1999；26：855-860.
10. Mellonig JT. Enamel matrix derivative for periodontal reconstructive surgery: Technique and clinical and hisitologic cace report. Int J Perodontics Restorative Dent 1999；19：9-19.
11. Heden G. A case report study of 72 consecutive emdogain-treated intrabony periodontal defects: Clinical and radiographic findings after 1 year. Int J Periodontics Restorative Dent 2000；20：127-139.
12. Froum S, Weinberg MA, Rosenberg E, Tornow D. A comparative study utilizing open flap debridement with and without enamel matrix derivative in the treatment of periodontal intrabony defects: A 12-month re-entry study. J Periodontol 2001；72：25-34.
13. Froum S, Lemler J, Horowitz R, Davidoson B. The use of enamel matrix derivative in the treatment of periodontal osseous defects. clinical decision tree based on biologic principle of regeneration. Int J Periodontics Restorative Dent 2001；21：437-449.
14. Boyan BD, Weesner TC, Lohmann CH, Andreacchio D, Carnes DL, Dean DD, Cochran DL, Schwartz Z. Porcine fetal enamel matrix derivative enhances bone formation induced by demineralized freeze dried bone allograft in vivo. J Periodontol 2000；71：1278-1286.
15. Rosen PS. A retrospective case series comparing the use of demineralized freezed-dried bone allograft and freezed-dried bone allograft combined with enamel matrix derivative for treatment of advanced osseous leisions. J Periodontol 2002；73(8)：942-949.
16. Cochran DL, Jones A, Heijl L, Mellonig JT, Schoolfield J, King GN. Periodontal regeneration with combination of enamel matrix proteins and autogenous bone grafting. J Periodontol 2003；74(9)：1269-1281.
17. Lekovic V, Camargo PM, Weinlaender M, Nedic M, Aieksic Z, Kenney EB. Matrix a comparison between enamel proteins used alone or in combination with bovine porous mineral in the treatment of intrabony periodontal defects in humans. J Periodontol 2000；71：1110-1116.
18. Rasperini G, Silvestri M., Schenk R, Mevins ML. Clinical and histologic evaluation of human gingival recession treated with a subepithelial connective tissue graftand enamel matrix derivative (emdogain): A case report. Int J Periodontics Restorative Dent 2000；20.
19. Donos N, Glavind L, Karring T, Sculean A. Clinical evaluation of an enamel matrix derivative in the treatment of mandibular degree II furcation involvement: A 36-month case series. Int J Periodontics Restorative Dent 2003；23：507-512.
20. Donos N, Glavind L, Karring T, Sculean A. Clinical evaluation of an enamel matrix derivative and a bioresorbable membrane in the treatment of degree III mandibular furcation involvement: A series of nine patients. Int J Periodontics Restorative Dent 2003；23：507-512.
21. Araujo MG, Lindhe J. GTR treatment of degree III furcation defects following application of enamel matrix proteins. An experimental study in dogs. J Clin Periodontol 1998；25：524-530.
22. Pontoriero R, Wennstrom J, Lindhe J. The use of barrier membranes and enamel matrix proteins in the treatment of angular bone defects. A prospective controlled clinical study. J Clin Periodontol 1999；26：833-840.
23. Silvestri M, Ricci G, Rasperini G, Sartori S, Cattaneo V. Comparioson of treatments of infrabony defects with enamel matrix derivatine, guided tissue regeneration with a nonresorbable membrane and Widman modified flap. A pilot study. J Clin Periodontol 2000；27：603-610.
24. Zucchelli G, Bernardi L, Montebugnoli L, De Sancti M. Enamel matrix proteins and guided tissue regeneration with titanium reinforced expanded polytetrafluoroetherene menbranes in the treatment of infrabony defects: A comparative contorolled clinical trial. J Periodontol 2002；73：3-12.
25. Sculean A, Donos N, Blaes A, Lauermann M, Reich E, Brecx M. Comparioson of enamel matrix proteins and bioabsorbable membranes in the treatment of intrabony periodontal defects. A split-mouth study. J Periodontol 1999；70：255-262.
26. Parashis A, Andronikaki-Faldami A, Tsiklakis K. Clinical and radiographic comparioson of three regenerative procedures in the treatment of intrabony defects. Int J Periodontics Restorative Dent 2004；24：81-90.
27. Takei HH, Han TJ, Carranza FA, Kenny EB, Lekovic V. Flap technique for periodontal bone implants. papilla preservation technique. J Periodontol. 1985；56(4)：204-210.
28. Murphy KG. Interproximal tissue maintenance in GTR procedures: description of a surgical technique and 1-year reentry results. Int J Periodontics Restarative Dent 1996；16(5)：463-477.
29. Cortellini P, Pini Prato G, Tonetti MS. The modified papilla preservation technique with bioresorbable barrier membranes in the treatment of intrabony defects. Case reports. Int J Periodontics Restorative Dent 1996；16(6)：546-559.
30. Cortellini P, Pini Prato G, Tonetti MS. Simplified papilla preservation flap. A novel approach for the management of soft tissue in regenerative procedures. Int J Periodontics Restorative Dent 1999；19(6)：589-599.
31. Cortellini P, Tonetti MS, Lang NP, et al. Simplified papilla preservation flap in the regenerative treatment of deep intrabony defects: clinical outcomes and postoperative morbidity. J Periodontol 2001；72：1702-1712.
32. Cortellini P, Tonetti MS. Clincal performance of a regenerative strategy for Intrabony Defects: Scientific evidence and clincal experience. J Periodontol 2005；76：341-350.
33. McClain PK, Schallhorn RG. Long-term assessment of combined osseous composite grafting, root conditioning and guided tissue regeneration. Int J Periodont Restor Dent 1993；13：9.

1-2.1 歯周組織・再生　＜近未来＞　research

多血小板血漿(PRP)

奥田一博
新潟大学大学院医歯学総合研究科摂食環境制御学講座歯周診断・再建学分野

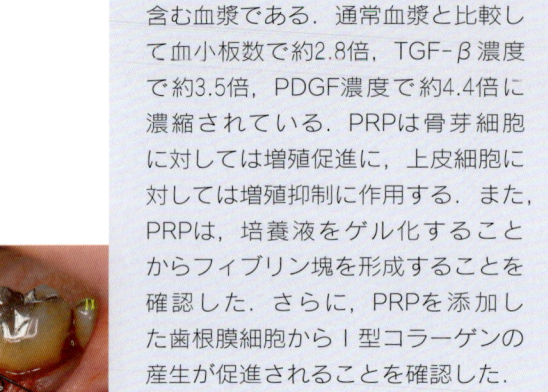

要約

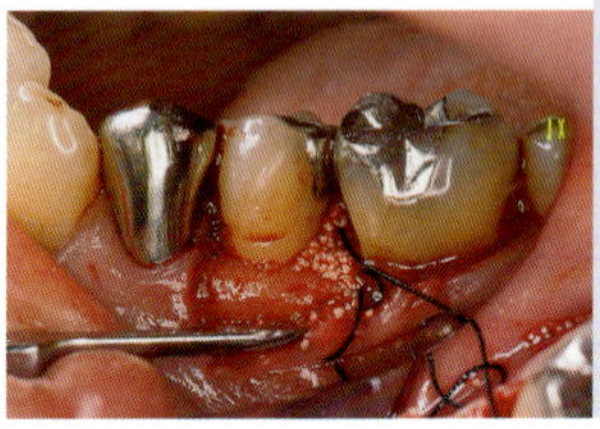

多血小板血漿(platelet-rich plasma：PRP)とは，濃縮された血小板を含む血漿である．通常血漿と比較して血小板数で約2.8倍，TGF-β濃度で約3.5倍，PDGF濃度で約4.4倍に濃縮されている．PRPは骨芽細胞に対しては増殖促進に，上皮細胞に対しては増殖抑制に作用する．また，PRPは，培養液をゲル化することからフィブリン塊を形成することを確認した．さらに，PRPを添加した歯根膜細胞からⅠ型コラーゲンの産生が促進されることを確認した．

PRPの作用機序としては，PRP中のフィブリノーゲンがトロンビンによりフィブリン塊を形成すると，骨芽細胞や歯根膜細胞群へ作用してⅠ型コラーゲンの産生を高める．一方で，PRP中の増殖因子が，上記細胞の増殖を促進する．これら2つの相乗作用により，組織再生が促進されると思われる．さらに，PRPとハイドロキシアパタイト顆粒との混合移植材を作成して歯周骨内欠損に応用したところ，臨床的に有効な成績が得られた．

CONTENTS & KEY WORD

- PRPの生成法
- PRPの成分
  PRPと通常血漿との成分比較／骨芽細胞および上皮細胞へのPRPの作用／フィブリン塊の形成
- 組織工学の3要素と歯周再生治療
  組織工学の3要素／PRPとHA混合移植材の臨床応用
- 症例提示

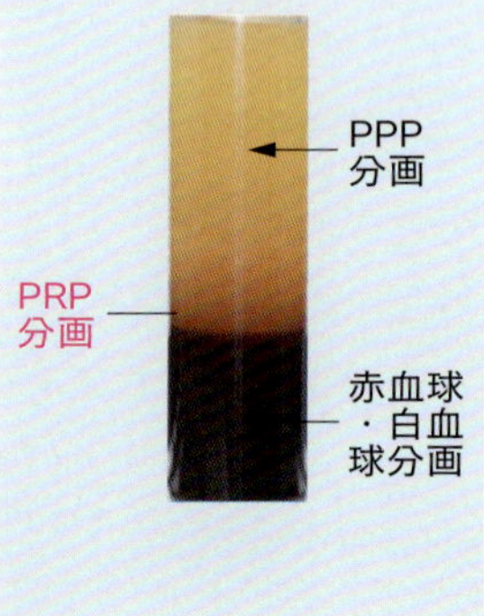

解説：図1　PRP

PRP(platelet-rich plasma：多血小板血漿)とは，濃縮された血小板と増殖因子および接着因子や糖タンパクを含む血漿中の分画である．

（PPP分画／PRP分画／赤血球・白血球分画）

はじめに

多血小板血漿(platelet-rich plasma：以下PRP)は，患者からの採血を，遠心分離器にて血中成分を分離させることで生成する濃縮された血小板を含む血漿である(図1)．この成分には，

・形質転換増殖因子-β(transforming growth factor-β：TGF-β)：増殖因子
・血小板由来増殖因子(platelet-derived growth factor：PDGF)：増殖因子
・フィブロネクチン，ビトロネクチン：血漿中の糖

[PRPの生成方法]

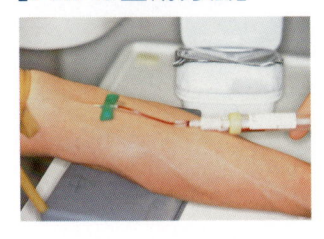

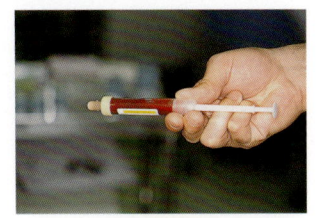

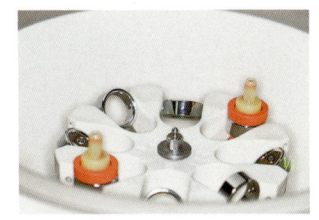

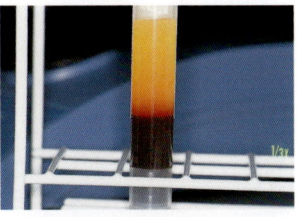

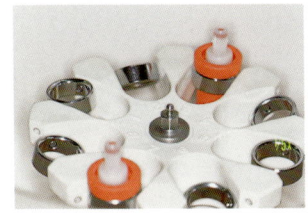

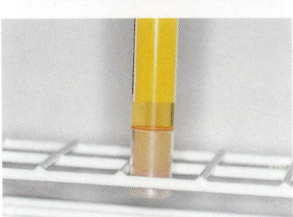

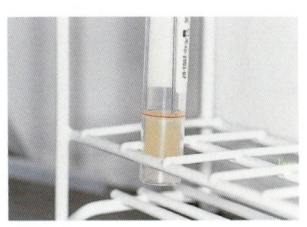

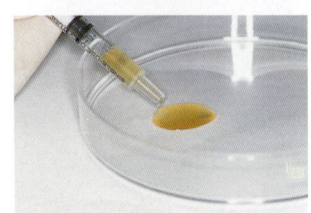

a	b	c	d
e	f	g	h

解説：図2　PRPの生成

- **a**：患者自己血を肘皮静脈より8.5cc採取する．
- **b**：凝血を避けるために採血後の試験管をゆっくりと30度程度の傾きで左右に3，4回傾ける．
- **c**：遠心分離器にセットして2,400回転で10分間回転することで二層に分離する．
- **d**：上層の半透明層には血漿が含まれ，下層の赤色層には赤血球，白血球からなる細胞成分が含まれている．
- **e**：赤色下層の最上部から上1mmほどのところまで吸い上げて下層部は廃棄する．つぎに再び遠心分離器にセットして3,600回転で15分間回転することによりさらに二層に分離する．
- **f**：二層の境界部には赤い線がみられるが，これより上層にはPPP (platelet-poor plasma：乏血小板血漿)，下層にはPRPが得られる．
- **g**：上層部PPPを境界部の赤線より2mmほど下までゆっくりと吸い上げて廃棄する．
- **h**：最終的に0.6mLのPRPを生成した．

解説：図3a,b　PRP中の血小板数および増殖因子の濃縮度

a,b：□：通常血漿，■：PRP．
　PRP中の血小板数および増殖因子の濃度の計測値を示す．血小板数は通常血漿と比較して約2.8倍，TGF-β濃度は約3.5倍，PDGF濃度は約4.4倍の濃縮率を示した．
n=20．＊：危険率$P<0.001$で統計学的に有意差あり．

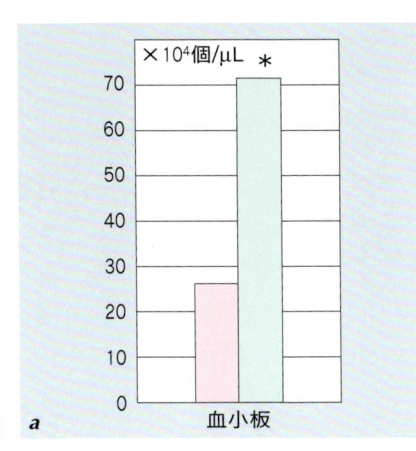

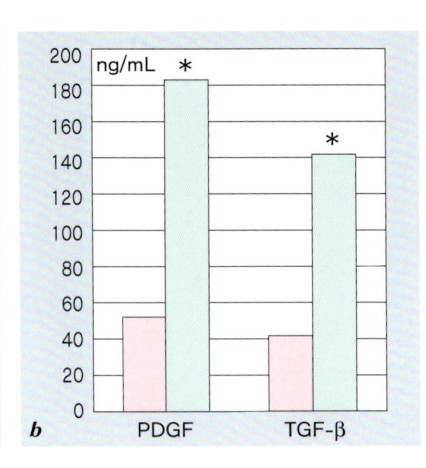

タンパク
・フィブリン：フィブリノーゲンから生成される弾性糸状タンパク
が含まれており，歯周環境を整える手術において戦略的に使うことで，創傷治癒促進効果および歯周組織再生促進効果が期待されている．

1. PRPの生成法[1]

　筆者は採血からのPRPの分離・生成にはダブルスピン法（Curasan社）を採用している．このシステムでは臨床検査用の汎用遠心分離機（Labofuge 300®, Haraeus社製）の使用が指定されており，患者から血液を8.5cc採取し，2回の遠心分離をへてPRPを0.6

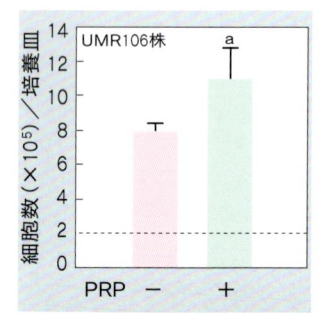

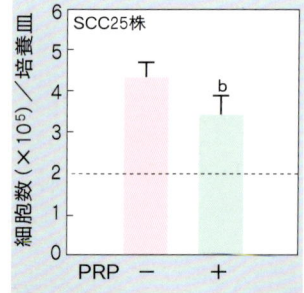

解説：図4　PRPが骨芽細胞および上皮細胞の増殖活性に及ぼす効果

骨芽細胞（UMR106株）および上皮細胞（SCC25株）へ5％PRPを24時間作用させた結果を示す．対照群と比較してUMR106株の増殖を134％増殖し，SCC25株は逆に82％に抑制した．a,b：危険率P＜0.01で対照群と比較して統計学的に有意差あり．

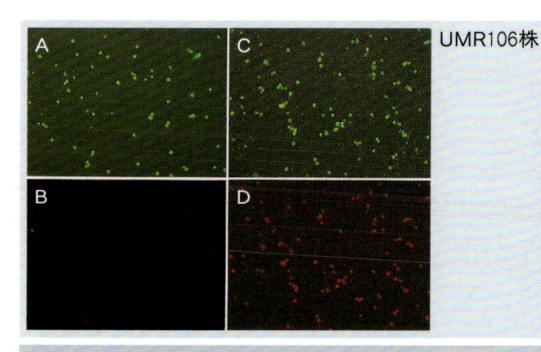

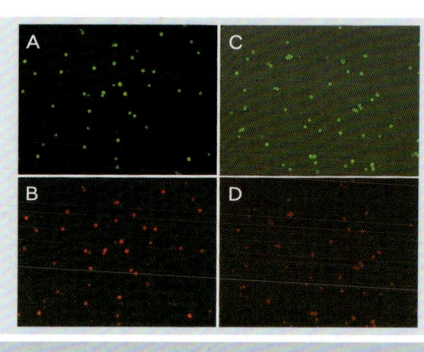

A,B：PRP非添加群
C,D：PRP添加群
A,C：細胞分布を示す対照群

解説：図5　PRPがBrdUの骨芽細胞内および上皮細胞内への取り込みに及ぼす効果

BrdUの細胞内への取り込みについて，UMR106株とSCC25株について検討した．UMR106株については添加群で赤のドットが増えていることから，PRPにより増殖活性が上がっている．一方，SCC25株ではPRP添加により赤のドットが減少していることから増殖活性が抑制されている．

細胞のタイプ	BrdUの細胞内への取り込み
UMR106（骨芽細胞）	増加
SCC25（上皮細胞）	減少
MG63（骨芽細胞）	増加
Gin-1（歯肉線維芽細胞）	増加
PDL（歯根膜細胞）	増加

解説：表1　PRPがBrdUの骨芽細胞内，上皮細胞内，線維芽細胞内，ヒト歯根膜細胞内への取り込みに及ぼす効果

各種細胞を用いてBrdUの細胞内への取り込みについて検討した．細胞は2％PRPで24時間処理してBrdUで標識した後に培養し，免疫組織染色を施した．SCC25株では抑制作用がみられたが，他の細胞では増殖活性が上がっていた．

mL生成する（図2）．

2. PRPの成分[2〜4]

1. PRPと通常血漿との成分比較

PRP中に含まれる血小板数および増殖因子の濃度を計測したところ，通常血漿と比較して下記のような濃縮率を確認した（図3）．

血小板数：$25.7 \pm 4.6 \rightarrow 70.9 \pm 21.6 \times 10^4/\mu L$，約2.8倍
TGF-β：$41.6 \pm 11.4 \rightarrow 140.9 \pm 53.5$ ng/mL，約3.5倍
PDGF：$51.8 \pm 33.4 \rightarrow 182.0 \pm 75.5$ ng/mL，約4.4倍

2. 骨芽細胞および上皮細胞へのPRPの作用

①PRPによる細胞増殖数

筆者らはPRPの添加による骨芽細胞と上皮細胞の増殖への影響を検証するために下記の実験を行った．

方法：1％のウシ胎児血清が入った培地[*1]を用意し，骨芽細胞（UMR106株（ラット骨肉腫由来骨芽細胞））と上皮細胞（SCC25株（ヒト舌癌由来上皮細胞））を

---

*1　培地：細胞培養に使用される場所．培地は液状で，シャーレのなかにつくることが多い．
*2　播種：種を蒔くことをさし，ここでは培地に増殖させる細胞を蒔くこと．
*3　BrdU：5-Bromodeoxyuridineの略．細胞内への取り込みの有無によって細胞のDNA合成活性がわかる．

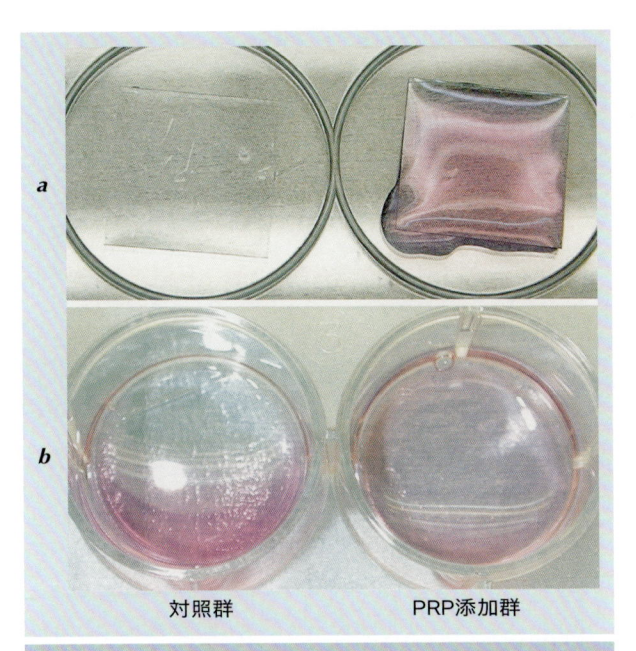

解説：図6　PRPのヒト歯根細胞におけるゲル様物質形成効果

5％PRPを培養したヒト歯根膜細胞に添加した．aにカバーグラス上に培養したヒト歯根膜細胞に密着した状態で形成されているゲルを，bに培養用ウェルプレートにて培養している培養液全体がゲルの状態になったものを示す．

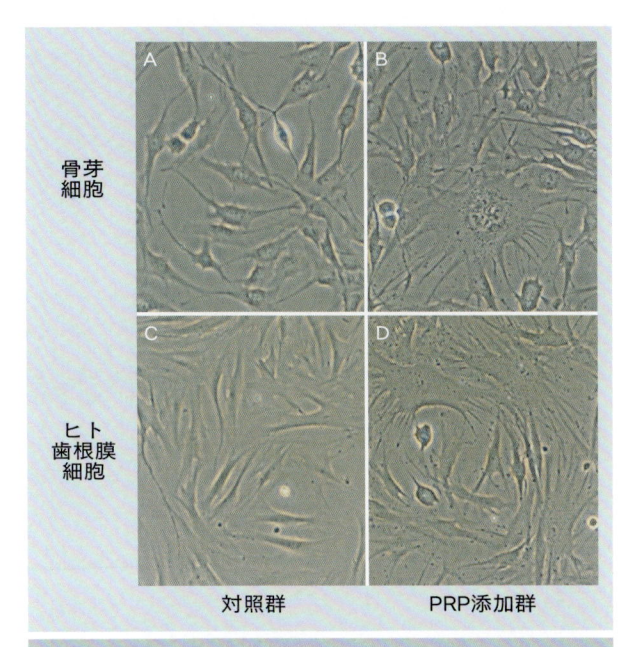

解説：図7　PRPの骨芽細胞およびヒト歯根膜細胞の形態に及ぼす効果

骨芽細胞およびヒト歯根膜細胞の細胞形態は，PRP未添加の状態だと紡錘状形態を呈するが，PRPを添加すると偽足状に細胞が伸展する．

$2×10^5$ cells/35mm culure dishの密度で播種*2した．それぞれの培地に5％PRPを24時間作用させた群を実験群とし，PRPを添加しない群を対照群とした．

結果：PRPを作用させた群のUMR106株の増殖量は対照群の増殖量の134％となった．逆にSCC25株の増殖量は対照群の82％となり抑制された結果となった（図4）．

②DNA合成量の調査

BrdU*3の細胞内への取り込み効果について調べることでDNA合成量を把握し，PRPの効果をみることにした．

方法：UMR106株とSCC25株を用いて検討した（図5）．各細胞をBrdUでラベルして抗BrdU抗体と抗マウス免疫グロブリン抗体で免疫染色した．

結果：各細胞のa,bがPRP非添加群でc,dがPRP添加群である．a,cは細胞分布を示す対照群である．UMR106株ではPRP添加群で赤のドットが増えていることから，PRPにより増殖活性が上がっている．一方で，SCC25株ではPRP添加により赤のドットが減少していることから増殖活性が抑制されている．骨芽細胞と上皮細胞に対する反応性の違いは，増殖因子（TGF-βおよびPDGF）の細胞調節効果が反映されていると考えられる．

同様に，各種細胞（骨芽細胞：UMR106株，MG63株（ヒト骨肉腫由来骨芽細胞），上皮細胞：SCC25株，ヒト歯肉線維芽細胞：Gin-1 cells，ヒト歯根膜細胞：PDL cells）を用いて検討したところ，SCC25株では抑制作用がみられたが，他の細胞では取り込みが上昇し増殖活性が上がっていることが示された（表1）．

3．フィブリン塊の形成

①ゲル様物質の形成

5％PRPをカバーグラス上に培養したヒト歯根膜細胞に添加すると，30分以内に速やかにゲル状の物質が形成され，ヒト歯根膜細胞へのPRPの添加にゲル様物質を形成する効果があることを確認できた．図6aにカバーグラス上の細胞に密着した状態で形成されているゲルを，図6bにウェルプレートにて培養している培養液全体がゲル様になっている状態を示す．

②細胞形態の変化

PRPを添加した骨芽細胞およびヒト歯根膜細胞

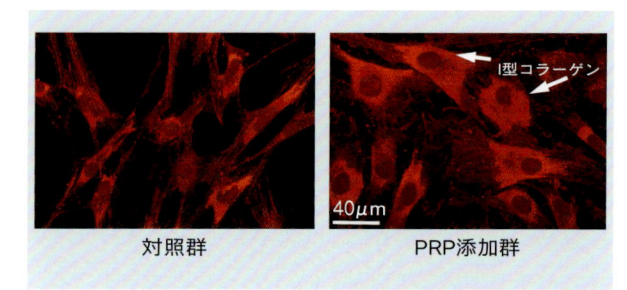

解説：図8　PRPがヒト歯根膜細胞のコラーゲン産出に及ぼす効果

0.5%PRPをヒト歯根膜細胞に添加して培養したところ，PRP添加群は対照群と比べて顕著にI型コラーゲンの産生が促進された．

対照群　　　PRP添加群

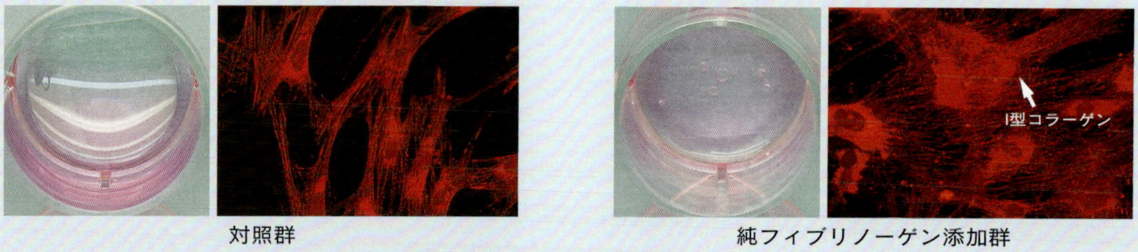

解説：図9　培養ヒト歯根膜細胞における純フィブリノーゲンの効果

ポジティブ・コントロールとして培養歯根膜細胞に純フィブリノーゲンを加えた．その結果，実験群にゲル状の物質が形成され，かつI型コラーゲンが産生された．

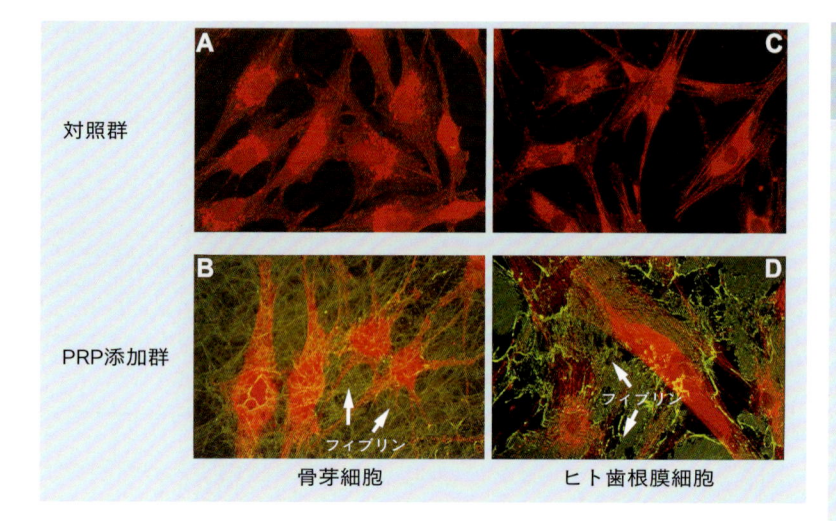

対照群　　　　　　　純フィブリノーゲン添加群

解説：図10　PRPにより形成されたゲル様物質の同定

A,Bが骨芽細胞（MG63株），**C,D**がヒト歯根膜細胞（PDL cells）である．緑色の蛍光物質はAF488（Alexa Fluor488）．抗フィブリン抗体を作用させた後，AF488を結合させた抗ウサギIgGで染色した．両細胞とも，PRP添加群では緑色で示す不溶性のフィブリンの存在が検出された．これによりゲル様物質がフィブリンであることが判明した．なお，赤色の箇所は細胞の存在を表す目的でコラーゲンを染色した結果である．

対照群　　PRP添加群　　骨芽細胞　　ヒト歯根膜細胞

の細胞形態を観察したところ，対照群が紡錘状形態であるのに対して，PRP添加群は偽足状に細胞が伸展していた（図7）．これによりPRPには細胞形態を変化させる作用があることが確認できた．

③コラーゲン産生

0.5%PRPをヒト歯根膜細胞培養液中に添加して24時間培養して，免疫組織染色を行った．その結果，PRP添加群は対照群と比べて顕著にI型コラーゲンの産生が促進された（図8）．また，ポジティブ・コントロールとして純フィブリノーゲンを加えたところ同様にI型コラーゲンを産生した（図9）．

④フィブリン産生

③と同様に0.5%PRPをヒト歯根膜細胞培養液中に添加して24時間培養したときにできるゲル様物質について調べた．図10のA,Bが骨芽細胞（MG63株）で，C,Dがヒト歯根膜細胞である．どちらにおいても，緑色で示す不溶性のフィブリンの存在が検出された．なお，赤色の箇所は細胞の存在を表す目的でコラーゲンを染色した結果である．

⑤トロンビンによる阻害実験と細胞内因性トロンビンの産生

トロンビン阻害剤[*4]を用いてPRPによるゲル形成

1-2.1 多血小板血漿（PRP）

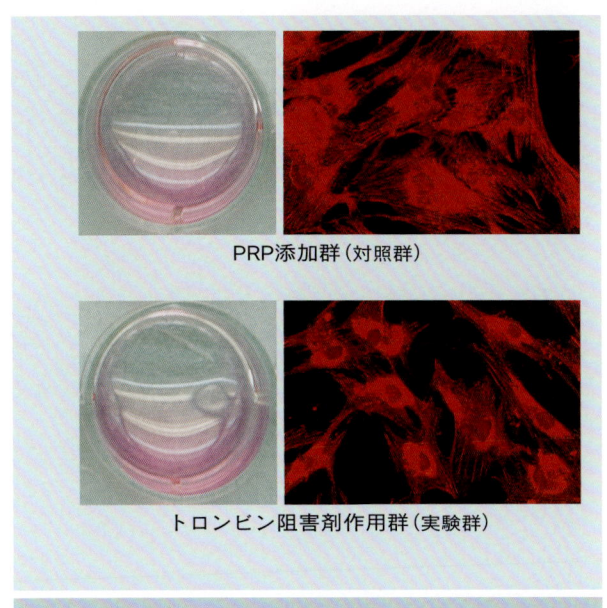

解説：図11　トロンビン阻害剤による，ゲル様物質とコラーゲンの阻害効果

トロンビン20μMの阻害剤を投与した実験群と投与しない対照群にて，1％PRPによるヒト歯根膜細胞でのゲル形成とコラーゲン産生を比較した．その結果，トロンビン阻害剤を投与した実験群において，対照群に比べ明らかな両作用の抑制が認められた．

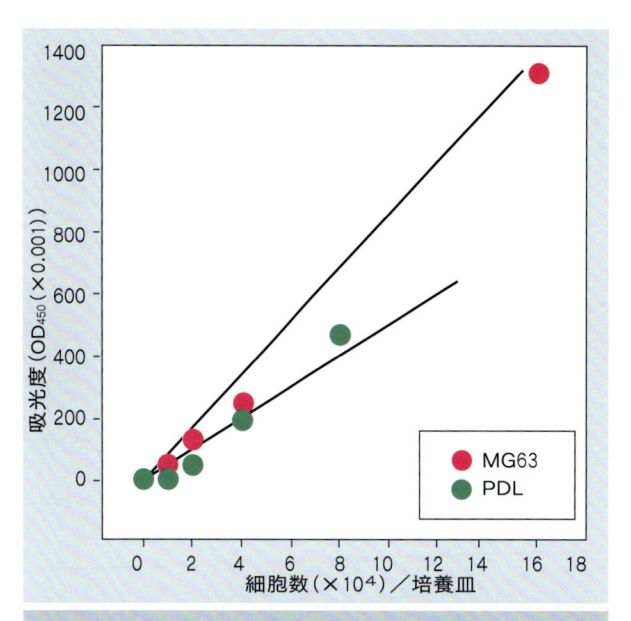

解説：図12　培養細胞内因性のトロンビン

播種4時間後の骨芽細胞（MG63株）とヒト歯根膜細胞（PDL）の両方にトロンビンの産生が認められたことから，トロンビンの供給は細胞内因性による．

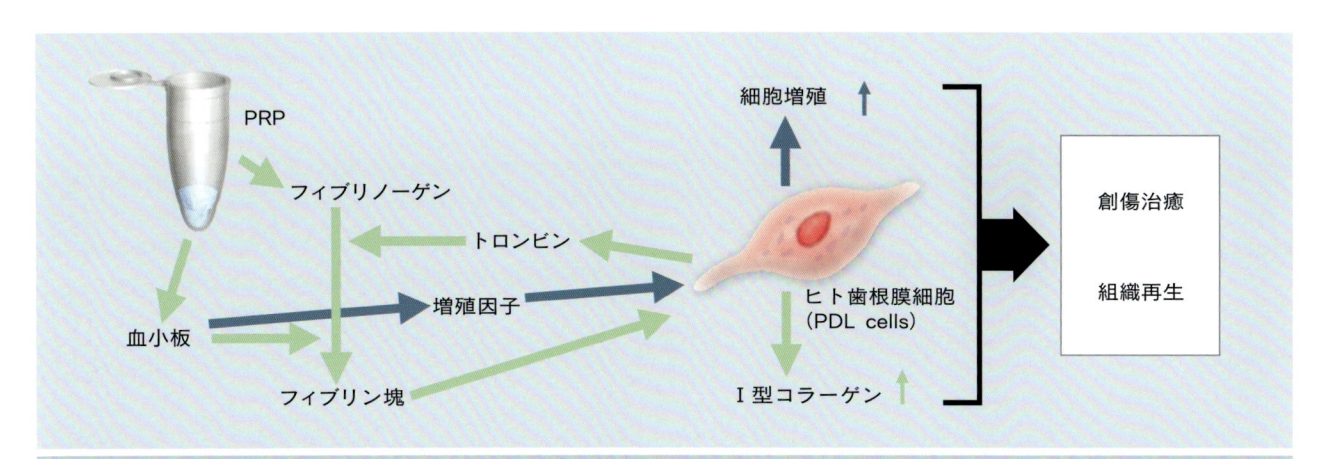

解説：図13　in vitro 研究におけるPRPの作用機序（仮説）

PRP中に含まれるフィブリノーゲンがヒト歯根膜細胞から供給されるトロンビンによりフィブリン塊を形成すると，ヒト歯根膜細胞へ作用してⅠ型コラーゲンの産出を高める．一方で，PRP中の増殖因子がヒト歯根膜細胞の増殖を促進する．これら2つの相乗作用により創傷治癒，組織再生が促進されると思われる．

の阻害を試みたところ，20μMの阻害剤は1％PRPによるゲル形成とコラーゲン産生の促進の両作用を明らかに抑制した（図11）．

トロンビンは一般的に不活性化した形で血液中を循環していて，創傷部に特異的に集まってきてフィブリン塊の形成に関与すると考えられている．

筆者らが生成したPRP中には検出限界以下のレベルでしか含まれてなかったので，培養細胞内因性のトロンビンについて定量化した．その結果，図12に示すように播種4時間後の骨芽細胞（MG63株）とヒト歯根膜細胞（PDL cells）の両方にトロンビンの産生が認められた．

＊4　トロンビン：血液に含まれるプロトロンビンが創傷治癒時に変化したもの．フィブリノーゲンをフィブリンに変化させる働きがある．

[組織工学の3要素と歯周再生治療]

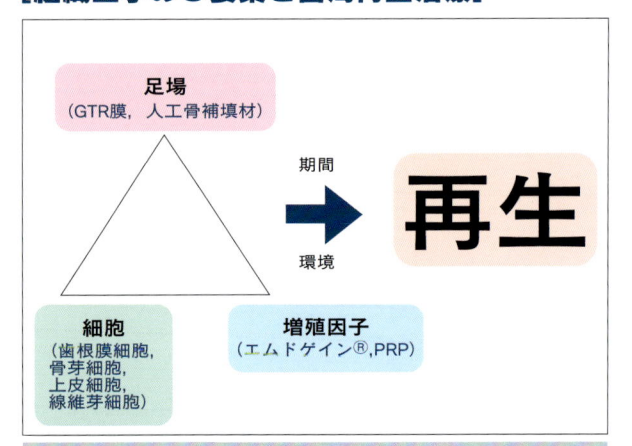

解説：**図14** 歯周治療におけるTissue Engineering
組織工学の3要素を歯周再生治療において想定して図示する．
（参考文献：上田実．再生医学とティッシュエンジニアリング　歯科治療における可能性．the Quintessence 2001；20(1)：71-83．）

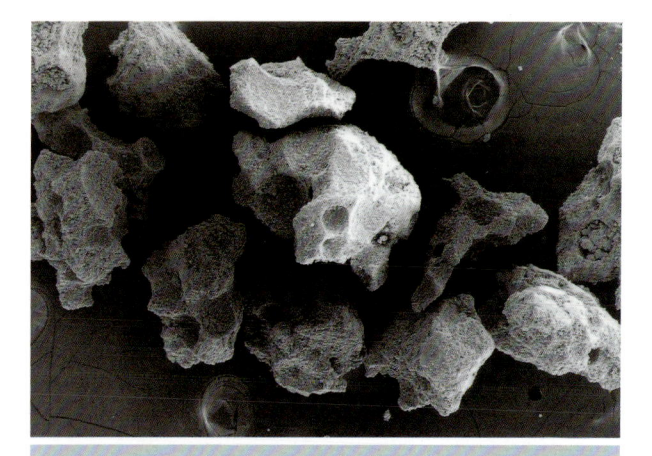

解説：**図15** 多孔性ハイドロキシアパタイト顆粒（HA）
ハイドロキシアパタイト顆粒：$Ca_{10}(PO_4)_6(OH)_2$．顆粒顆粒直径300-600μm．気孔率15％．（APACERAM® G-S-3：旭光学社製）

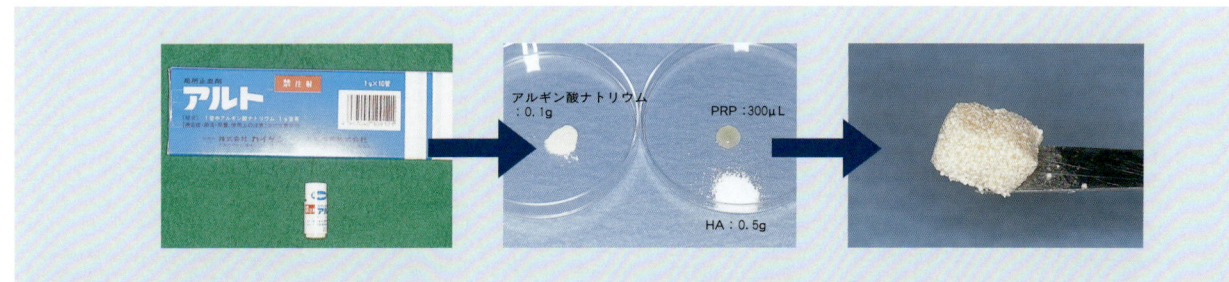

解説：**図16** PRPとHAの混合移植材
PRP300μLにアルギン酸ナトリウム（アルト®：カイゲン社製）を0.1g加え，これをハイドロキシアパタイト顆粒（APACERAM® G-S-3：旭光学社製）0.5gと混和させて移植材を完成させた．

⑥まとめ

以上 in vitro 研究よりつぎのことが明らかとなった．
1. PRPにはPDGFおよびTGF-βが濃縮されている
2. PRPは骨芽細胞とヒト歯根膜細胞の増殖を促進する
3. PRPは上皮細胞の増殖を抑制する
4. PRPは骨芽細胞とヒト歯根膜細胞にてフィブリン塊の形成を介してコラーゲン産生を促進する．

なお，フィブリンは血漿中のフィブリノーゲン由来の架橋タンパクであるが，細胞遊走の足場として作用するのみならず，血小板を誘導して凝固過程で骨補填材との間に架橋構造を促進させて骨伝導性を強めることが知られている．

以上の所見からつぎのようなPRPの作用機序が仮説として考えられる．骨芽細胞およびヒト歯根膜細胞から供給されるトロンビンによって，PRP中に含まれるフィブリノーゲンがフィブリン塊を形成する．フィブリン塊の形成が骨芽細胞およびヒト歯根膜細胞へフィードバックして，細胞外基質であるI型コラーゲンの産生を高める．一方で，PRP中に含まれる増殖因子が，骨芽細胞およびヒト歯根膜細胞の細胞増殖を促進する．これら2つの相乗作用により，創傷治癒および組織再生が促進されると思われる（**図13**）．

3．組織工学の3要素と歯周再生治療[5]

1．組織工学の3要素

PRPは自己血液から生成されるので他家からの血液を介する感染リスクを避けられる．また増殖因

解説：図17　エックス線写真による評価

BC：歯槽骨頂部，BCP：歯根表面への骨頂部の投影，BoBD：骨欠損底部，BCP-BoBD：骨欠損深さ．エックス線写真による評価では，BC，BCP，BoBを規定したあとBCP-BoBDの距離を測定した．

解説：表2　被験者と被験部位の一覧

被験者と被験部位については，実験群および対照群ともほぼ同等の条件であった．

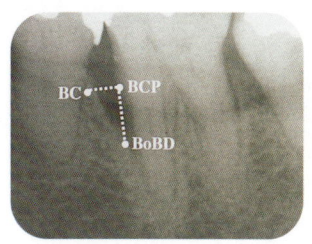

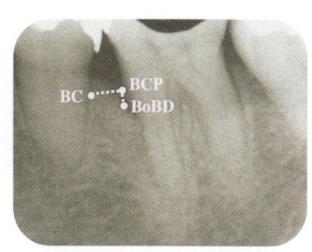

骨欠損形態	PRP+HA群	HA群
一壁性骨欠損	7	5
二壁性骨欠損	6	4
三壁性骨欠損	22	26
合計	35	35

PRP+HA群：54.7±7.4（平均年齢±SD），男性7名，女性28名，計35名．
HA群：56.4±9.0（平均年齢±SD），男性14名，女性21名，計35名．

解説：表3　ベースラインと術後12か月目

ベースラインと術後12か月目のPlaque Index, Gingival Index, Bleeding on Probingの値を示す．厳密な炎症のコントロールが観察期間中に維持できた．PlI：plaque index，GI：gingival index，BOP：bleeding on probing．
NS：統計学的に有意差なし．
＊：危険度P＜0.001で統計学的に有意差あり．

index	治療法	ベースライン（±SD）	12か月後（±SD）	P値
PlI	PRP+HA	0.1±0.4	0.0±0.2	NS
	HA	0.2±0.4	0.1±0.4	NS
	P値	NS	NS	
GI	PRP+HA	1.0±0.6	0.2±0.5	＊
	HA	0.9±0.3	0.3±0.5	＊
	P値	NS	NS	
BOP	PRP+HA	0.9±0.2	0.2±0.4	＊
	HA	1.0±0.2	0.3±0.5	＊
	P値	NS	NS	

子の混合投与と比較した場合，抗原性の心配がないうえに経済的に安価である．このようにPRPは安全性と経済性が確保される点から，術式に導入しやすく，歯周再生治療へ応用しやすい[5]．

組織工学の3要素は，細胞，足場，増殖因子であり，歯周再生治療においてこの3要素を想定してみると，細胞を歯根膜細胞や骨芽細胞，足場をハイドロキシアパタイト（以下，HA）を代表とする骨補填材，増殖因子をエムドゲイン®やPRPと考えることができる（図14）．

2．PRPとHA混合移植材の臨床応用

現時点では，細胞を導入できていないので，足場と増殖因子の2要素の複合体，すなわちHA顆粒とPRPの混合移植材を作成し臨床応用を試みた．

材料：HA顆粒（APACERAM® G-S-3：旭光学社製）は，顆粒直径300-600μm，気孔率15％で0.1M，pH7.2のダルベッコのリン酸緩衝液中で12日間室温攪拌すると41.6％が溶解する性状を有している（図15）．またPRPを活性化させてゲル状にするために，トロンビンに代わって止血剤であるアルギン酸ナトリウム（アルト®：カイゲン社製）を用いた．PRP300μLに対してアルギン酸ナトリウムを0.1g加え，これをHA顆粒0.5gと混和させて移植材を完成させた（図16）．

方法：被験者は慢性歯周炎を有する患者70名からPRP+HA投与群として無作為に35名選ばれた．なお，すべての被験者は

①非喫煙者で全身疾患が無く、アレルギー体質ではないこと
②過去2年間に歯周炎の治療を受けていないこと
③厳密なプラークコントロール，全顎におよぶスケーリング，ルートプレーニング，咬合調整からなる歯周基本治療が完了していること
④メインテナンスプログラムに理解と協力を惜しまないこと

の4項目を満たしている．被験者はPRP+HA投与群と生食水+HA投与群の2群に分け，被験部位の

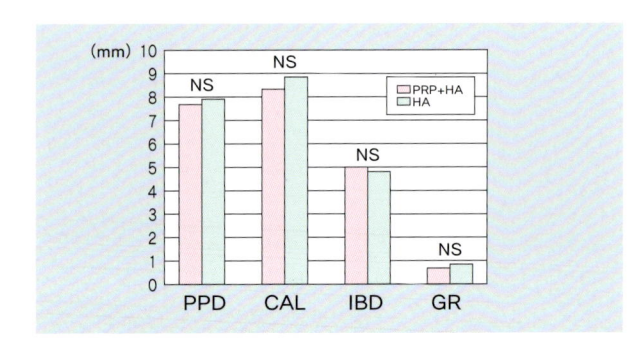

解説：図18 術前における臨床的およびエックス線学的評価（平均値）

術前の組織破壊の程度は、両群間で差は無くほぼ同等の条件であった．

PPD：probing pocket depth, CAL：clinical attachment level, IBD：radiographic intrabony defect, GR：gingival recession. NS：統計学的に有意差なし．

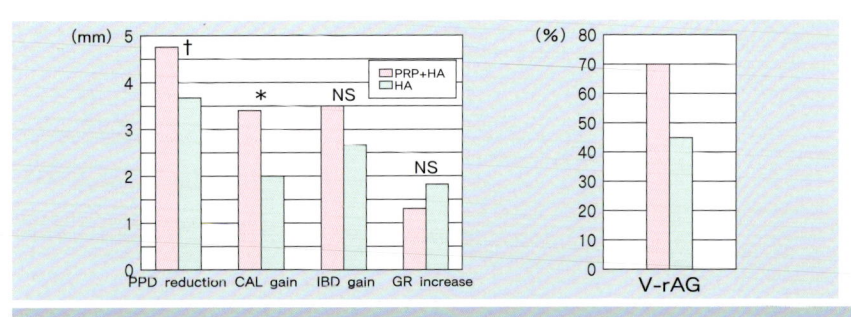

解説：図19 ベースラインと術後12か月目の臨床的およびエックス線的指標の変化量（平均値）

術後12か月後の効果については，PRP+HA群が対照群と比較して，ポケット減少量，付着獲得量，vertical relative attachment gainにおいて統計学的に有意にすぐれていた．

PPD：probing pocket depth, CAL：clinical attachment level, IBD：radiographic intrabony defect, GR：gingival recession, V-rAG：vertical relative attachment gain.

＊or†：危険率P＜0.001またはP＜0.05で統計学的に有意差あり．NS：統計学的に有意差なし．

プロービング深さは6mm以上，付着レベル6mm以上，エックス線的骨欠損深さおよび実測値の骨欠損深さを3mm以上とした．

臨床評価項目として以下の10項目を調査した．
①プラーク指数（PI）
②歯肉炎指数（GI）
③プロービング時の出血（BOP）
④歯周ポケット深さ（PPD）
⑤付着の喪失（CAL）
⑥歯肉退縮（REC）
⑦歯の動揺度（TM）
⑧エックス線的骨欠損深さ（BCP-BoBD）
　　：BCP（歯根表面への骨頂部の投影）
　　　BoBD（骨欠損底部）
⑨臨床的骨欠損深さ（INTRA）
　　INTRA＝（CEJ-BD）-（CEJ-BC）
　　：CEJ（セメントエナメル境）
　　　BD（骨欠損最深部）
　　　BC（歯槽骨頂部）
⑩Vertical relative Attachment Gain（V-rAG）

：％＝（△CAL／INTRA）×100

とりわけ，再生量について客観性を得るために，④，⑤，⑧，⑨についてはステントを用いて計測して，エックス線写真による評価では，BC，BCP，BoBを規定したあとBCP-BoBDの距離を測定した（図17）．

結果：被験者と被験部位については，実験群および対照群ともほぼ同等の条件であった（表2）．炎症評価については，両群ともベースラインと12か月後では低い数値を示し，経時的な変化も群間差も確認されなかった（表3）．このことは，厳密な炎症のコントロールが観察期間中に維持できたことを示す．術前の組織破壊の程度も両群間で差は無く，ほぼ同等の条件であった（図18）．術後12か月後の効果については，PRP+HA群が対照群と比較して，ポケット減少量，付着獲得量，vertical relative attachment gainにおいて統計学的に有意に優れていた（図19）．

[PRPの臨床応用症例]

解説：図20　術前診査

患者は54歳女性．歯周基本治療後6近心のポケット深さが7mmあり，骨欠損形態は3骨壁性欠損．

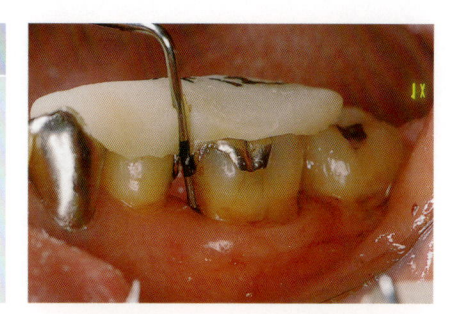

解説：図21a~d　混合移植材充填手術

a：歯肉溝切開および縦切開を入れ全層歯肉弁を形成後に剥離し掻爬する．
b：骨欠損部を明示してPRP＋アルギン酸ナトリウム＋HA混合移植材を充填する．
c：緊密に縫合する．
d：術後12か月目に再評価を行う．

a	b
c	d

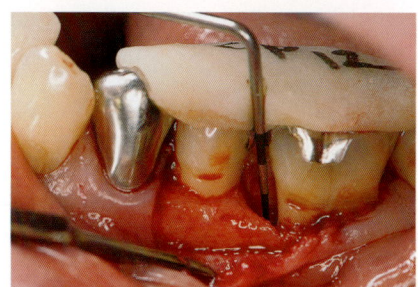

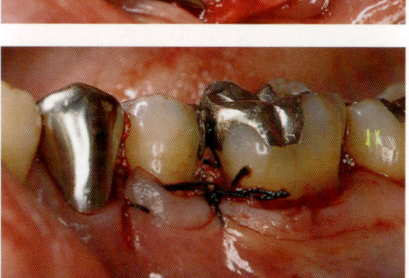

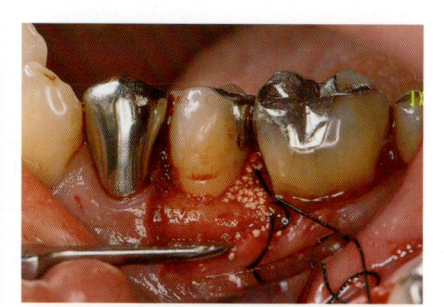

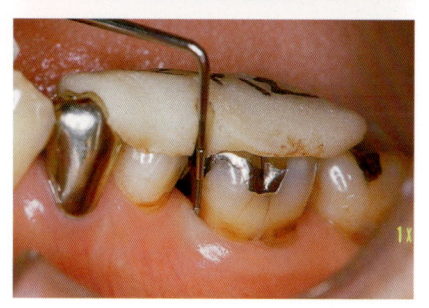

解説：図22　臨床評価値

術前と比較して明らかに4mmのポケット深さの現象と4mmの付着の獲得が生じている．また，動揺度も改善している．
PlI：プラーク指数
GI：歯肉炎指数
LA：付着の喪失量(mm)
Pd：歯周ポケット深さ(mm)
KG：角化歯肉幅(mm)
Mo：歯の動揺度(ペリオトロン®値)
BOP：プロービング時の出血
(0：なし，1：あり)

術前

	5			6			7		
PlI	0		0		0		0		0
	0	0		0	0		0	0	
	0		0		0		0		0
GI	0		0		0		0		0
	0	0		1	0		0	0	
	0		0		0		0		0
LA 1	3	1	3	7	4	3	3	1	3
Pd 1	3	1	2	7	2	3	3	1	4
Pd f	2	1	2	7	2	3	3	2	4
LA f	2	2	3	7	3	4	3	3	3
KG		4			3			3	
Mo		15			12			9	
BOP	0		0		0		0		0
	0	0		1	0		0	0	1
	0		0		0		0		0

術後

	5			6			7		
PlI	0		0		0		0		0
	0	0		0	0		0	0	
	0		0		0		0		0
GI	0		0		0		0		0
	0	0		0	0		0	0	
	0		0		0		0		0
LA 1	3	1	3	5	3	3	3	2	3
Pd 1	3	1	2	3	1	3	3	2	4
Pd f	2	2	2	3	2	3	3	2	4
LA f	2	2	3	3	3	4	3	3	3
KG		4			3			3	
Mo		9			7			5	
BOP	0		0		0		0		0
	0	0		0	0		0	0	
	0		0		0		0		0

4. 症例提示[5]

PRPとHAの混合移植材の臨床応用症例を紹介する．患者は54歳女性．歯周基本治療後6近心にポケット深さが7mmあった（図20）．5近心から歯肉溝切開および縦切開を入れ全層歯肉弁を形成して剥離する．続いて，歯石，不良肉芽組織を十分に掻爬して骨欠損部を明示した（図21a）．PRP＋アルギン酸ナトリウム＋HA混合移植材を充填して縫合（図21b，c）後，歯周包帯（Coe-Pak®）を施した．術後4週目から歯間ブラシを開始し，12か月目に再評価を行っ

術前　　　　　　　　術後

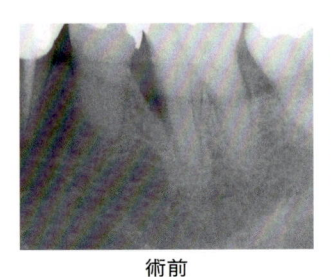

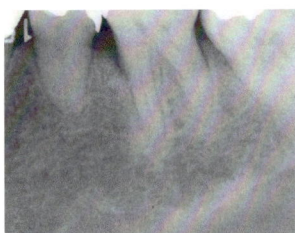

解説：図23　エックス線画像評価

エックス線所見では術前と比較して不透過像の明らかな増加を確認できる．

た（図21d）．

術前と比較して4mmの付着の獲得が生じてポケット深さは3mmとなり，動揺度も改善した（図22）．エックス線所見では術前と比較して不透過像が増加が認められた（図23）．

おわりに

筆者らの基礎研究で確認されたPRPの生物学的作用は，臨床効果として明確に確認することができた．PRP治療は，細胞系の導入が欠落はしているが，自己血の血漿中に多量に含まれる増殖因子やフィブリンの意図的利用と，人工骨補填材との組み合わせによる組織再生を期待できるところから，組織工学的コンセプトに基づく新しい治療法と位置づけられよう．

付記

本研究は新潟大学大学院医歯学総合研究科歯科基礎移植・再生学分野の川瀬知之氏との共同研究であることを付記する．

参考文献

1. Whitman DH, Berry RL, Green DM. Platelet gel: an autologous alternative to fibrin glue with applications in oral and maxillofacial surgery. J Oral Maxillofac Surg. 1997 Nov;55(11):1294-9.
2. Okuda K, Kawase T, Momose M, Murata M, Saito Y, Suzuki H, Wolff LF, Yoshie H. Platelet-rich plasma contains high levels of platelet-derived growth factor and transforming growth factor-beta and modulates the proliferation of periodontally related cells in vitro. J Periodontol. 2003 Jun;74(6):849-57.
3. Kawase T, Okuda K, Wolff LF, Yoshie H. Platelet-rich plasma-derived fibrin clot formation stimulates collagen synthesis in periodontal ligament and osteoblastic cells in vitro. J Periodontol. 2003 Jun;74(6):858-64.
4. Kawase T, Okuda K, Saito Y, Yoshie H. In vitro evidence that the biological effects of platelet-rich plasma on periodontal ligament cells is not mediated solely by constituent transforming-growth factor-beta or platelet-derived growth factor. J Periodontol. 2005 May;76(5):760-7.
5. Okuda K, Tai H, Tanabe K, Suzuki H, Sato T, Kawase T, Saito Y, Wolff LF, Yoshie H. Platelet-rich plasma combined with a porous hydroxyapatite graft for the treatment of intrabony periodontal defects in humans: a comparative controlled clinical study. J Periodontol. 2005 Jun;76(6):890-8.

1-2.2 歯周組織・再生 ＜近未来＞ research

塩基性線維芽細胞増殖因子(FGF-2)

村上伸也
大阪大学大学院歯学研究科口腔分子免疫制御学講座歯周病分子病態学歯周病診断制御学

要約

増殖因子を歯周組織再生誘導剤として応用する再生医療の研究の現場では，多くの増殖因子について研究がなされている．そのなかで，塩基性線維芽細胞増殖因子(basic fibroblast growth factor：FGF-2)が次世代の歯周組織再生誘導剤の1つとして注目を集めている．最近，FGF-2を，ビーグル犬やカニクイザルの歯周組織欠損部位に投与すると，歯槽骨・セメント質の新生をともなう歯周組織再生が誘導されることが明らかとなった．そして，現在，臨床治験第二相が展開されている．今後，FGF-2の基剤に組織工学における「足場」の概念が導入されることによって，その適応がさらに拡大されるものと期待されている．

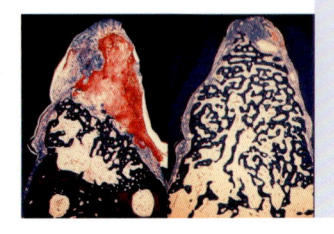

CONTENTS & KEY WORD

- サイトカイン療法
- 塩基性線維芽細胞増殖因子
- 動物実験におけるFGF-2の再生誘導効果
- 臨床治験におけるFGF-2の歯周組織再生誘導効果
- FGF-2による歯周組織再生誘導のメカニズム

はじめに

近年，成人の生体組織のなかにも組織再生を可能ならしめる組織幹細胞や，前駆細胞が存在し続けていることが証明され，さらには多分化能を保有するヒト胚性幹細胞(embryonic stem cells：ES細胞)も樹立され，さまざまな組織・臓器の再生を可能にする幹細胞の情報や技術が急速に蓄積されてきている．加えて骨髄中に造血幹細胞のみならず間葉系幹細胞(mesenchymal stem cells)が存在することも最近明らかにされ，自家の骨髄由来の幹細胞を用いた再生療法の可能性も示唆されている．

歯周組織再生を考えると，いわゆる「歯周組織幹細胞」は存在するのかということが出発点になるが，現在では歯根膜組織中に骨芽細胞やセメント芽細胞へ分化し得る間葉系幹細胞が成人になっても存在するとの考えが多くの文献で発表されており，歯根膜に存在する間葉系幹細胞の潜在能力を十分に発揮させることにより，歯周組織の再生を誘導することが生物学的に可能であると考えられている(図1)．現在，臨床応用されているGTR法とエナメルマトリックスタンパク(enamel matrix derivative；商品名「エムドゲイン®」)塗布の2つの治療法もこのような

[未分化間葉系幹細胞の貯蔵・供給所としての歯根膜細胞]

解説：**図1** 「歯周組織幹細胞」としての未分化間葉系幹細胞を貯蔵・供給する歯根膜組織の概念図

成人の歯根膜組織にも未分化間葉系幹細胞が存在しており，
① セメント芽細胞（セメント質を形成する細胞）
② 歯根膜細胞（歯根膜を形成する細胞）
③ 骨芽細胞（歯槽骨を形成する細胞）
などへと分化し，各歯周組織へと供給され，その一部になっていく．

したがって，人為的に多くの未分化間葉系幹細胞を各細胞へ分化することを促進できれば，歯周組織に欠損が起きても，組織を再生し，修復することができる（例：GTR法，エムドゲイン®の塗布）．

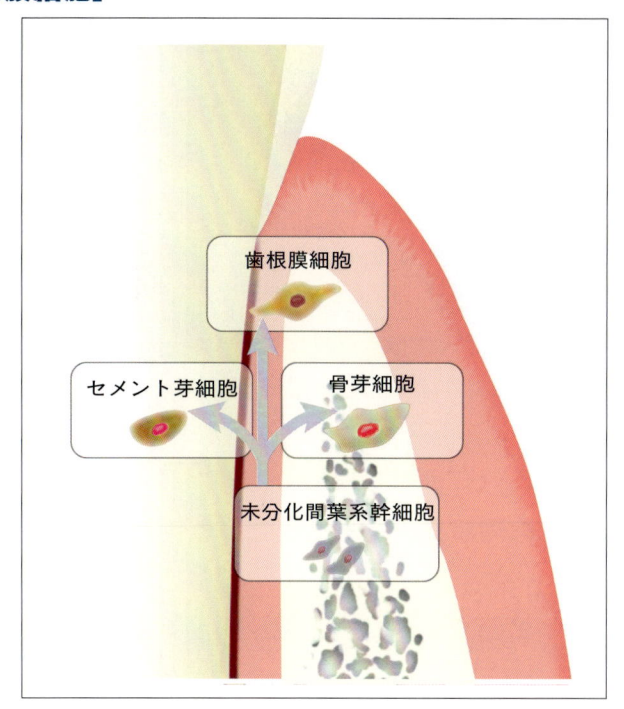

着想に基づく歯周組織再生療法と位置づけることができる．

これらの歯周組織再生療法は今日の歯科臨床の場において一定の成果をあげている．しかしながら，現行の歯周組織再生療法にも，
① 部分的な再生しか期待できない
② 術式が困難（technique sensitive）
③ 適応症が限られている
④ 十分な予知性に欠ける
などの克服されるべき問題点が残されており，現在，複数の新規歯周組織再生療法が，次世代の治療法を担うべく提案，研究され続けている．そのなかの1つに，生体細胞が産生する増殖因子（サイトカイン）を用いたサイトカイン療法がある．

1. サイトカイン療法

サイトカインとはわれわれの生体を構成している細胞が，自身を含めてその周囲の細胞に対して増殖・分化などの制御に関する種々のシグナルを伝達するタンパクのことである（図2）．サイトカインの種類やその作用は実に多様であり，そのなかには，炎症反応，創傷治癒，あるいは骨形成に深く関与するものも存在している．近年，遺伝子工学の進歩により，これらサイトカインを大量生産することが可能となってきた背景から，各種疾病に対する治療剤としてのサイトカインの応用が検討されてきている．

歯周組織の再生誘導を考えると，
① 歯周組織欠損部の根面に歯根膜由来細胞が選択的，優先的に誘導されること
② これら歯根膜由来細胞中に含まれる未分化間葉系幹細胞が分化能を保有したまま増殖し，硬組織形成細胞（骨芽細胞やセメント芽細胞）や歯根膜線維芽細胞として部位特異的な分化を遂げること
③ 歯根膜線維芽細胞によって産生されたコラーゲン線維束が骨芽細胞とセメント芽細胞により新生された骨組織とセメント質に埋入され，新付着が獲得されること

が必要となる．そこで，このような歯周組織欠損部への歯根膜細胞の遊走や，同欠損部における細胞増殖および硬組織形成細胞への分化の過程を，ある種のサイトカインを局所投与することによって活性化し，歯周組織再生を積極的に促進しようとする新たな治療法（サイトカイン療法）の確立が試みられている．

これまでに，

[サイトカインの模式図]

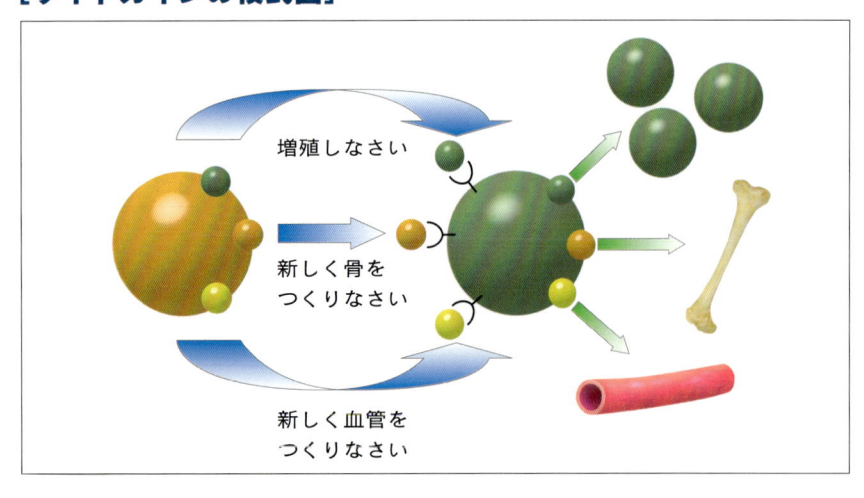

解説：図2 サイトカインの作用の一例

細胞から産出されるサイトカインと呼ばれるタンパクまたはペプチド*1はサイトカインと結合できる受容体をもつ細胞に「増殖・分化しなさい」，「骨，血管など特定の部位を組織する細胞に分化しなさい」などの情報（指令）を伝達する．

[臨床応用研究が進められている主なサイトカイン]

表1

1. PDGF（platelet-derived growth factor）＋ IGF-I（insulin-like growth factor）
   血小板由来増殖因子　　インスリン様増殖因子-I
2. BMP-2（bone morphogenetic protein-2）
   骨形成タンパク-2
3. TGF-β（transforming growth factor-β）
   形質転換増殖因子
4. OP-1（BMP-7）（osteogenic protein-1）
   骨原性タンパク-1
5. FGF-2（basic fibroblast growth factor）
   塩基性線維芽細胞増殖因子

解説：表1 サイトカイン治療の世界情勢

欧米ではさまざまな材料の臨床応用へ向けた研究が盛んに行われている．日本においても今後認可がおりるものが増え，臨床研究が盛んになっていくと予想される．

①血小板由来増殖因子（PDGF）とインスリン様増殖因子-I（IGF-I）の合剤
②骨形成タンパク-2（BMP-2）
③形質転換増殖因子-β（TGF-β）
④骨原性タンパク-1（OP-1）
⑤塩基性線維芽細胞増殖因子（FGF-2）

などにおいて（表1），実験動物に製作した人工的歯槽骨欠損部に局所投与することにより，同部における歯周組織の再生の誘導，促進が認められたと報告する文献がある．

少なくとも動物実験の結果をみる限りにおいては，これらのサイトカインを用いた治療法は，次世代の歯周組織再生療法を担う有望な選択肢の1つとしておおいに期待できる．さらに，最近の米国における情報として，リン酸第3カルシウム（β-tricalcium phosphate：β-TCP）と血小板由来増殖因子の1つのPDGF-BBを組み合わせたもの（GEM21S）が歯周組織誘導用の医療材料として臨床応用されようとしている．

2. 塩基性線維芽細胞増殖因子

1. FGF-2

筆者らの研究室は，強力な血管新生作用と間葉系幹細胞の増殖誘導能を有する塩基性線維芽細胞増殖因子（basic fibroblast growth factor：FGF-2）というサイトカインに着目している．そして，FGF-2を歯周外科治療時に歯槽骨欠損部に局所投与することにより，歯周病により失われた歯周組織の再生を人為的に誘導・促進する新しい歯周組織再生療法の開発

---

*1　ペプチド：タンパクを構成するアミノ酸が2個以上ペプチド結合により結合したもの

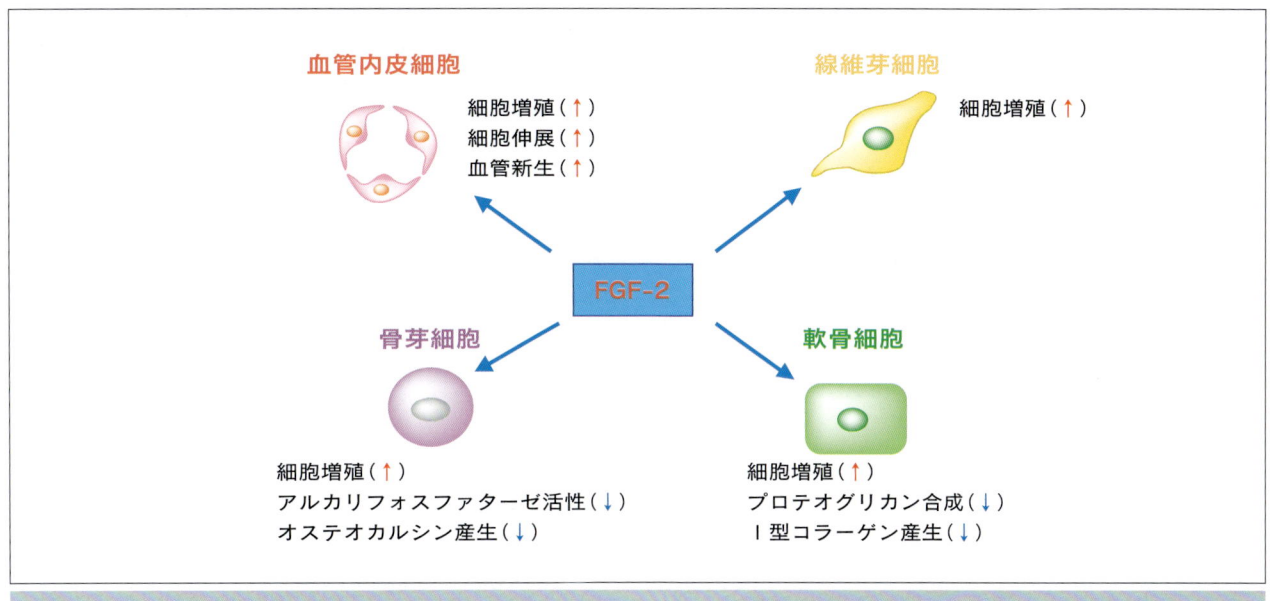

[FGF-2の生物学的活性の概要図]

解説：図3　FGF-2の生物学的活性の一例

　FGF-2は下記のように多種類の細胞に生物活性を発現させることが解明されている増殖因子である．
①線維芽細胞の細胞増殖を活性化させる…創傷治癒力を上げる
②血管内皮細胞の細胞増殖を活性化させる…血管新生を促進する
③骨芽細胞の細胞増殖を活性化させる…骨再生を促進する
④軟骨細胞の細胞増殖を活性化させる…軟骨再生を促進する．
　タンパク・酵素の主な機能
・アルカリフォスターゼ(alkaline phosphatase)：リン酸カルシウムの沈着に関与
・オステオカルシン(osteocalcin)：骨形成やその維持に関与
・オステオポンチン(osteopontin)：骨吸収調節に関与
・プロテオグリカン(proteoglycan)：形態形成や細胞の接着・増殖・分化に関与
・Ⅰ型コラーゲン(type Ⅰ collagen)：形態形成や細胞の接着・増殖・分化に関与

に取り組んでいる．以降，これまでの筆者らの研究成果を紹介しながら，FGF-2を用いた歯周組織再生療法の将来展望を考察していく．

　線維芽細胞増殖因子(FGF)は，脳および脳下垂体組織において見いだされた線維芽細胞の増殖を促進する活性を有するタンパクである．その後次々と類似の構造をもつタンパクが発見された結果，現在では23個の分子からなるファミリー(FGF-1〜23)を形成している．

　筆者らが研究しているFGF-2は，1970年代に線維芽細胞の増殖を促進する活性を有するウシ脳下垂体から分離された分子量約17,000のタンパクである．1980年代に入りFGFが抗凝固剤ヘパリン(heparin)に親和性をもつことが明らかにされ，ヒトのFGF-2の単離，精製，遺伝子クローニング(1つの遺伝子を複製技術で増殖させること)がなされ，FGF-2の生物学的活性を明らかにしようとする基礎的研究が各分野で活発に行われることとなった．

　その結果，FGF-2は，線維芽細胞，血管内皮細胞，神経外胚葉系細胞，骨芽細胞，軟骨細胞，血管平滑筋細胞，上皮細胞などの多種類の細胞の増殖を刺激することが明らかとなった．また，細胞増殖以外にもさまざまな細胞機能を制御して多彩な生物活性を発現することも報告されている．たとえば，FGF-2は，組織発生の過程での中胚葉誘導，筋細胞の分化，軟骨細胞や骨芽細胞の増殖，細胞外基質産生の制御にも関わっていることが明らかにされている(図3)．

　再生医学の分野でとりわけ注目されているFGF-2の活性は，その強力な血管新生促進作用である．また，FGF-2は，未分化間葉系幹細胞が多分化能を保持した状態で細胞増殖することを促進する活性の存在も明らかにされている．このような生物学的活性

[FGF-2投与による骨の新生検証実験(方法)]

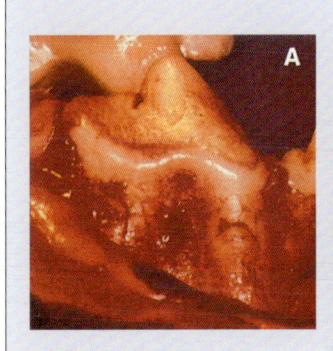

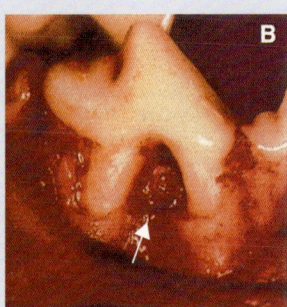

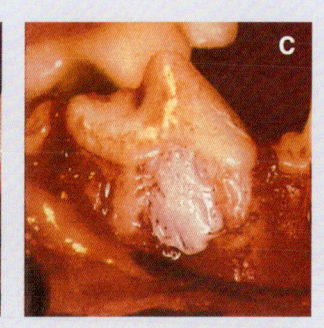

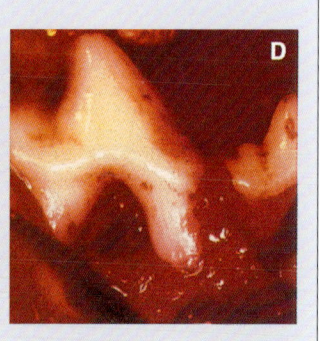

解説: 図4A〜D　ビーグル犬を用いたFGF-2による歯周組織再生誘導実験の概要(文献8より転載)

A: ビーグル犬の下顎の左右臼歯部を実験に用いた.
B: 同歯根分岐部に垂直方向に4mm, 水平方向に3mmの2級根分岐部病変を実験的に製作した.
C: 製作後, 同欠損部にシリコン印象剤のパテを填入した.
D: 歯肉弁を縫合, その4週間後にリエントリーし, パテを除去後, 肉芽組織・露出歯根面を掻爬した後, FGF-2製剤を投与した.

により, FGF-2のさまざまな疾患への治療薬としての応用の可能性に期待が高まっている.

臨床応用への試みをあげると, これまでに褥瘡性潰瘍などの難治性皮膚潰瘍の治療にFGF-2の局所応用が有効であることがすでに明らかにされている. また, 難治性骨疾患の治療にもFGF-2を応用しようとする試みが検討されている.

歯周組織の再生においては, 軟組織である歯肉・歯根膜とともに硬組織であるセメント質・歯槽骨が有機的に再構築されることが必須となるが, これまでの研究成果からFGF-2は, 軟組織を再構築する細胞群に対しても, 硬組織を再構築する細胞群に対しても作用し得るユニークなサイトカインであることが明らかにされている.

歯周組織の解剖学的特徴を考慮すると, FGF-2を歯周組織再生剤の有力な候補の1つと期待することは理にかなったものといえるだろう.

3. 動物実験におけるFGF-2の再生誘導効果

1. 方法

筆者らは, 動物実験にてFGF-2の歯周組織再生誘導効果を検証した(ビーグル犬: 図4A).

まず, ビーグル犬およびカニクイザルの下顎臼歯部複根歯に実験的2級根分岐部病変を製作した(ビーグル犬: 図4B). そして, シリコン印象剤のパテを同欠損部に充填し(ビーグル犬: 図4C), 一度歯肉弁を復位, 縫合した(ビーグル犬: 図4D). この操作により, 歯槽骨欠損部に炎症反応を惹起した. 4週間後にリエントリーし, パテを除去後, 骨欠損部および露出歯根面の十分な掻爬を行い, 骨欠損底部を印記する目的でラウンドバーを用いて根面にノッチ(notch)を付与した. そののち, 架橋ゼラチンを基剤(キャリアー)としたFGF-2を実験側の骨内欠損部に填入し, 対照側には, 同基剤のみを填入した. そして, FGF-2投与後それぞれ6週間および8週間経過したのちに, FGF-2投与部位の歯周組織の再生誘導について組織学的に検討した.

2. 結果

FGF-2投与側では, 肉眼的にも明らかな骨の新生が認められた(図5B). そして, 組織学的にも新生歯槽骨, 新生歯根膜, 新生セメント質が確認され, 理想的な歯周組織再生が誘導・促進されているのが

[FGF-2投与による骨の新生検証実験（結果）]

解説：*図5A,B* FGF-2を投与したビーグル犬2級根分岐部病変に認められた歯槽骨新生

A：0.1% FGF-2投与前
B：投与6週後．歯槽骨の新生（骨充塡）が認められる（文献8より転載）．

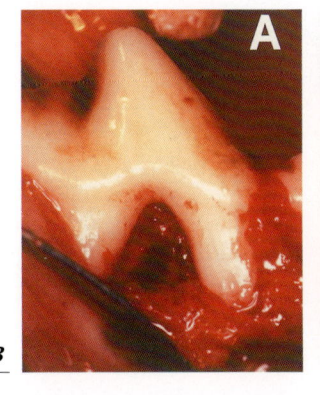

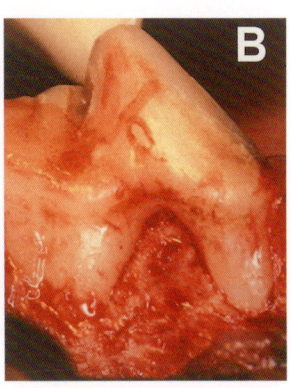

解説：*図6a,b* FGF-2を投与したビーグル犬2級根分岐部病変に認められた歯周組織再生

0.1% FGF-2投与後6週目の組織学的観察結果（アザン染色）．FGF-2投与側（*b*）では，新生歯槽骨，新生歯根膜，新生セメント質の再生が認められるが，対照側（*a*）では，歯肉上皮の下方増殖が生じており，歯槽骨の再生は限定的である．また，FGF-2投与側において骨性癒着や歯根吸収は認められない（文献8より転載）．

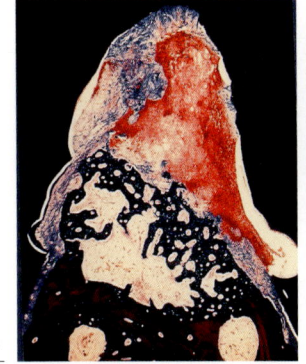

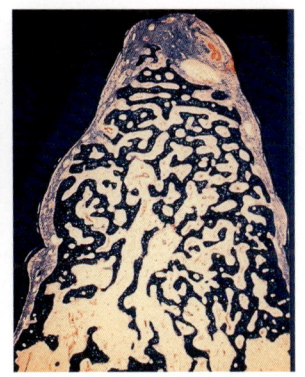

解説：*図7a,b* FGF-2を投与したカニクイザル2級根分岐部病変に認められた歯周組織再生

0.4% FGF-2投与後8週目の組織学的観察結果（*a*：×125，*b*：×250，アザン染色）．新生歯根膜における線維の走行に注目．FGF-2投与により再生された新生歯槽骨と新生セメント質に対して垂直に挿入している線維の走行が確認され，同部にシャーピー線維が再現された新付着が形成されている．

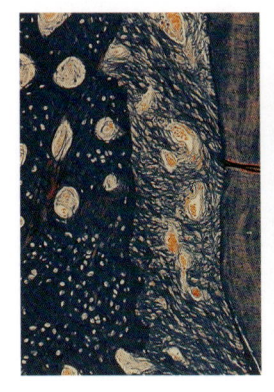

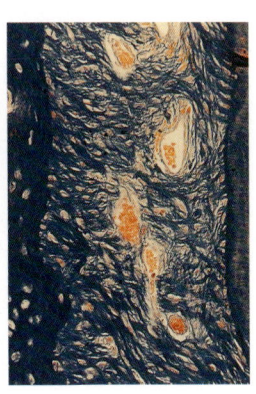

組織学的に観察された（*図6b*）．また，同部位においてシャーピー線維も再現されているのが確認されている（*図7*）．さらに，コンピュータによる画像解析にて組織学的形態測定を行った結果，統計学的に有意な新生骨量，新生骨梁量，新生セメント質量をともなった歯周組織再生が，FGF-2を局所投与することにより生じることが明らかになった（*表2,3*）．

さらに，FGF-2投与直後の歯周組織の反応を検討する目的でビーグル犬の歯槽骨に人工的3壁性骨欠損を製作し，FGF-2を液剤の状態で局所投与してから3日，7日，および2週間後に投与部位の組織学的観察を行った．その結果，FGF-2を局所投与した部位では，対照側と比較して投与3日後に既存骨の骨梁表面に前骨芽細胞様の細胞の盛んな増殖が認められた．投与1週間後には，骨欠損部内に肉芽の形成が促進されるとともに，線維芽細胞の密度が高まり，術後2週目の時点で新生骨の形成が始まっているのが観察された．

3. 考察

[組織工学のコンセプトを導入したFGF-2用基剤の開発]

表2 ビーグル犬に製作した実験的2級根分岐部病変に対するFGF-2の歯周組織再生誘導効果.

	対照側(n=6)	FGF-2側(n=6)
新生骨形成率(%)	35.4±8.9	83.6±14.3*
新生骨梁形成率(%)	16.6±6.2	44.1±9.5*
新生セメント質形成率(%)	37.2±15.1	97.0±7.5*

*: $P<0.01$　　　　　　　　　　　　　　　　（文献8より改変）

> 解説：表2　ビーグル犬にみるFGF-2の効果
>
> FGF-2投与時の欠損量を100%とし，6週後に新生が確認された骨・骨梁・セメント質量をそれぞれ百分率で示す（対照側には基剤のみを投与）．
> FGF-2投与側に統計学的に有意な歯周組織再生が認められる．

表3 カニクイザルに製作した実験的2級根分岐部病変に対するFGF-2の歯周組織再生誘導効果.

	対照側(n=6)	FGF-2側(n=6)
新生骨形成率(%)	54.3±8.0	71.3±13.5*
新生骨梁形成率(%)	31.6±3.5	48.7±8.9**
新生セメント質形成率(%)	38.8±8.6	72.2±14.4**

*: $P<0.05$
**: $P<0.01$　　　　　　　　　　　　　　　（文献7より改変）

> 解説：表3　カニクイザルにみるFGF-2の効果
>
> FGF-2投与時の欠損量を100%とし，8週後に新生が確認された骨・骨梁・セメント質量をそれぞれ百分率で示す（対照側には基剤のみを投与）．
> FGF-2投与側に統計学的に有意な歯周組織再生が認められる．

　ビーグル犬の歯槽骨に製作した骨欠損，根分岐部病変，自然発症歯周炎における根分岐部病変，およびカニクイザルの歯槽骨に製作した根分岐部病変へのFGF-2の局所投与によって，統計学的に有意な歯周組織再生が誘導されてくることを確認できた．また，上皮の下方増殖，骨性癒着，歯根吸収などの異常な治癒所見はいずれの症例においても観察されていない．FGF-2の可能性を認識できる動物実験結果と思われる．

4. 臨床治験におけるFGF-2の歯周組織再生誘導効果

　2001年よりFGF-2の歯周組織再生誘導効果ならびに安全性の検討を目的として，多施設参加の第二相臨床治験（プラセボ[*2]を含む用量反応同時対照による二重盲検試験）が展開されている．

　ヒトの2壁性および3壁性歯槽骨欠損に対し，FGF-2の局所投与がエックス線画像上で統計学的に有意な歯槽骨新生を誘導し得ることが確認されていること，また，同治験期間中において安全性上問題になるような事例は認められなかったことが報告されている．今後，FGF-2のヒトに対する安全性および歯周組織再生誘導に対する有効性の検討のさらなる進展が期待される．

5. FGF-2による歯周組織再生誘導のメカニズム

　筆者らは，現在，歯周組織再生過程において重要な役割を演じているヒト歯根膜細胞に対するFGF-2の生物学的活性を培養ヒト歯根膜由来細胞（human periodontal ligament cell：HPDL）を用いて詳細に検討している．

　HPDLをFGF-2にて刺激すると濃度依存的に活発にHPDLの増殖を促進し，また，血清中の何らかの因子と協調することによってさらにHPDLの増殖を相乗的に促進することが明らかとなっている．そして，未成熟なHPDLの方がFGF-2に対するレセプターを数多く発現し，FGF-2に対してより高い反応性を示すことも明らかにされている．

　筆者らが，HPDLの石灰化を引き起こす際にその

---

*2　プラセボ（placebo）：二重盲検比較試験では，開発中の薬を投与する患者群と，比較対照群として色・形は同じだが有効成分を何ら含まない偽薬（擬似薬）を投与群を用意する．このとき，対照群に投与する擬似薬をプラセボという．

[新薬治験（新薬が認可されるまで）]

	①	基礎研究	材料の探求作業.
		↓	
	②	非臨床実験	動物実験にて効用の有無と可能性，そして安全性を研究.
治験	③	第一相試験（臨床薬理試験）	志願した健康な成人での安全性の研究.
	④	第二相試験（検索的試験）	特定の患者で治療上の有効な使用法と効果をスクリーニング.
	⑤	第三相試験（検証的試験）	多くの被験者にて最終研究（プラセボを使用した比較調査を含む）.
		↓	
	⑥	承認診査	厚生労働省にて新薬として認可するかどうか診査.
	⑦	承認	認可薬として医療現場にて使用される.

解説：図8　新薬ができる過程の中の②〜⑤が臨床実験であり，うち③〜⑤を治験とよぶ.

活性が上昇することが知られているアルカリホスファターゼ(alkaline phosphatase：ALPase)活性に対するFGF-2の影響を検討したところ，興味深いことに，FGF-2刺激はALPase活性を濃度依存的に抑制し，結果としてHPDLの石灰化物形成が抑制されることが観察された．しかしながら，この抑制効果は可逆的であり，FGF-2存在下にて長期間HPDLを培養後，FGF-2非存在下でさらに培養を続けると，HPDLによる石灰化物の形成が認められた．

このFGF-2による可逆性の硬組織形成抑制という現象から，FGF-2を局所投与によって硬組織新生を含む歯周組織再生が誘導された動物実験の結果を分析する．

FGF-2は多分化能を有する未分化間葉系幹細胞に作用し，その細胞の増殖を創傷治癒過程の初期に促進させ，その細胞数を増大させることにより，硬組織形成細胞への分化を直接的に誘導せずとも，結果的には硬組織の形成を促進するものと考察される．すなわち，ヒト歯根膜細胞はFGF-2刺激を受けると未分化な状態で細胞増殖が促進され，骨芽細胞やセメント芽細胞への多分化能をもつ歯根膜細胞の細胞密度が高められ，結果としてセメント骨や歯槽骨といった硬組織の新生をともなう歯周組織の再生が促進されるものと推察される．

歯周組織を構成している細胞の間隙は，コラーゲン，非コラーゲンタンパク，グリコサミノグリカンなどの細胞外基質とよばれる分子群により充満されている．近年の研究成果により，細胞外基質は，単に細胞間の隙間を満たす「のり(glue)」のような働きを担っているのみならず，細胞の遊走・増殖・分化といった機能の制御と密接に関連していると考えられている．

そこで，FGF-2がヒト歯根膜細胞の細胞外基質産生に及ぼす作用についてつぎに検討を加えた．その結果，FGF-2刺激はHPDLからのコラーゲン産生を濃度依存的に抑制することが明らかとなった．HPDLはコラーゲンをコートしたプレート上で培養されると，早期にALPase活性が上昇して硬組織形成細胞への分化が促進されることが知られている．したがって，FGF-2刺激によるコラーゲン産生抑制は，歯根膜細胞-コラーゲン(cell-matrix contact inhibition)による歯根膜細胞の硬組織形成細胞への分化を可逆的に抑制する機序の1つとして，非常に興味深い．

つぎに，プロテオグリカン産生に対するFGF-2の作用を検討したところ，FGF-2はIGF-I，TGF-βなどの他のサイトカイン刺激に比べて，特徴的にヒアルロン酸の合成を促進することが明らかとなった．興味深いことに，FGF-2刺激によりHPDLより産生が誘導されるヒアルロン酸の分子量は，FGF-2の濃度依存的に高分子量型へと変化してゆくことが確認された．高分子量型ヒアルロン酸は，創傷治癒の促進に重要な役割を演じていると考えられており，このような細胞外基質産生制御や血管新生促進作用を通じて，歯周組織再生にふさわしい微小環境がFGF-2の投与部位に整備されているものと考えられる

[FGF-2の生物学的活性]

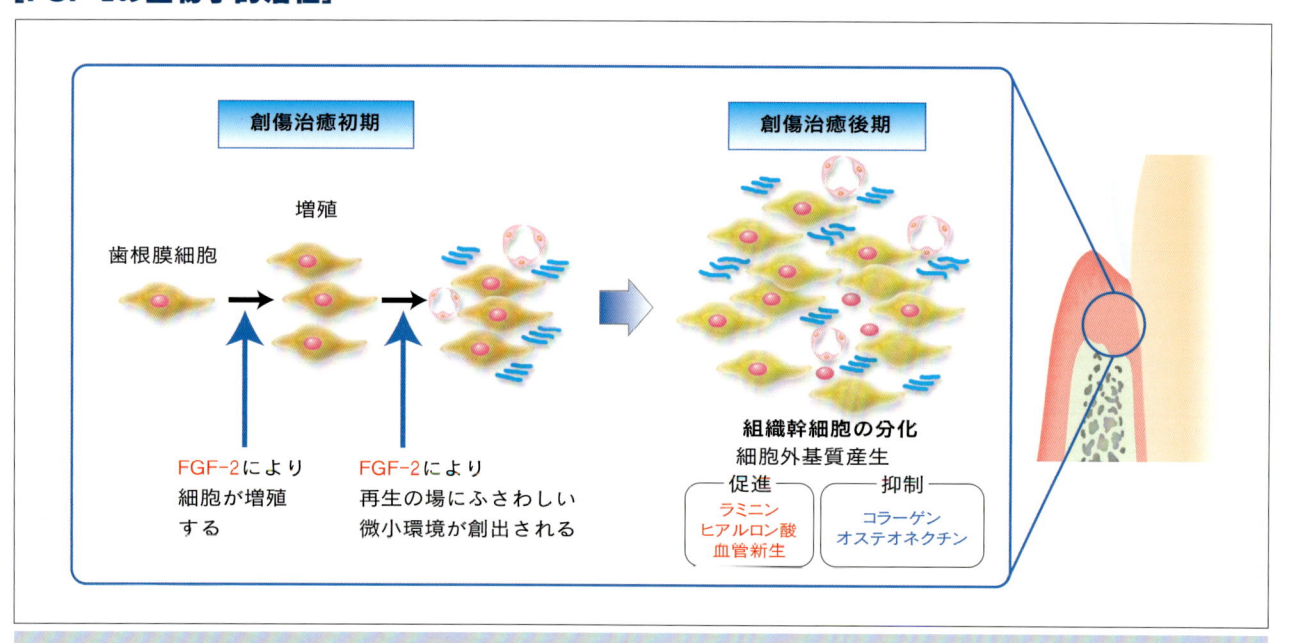

解説：図9　歯周組織再生に対するFGF-2の作用機序（仮説）

　FGF-2は「一時的（可逆的）にヒト歯根膜細胞が硬組織形成細胞へと分化するのを抑制する．その一方で未成熟なヒト歯根膜細胞の増殖を，その分化能を保持させたままで強く促進する．さらに，創傷治癒の過程で重要な過程である血管新生や，高分子量型ヒアルロン酸の産生を促進する．そして，歯周組織欠損部に「再生」にふさわしい微小環境を創出する」と考えられている．つまり，FGF-2は，歯周組織の創傷治癒の過程で，
①早期に硬組織形成能を有する未分化な歯根膜細胞の増殖を促進する
②細胞数と密度が骨欠損部で高まったことにより，効果的な歯周組織の再生を誘導する
という仮説が導かれる．

（図9）．

　以上の基礎的実験結果をふまえ，歯周組織再生におけるFGF-2の作用機序を筆者らは以下のように考えている．すなわち，創傷治癒の初期段階において，FGF-2は歯根膜細胞を未分化な状態に保ちつつ増殖を促進することにより，治癒の場での歯根膜細胞の細胞密度を増加させ，歯周組織再生過程における初期過程を活性化するとともに，血管新生促進・細胞外基質産生の制御を通じて歯周組織再生にふさわしい微小環境(microenvironment)を整備しているものと考えられる．そして，創傷治癒の後期においては，局所投与されたFGF-2の影響が分解などの作用により投与部位から排除され，可逆的に分化の過程を抑制されていた歯根膜細胞が次第に硬組織細胞への分化を開始し，結果的に歯槽骨，セメント質の新生を含む歯周組織の再生が量的，時間的に促進されるものと考えられる．

まとめ・展望

　歯周組織のみならず，多くの慢性的組織臓器機能欠損症において，必要とされる組織・臓器を生体内で再生，あるいは生体外で再構築するためのアプローチとして組織工学(tissue engineering)の考え方が導入されている．組織工学とは「工学と医学・生物学の原理を統合することによって，損なわれた組織・臓器の形態と機能を再生し，維持し，改善することを目的とする学問」と理解されている．そして，この組織工学における3大因子(triad)は，
①その組織を再生するための"幹細胞(stem cell)"
②その幹細胞が三次元的に遊走・増殖・分化するための"足場(scaffold)"
③幹細胞の増殖・分化を制御するサイトカインなどの"シグナル分子(signaling molecules)"
である．

[組織工学のコンセプトを導入したFGF-2用基剤の開発]

解説：図10　今後の開発が期待されている「Intelligent scaffold」としてのFGF-2基剤

① 組織が再生する「スペースメーキング」が可能
② 適度の「賦形性」を有する
③ 歯根膜細胞などが遊走・増殖・分化するための足場（scaffold）として機能する
④ 薬物徐放システム（DDS）として機能する

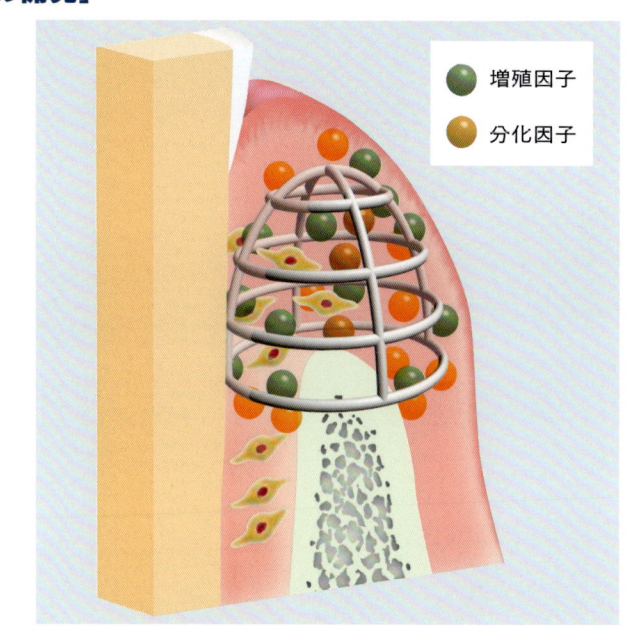

増殖因子
分化因子

　今回紹介させて頂いたFGF-2を用いたサイトカイン療法においては，FGF-2がシグナル分子としての役割を果たし，いわゆる幹細胞としては歯根膜組織中に含まれる内在性の「歯周組織幹細胞」を用いていると考えることができるが，少なくとも現時点では，積極的に"足場"の概念を導入してはいない．しかしながら，近未来的にはFGF-2の基剤により組織工学的な工夫が求められることになるとの展望を抱いている．すなわち，スペースメイキング（歯周組織再生を期待する空間の作成と保持）能力を有し，かつ，適度の賦形性を有する新規なFGF-2の基剤の開発が期待される（図10）．光硬化型の新規基剤の開発も有用かもしれない．また，基剤そのものが骨伝導的な細胞の"足場"としての作用を有したり，複数のサイトカインを必要とされる順番に溢出してくれるようなdrug delivery system（DDS）としての機能も有していることも将来的には期待されるであろう（図10）．このようなintelligent carrierを擁したFGF-2を応用した歯周組織再生療法が確立されれば，単にその適応症の拡大が期待されるのみならず，そのコンセプトは広く顎顔面領域の再建手術にも応用し得るものと期待される．

参考文献

1. 筏　義人．再生医療工学の最先端．東京：シーエムシー出版，2004.
2. 村上伸也，高山真一，池澤一彦．塩基性線維芽細胞増殖因子による歯周組織再生．in：田畑泰彦（ed）．再生医療の実際．東京：羊土社，2003：147-55.
3. 村上伸也，鳥袋善夫，岡田　宏．ヒアルロン酸の生物学的活性を考える．炎症．1999：19, 307-18.
4. 村上伸也，高山真一．bFGFの現状と将来．歯界展望2002：99, 533-40.
5. Takayama S, Murakami S, Miki Y, Ikezawa K, Tasaka S, Terashima A, Asano T, Okada H. Effects of basic fibroblast growth factor on human periodontal ligament cells. J Periodontal Res 1997；32（8）：667-675.
6. Takayama S, Murakami S, Nozaki T, Ikezawa K, Miki Y, Asano T, Terashima A, Okada H. Expression of receptors for basic fibroblast growth factor on human periodontal ligament cells. J Periodontal Res 1998；33（6）：315-322.
7. Takayama S, Murakami S, Shimabukuro Y, Kitamura M, Okada H. Periodontal regeneration by FGF-2（bFGF）in primate models. J Dent Res 2001；80（12）：2075-2079.
8. Murakami S, Takayama S, Kitamura M, Shimabukuro Y, Yanagi K, Ikezawa K, Saho T, Nozaki T, Okada H. Recombinant human basic fibroblast growth factor（bFGF）stimulates periodontal regeneration in class II furcation defects created in beagle dogs. J Periodontal Res 2003；38（1）：97-103.
9. Takayama S, Yoshida J, Hirano H, Okada H, Murakami S. Effects of basic fibroblast growth factor on human gingival epithelial cells. J Periodontol 2002；73（12）：1467-1473.
10. Shimabukuro Y, Ichikawa T, Takayama S, Yamada S, Takedachi M, Terakura M, Hashikawa T, Murakami S. Fibroblast growth factor-2 regulates the synthesis of hyaluronan by human periodontal ligament cells. J Cell Physiol 2005；203（3）：557-563.

1-2.3 歯周組織・再生 ＜近未来＞ research

培養歯根膜シート

石川　烈／秋月達也／長谷川昌輝
東京医科歯科大学大学院医歯学総合研究科
生体硬組織再生学講座歯周病学分野

要約

歯周組織の再生には歯根膜由来の細胞が重要な働きを果たしており，現在，組織再生誘導法（GTR法），エナメル基質タンパクの使用などが歯周組織の再生療法として行われている．ただし，これらの治療法においても残存する歯根膜組織の量の多少が歯周組織再生の成否に影響し，残存する歯根膜組織の量があまりにも少ない場合には再生が期待できない．そこで筆者らはヒト抜去歯根より歯根膜組織を採取し，in vitroにおいて歯根膜由来細胞を培養し，歯周組織の再生に必要な細胞を直接欠損部に用いることで再生をより確実に，短期間に行おうとする，再生に細胞を直接用いる手法を検討中である．現在，東京女子医科大学との共同研究において，歯根膜細胞シートを用いた歯周組織再生をテーマにして研究を行っており，最近の研究成果について述べる．

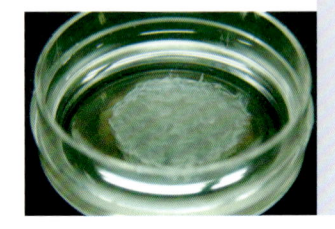

CONTENTS & KEY WORD

- 温度応答性培養皿
- 歯根膜細胞シート
- in vitroでの評価
- in vivoでの評価

はじめに

近年，歯科において再生療法が注目されつつある．とくに歯周領域では，歯周病により失われた歯周組織を再生させようとする試みが以前より行われている．1976年にMelcherは歯周組織の再生には，歯根膜由来の細胞が重要な働きを果たしているということを示唆し[1]，このコンセプトのもと北欧のグループが開発したGTR法は歯周組織の再生を可能とし，現在広く行われている[2]．この術式の原理は，歯周組織欠損をバリアで覆うことで上皮の侵入を阻止し，残存した歯周組織から再生に必要な細胞が遊走してくるのを待つ，再生に必要な空間の確保であり，第一世代の再生療法といえる．また，1997年に発表された一連の研究により，エムドゲイン®が歯周組織の再生に有効であるということが示唆され，現在，歯周組織の再生療法として使用されている．この材料はアメロジェニンを主体としたエナメル基質タンパクであり，これを歯周組織の欠損部に注入することで酸性下において可溶であったタンパクが生体内で中性化され不溶化して歯根面を覆い，これが必要な細胞を誘導するという原理である．作られた空間に積極的に再生に必要な細胞を誘導させる第二世代

[温度応答性培養皿]

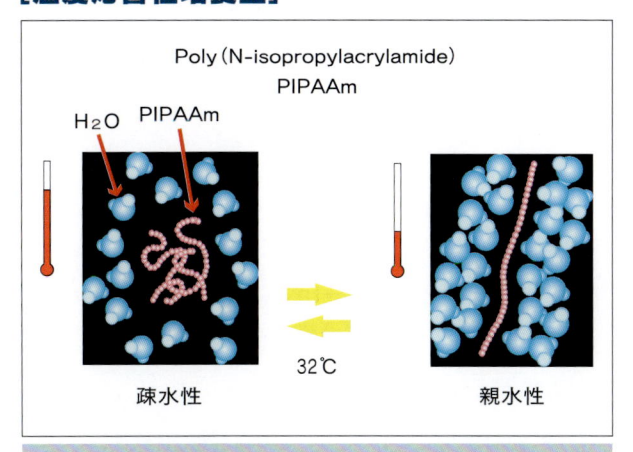

解説：図1　Poly（N-isopropylacrylamide）

Poly（N-isopropylacrylamide）は，温度応答性高分子として知られており，温度を変化させることで，32℃を境として，疎水性，親水性の性質を示す．

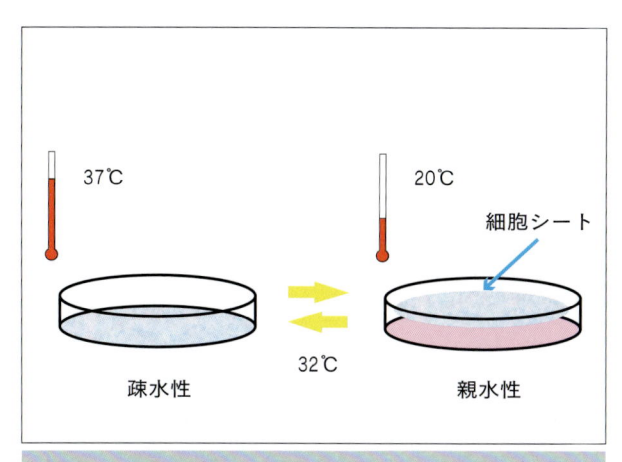

解説：図2　温度応答性培養皿

表面にPIPAAmが固定してある．温度を変化させることで，細胞培養皿表面の性状が疎水性，親水性と変化する．温度を32℃以下にすることで，細胞をシート状に回収できる．

の再生療法といえる．

ただし，これらの治療法においても残存する歯根膜組織の量の多少が歯周組織再生の成否に影響し，残存する歯根膜組織の量があまりにも少ない場合には再生が期待できない．

最近の培養技術の進歩により，ヒト抜去歯根より歯根膜組織を採取し，in vitro[*1]において歯根膜由来細胞を培養することが可能となった．これまで，歯周組織の再生における歯根膜由来細胞の重要性から，培養した歯根膜由来細胞を歯周組織の再生に応用しようとする試みはあったが有用性を示した報告はまだ少ない．組織工学の視点から考えたとき，細胞を移植する際には十分な量の歯根膜由来細胞をできるだけダメージを与えずに再生させたい組織の部位に適用できる方法が必要である．筆者らが考える方法は，歯周組織の再生に必要な細胞を直接欠損部に用いることにより再生をより確実にかつ短期間に行おうとするものである．これは，再生に細胞を直接用いる第三世代の再生療法による試みである．

現在，当教室ではその手法として，東京女子医科大学との共同研究において，歯根膜細胞シートを用いた歯周組織再生をテーマにして研究を行っており，その研究成果について述べる．

1. 温度応答性培養皿

1990年に岡野らが発表した温度応答性培養皿は[3]，温度応答性高分子Poly（N-isopropylacrylamide）を培養皿表面に定着させた培養皿である．この高分子の特徴は，32℃を境としてそれより高い温度では疎水性を示し，それより低い温度では親水性を示すことである．つまり，温度応答性高分子を培養皿表面に定着させた温度応答性培養皿の表面は，温度を変化させるだけで表面の性状を親水性，疎水性へと変化させることができる（図1, 2）．

通常の細胞培養を行う際の培養条件である37℃においてはこの温度応答性培養皿の表面は通常の細胞培養に用いられるポリスチレン製の細胞培養皿の表面と同等の疎水性を示し，細胞の培養が可能である．これまで通常の細胞培養皿を用いて細胞を培養する際には，細胞を回収する際にTrypsin/EDTAなどの試薬を用いて細胞培養皿と細胞との接着を酵素で分

---

*1 in vitro：「in vitro」はラテン語で「ガラスのなか」という意味であり，「ガラス容器（試験管）内で」という意味に使えることから，生体外実験をさす科学用語として使われている．そして，「in vivo」が生体内実験をさす科学用語として使われている．なお，vivoは「生きる」という意味のラテン語である．

[歯根膜細胞シート]

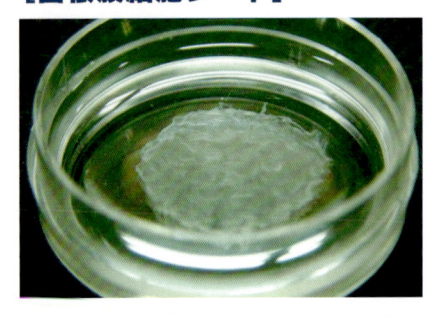

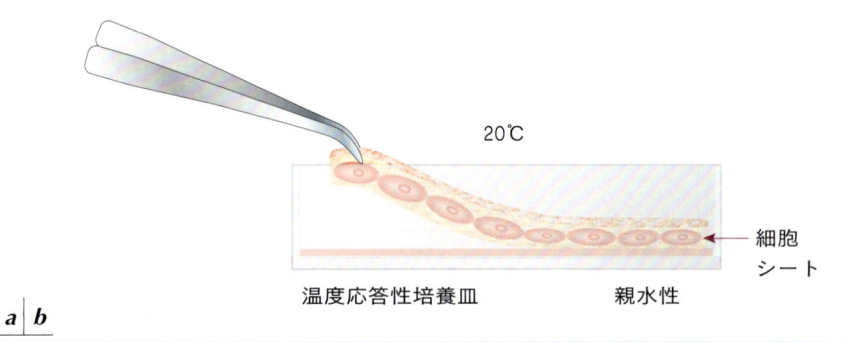

解説：図3　歯根膜細胞シート
a：温度応答性培養皿を用いて作製された歯根膜シート．細胞間の接着が温存されたままシート状に回収される．
b：実際に使用する際には，担体を用いて一体として剥がして使用する．

解し回収していた．しかし，この方法では培養皿表面との接着のみならず，細胞間での接着も阻害され，細胞は一つひとつばらばらの状態で回収される．それに対して，温度応答性培養皿を用いて細胞を培養すると，温度を低く変化させ培養皿表面の性状を疎水性から親水性へと変化させることで，細胞と培養皿の間の接着のみ阻害し，細胞間接着は温存したまま，細胞をシート状に回収することができる．

これまでに，岡野らは，皮膚角化細胞，膀胱上皮細胞，心筋細胞などの細胞を用いてシートを製作して発表している[4〜6]．また，口腔粘膜上皮細胞に関しては大阪大学との共同研究で臨床試験を行っており，眼科領域での難治症例といわれているスティーブンスジョンソン症候群や瘢痕性角結膜症の患者へシートの移植手術を行い，移植後に良好な視力の回復が得られていることをすでに報告している．

2. 歯根膜細胞シート

筆者らの教室で行っている東京女子医科大学との共同研究による歯根膜細胞シートの作製について，具体的なシートの製作方法について以下に紹介したい．

歯根膜細胞シートを作製するにあたり，矯正的理由により抜歯の必要な小臼歯を患者に対し十分な説明の後，患者の同意を得て実験に用いた．抜去歯の歯根中央部3分の1より歯根膜組織を採取し，アウトグロース法[*2]にて歯根膜細胞を採取した．その後，継代を繰り返し，4〜6代目の細胞を歯根膜細胞シート作製に用いた．得られた歯根膜細胞を温度応答性培養皿に播種し，37℃，5%CO_2環境下で約4週間培養を行った．この温度下では，温度応答性培養皿表面は通常のポリスチレン製の培養皿表面と同等の疎水性を示し，歯根膜細胞は培養皿表面上に付着し増殖することができる．歯根膜細胞が培養皿にコンフルエント（増殖し満たされた状態）になったのを確認して，温度応答性培養皿を20℃，5%CO_2のインキュベーターに移動し，約30分静置した．この温度下では温度応答性培養皿表面は親水性を示し，歯根膜細胞は培養皿表面上に付着できず，培養皿表面から剥がすことができる．その際に，細胞間の接着は保たれるため，歯根膜細胞をシート状に剥がすことができる．得られたものを歯根膜細胞シートとして使用した．図に得られた歯根膜細胞シートを示す（図3a）．

3. *in vitro*での評価

歯根膜細胞シートの性質を調べるため，*in vitro*での評価を行った[8]．図4は蛍光顕微鏡下で剥がした歯根膜細胞シートと細胞が剥がれたあとの培養皿表

---

*2　アウトグロース法：生体から組織を採取し，採取した組織を培養液中に浸しておくことで組織より増殖し，組織の外に増え出てくる細胞を培養して細胞を得る方法．

[シートの in vitro での評価]

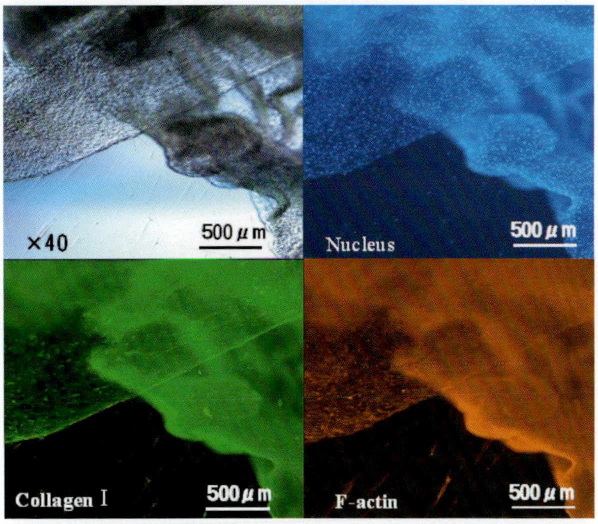

解説：図4　培養皿より剥がした歯根膜シート蛍光顕微鏡像

細胞が密に接しながらシート状に回収され，細胞外マトリックスも温存されている．

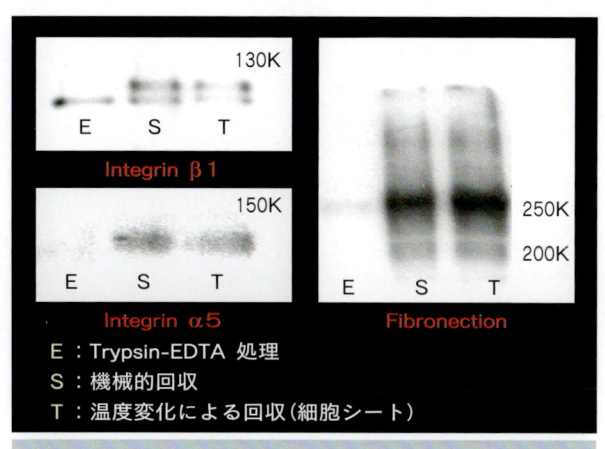

解説：図5　Western Blot法による評価

細胞シートによる回収では，機械的に回収した場合と同様に細胞間接着因子，細胞外マトリックスが温存され，非侵襲的に細胞が回収されている．

E：Trypsin-EDTA 処理
S：機械的回収
T：温度変化による回収（細胞シート）

面を観察した像であるが，核染色でわかるように培養皿上には細胞が残らずきれいに歯根膜細胞シートが剥がれている．細胞も互いに密に接していて，細胞間での接着も温存されている．またTypeⅠコラーゲンやF-actinといった細胞外マトリックスが温存されたまま歯根膜細胞シートが作製されているのがわかる．

さらに，歯根膜細胞シートが細胞間接着を温存しているのを確認するために，Western blot法を用いて検討した．方法としては，歯根膜細胞を温度応答性培養皿に播種し培養後，従来法による回収（Trypsin/EDTA処理），機械的に回収（Scraping），温度変化による回収（歯根膜細胞シート法）の3種の方法により細胞を回収し，それぞれの方法において細胞間接着因子であるintegrin β1, integrin α5，また細胞外マトリックスであるフィブロネクチンについて評価した．その結果，従来法により細胞を回収した際と比較して，温度変化により回収した際には機械的に回収した際と同様にintegrin β1, integrin α5, フィブロネクチンが温存された状態で細胞が回収された（図5）．これにより，温度応答性培養皿を用いることで細胞間接着を維持したまま細胞に対して非侵襲的に歯根膜細胞シートを製作することが可能であることが確認された．

4. in vivo での評価

歯根膜細胞シートを歯周組織欠損に応用した際におこる治癒について観察することを目的として，ビーグル犬を用いて組織学的評価を行った[9]．

まず，前臼歯を抜歯し，歯根膜細胞を培養して歯根膜細胞シートを作製した．続いて左右下顎臼歯の近心根に対し裂開状の歯周組織欠損を製作し，実験側には歯根膜細胞シートと担体を，対照側には担体のみを設置し，弁を復位縫合した．担体は，ヒアルロン酸担体（提供：生化学工業株式会社）を用いた．

図6に実験側の術中写真を示す．8週の観察期間の後，組織を採取し脱灰標本を作製して欠損中央付近について光学顕微鏡下にて観察した．観察期間を通じて，両側ともに著明な炎症反応なく肉眼的に良好な治癒経過を示した．組織切片においては，両側ともに上皮の歯根側への埋入は歯冠側寄りで止まっていた．実験側においては歯冠側寄りに限局して骨様硬組織が認められた．対照側ではそのような組織は認められなかった（図7）．さらに強拡大像にて観察すると，実験側では骨様硬組織，歯根膜様組織，セメント質様硬組織の再生が認められ，骨様硬組織，セメント質様硬組織に対して垂直な線維の埋入が認

[シートのin vivoでの評価①]

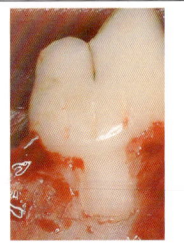

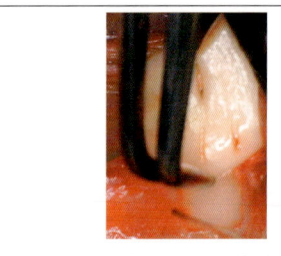

欠損製作後	細胞シートを適応	適応後
a	b	c

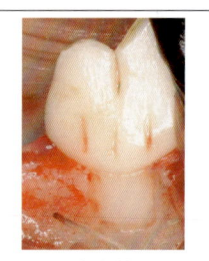

解説：図6　術中写真（実験側）

a：イヌ下顎に対し粘膜骨膜弁を形成し，第一臼歯の近心根頬側に裂開状の歯周組織欠損を作製した．歯根面はルートプレーニングし，セメント質を除去した．*b，c*：作製した欠損に対して実験側では歯根膜シートと担体，対照側では担体のみを適用した．適用後，弁を復位縫合し，8週間経過観察した．

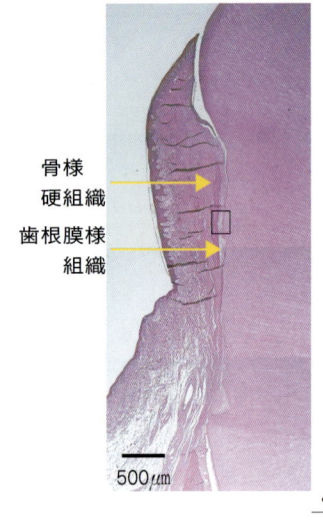

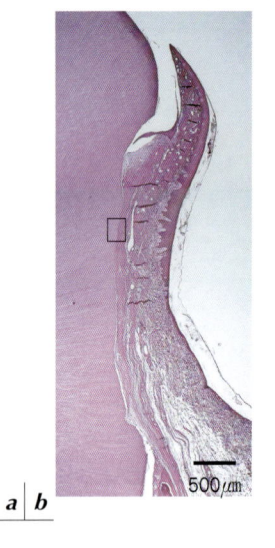

骨様硬組織
歯根膜様組織

a | b

解説：図7　組織切片（頬舌断，弱拡大像）

*a*では，歯冠側よりに限局して骨様硬組織，歯根膜様組織が認められた．
*b*ではそのような組織は認められなかった．
（H.E.染色）

a：実験側（歯根膜シート＋ヒアルロン酸シート）
b：対照側（ヒアルロン酸シートのみ）

められ，一方，対照側ではそのような構造は認められなかった（図8）．以上より，歯根膜細胞シートを用いることにより，イヌにおいても，歯周組織の再生が起こる可能性があることが示唆された．現在，頭数を増やしてさらに検討を行っている．

5．まとめ・展望

今回紹介した歯根膜細胞シートは，単層で用いたものだが，このシートは重ねることが可能で，現在重層シートの研究も行っている．歯周組織の再生を考える際には，骨，歯根膜，セメント質の再生が必要であるが，この技術を応用して，骨側には骨芽細胞シート，中央に歯根膜細胞シート，歯根側にはセメント芽細胞シートといった再生したい組織にあわせたシートを製作することでより理想的な再生が得られる可能性も考えている．この細胞シート法は，口腔粘膜を用いてシートを作り，角膜が得られない患者に用いて好成績を得た大阪大学での研究が「New England Journal of Medicine[7]」に掲載されるなど他の組織でも再生に用いるための実用化が進んでいる．また，歯周組織に関していえば，現在用いられているインプラントの周囲にシートを応用する，歯根膜を有するインプラントの製作も検討しており，現在動物実験を行っている（図9）．もし成功裏に研究が進むならば，ヒトは生涯人工歯も含めてすべての歯を保つことが可能になり，そのことは歯科界にとっても，患者のQOLの向上にとっても有益であり，今後の歯科医療のなかで素晴らしい研究成果となる可能性を秘めている．

[シートのin vivoでの評価②（H.E.染色）]

解説：図8　組織切片（強拡大像）

a：実験側（歯根膜シート＋ヒアルロン酸シート）
b：対照側（ヒアルロン酸シートのみ）
　B：骨様硬組織, P：歯根膜様組織,
　C：セメント質様硬組織, D：象牙質, CT：結合組織　　（H.E.染色）

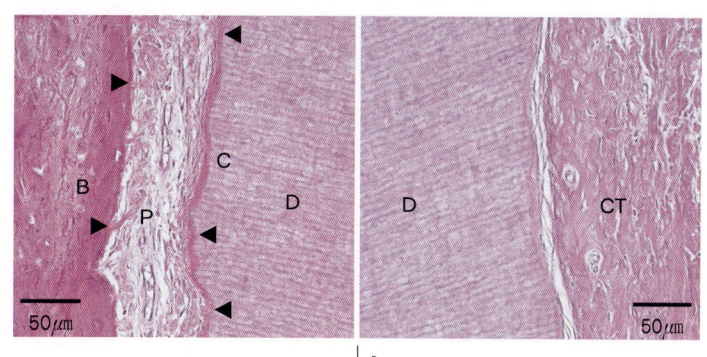

[歯根膜を有するインプラント]

解説：図9　重層シート，歯根膜付きインプラント

歯根膜を有するインプラントの作製を検討し，動物実験を行っている．

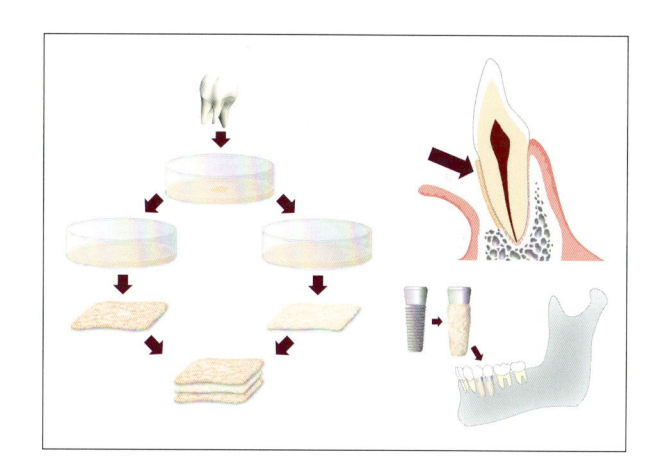

現在，歯根膜細胞シートは，臨床への応用に向け臨床研究の申請を行っており，日本発の歯周組織再生療法として，歯根膜細胞シートが実際に行えるよう，臨床研究を行っていく予定である．

参考文献

1. Melcher AH. On the repair potential of periodontal tissues. J Periodontol 1976；47（5）：256-260.
2. Karring T, Lindhe J and Cortellini P. Regenerative periodontal therapy. Clinical Periodontology and Implant Dentistry, Lindhe J, Karring T and Lang NP, Blackwell Munksgaard, Copenhagen, 4 th ed 2003；650-704.
3. Yamada N, Okano T, Sakai H et al. Thermo-responsive polymeric surfaces; control of attachment and detatchment of cultured cells. Macromol Chem Rapid Commun 1990；11：571-576.
4. Yamato M, Utsumi M, Kushida A, Konno C, Kikuchi A, Okano T. Thermo-responsive culture dishes allow the intact harvest of multilayered keratinocyte sheets without dispase by reducing temperature. Tissue Eng 2001；7（4）：473-480.
5. Shimizu T, Yamato M, Isoi Y, et al. Cardiac tissue engineering based on novel cell-sheet manipulation techniques utilizing temperature-responsive culture surfaces. In Tissue Engineering for Therapeutic Use6, ed by Ikada Y, Umakoshi U, Hotta T. Amsterdam, Elsevier Science B. V. 2002；57-66.
6. Shimizu T, Yamato M, Isoi Y, Akutsu T, Setomaru T, Abe K, Kikuchi A, Umezu M, Okano T. Fabrication of pulsatile cardiac tissue grafts using a novel3-dimensional cell sheet manipulation technique and temperature-responsive cell culture surfaces. Circ Res 2002；22；90（3）：e40.
7. Nishida K, Yamato M, Hayashida Y, Watanabe K, Yamamoto K, Adachi E, Nagai S, Kikuchi A, Maeda N, Watanabe H, Okano T, Tano Y. Corneal reconstruction with tissue-engineered cell sheets composed of autologous oral mucosal epithelium. N Engl J Med 2004；16；351（12）：1187-1196.
8. Hasegawa M, Yamato M, Kikuchi A, Okano T, Ishikawa I. Human periodontal ligament cell sheets can regenerate periodontal ligament tissue in an athymic rat model. Tissue Eng 2005；11（3-4）：469-478.
9. Akizuki T, Oda S, Komaki M, Tsuchioka H, Kawakatsu N, Kikuchi A, Yamato M, Okano T, Ishikawa I. Application of periodontal ligament cell sheet for periodontal regeneration：a pilot study in beagle dogs. J Periodontal Res 2005；40（3）：245-251.

1-2.4 歯周組織・再生 <近未来> research

幹細胞を応用した歯周組織再生

山田陽一[1]／各務秀明[2]／上田　実[3,4]

1：名古屋大学医学部附属病院遺伝子・再生医療センター　2：名古屋大学医学部組織工学講座
3：名古屋大学大学院医学系研究科頭頸部・感覚器外科学講座・顎顔面外科学
4：東京大学医科学研究所幹細胞組織医工学研究部門歯胚再生学

要約

再生医療の主要3要素は細胞，足場，増殖因子（生理活性物質）である．筆者らは細胞として骨髄由来の未分化間葉系幹細胞（mesenchymal stem cells：MSCs），足場（scaffold）また，増殖因子として多血小板血漿（platelet-rich plasma：PRP）を用いた注入型培養骨による歯周組織再生療法の研究を進めている．筆者らの研究では天然のセメント質と同じ有細胞セメント質と無細胞セメント質よりなるセメント質が形成される本当の意味での歯周組織の再生に成功している．この新しい再生療法は，毒性，免疫拒絶がない，注入しやすい，そして，患者負担が少ないという特徴をもっている．

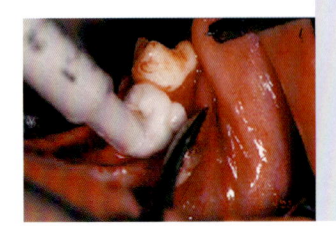

CONTENTS & KEY WORD

- 従来の再生療法
  GTR法／エムドゲイン®
- 幹細胞と再生医療
- 適応症と術式
  幹細胞を用いた歯周組織再生治療／MSCsの細胞特性・安全性／従来法との差別化

はじめに

わが国の歯周病患者数は約4,000万人で，40歳以上の患者の約2割が重症といわれている．歯周病は歯周病原性細菌によって惹起される炎症性疾患であり，進行すると歯を支えている硬・軟組織が破壊されるため，歯を喪失する主要な原因の1つとなっている（図1）．

しかし，最近まで歯周病患者に対して行われていたことは，ブラッシング指導，スケーリング，ルートプレーニングなどの基本治療を行い，炎症性組織や歯石などの異物を除去する原因除去療法にすぎなかった．したがって，出血をなくすこと，あるいは歯周ポケットを3mm以下にすることなどが治療目標の1つとされてきた．

ゆえに，比較的軽い歯周疾患であれば，歯や歯周組織を清潔に保つ治療の継続で治すことができたが，炎症が歯肉の深部にまで進行して歯周組織の破壊が著しい場合における歯周組織の再生は困難とされてきた．

[歯周病，再生医療の概念]

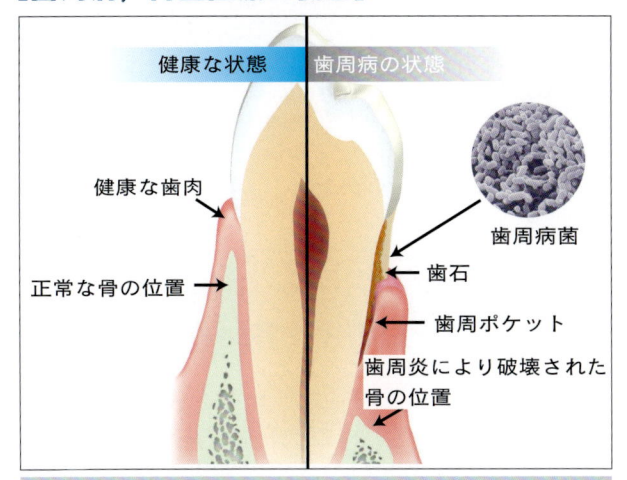

解説：図1　歯周病

健康な状態と歯周病の状態を図示する．

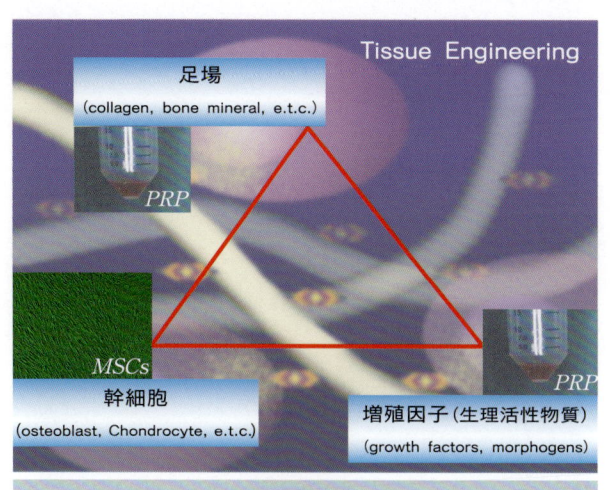

解説：図2　再生医療の概念

再生医療は細胞，足場，増殖因子（生理活性物質）の3要素より構成される．

1. 従来の再生療法

近年，歯周病により喪失した歯槽骨，セメント質，歯根膜，歯肉などの歯周組織の再生を目的とした治療法が行われるようになってきた．現在，日本で行われている治療法は歯周組織再生誘導法（guided tissue regeneration：以下，GTR法）とエナメル基質タンパク（EMDOGAIN®：以下，エムドゲイン®）を使用した再生治療である．

1. GTR法

GTR法はゴアテックス®などの細胞遮断膜（メンブレン）を歯周組織欠損部に設置することで増殖能が旺盛な線維芽細胞と歯肉上皮細胞の欠損部への侵入を防ぎ，欠損部における歯槽骨とセメント質の基となる幹細胞の成長を期待する治療法である．この治療法はNymanらによって提唱された．1982年にNymanらにより，47歳の男性の下顎切歯にミリポアフィルターを設置して上皮と歯肉結合組織を排除し，3か月後に抜歯して組織学的評価をした結果，新生セメント質の添加をともなった歯根膜の再生（新付着）が認められたことが報告された[1]．

2. エムドゲイン®

エムドゲイン®はブタの発生期歯胚から抽出されたエナメル基質タンパクである．歯根セメント質の形成に関与し，二次的に歯槽骨，歯根膜の再生を施すとされる[2]．

この2つの方法により再生される歯周組織，とくにセメント質の差異が報告されており，GTR法では有細胞セメント質が，エムドゲイン®では無細胞セメント質が形成されると報告されている[3〜5]．したがって，これら2つの方法で十分な再生が行われるとは言明できず，近未来的には組織再生能力にすぐれる幹細胞を用いた本当の意味での歯周組織再生療法が期待されている．

そこで，筆者らは喪失した歯周組織の再生を目的とした，ティッシュエンジニアリング（tissue engineering：組織工学）による幹細胞を応用した治療法を研究している．

2. 幹細胞と再生医療

再生医療は細胞（幹細胞），足場，増殖因子（サイトカイン）[6]という3要素の力による組織再生を目的とした組織工学を基とした医療である（図2）．再生医療では細胞と足場を組み合わせることで自在に生体

[骨再生量の比較]

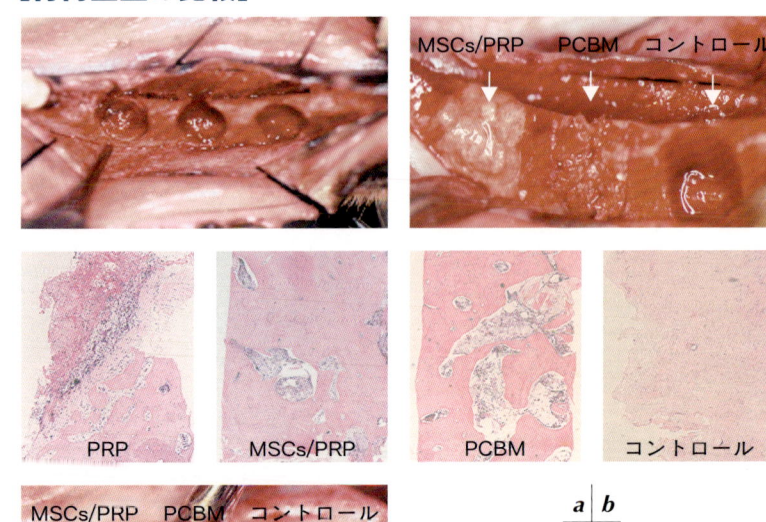

解説：図3　注入型培養骨による骨再生

- **a**：イヌの下顎骨に10mmの骨欠損をトレフィンバーにて作製した．
- **b**：欠損部を欠損のみ（コントロール群），PRP塗布のみ，自家骨（PCBM）移植，培養骨（MSCs/PRP）の4群に分けて処理した．
- **c**：8週間後に組織学的評価をした．結果，培養骨群により良好な骨再生が得られた．
- **d**：欠損作製部位にインプラントを埋入した．コントロール群に顕著な骨不足が認められる．

組織や臓器を再生させることができるため[6]，ドナー不足と免疫拒絶という問題を抱える臓器移植にかわる医療としても注目されている．

幹細胞には胚性幹細胞（embryonic stem cells：以下ES細胞）と組織幹細胞がある．ES細胞は体を構成するほとんどすべての細胞への分化能をもつ万能細胞といわれ，医療への応用が期待されている．しかし，初期胚から細胞を取り出すことから，現在のところ，倫理的問題[*1]などにより臨床応用するまでにはまだ時間がかかると思われる．組織幹細胞は多くの組織に分化し，損傷後の組織修復に関わっていることなどが判明している幹細胞である．

筆者らは組織幹細胞に着目し，組織幹細胞として骨髄由来の未分化間葉系幹細胞（mesenchymal stem cells：以下，MSCs）を用いる骨再生の研究を行っている．MSCsは多分化能とすぐれた増殖能をもち，骨，軟骨，脂肪，神経，筋などに分化するといわれている[4]．そして，再生医療の3要素のなかの足場かつ増殖因子として，自己血液から遠心分離することで採取した多血小板血漿（platelet-rich plasma：以下，PRP）を用いており，MSCsと組み合わせて使用している．なお，PRPは自己トロンビンを加えることでゲル化させることができる．この方法を筆者らは注入型培養骨による骨再生（以下，培養骨）と呼んでいる．

筆者らは培養骨による骨再生能について，現在ゴールドスタンダードとされる自家骨との比較検討を行った．その結果，MSCs群は自家骨（particulate cancellous bone and marrow：以下，PCBM）と変わらない骨形成能を有していた（図3）[8,9]．

つぎに，この骨形成が移植したMSCsによるものかをGFP（green fluorescent protein）遺伝子[*2]を導入したレトロウイルス[*3]をMSCに感染させることにより検討した．その結果，2，4，8週ごとに移植したMSCsによる骨形成が骨形成過程にしたがって行われていたことが明らかとなった（図4）．さらに，再生された骨形成過程についてscanning electron microscopy（以下，SEM）像により観察した．

[*1] 倫理問題：初期胚とは受精卵が細胞分裂していく過程のなかで分裂初期（細胞数がだいたい2〜16個の間）の細胞をさし，人体を構成するあらゆる細胞に分化する能力があり，移植時に発生する拒絶反応を免れる機能ももっている．しかし，生命の根源に手を伸ばすことになるため，踏み込むべきではないという意見もあり，倫理面で多くの議論が世界的になされている．

[HE像にみる骨形成過程]

解説：図4　レトロウイルスを応用した幹細胞の動向

　GFP遺伝子を組み込んだレトロウイルス（Retrovirus vector）を応用して，培養骨（MSCs/PRP）により再生された骨形成過程を観察した．HE像（ヘマトキシリンエオジン染色）では培養骨によって形成された骨がGFP遺伝子の緑色の発光にて確認できる．（B：2週後，D：4週後，F：8週後）．

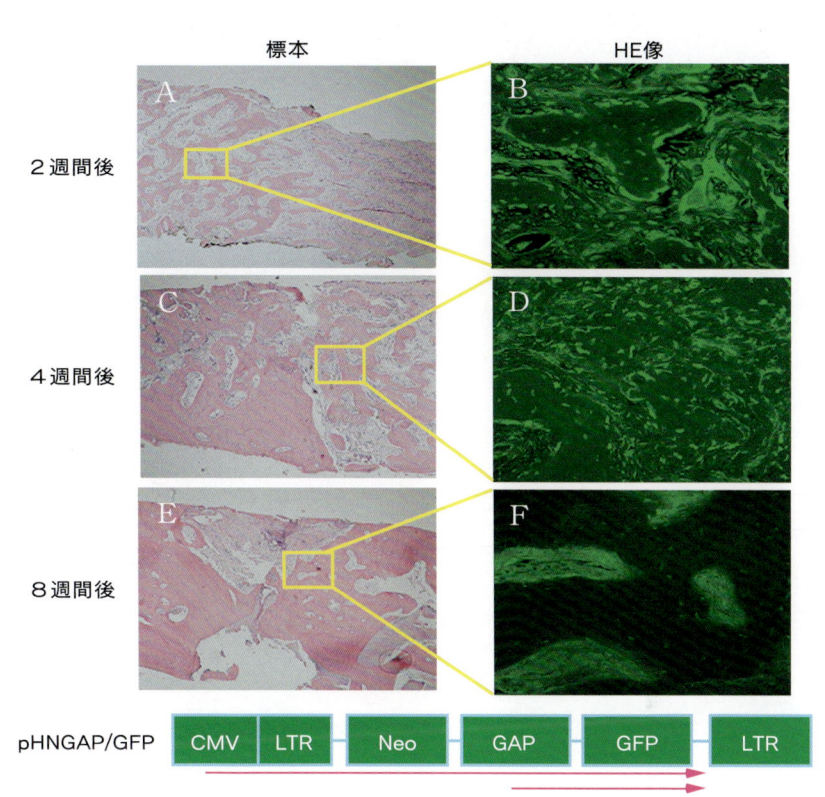

pHNGAP/GFP： CMV — LTR — Neo — GAP — GFP — LTR

CMV：サイトメガロウイルスプロモーター，LTR：長末端反復，Neo：ネオマイシン遺伝子　GAP：GAPDHプロモーター，GFP：GFPタンパク

　結果，コントロール群とPRP群の組織では2週後において線維性組織による再生が進んでいるのに対し，MSCs/PRP群では良好な骨再生が観察された．また，PCBM群では一部移植骨の吸収過程が観察された（図5）．機械的強度を測定することで骨強度について比較したところ，ミクロ所見（図6）と一致し，培養骨による骨再生は初期の段階から強固な骨再生が得られていることが明らかとなった．つまり，PRPによる骨再生促進作用が細胞レベルでも働いていることが示唆された．さらに，培養骨の化学的組成についてscanning electron microscopy-energy dispersive X-ray spectroscopy法（以下，SEM-EDS法）により検出すると，P（リン），Ca（カルシウム）に富んだ本来の骨組成を呈していることが確認できた（図7）．

　上記のように培養骨の骨としての特性について検討した後，筆者らは幹細胞移植の有効性の検証，安全性の高い細胞移植体系の確立と基準化などに重点をおきながら培養骨の臨床応用を進めた．

　そして，注入型培養骨による骨再生法は，自己の幹細胞と血小板を用いるため，ドナー不足，免疫拒絶という問題を回避できるだけでなく，現在までにインプラント治療のための骨再生へ応用[8〜12]した臨床応用症例が20例を超えており，経過良好であること（図8）[11,12]．また，培養骨を注入型としたことで操作性，賦形性の面ですぐれていることから，筆者らは歯周組織のような複雑な形態を有する欠損に対しても有用であると考察した．

＊2　GFP（green fluorescent protein）遺伝子：紫外線を当てると緑色の蛍光を発するタンパク．
＊3　レトロウイルス：RNAから逆転写酵素を使ってDNAを合成できる（正常的にはRNAはDNAの情報を伝達する仕事を行っている）ウイルス．DNA実験や遺伝子治療にて遺伝子を宿主細胞の染色体に挿入するのに使われる．

[SEM像にみる骨形成過程]

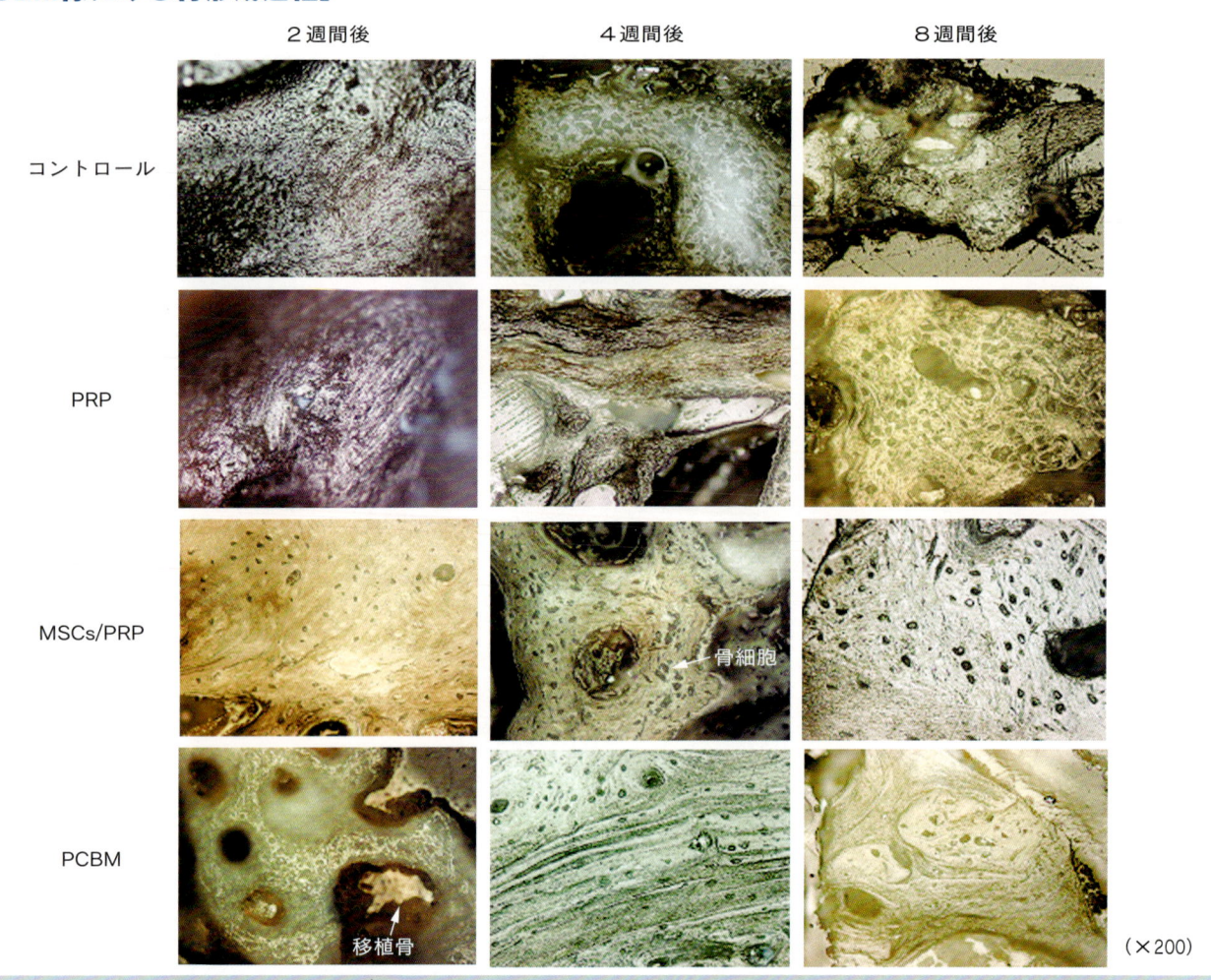

2週間後　　　　　　4週間後　　　　　　8週間後

コントロール

PRP

MSCs/PRP　　　　　　　　　　　　　骨細胞→

PCBM　　　　　　　　　　　　　　　　　　　　　　　　　　　　　（×200）
　　　　　　↑移植骨

解説：図5　再生組織のミクロ所見

　骨形成過程をSEM像により観察した．結果，コントロール群とPRP群の組織では2週後において線維性組織による再生が進んでいるのに対し，MSCs/PRP群では良好な骨再生が観察された．また，PCBM群では一部移植骨の吸収過程が観察された．

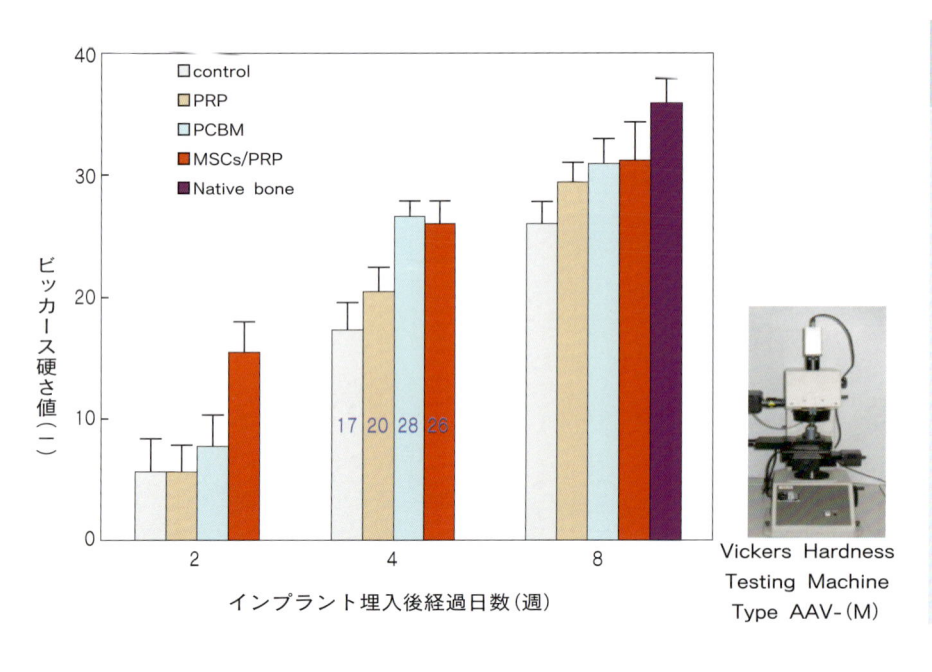

解説：図6　再生骨の物理的強度

　コントロール，PRP，PCBM，MSCs/PRP，そして，母骨のビッカース硬さ試験を行い，機械的強度を測定した．

（グラフ：横軸　インプラント埋入後経過日数（週），縦軸　ビッカース硬さ値（―））
control, PRP, PCBM, MSCs/PRP, Native bone
4週：17　20　28　26

Vickers Hardness Testing Machine Type AAV-(M)

[再生骨の化学的組成と培養骨の臨床応用]

解説：図7　再生骨の化学的組成

Scanning Electron Microscopy-Energy Dispersive X-ray Spectroscopy法(以下, SEM-EDS法)により, C, O_2, Na, Mg, Si, P, Cl, Caの元素組成について検討した. 骨特異的元素P, Caに富んだ本来の骨組成を呈していた.

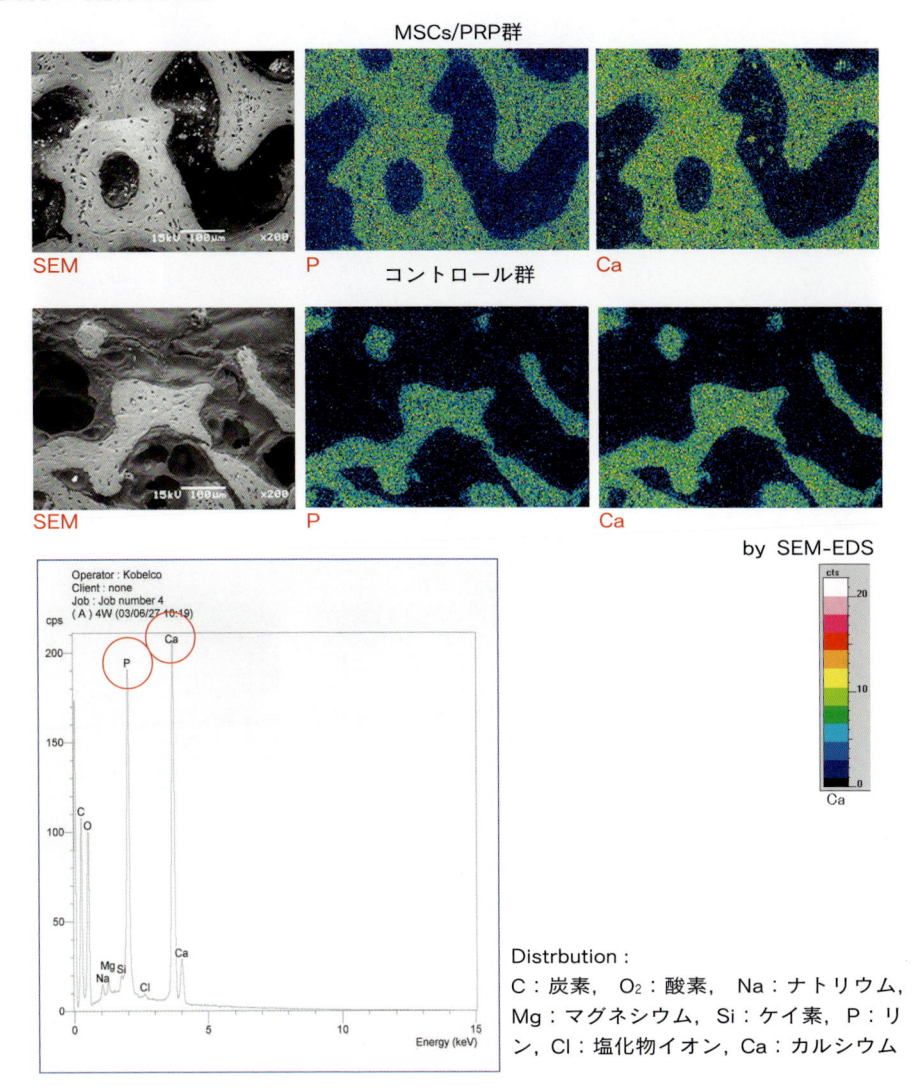

MSCs/PRP群

SEM　P　Ca

コントロール群

SEM　P　Ca

by SEM-EDS

Distrbution：
C：炭素, O_2：酸素, Na：ナトリウム, Mg：マグネシウム, Si：ケイ素, P：リン, Cl：塩化物イオン, Ca：カルシウム

解説：図8　注入型培養骨の臨床応用例

間葉系幹細胞による骨再生の臨床的代表例としてインプラントへの応用症例を示す.
a：インプラント埋入部位は周囲に十分な骨がなく, 骨造成なしには審美的回復が難しいと考えられた.
b：理想的位置にインプラントを埋入したが, 予想されたスレッドの露出が生じた.
c：注入型培養骨をスレッドの露出インプラント周囲に応用した.
d：4か月後, 培養骨により十分な骨の再生が確認された.
e：最終補綴装着後, 良好な咬合再建が達成された.

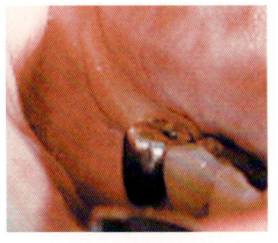

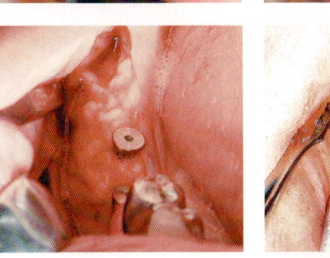

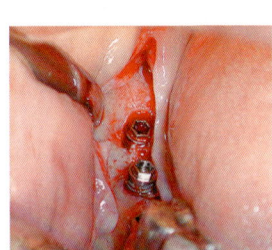

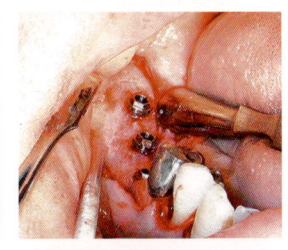

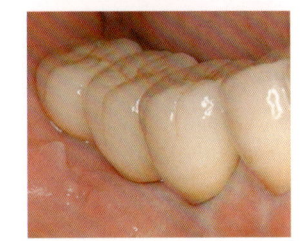

a	b
c	d
e	

[歯周組織再生実験1]

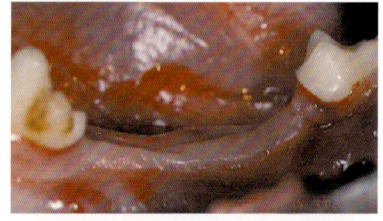

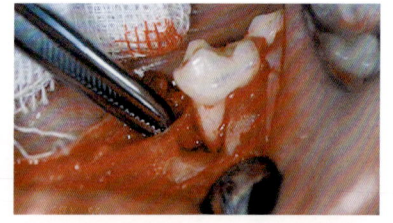

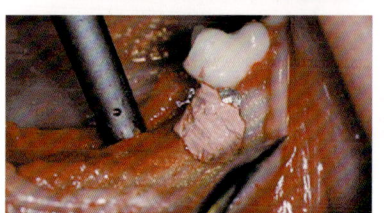

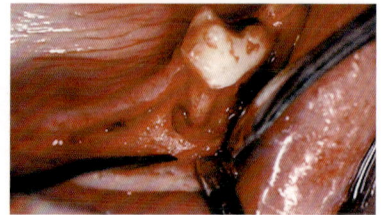

a	b
c	d

解説：図9　歯周組織再生実験

　細菌感染骨欠損歯周病モデルをイヌの下顎骨に作製して歯周組織再生実験を行った．
a：M_1 and $_1M$の抜歯を行った．
b：2か月後に2壁性骨欠損を作製した（深さ5mm，幅3mm，長さ3mm）．
c：さらに，細菌感染モデル作製のため，ガッタパーチャを付与した．
d：2か月後，細菌感染骨欠損歯周病モデルが作製された．

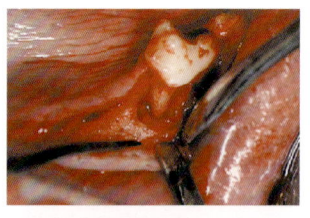

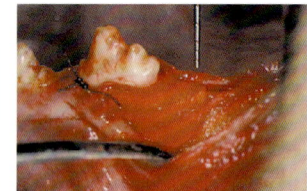

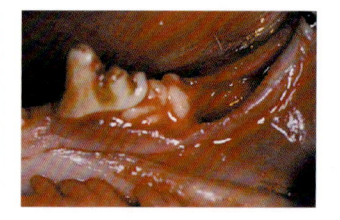

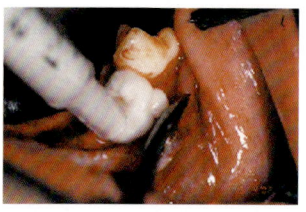

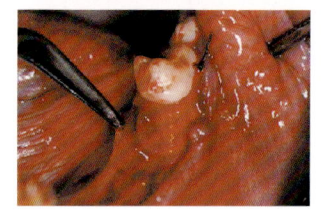

a	b	c	d
e			

解説：図10　比較検討実験群

a：フラップ手術（FO）のみ，b：フラップ手術（FO）＋GTR法
c：幹細胞と多血小板血漿の応用（MSCs/PRP）
d,e：GTR法と幹細胞，多血小板血漿の併用（GTR/MSCs/PRP）

3．適応症と術式

1．幹細胞を用いた歯周組織再生治療

　筆者らは培養骨の歯周組織再生能を検討するために動物実験を行った．イヌの下顎骨に移植実験の2か月前に深さ5mm，幅3mm，高さ3mmの2壁性骨欠損を製作し，さらに歯周病感染モデルを製作した（図9）．コントロール（対照群）は陰性対照（negative control）群としてスケーリング，ルートプレーニングを注意深く行ったフラップ手術（FO），陽性対照（positive control）群としてフラップ手術（FO）とGTR法を組み合わせたもの，実験群として幹細胞とPRPを用いた培養骨（MSCs/PRP）とGTRと培養骨の併用（MSCs/PRP/GTR）で比較し（図10），組織学そして組織形態学的に上皮の介入率，新生セメント質，新生骨について評価した（図11）．

　その結果，培養骨による歯周組織再生療法はGTR法と比較しても上皮の介入も防ぐことできており（図12a），新生骨量には大きな違いはみられなかったものの（図12b），新生セメント質の再生能力にすぐれ，FO，GTR法と比較しても高値を示した（図12c）．さらに詳細に検討した結果，GTR法で再生されたセメント質は有細胞セメント質であったのに対し，培養骨により再生されたセメント質は天然のセメント質と同じ有細胞セメント質と無細胞セメント質で構成されていた（図13）．したがって，筆者らは本当の意味での歯周組織再生が行われたと考えている．

　また，筆者らは上皮介入のバリアーとして遮断膜を用いることが期待する効果を生むかどうかに疑問を残した．なぜなら，遮断膜は，上皮介入の遮断だけでなく，歯肉弁への血液供給の遮断膜でもあるからである．遮断膜が再生量に直接反映されていること（図12b）を考慮すると，遮断膜の併用を行うこと

1-2.4 幹細胞を応用した歯周組織再生

[歯周組織再生実験2]

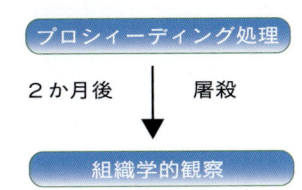

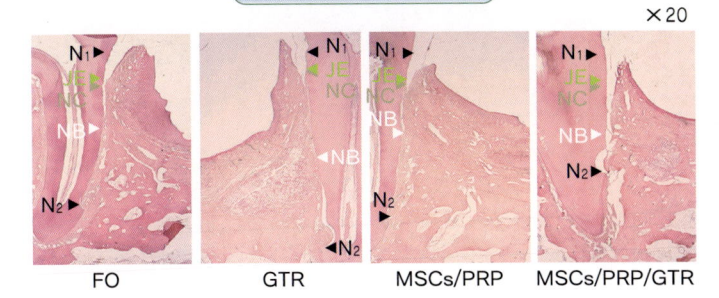

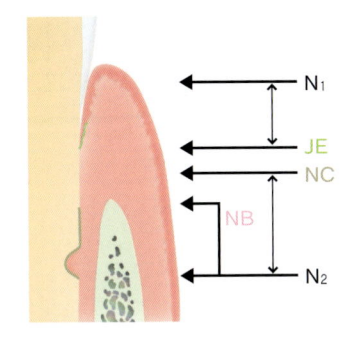

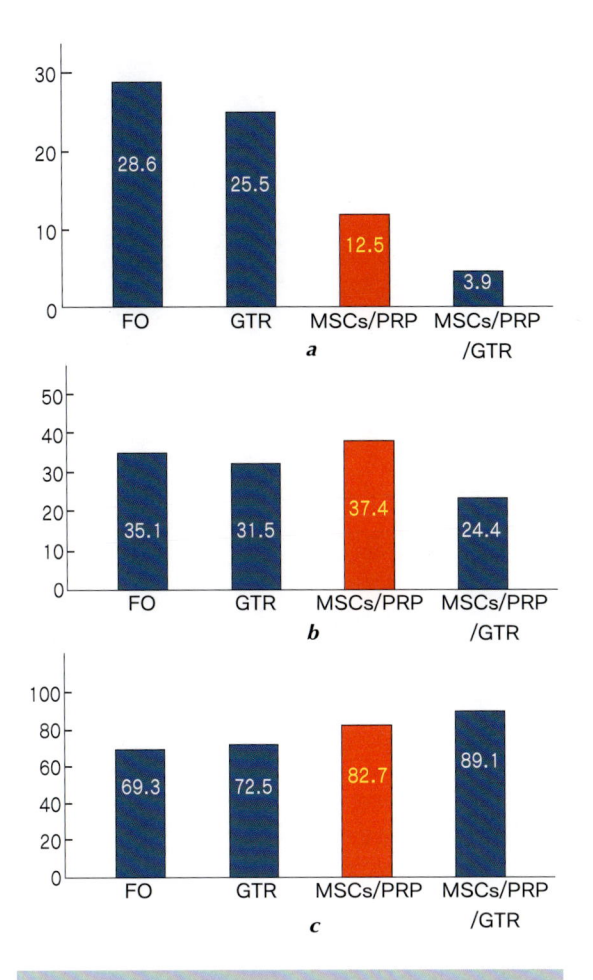

解説：図11　組織学的，組織形態学的評価

上皮の介入率，新生セメント質，新生骨を計測した．GTR法において組織標本でメンブレンの吸収過程が観察される．

解説：図12　組織形態学的評価

- **a**：接合上皮介入率(%)，Junctional epithelium(N1-JE)．MSCs/PRP，MSCs/PRP/GTR法ではFO，GTR法に比べ上皮の介入は少ない状態が観察される．
- **b**：再生歯槽骨量(%)，New bone(N2-NB)．再生後2か月後では歯槽骨形成率に大きな違いはみられなかった．
- **c**：再生セメント質量(%)，New cementum(N2-NC)．最小値はFOの69.3%，最高値はMSCs/PRP/GTR法の89.1%であった．

は本実験における上皮介入率から考えても，利点が欠点を上回るとは考えにくかったため，臨床応用においては併用しないこととした．

筆者らはこの基礎研究をいしずえとして，臨床応用を計画した．臨床応用時の治療の流れを紹介する（図14）．まず，局所麻酔下で腸骨から骨髄液を約15mL程度採取する（図14a）．この操作は外来で可能であるため，患者は入院などの必要はなく，およそ30分の時間を要する程度である．この自己腸骨骨髄液から間葉系幹細胞(MSCs)を分離，播種し，1か月程培養して必要な細胞数まで増殖させる（図14b, d）．手術前日に遠心分離により生成したPRP（図14e）とMSCsを術中に混合し（図14f），歯周組織再生治療に用いた（図14g）．

［歯周組織再生実験3］

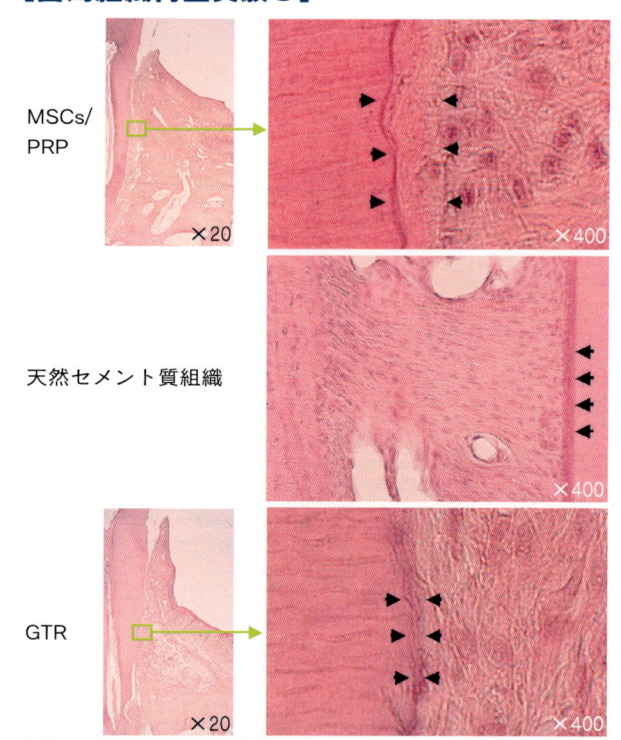

解説：*図13* 再生セメント質

　MSCs/PRP法により再生されたセメント質は有細胞セメント質と無細胞セメント質より構成されるのに対し，GTR法により再生されたセメント質は有細胞セメント質のみを呈する．

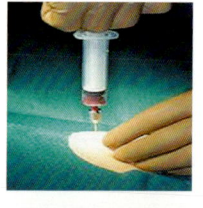

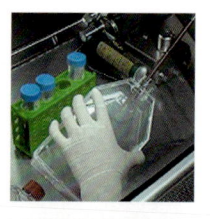

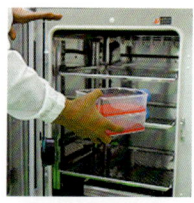

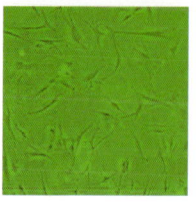

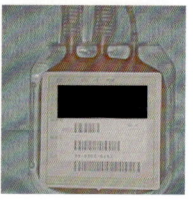

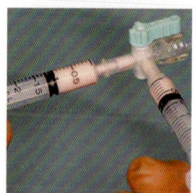

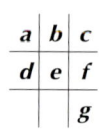

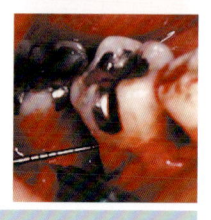

解説：*図14* 培養骨移植術の歯周組織再生への臨床応用プロトコール

a：腸骨より骨髄液を採取．
b,c,d：未分化間葉系幹細胞（MSCs）を分離し，培養する．作業はクリーンベンチ内で無菌的に行われる．
e：PRPを生成する．
f：PRPとMSCsを術中混合する．
g：歯周病治療に応用する．

［MSCsの検討1］

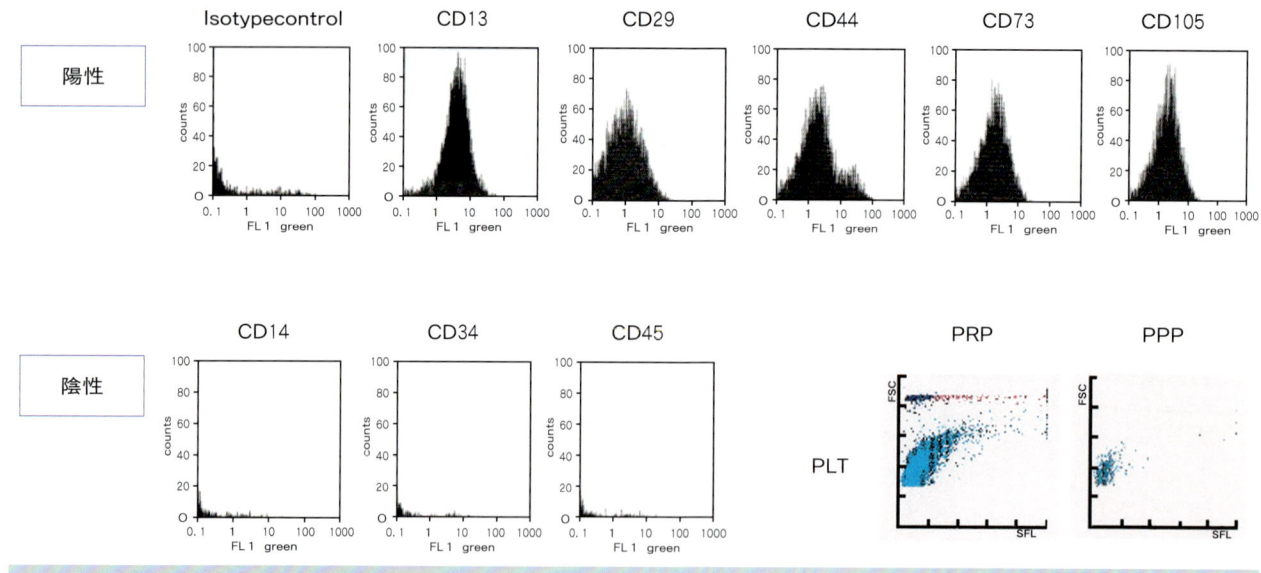

解説：*図15* MSCs，PRPの細胞特性

　MSCsの細胞特性・安全性についても検討を行った．間葉系幹細胞に特異的とされる細胞表面抗原（CD13, 29, 44, 73, 105）は陽性であり，造血細胞に特異的とされるCD14, 34, 45は陰性であった．PRP，PPPの解析の結果，PRPでは血小板の濃縮が確認できる．

1-2.4 幹細胞を応用した歯周組織再生

[MSCsの検討2]

解説：図16　マイコプラズマ感染試験
- **a**：Vero細胞のみ（陰性対照）
- **b**：NCC-IT-A3細胞とVero細胞の共培養（陽性対照）
- **c**：NUIB-01B細胞とVero細胞の共培養（検体）

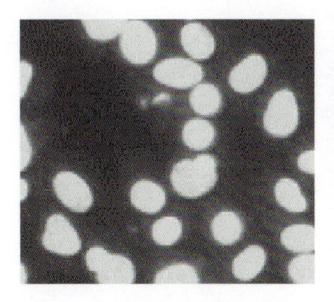

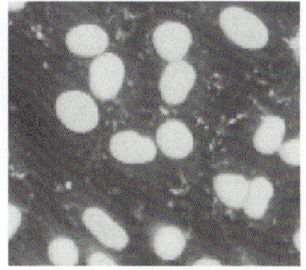

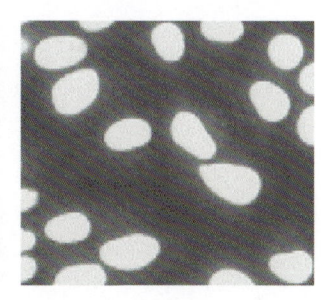

解説：表1　ヒト培養骨作成用培養幹細胞（培養初期，後期細胞）の染色体数分析

Number of chromosome	Primary culture in MSCs Frequency of nucleus (%)	The latter culture term in MSCs Frequency of nucleus (%)
42	0 (0)	1 (1.0)
43	0 (0)	0 (0)
44	0 (0)	1 (1.0)
45	6 (6.0)	4 (4.0)
46	92 (92.0)*	91 (91.0)*
47	2 (2.0)	3 (3.0)
total	100 (100)	100 (100)

*: value of maximal frequency

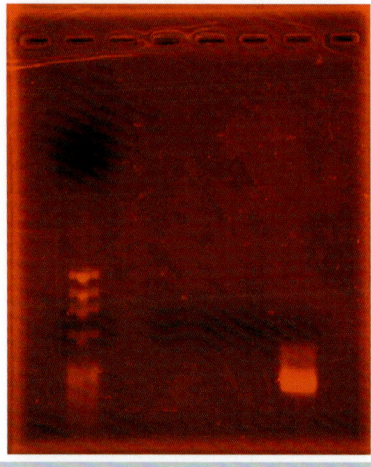

解説：図17　マイコプラズマ感染有無のPCR法による検出
- スロット1, 3, 8：未使用
- スロット2：φ×174／HaeIII
- スロット4：ブランク
- スロット5：Vero細胞のみ（陰性対照）
- スロット6：NUIB-01B細胞とVero細胞の共培養（検体）
- スロット7：NCC-IT-A3細胞とVero細胞の共培養（陽性対照）

2. MSCsの細胞特性・安全性

　筆者らはこの臨床応用を前に，MSCsの細胞特性・安全性についても検討を行った．MSCsの細胞表面抗原による検討を行った結果，MSCsに特異的とされるCD13，CD29，CD44，CD73，CD105（細胞表面抗原）などは陽性であり，造血幹細胞に特異的とされるCD14，CD34，CD45は陰性であった（図15）．

　また，培養初期と後期（移植前）細胞のマイコプラズマ汚染[*4]の有無を，指標細胞であるVero細胞と1週間共培養を行って，蛍光染色法（図16）と，培養上澄を用いたPCR法[*5]にて調べた．このPCR法は

[*4] マイコプラズマ：おもに気道周辺に感染する病原体．上気道炎，気管支炎，肺炎などを引き起こす．
[*5] PCR (polymerase chain reaction)：ポリメラーゼ連鎖反応．DNAセグメントの大量合成技術．
[*6] スペーサー領域 (spacer region)：構造遺伝子間にあるDNAの非転写領域
[*7] プライマー：DNAを酵素的に合成できるDNA断片（20～30塩基対）．DNAの二重螺旋は決まった塩基と塩基が組で対合しており，これを塩基対という．

a	b	c
d	e	f

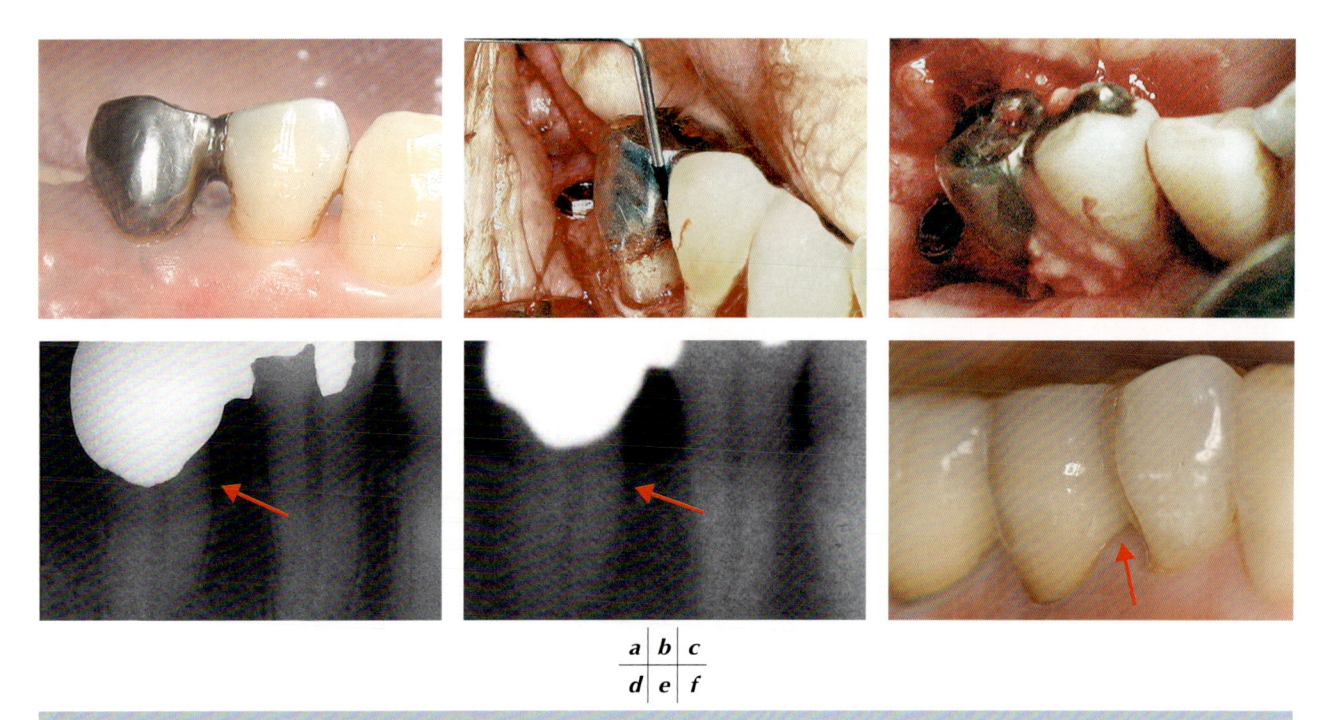

解説：*図18*　培養骨移植術の歯周組織再生療法への応用

a：術前の肉眼所見．
b：術中所見．フラップ手術時後．
c：術中所見．培養骨注入時．
d,e：再生治療前後のエックス線写真所見．
f：歯周組織再生療法後1年．歯間乳頭の再生がみられる．

細胞から得られた鋳型DNAを用いて，マイコプラズマのrRNA16S-23S遺伝子のスペーサー領域（spacer region）[6]に設定した2組のプライマー[7]によるnested PCRを行った．その結果，培養細胞におけるマイコプラズマ汚染は確認されなかった（*図17*）．

さらに培養過程における性状変化の有無を調べるために核型分析も行った．まず，ギムザ染色（普通染色（Romanowsky染色ともよばれる）の1つで細胞形態（とくに核内構造の観察にすぐれている）を血液学的に検索する基本的手法である）標本を用いて100核板の染色体数を調べたところ，培養初期細胞および培養後期細胞ともに最頻値は46本であり，正常ヒト細胞と一致した．また，染色体数頻度の構成に大きな変化は認められなかった（*表1*）．つぎに，キナクリン・ヘキスト2重染色による染色体分染を行い，10核板についてバンドパターンを正常ヒト染色体と比較した結果，すべての核板バンドパターンが正常ヒト染色体と一致し，欠失，転座，重複など，染色体レベルで確認できる異常は存在しなかった．以上から，培養細胞期間では細胞遺伝学的性状に変化は認められないと考察できる．

3．症例

上記に記した細胞の安全性についての検討後に筆者らが行った臨床応用症例を提示する．術前診査ではプロービングデプスが5mm存在し，プロービング時の出血もみられた（*図18a*）．ブラッシング指導，スケーリング，ルートプレーニングなど歯周基本治療を行った後，フラップ手術（*図18b*）と同時に注入型培養骨を用いて歯周組織再生手術を行った（*図18c*）．術後4か月で，プロービングデプスは1mmに減少し，出血もなくなり，さらに歯間乳頭の再生にも成功した．エックス線所見においても不透過性が亢進し，歯槽骨組織の裏打ちによる歯周組織再生の

可能性が示された（図**18d**）．現在再生治療後1年半が経過し，歯周組織は良好な状態を維持している（図**18e**）[13]．今後，歯周組織を健康な状態に維持していくことが大切であり，患者自身によるプラークコントロールの必要性はもちろんのこと定期的経過観察を行っていく．

4. 考察

上記した幹細胞の応用を含め，一般臨床医が再生治療で効果を得るための注意点は何であろうか．まず，歯槽骨だが，リモデリングのメカニズムを考慮すると，骨欠損内を徹底的にデブライドメントし，再生を阻害するものを十分除去しておくこと，骨の再生に必要なスペースを確保すること，そして，そのなかに血餅などを保持することが最優先となる．また，骨欠損状態によっては骨伝導能や骨誘導能などをもつ骨移植材を併用するほうが有利となる．

幹細胞とPRPを応用した筆者らの術式では，セメント質の再形成には，その環境を提供するために，骨との境界から1mmの歯根膜を根面に残しながら，根面に存在する歯石，プラーク，エンドトキシンを含んだ壊死しているセメント質を丁寧に除去する．そして，再生のための供給源の量が豊富であるような骨欠損症例を適応症例と考える．

まとめると，培養骨による再生を獲得するには，診査・診断により適応症例と判断した患者に対して，根面と骨欠損部をしっかりデブライドメントし，根面処理を行う．そして，血餅，マトリックスなどを保持することで，上皮の介入を阻止し，創を安定させ，感染を防ぐために適切な創の閉鎖を行う．

5. 従来法との差別化

GTR法の特徴は組織再生に必要とされる細胞や増殖因子など外来材料を導入するのではなく，環境のみで組織再生を施すという点にある．しかし，手術が煩雑で，ホストの条件次第では十分な組織再生が得られないこともある．また，細胞遮断膜が露出する可能性は70〜80％程度あるとされ[3]，その場合には十分な骨再生が得られない可能性が高くなる．

一方で，筆者らの培養骨は遮断膜を用いずとも，培養骨による歯周組織再生は上皮の介入率，セメント質の形成の観点からもよい結果が得られた．また，注入という簡便な手技にて手術を行うこともGTR法に勝る利点として挙げられる．

エムドゲイン®については塗布後2週間ほどで消失するという報告[2]があり，再生に関わる細胞へ作用する時間に関する問題と，スペースメインテナンスが可能かという問題に未解決部分を残している．また，エムドゲイン®の作用する幹細胞の量や局在によっては十分な再生が得られないこともある．

GTR法では有細胞セメント質が，エムドゲイン®では無細胞セメント質が形成されると報告されている[3〜5]．一方で，今回の研究で確認できたように培養骨により再生されたセメント質は天然のセメント質と同じ有細胞セメント質と無細胞セメント質が形成される．この点で明らかに従来法と差別化できる．さらに患者から採取した幹細胞は凍結保存されており，安全性などが確認されれば今後，再度骨髄穿刺を行うことなく，同一患者のさまざまな疾患に対して応用できる可能性が高いため，患者の身体負担を軽減できる面でも差別化できる．筆者らは今後，採取した幹細胞をバンク化して凍結保存していく予定となっている．

このように注入型培養骨は

①毒性がない
②免疫拒絶がない
③注入しやすい
④侵襲が少ない
⑤患者負担が少ない
⑥細胞は保存することにより繰り返し使用できる

という特徴を兼ね備えており，歯周再生治療に十分応用可能であると思われる．また，再生部位の組織学的所見からも，培養骨による組織再生は本当の意味での歯周組織再生であるといえるであろう．

まとめ・展望

　再生医療は工学と生命科学の共同した学際科学により発展してきた学問である．したがって，3要素の1つである生きた幹細胞の利用が重要である．現在，幹細胞を用いたティッシュエンジニアリング技術が治療に用いられる時代に到達し，歯周組織再生医療においても新たな展開が始まりつつある．幹細胞を用いた本当の意味での歯周組織再生療法にとってよりよい方法が開発，臨床応用されるためには，その科学性，安全性，倫理性が十分配慮される必要がある．その結果，生涯自分の歯で噛むことができ，Quality of life(QOL)が向上されること，今後，安全で，予知性が高く，経済的な本当の意味での歯周組織再生が確立することに，再生医療が帰依することを望んでやまないとともに，できる限りの貢献をしていきたいと考えている．

参考文献

1. Nyman S, Lindhe J, Karring T, Rylander H. New attachment following surgical treatment of human periodontal disease. J Clin Periodontol 1982; 9(4): 290-296.
2. Gestrelius S, Andersson C, Johansson AC, Persson E, Brodin A, Rydhag L, Hammarstrom L. Formulation of enamel matrix derivative for surface coating. Kinetics and cell colonization. J Clin Periodontol 1997; 24(9 Pt 2): 678-684.
3. Araujo M, Berglundh T, Lindhe J. The periodontal tissues in healed degree III furcation defects. An experimental study in dogs. J Clin Periodontol 1996; 23(6): 532-541.
4. Araujo MG, Lindhe J. GTR treatment of degree III furcation defects following application of enamel matrix proteins. An experimental study in dogs. J Clin Periodontol 1998; 25(6): 524-530.
5. Sculean A, Donos N, Windisch P, Brecx M, Gera I, Reich E, Karring T. Healing of human intrabony defects following treatment with enamel matrix proteins or guided tissue regeneration. J Periodontal Res 1999; 34(6): 310-322.
6. Langer R, Vacanti JP. Tissue engineering. Science 1993 14; 260(5110): 920-926. Review.
7. Pittenger MF, Mackay AM, Beck SC, Jaiswal RK, Douglas R, Mosca JD, Moorman MA, Simonetti DW, Craig S, Marshak DR. Multilineage potential of adult human mesenchymal stem cells. Science 1999; 284(5411): 143-147.
8. Yamada Y, Boo JS, Ozawa R, et al. Bone regeneration following injection of mesenchymal stem cells and fibrin glue with a biodegradable scaffold. J Craniomaxillofac Surg 2003; 31(1): 27-33.
9. Yamada Y, Ueda M, Naiki T, Takahashi M, Hata K, Nagasaka T. Autogenous injectable bone for regeneration with mesenchymal stem cells and platelet-rich plasma: tissue-engineered bone regeneration. Tissue Eng 2004; 10(5-6): 955-964.
10. Yamada Y, Ueda M, Naiki T, Nagasaka T. Tissue-engineered injectable bone regeneration for osseointegrated dental implants. Clin Oral Implants Res 2004; 15(5): 589-597.
11. Yamada Y, Ueda M, Hibi H, Nagasaka T. Translational research for injectable tissue-engineered bone regeneration using mesenchymal stem cells and platelet-rich plasma: from basic research to clinical case study. Cell Transplant 2004; 13(4): 343-355.
12. Ueda M, Yamada Y, Ozawa R et al. A clinical report of injectable tissue-engineeed bone applied for alveolar augmentation with simultaneous implant placement. Int J Periodontics Resrtative Dent 2005; 25: 129-137.
13. Yamada Y, Ueda M, Hibi H, Baba S. A novel approach to periodontal tissue regeneration with mesenchymal stem cells (MSCs) and platelet-rich plasma (PRP) using tissue engineering technology-a clinical case report. Int J Periodontics Restrative Dent. In Press.

第2編

審美・再生

2-0.1 審美・再生　＜現在＞　concept

審美・再生のコンセプト

吉江弘正
新潟大学大学院医歯学総合研究科摂食環境制御学講座歯周診断・再建学分野

　審美という言葉は，本質的には患者さんのための言葉である．すなわち，歯周病に罹患した患者さんが口腔内のとくに歯肉表面上において望むものであり，それは「歯肉の位置」と「歯肉の色」である．とりわけ歯肉の位置は，患者自身でも外見上ですぐに判別できることであり，重要な問題となる．臨床的には，前歯部における歯間乳頭部の退縮，唇側歯肉部の退縮が対象となる．いい換えると審美・再生とは，歯肉退縮の処置であり，歯周軟組織の再生である（図1）．軟組織の再生において重要な因子は，歯肉結合組織の性状と歯根面との付着様式である．
　長期にわたり歯肉退縮を生じさせず，歯肉の位置を維持させるためには，
①歯肉下部の歯槽骨の存在
②厚い結合組織
③隣接する周囲の歯肉と骨の性状
が重要となる．そのためには歯槽骨の再生が基本となる．

　この第2編では，結合組織に焦点をあわせる．過去においては自家「遊離歯肉移植術」であり，現在の確実な治療法は自家「結合組織移植術」，そして近未来的には「バイオマテリアルの応用」である．
　また，観点は異なるが，歯周手術によって医原的に歯肉退縮が生じることは事実であり，最小限の侵襲の手術，歯肉の血管損傷をできるだけ押さえるマイクロサージェリーは，今後ますます重要となるであろう．

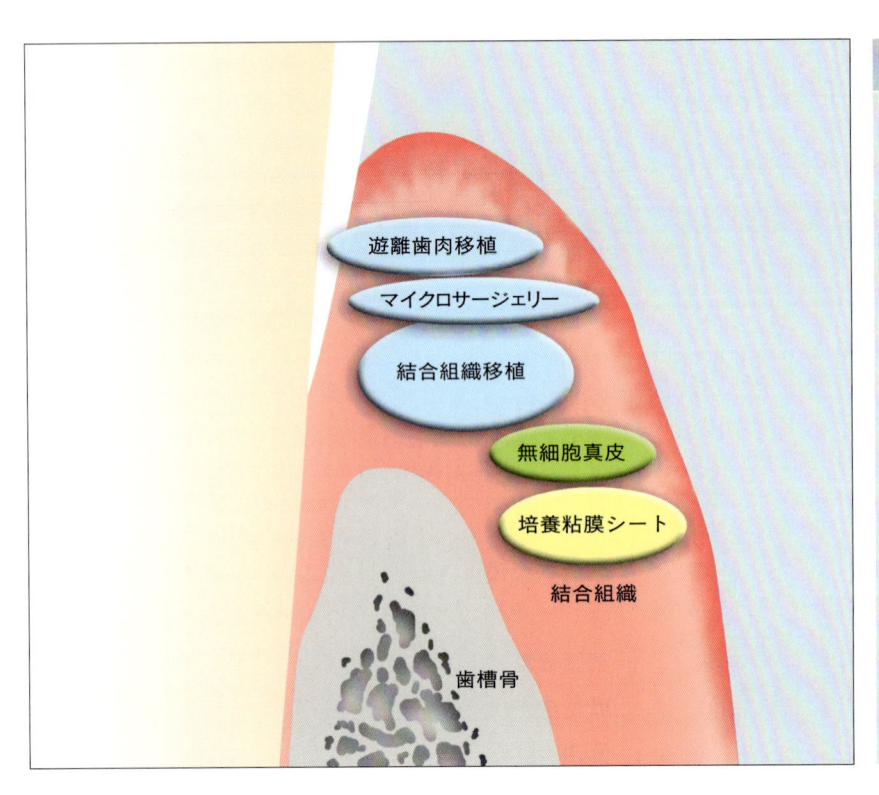

解説：図1　審美・再生

　審美・再生とは，歯肉退縮の処置であり，歯周軟組織の再生である．「遊離歯肉移植」と「結合組織移植」は基本的な術式であり，「マイクロサージェリー」を行うことにより，より結果が得られる．近未来的には「無細胞真皮」，「培養粘膜シート」がある．

審美・再生の現在：歯肉移植術

①自家「遊離歯肉移植」は，長い歴史をもって行われている手術であり，不動性歯肉の確保，歯肉位置の維持に対しては有効であるが，歯肉色の白色化が最大の欠点である．この欠点を補ったのが，②自家「結合組織移植術」であり，臨床成績も極めてよい．自家組織であるため，細胞・増殖因子・足場の3要素が関与できる理想的な材料である（図2）．

審美・再生の近未来：
無細胞真皮，培養粘膜シートの応用

歯肉移植術は自家移植であるため，供給側の侵襲を避けることはできない．侵襲が少なく，患者満足度が高い術式を求めるなかで，開発されたものが③他家（同種）「無細胞真皮」の移植術である．「無細胞真皮」とは，ヒトの皮膚から上皮組織を除去し，さらに結合組織中の細胞を取り除き，結合組織の間質のみにして，抗原性を低下させたものである．足場の確保が十分であり，増殖因子も存在していると考えられている．

組織工学的手法を駆使した④自家「培養粘膜シート」の応用も近未来的手法である．「培養粘膜シート」とは，口腔粘膜をほんの少し採取し，生体外で歯肉線維芽細胞を培養し，コラーゲンなどの足場と組み合わせて作製したもので，現在では臨床試験的段階にある．今後は，上皮組織との複合シートや，歯根面の線維性付着の促進，さらに手術後に歯肉退縮が起きづらい足場・基材の開発が期待される．

解説：図2　審美・再生の現在と近未来

縦軸の増殖因子・足場・細胞と横軸の時間軸（現在と近未来）面から整理してみる．

①自家「遊離歯肉移植」は，長い歴史をもって行われている手術であり，不動性歯肉の確保，歯肉位置の維持に対しては有効であるが，歯肉色の白色化が最大の欠点である．この欠点を補ったのが，②自家「結合組織移植術」であり，臨床成績も極めてよい．自家組織であるため，細胞，増殖因子，足場も関与する理想的な材料である．③「無細胞真皮」④「培養粘膜シート」の研究がすすめられており，近未来での応用が期待される．

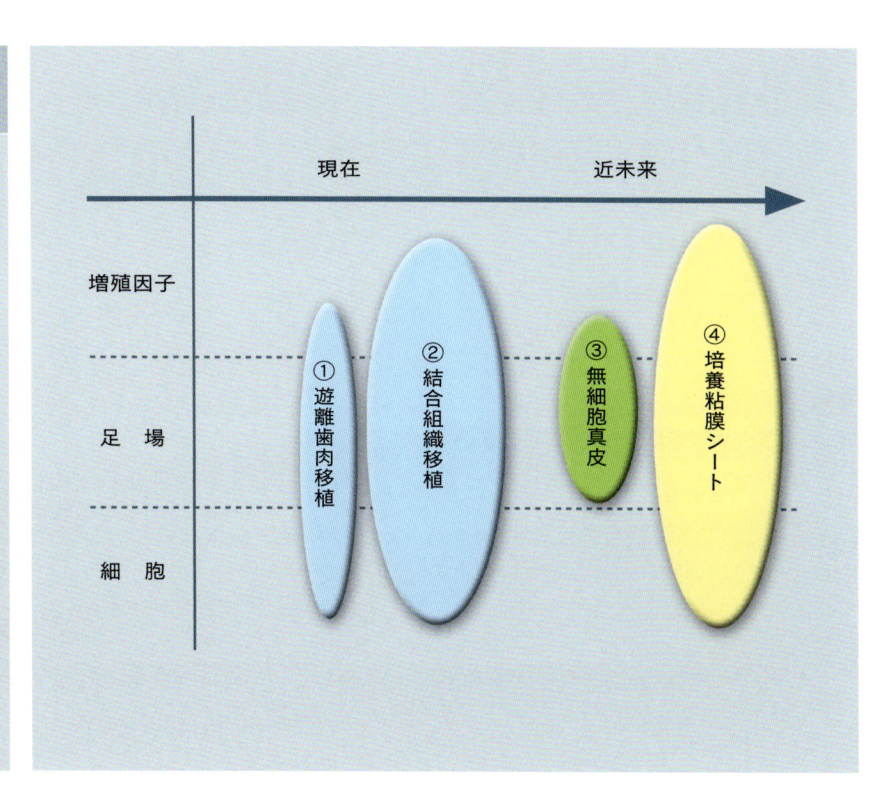

2-0.2 審美・再生　＜現在＞　concept

審美・再生の動向

宮本泰和
京都府・四条烏丸ペリオ・インプラントセンター

1. 審美性に対する関心の高まり

近年の歯科治療において，審美性に対する関心は非常に高くなってきている．審美修復治療や矯正治療などによる審美歯科治療の発展とともに，歯周組織の審美的改善のための手技も進歩してきている．歯周治療における用語も，「歯肉－歯槽粘膜外科手術」（muco-gingival surgery：主に歯肉の位置や量を修正する目的）から，より審美的な改善を目的とした「歯周形成外科」（periodontal plastic surgery）という用語に移り変わってきた．そして，根面被覆術や歯槽堤増大術のような，再建的アプローチによる審美的改善のための治療法が数多く報告されるようになっている．このような審美性を重視した歯周治療の流れを受け，「審美・再生」という章を設けて，歯周形成外科手術のなかでも再建的アプローチに焦点を絞って解説する．

[参考症例：骨欠損，歯肉退縮，および歯槽堤形態異常をともなった状態を，数種類の再建的歯周外科処置を段階的に用いて審美的改善を図った症例]

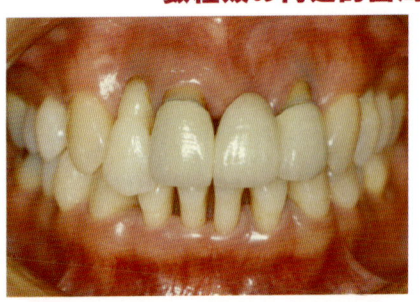

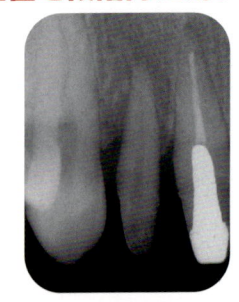

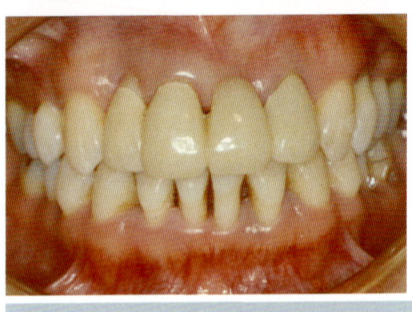

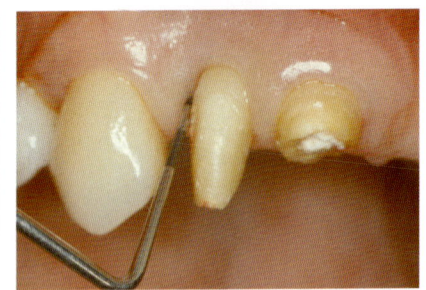

a	b
c	d

解説：図1a~d　初診時～初期治療時

a：初診時1996年4月27日．患者は26歳の女性．前歯部の審美的改善を強く希望している．他院にてブリッジ装着後，徐々に根面が露出し，2|が挺出してきた．
b：エックス線写真では，2|の遠心部に深い垂直性の骨欠損が認められる．
c：②①|①②にプロビジョナルレストレーションを装着し，初期治療が終了した状態．プロビジョナルブリッジのマージンの位置は，後に行う根面被覆術を考慮して，歯肉縁上に設定した．
d：2|の遠心部のプロービングデプスは8mmであった．

2-0.2 審美・再生の動向

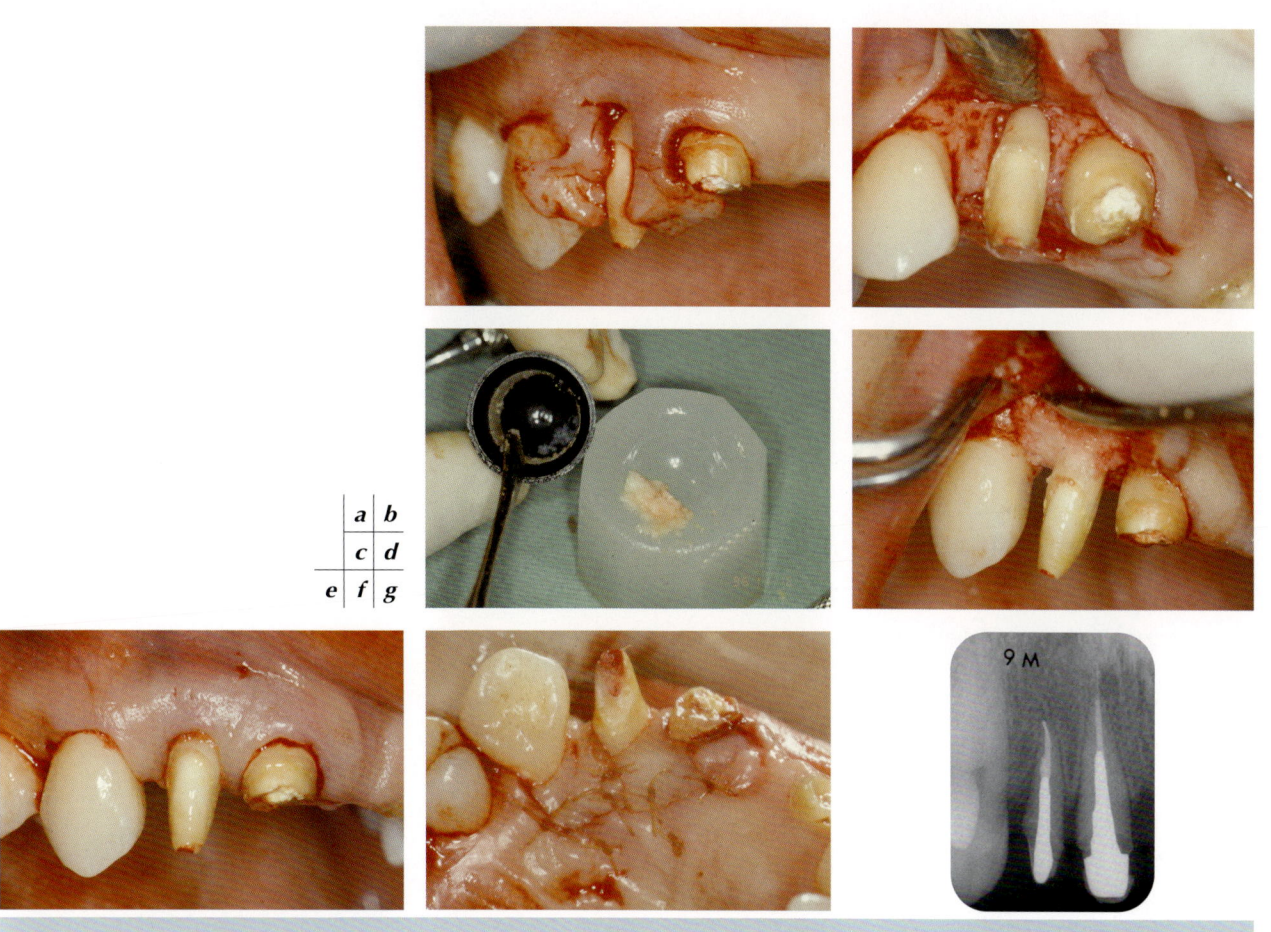

解説：図2a〜g　自家骨移植

a：2⃣の垂直性骨欠損に対しては，審美性を考慮した再生療法を行う必要がある．GTR法では歯間乳頭部が壊死を起こす可能性が高いと判断し，papilla preservation techniqueを用いた自家骨移植術を行った（当時はエムドゲイン®はまだなかった）．
b：フラップを剥離し，デブライドメントが終了した状態．2⃣の遠心から唇側にかけて骨欠損が認められる．
c：下顎枝からosseous coagulum trapを用いて自家骨を採取した．
d：自家骨を骨欠損部に緊密に充填した．
e，f：フラップを戻して縫合した状態．一次性創傷治癒が得られるように緊密に縫合する．
g：9か月後のエックス線写真．2⃣の遠心に骨の増加が認められる．

2. 歯周形成外科手術とは

「歯周形成外科手術」(periodontal plastic surgery)とは，「歯肉 - 歯槽粘膜あるいは骨における，解剖学的，発生学的，外傷性あるいは歯周炎などの治療後に残った形態異常を是正，あるいは予防するために行う歯周外科処置」と定義される．また，「歯周形成外科手術」の目的として，以下のような項目が挙げられる．

・付着歯肉の増大
・根面被覆
・欠損部歯槽堤の増大
・抜歯後の歯槽堤吸収防止のための外科処置
・小帯切除・形成術
・歯冠延長術
・歯間乳頭の再建
・歯肉の着色・変色の改善　など

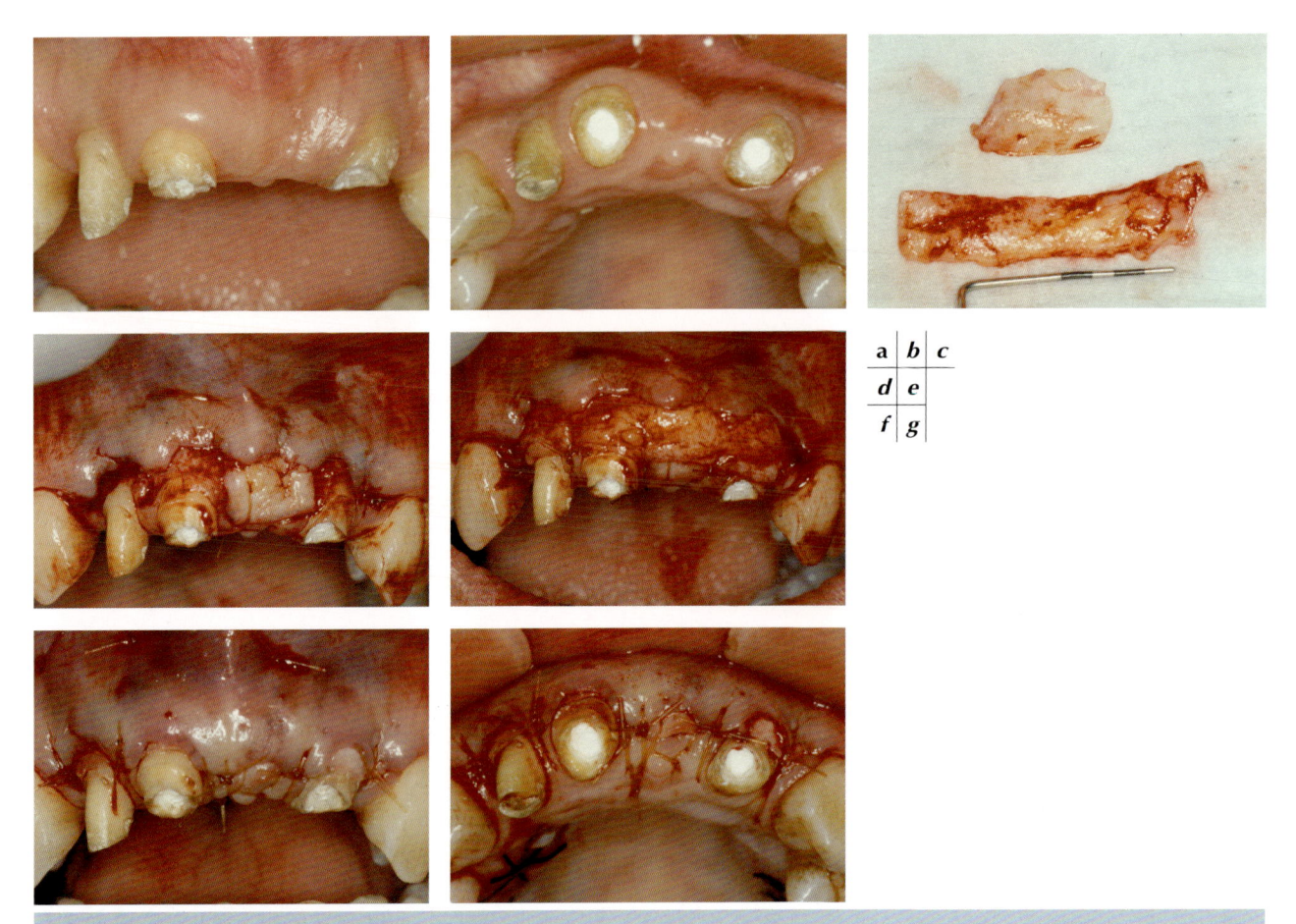

解説： 図3a〜g　根面被覆術・歯槽堤増大術

- **a, b**：骨移植術より9か月後の状態．2│遠心部のプロービングデプスは2mmに改善している．2 1│1の露出根面の被覆と，│1の欠損部の歯槽堤形態異常の改善のための外科処置を行うこととした．
- **c**：上は歯槽堤増大のための結合組織移植片，下は根面被覆のための結合組織移植片．
- **d**：まず，欠損部歯槽堤に小さな移植片を吸収性縫合糸にて固定した．
- **e**：続いて，その上から大きな結合組織移植片を2 1│1の根面を被覆するように縫合した．
- **f, g**：唇側のフラップに減張切開を行い，フラップを歯冠側に移動させ，結合組織移植片を全部被覆するように縫合した．

3.「審美・再生」の治療オプション

　これらの歯周形成外科手術のなかでも，根面被覆術，歯槽堤増大術，抜歯後の歯槽堤吸収防止のための外科処置，歯間乳頭の再建などが「審美再生」のための治療オプションであろう．

①根面被覆

　根面被覆術には多くの術式が報告されている．有茎弁移動術，遊離歯肉移植術，上皮下結合組織移植術，上皮下結合組織移植術あるいは歯肉弁歯冠側移動術とエナメル基質タンパク（EMD）の併用法，GTR法などが現在までに報告され，ある程度の成功率を示しており，臨床応用が可能な術式だと考えられる．さらに，軟組織移植の供給側における組織の不足，あるいは患者の疼痛や不快感などの問題を解消する方法として，アロダーム（無細胞真皮）や培養歯肉シートなどが開発されている．

　これらの個々の術式の利点・欠点，あるいは今までに報告されている成功率なども参考にして臨床応用する必要がある．また，これらの治療法の特徴として，技術的な繊細さ（technique sensitivity）が結果に大きく影響する術式が多い．ゆえに，マイクロスコープやマイクロインスツルメントなどを用いることで，技術的な精度を上げることが成功率の向上につながるケースもあると思われる．

a	b	c
d	e	

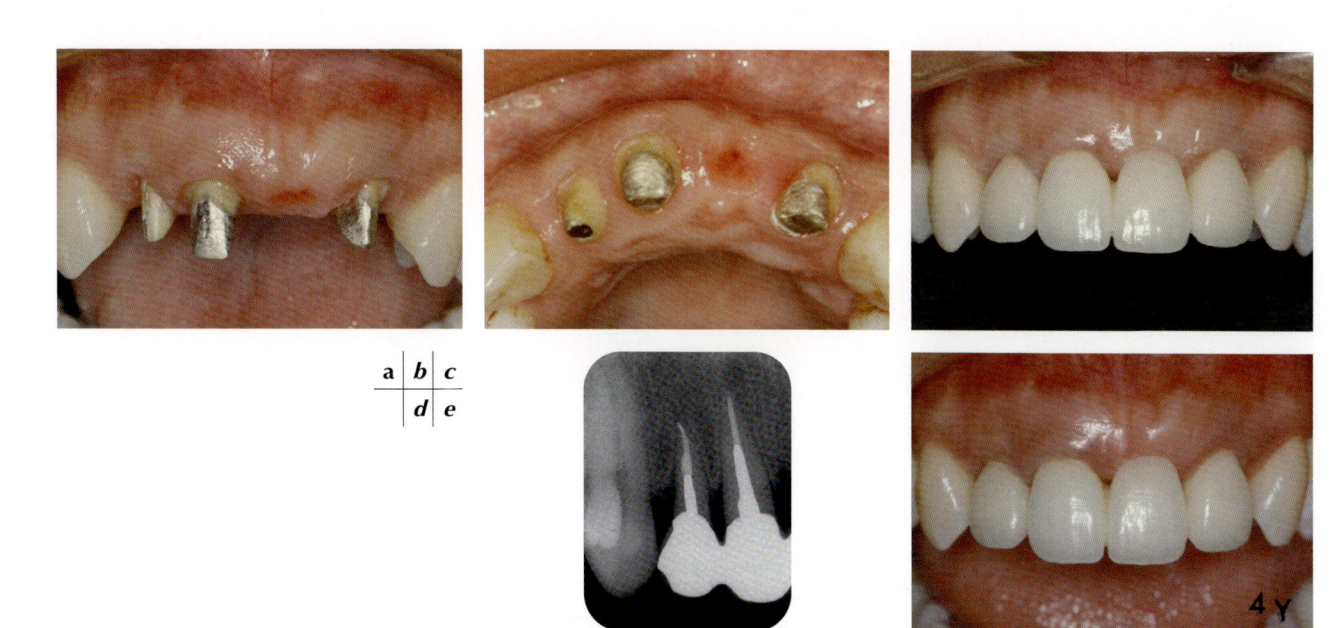

解説：図4a~e　術後経過

- **a，b**：術後約6か月，印象直前の状態．歯頸線のレベルは改善され，歯槽堤の形態も良好である（両側犬歯の歯頸部を結んだラインとほぼ同じレベルに改善）．
- **c**：最終補綴物装着時の状態．歯頸部のレベルが改善され，修復物と歯周組織の審美的な調和がとれた状態である．自家骨移植術による歯周再生療法，結合組織移植による根面被覆術および歯槽堤増大術により審美的結果が得られた．
- **d**：骨移植術より1年6か月後のエックス線写真．歯槽骨の状態は安定している．
- **e**：補綴物装着後4年の状態．歯周組織は審美的で安定した状態を維持している．

②歯槽堤増大術（ridge augmentation）

「審美・再生」の章では，歯槽堤増大術は，主としてブリッジのポンティック下の歯槽堤形態異常を改善することを目的とした処置を対象とし，インプラント治療や可撤性義歯の安定を目的とした歯槽堤増大術は本章では除外する．ブリッジのポンティック下の歯槽堤増大術には軟組織移植術と骨移植術（またはGBR法）があるが，通常は術式が簡便で審美的結果が得られやすいことから，上皮下結合組織移植術が用いられることが多い．

③抜歯後の歯槽堤吸収防止のための外科処置（ridge preservation）

抜歯を行った後に歯槽骨が吸収し，歯槽堤が大きく陥没してしまった場合，審美性の回復が難しくなる場合が多い．このような状況を未然に防ぐためには，抜歯を行う時点で歯槽堤吸収を防ぐ配慮が必要となる．すでに吸収してしまった歯槽堤に対して行う歯槽堤増大術よりも予知性が高い処置と考えられる．術式としては，抜歯窩に骨移植を行う方法，骨移植と結合組織移植術との併用法，骨移植とGTR法の併用法，コラーゲンスポンジなどを填入する方法などが報告されている．

④歯間乳頭の再建

歯間乳頭の喪失は審美性に大きな影響を与えるが，一度喪失した歯間乳頭を再建することは容易ではない．歯間乳頭の再建は，歯槽骨とコンタクトポイントとの距離，歯根間距離，軟組織・歯槽骨の厚み，などに影響を受けるため，その状況に応じて対処法が異なる．治療法としては，歯周外科的，補綴的，矯正的アプローチが考えられるが，それらを組み合わせた対応が必要なケースも多い．

臨床においてはさまざまな要因が複雑に絡み合って審美性に問題をきたしたケースも多い．その場合，歯周再生療法，インプラント治療，審美修復治療，矯正治療などと組み合わせて治療する必要が出てくる．このような場合，その治療戦略は，結果に大きく影響するので慎重な対応が必要である．

2-1.1 審美・再生　＜現在＞　clinical

軟組織移植による根面被覆

申　基喆
明海大学歯学部口腔生物再生医工学講座歯周病学分野

要約

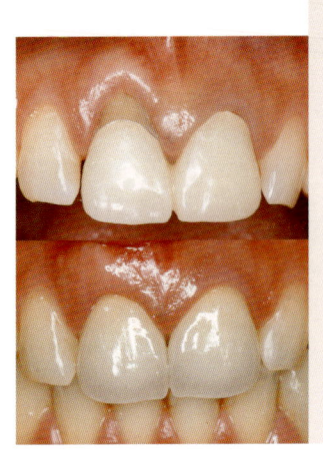

歯肉退縮は辺縁軟組織がセメント−エナメル境を越えて根尖側に位置している状態と定義されている．歯肉退縮に対する治療方針は，進行性の退縮の停止と，審美改善のための根面被覆とに大別することができる．これまでに歯肉退縮に対する審美改善を目的とした多くの根面被覆法が報告されており，有茎弁移植，遊離歯肉移植，および上皮下結合組織移植などがその代表的な術式となっている．そのなかでも，現在においては，上皮下結合組織移植がすぐれた臨床効果を期待できる方法として定着している．本章では，軟組織移植（soft tissue graft）による根面被覆の適応症を再確認し，より確実な根面被覆を達成するための診断や，テクニカルポイントなどについて症例をとおして考察し，解説する．

CONTENTS & KEY WORD

- 適応症の再評価
  上皮下結合組織移植による根面被覆／上皮下結合組織移植と再生療法の併用による根面被覆
- 術式の再評価
- テクニカルポイント

はじめに

歯肉退縮は日常臨床でよく見受けられる病態であるにもかかわらず，適切な処置が行われていない場合が多い．歯肉退縮の結果生じた露出根面の楔状欠損や根面う蝕に対して行われているレジン修復は，原因除去療法としての歯肉退縮の進行停止にはなっていない（図1）．また，歯肉退縮が重度であればあるほど，充塡や歯冠修復によって臨床的歯冠が長くなるため，これも審美改善の面からは適切な処置とはいえない（図2）．

これらは露出歯根周囲の角化，および付着歯肉の有無やその量，歯周ポケット深さなどの辺縁部軟組織に対する診査が適切に行われていないことに起因している場合が多い．したがって，臨床的歯冠はさらに根尖方向に長くなり，口腔前庭が浅くなる結果，プラークコントロールはさらに困難になるという悪循環をひき起こす（表1）．

歯肉退縮に対する治療目標は，
① 非可動性の角化組織の獲得により進行性の歯肉退縮を停止させること
② 角化組織による審美的な露出歯根面の被覆により，プラークコントロールが容易で，かつ審美性にす

[歯肉退縮]

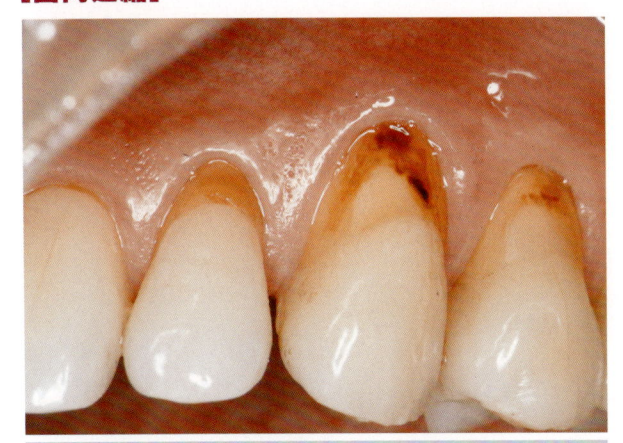

解説：*図1* 露出根面に対する修復処置の考察1
　|3 4の露出根面をレジン充填で処置している．しかし，回復には至らず，処置後さらに歯肉退縮が進行していることが確認できる．

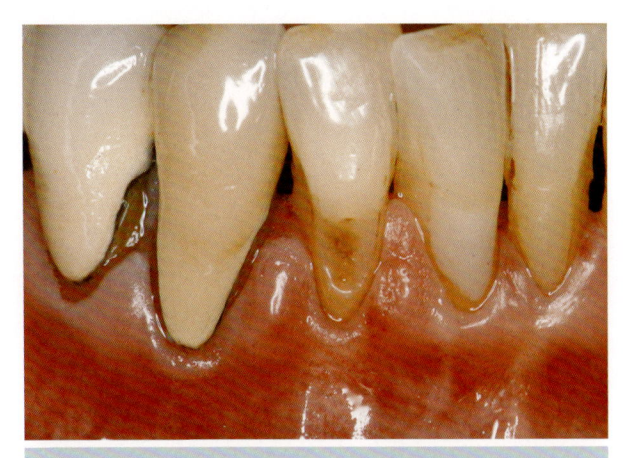

解説：*図2* 露出根面に対する修復処置の考察2
　歯冠修復歯においても歯肉退縮の進行が認められる．歯肉退縮歯への歯冠補綴は，審美改善治療にならないばかりでなく，より長い歯冠と歯肉歯槽粘膜の問題をひき起こしてプラークコントロールを困難にする．

歯肉退縮の解剖学的診査	辺縁部軟組織の診査	その他の診査
①垂直歯肉退縮量（VRD：CAL−PDとしても算出可能） ②水平的歯肉退縮量（HRD） ③歯周ポケット深さ（PD） ④アタッチメントレベル（CAL）	①角化組織の幅（KTW） ②辺縁部軟組織の厚み ③口腔前庭の深さ ④小帯や筋の付着異常の有無 ⑤歯間乳頭喪失の有無とその程度 ⑥歯列不正の有無とその程度	①患者のブラッシング方法や使用歯ブラシ ②エックス線写真による歯間部の骨レベル ③根面う蝕や充填の有無とその程度 ④歯冠修復物の有無と辺縁部の状態

解説：*表1* 歯肉退縮に対する診査項目
　歯肉退縮に対する治療は非可動性の角化組織の獲得と審美的な露出歯根面に集約され，それによってプラークコントロールが容易で審美性にすぐれている歯肉外形態をつくりだすことが目標となる．したがって，辺縁部軟組織の的確な診査が重要となる．

ぐれた歯肉外形態をつくり出すこと（決して根面への充填処置や露出根面を含めた歯冠長の長い歯冠修復を行うことではない）である．審美改善を目的とした露出根面の被覆法は，
①有茎弁移植術
②遊離軟組織移植術
③再生療法の応用
など，これまでに多くの方法が紹介されている（表2）．なかでも上皮下結合組織移植は遊離歯肉移植と比較して，高い予知性，適応症の広さ，すぐれた審美性など多くの臨床上の利点を有している．最近では，この上皮下結合組織移植に組織再生誘導（GTR）法やエナメル基質タンパク（enamel matrix derivative：EMD），さらに多血小板血漿（PRP）などの再生療法を併用した根面被覆法も紹介されている．

1. 適応症の再評価

1. 上皮下結合組織移植による根面被覆

　欠損部歯槽提の増大法として用いられていた上皮下結合組織移植は，Langer Bらによって予知性と審美性を兼ね備えた根面被覆法として報告され（Langer法），これが現在では根面被覆法のゴールドスタンダードとなっている．とくに移植片が移植床

根面被覆法	適応	利点	欠点
有茎弁移植 ・歯肉弁側方移動術 ・歯肉弁歯冠側移動術 ・半月状歯肉弁歯冠側移動術	・口腔前庭が深く，周囲に十分な幅と厚みをもった角化組織が存在する，限局性の狭い歯肉退縮	・移植後の色調が周囲と調和する ・手術部位が1か所で済む	・幅の広い歯肉退縮の被覆は不可能 ・複数歯には適応困難
遊離歯肉移植	・審美的配慮の必要がない歯肉退縮	・確実な角化組織と口腔前庭の幅が獲得できる	・手術部位が2か所になる ・移植後ケロイド形成や色調の不調和を生じる
上皮下結合組織移植 ・Langer & Langer法 ・modified Langer法 ・envelop technique	・審美的配慮の必要な1歯から複数歯にわたる歯肉退縮 ・ほとんどの歯肉退縮に適応可能	・予知性の高い根面被覆が可能 ・移植後の色調が周囲と調和する ・供給側が閉鎖創となる	・手術部位が2か所になる ・手術手技が難しい
上皮下結合組織移植の再生療法との併用 ・組織再生誘導(GTR)法	・限局性の大きな歯肉退縮 ・GTR単独でも根面被覆可能	・供給側が閉鎖創となる ・歯周組織の再生を期待できる ・比較的大きな歯肉退縮に有効	・非吸収性膜によるGTRでは手術が2回必要 ・多数歯への応用が困難 ・手術手技が難しい ・治療費が高価
上皮下結合組織移植の再生療法との併用 ・エナメル基質タンパク(EMD) ・多血小板血漿(PRP)	・審美的配慮の必要な1歯から複数歯にわたる歯肉退縮 ・ほとんどの歯肉退縮に適応可能	・歯周組織の再生を期待できる ・創傷治癒が促進 ・比較的大きな歯肉退縮に有効	・治療費が高価 ・PRPでは採血の技能や特殊な精製機器が必要

解説：表2　種々の根面被覆法とその適応，および利点と欠点

　露出根面の被覆法は，これまでに複数の方法が考案・研究され紹介されてきている．また，最近では再生療法を併用する方法も紹介されてきている．各方法ごとの適応症例および利点と欠点を示す．

および剥離した歯肉弁から血液供給が得られるということは，移植片の生着に非常に有利な条件となり，これが上皮下結合組織移植のもっとも重要な特徴であるといえる（図3）．上皮下結合組織移植による根面被覆は，さまざまな条件下での複数歯にわたる審美的根面被覆が可能と考えられる．

　上皮下結合組織移植による根面被覆を成功させるためのポイントは，遊離軟組織移植のポイントと同様で，正確な移植片の採取と移植床への固定によるところが大きい（表3）．しかし，Langer法では部分層弁を剥離するために水平切開と斜走減張切開を必要とし，術前の歯肉退縮周囲軟組織が薄い場合には，移植した部位との間の厚みの違いによって，水平切開部を境界にして段差や瘢痕を残すことがしばしばあった（図4）．これを改善する手段として，水平切開を骨面に対して斜めに入れる方法や，歯肉弁を剥離するための一連の切開を必要としない方法が開発され，上皮下結合組織移植による根面被覆法は格段の進歩を遂げた．

　envelop techniqueはその名の示すとおり，水平切開と斜走減張切開による部分層弁の剥離を行わず，歯肉溝内からの封筒状の歯肉弁（以下：envelop flap）を形成するところに特徴がある．これにより，移植片への血液供給が従来の上皮下結合組織移植よりも良好となり，さらに軟組織外面の切開による瘢痕や形態異常を生じないという利点がある（図5）．

2. 上皮下結合組織移植と再生療法の併用による根面被覆

　組織再生誘導（guided tissue regeneration：GTR）法やエナメル基質タンパクの塗布（EMD）などを用いた歯周組織再生療法は，歯周炎によって破壊された歯周組織を再生させる方法としてすでに臨床応用されている．また，軟組織移植を主要な術式として発達してきた歯周形成外科の分野においても，近年では再生医学的アプローチがなされてきている．と

［上皮下結合組織移植術］

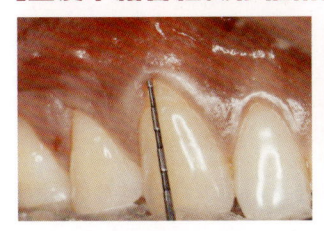

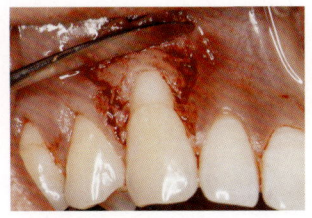

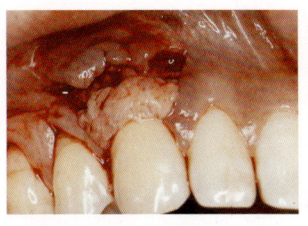

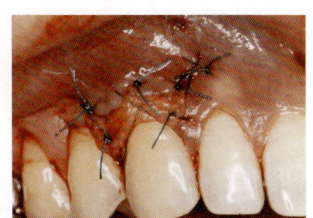

解説：図3a~e　ClassⅠ歯肉退縮に対する上皮下結合組織移植による根面被覆

- a：上顎犬歯にClassⅠの歯肉退縮を認める．根面う蝕や歯肉歯槽粘膜の問題はなく，完全な根面被覆が期待できる．
- b：部分層弁を剥離した後にルートプレーニングを行う．
- c：口蓋部上皮下から採取した結合組織を根面上に移植．
- d：歯肉弁を縫合する．
- e：術後の状態．審美性をともなった完全な根面被覆が得られている．

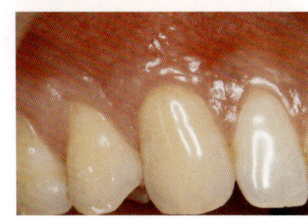

a	b	c	d
e			

［上皮下結合組織移植］

解説：表3　上皮下結合組織移植による根面被覆のポイント

上皮下結合組織による根面被覆のポイントを診査・診断から治療計画，術後まで箇条書きで示す．

表3

- ●適応症の選択
  - ・Miller classⅠ，Ⅱの歯肉退縮
  - ・小帯の付着異常や口腔前庭の狭小などの歯肉歯槽粘膜の異常がない
  - ・根面が陥凹するほどの実質欠損がない
- ●十分な広さの移植床の確保
- ●露出根面のプレーニング
- ●十分な大きさで，平らで均一な厚みの移植片の採取
- ●確実な移植片の縫合固定
- ●剥離した部分層弁の歯冠側移動と縫合
- ●迅速な手術手技
- ●適切な術後管理

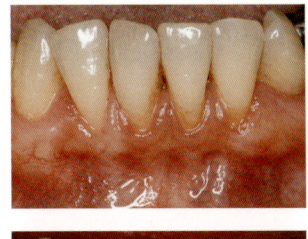

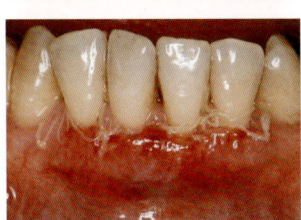

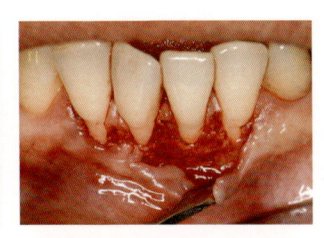

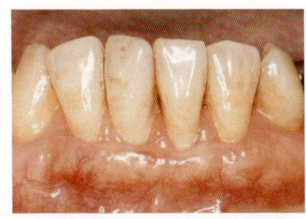

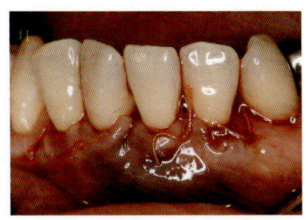

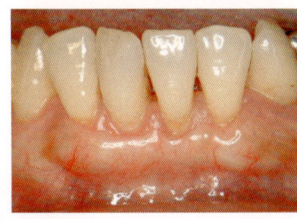

a	b	c
d	e	f

解説：図4a~f　Langer法を応用した根面被覆

- a：下顎切歯部の歯肉退縮が認められる．退縮は軽度であるが，口腔前庭が浅く，周囲軟組織の厚みがない．
- b：セメント-エナメル境の高さで水平切開を行い，部分層弁を剥離（縦切開は用いていない）．
- c：結合組織を移植し，その上から歯肉弁を歯冠側移動して縫合．
- d：術後1週間．異常所見は認められない．
- e：術後2か月．水平切開を行ったところに段差が生じている．
- f：術後27か月．軟組織の厚みの違いが原因と思われる段差は，依然として消失していない．

[上皮下結合組織移植と再生療法の併用]

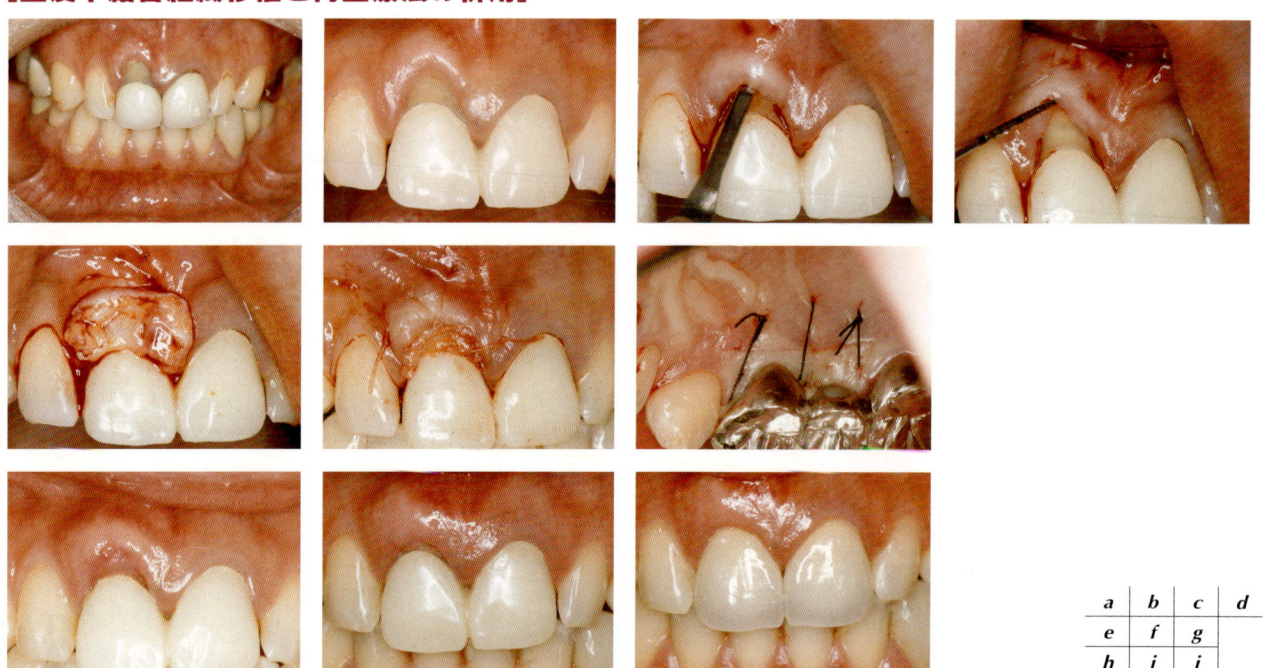

a	b	c	d
e	f	g	
h	i	j	

解説：図5a~j envelop techniqueによる根面被覆

切開を加えずに歯肉溝内から封筒状の歯肉弁を形成するため，移植片への血液供給が良好となる．

- *a*：1 の歯肉退縮．歯冠補綴後の外傷性咬合が原因と考えられる．患者は前歯部の補綴物を含めた審美改善を強く希望．
- *b*：術前処置として，1|1プロビジョナルレストレーションを行い，プラークコントロールと外傷性咬合の除去を行う．
- *c*：マイクロサージカルブレード（ENDO2, HAVEL'S，米国）を用いて歯肉溝内への部分層切開を行い，十分な広さの封筒状の歯肉弁（以下：envelop flap）を形成．水平切開や縦切開は行わない．
- *d*：envelop flapを損傷しないように注意しながらルートプレーニングを行う．
- *e*：口蓋部上皮下より採取した結合組織移植片を試適し，トリミングしておく．
- *f*：生体吸収性縫合糸（VICRIL RAPIDE, ETHICON，ドイツ）を用いて移植片をenvelop flap内で縫合固定．
- *g*：口蓋部の供給側も縫合閉鎖する．
- *h*：術後1か月．軟組織外面への切開を行っていないため，術後の瘢痕がほとんど認められない．また，術後の疼痛や併発症などもなく，移植片が生着している．
- *i*：術後3か月．歯肉辺縁部の色調や形態が安定したところで，歯冠補綴へ移行．
- *j*：術後1年．露出歯根面は完全に被覆できており，被覆部軟組織の色調や性状も周囲とよく調和している．

くに歯肉退縮に対する根面被覆法では，露出根面上への結合組織性新付着を獲得するためのいくつかの方法が報告されている．その先駆けとなったのは1990年代にTintiらが報告した，GTR法を応用した根面被覆法である．GTR法による根面被覆のヒトへの応用症例では，露出根面上に新生セメント質の形成をともなった結合組織性の新付着の形成が確認されている．

しかし，GTR法と2ステップ（遊離歯肉移植術：free gingival graftと歯肉弁歯冠側移動術：coronally positioned flap）の歯肉歯槽粘膜形成術（muco-gingival surgery）を用いた根面被覆法の比較報告では，GTR法を用いた根面被覆は5mmを超えるような広くて深い歯肉退縮の治療にとくに有効であるが，歯肉弁の過度な歯冠側移動が必要であり，また，術後の角化組織の増加を期待できないなど，この術式特有の問題も指摘されている．筆者は歯根の突出したMillerのclass IIIの歯肉退縮や，露出根面に過度の実質欠損が認められ，上皮下結合組織移植のみでは満足な根面被覆が得られないと考えられた場合などに，

2-1.1 軟組織移植による根面被覆

[上皮下結合組織移植と再生療法の併用]

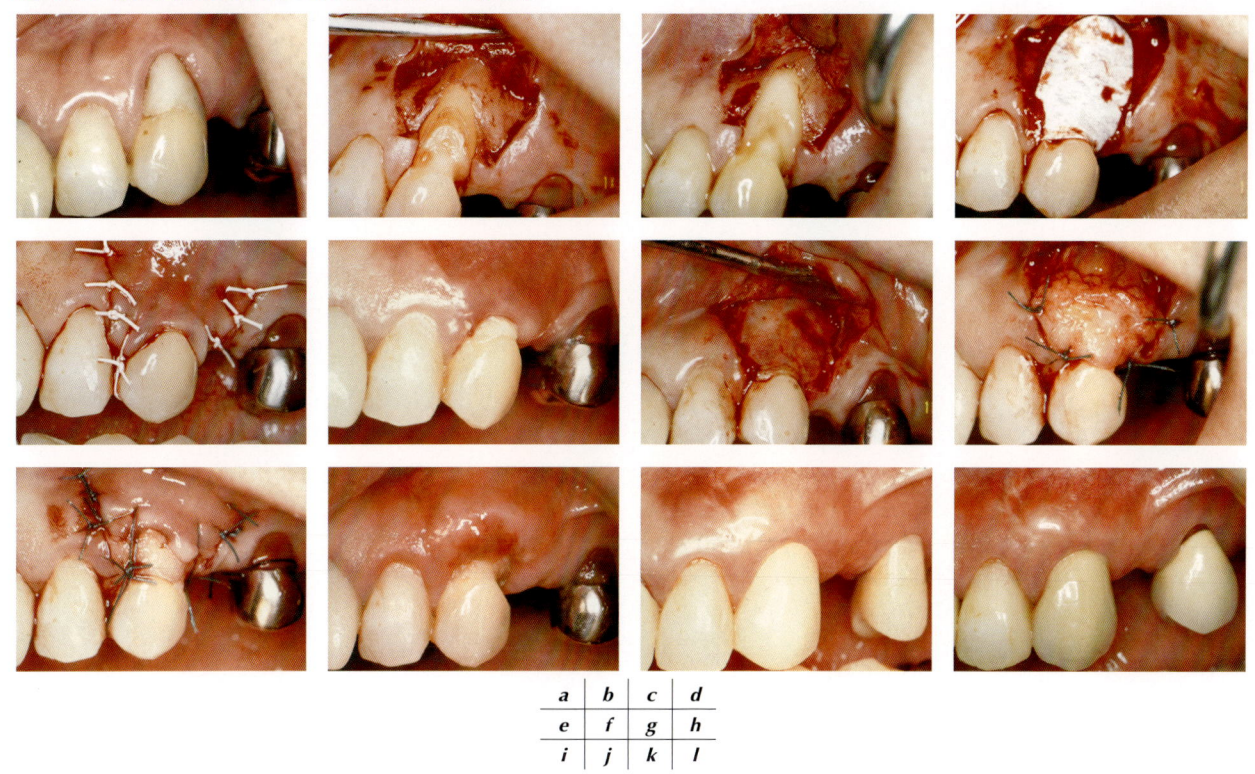

a	b	c	d
e	f	g	h
i	j	k	l

解説：図6a〜l　GTR法と上皮下結合組織移植の併用による根面被覆

- **a**：|3の歯肉退縮．露出根面はほぼ全体がレジン充填されている．また，|4は欠損し，遠心の歯間乳頭は喪失している．
- **b**：充填物を除去すると，歯根の実質欠損が大きいため，GTR法と上皮下結合組織移植の併用による根面被覆を計画．台形の全層弁を剥離．
- **c**：歯根面のう蝕の除去とルートプレーニングを行う．
- **d**：ゴアテックスGTRメンブレンを露出根面を覆うように歯頸部で縫合固定．
- **e**：歯肉弁内面への減張切開により，歯肉弁を大きく歯冠側へ伸展させてメンブレンを完全に覆って縫合．
- **f**：メンブレン設置後6週間．リエントリー直前の状態．
- **g**：歯肉弁を剥離し，メンブレンを露出させる．
- **h**：露出根面を覆う新生組織上に口蓋部から採取した結合組織を移植．
- **i**：剥離した歯肉弁を根尖方向へ移動させ，元の位置に戻して縫合．
- **j**：術後4週間の状態．移植片は生着している．
- **k**：術後6か月．プロビジョナルレストレーションを行う．
- **l**：術後1年で歯冠補綴を行う．写真は補綴後1年10か月の状態．完全な根面被覆と角化組織の増大ができている．

GTR法と上皮下結合組織移植との併用による術式を用いている（図6）．

さらに最近では，根面被覆効果や創傷治癒を促進させるために上皮下結合組織移植による根面被覆にエナメル基質タンパク（enamel matrix derivative；EMD）や多血小板血漿（platelet-rich plasma；PRP）を併用した方法なども報告されてきている（図7）．

2．術式の再評価

歯肉退縮の治療を行う場合には，まず治療目標を進行性の歯肉退縮の停止か，あるいは審美改善のための根面被覆なのかをあらかじめ決定しておく必要がある．現状では，歯肉退縮の進行停止を目的とする場合は，退縮した辺縁部軟組織よりも根尖側への遊離歯肉移植を，一方で，根面被覆を目的とした場合には辺縁軟組織よりも歯冠側への上皮下結合組織

［上皮下結合組織移植と再生療法の併用］

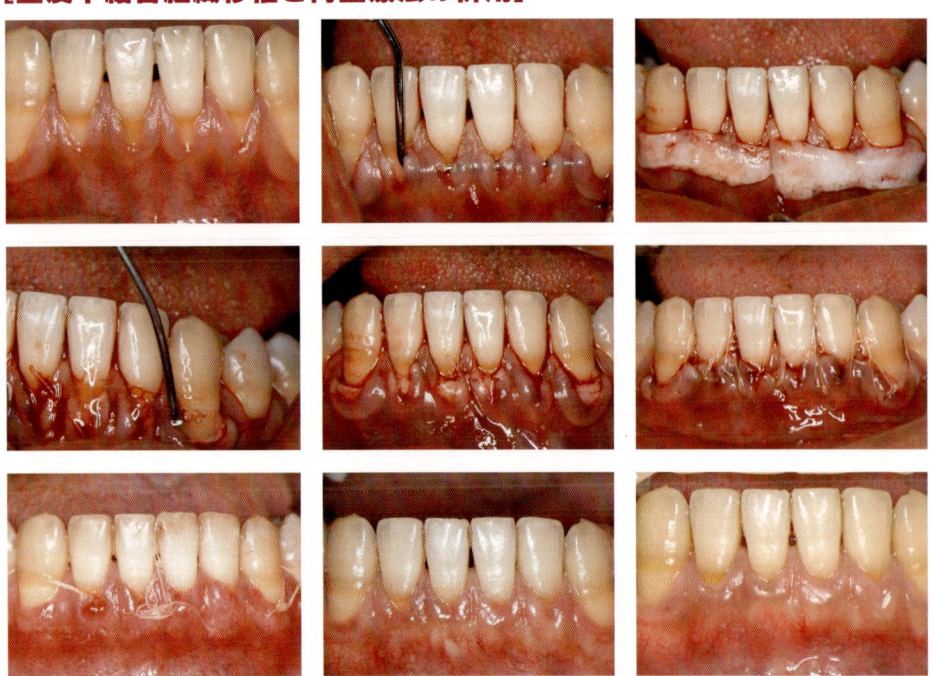

a	b	c
d	e	f
g	h	i

解説：図7a~i　EMDと上皮下結合組織移植の併用による根面被覆

- **a**：下顎前歯部の広範囲な歯肉退縮．退縮量は少ないが，歯間乳頭がやや喪失している．露出歯根間の幅が狭く，口腔前庭も浅い．
- **b**：下顎6前歯に部分層のenvelop flapを形成．のちに歯冠側へ進展できるように十分な広さで形成しておく．
- **c**：両側口蓋部上皮下から結合組織移植片を採取し，移植部位への試適をしておく．
- **d**：根面処理の後にエナメルマトリックスタンパクを塗布し（enamel matrix derivative：EMD），移植片をenvelop flap内に移植し，縫合固定する．
- **e**：移植片を固定した状態．
- **f**：envelop flapを歯冠側へ進展させた状態で縫合し，できる限り移植片を歯肉弁で被覆する．
- **g**：術後10日．
- **h**：術後5か月．露出根面はほぼ被覆されている．
- **i**：術後2年．根面被覆は完全ではないが，審美的に満足が得られている．また，口腔前庭の狭小は改善され，付着歯肉の増大が認められる．

移植が選択される場合が多い（図8）．図9に歯肉退縮の治療法選択のためのディシジョンメイキングツリー（decision making tree）を示すが，ここでは根面被覆に焦点を当て，露出根面の被覆を行う意義と適応症について考えてみる．

本来，間葉系由来組織である歯根セメント質の露出は，病理学的には組織の潰瘍を意味している．さらに露出歯根面は当然のことながら歯周組織による歯のサポートの損失（アタッチメントロス：attachment loss）を生じていることなどから，審美的改善以外の目的であっても，この露出歯根面を被覆することの臨床的意義は大きいものと考えられる．

歯肉退縮に対する根面被覆法の選択は，退縮を生じている局所の解剖学的な状態，あるいは条件を的確に把握し，適切な診査を行うことによって達成できる．歯肉退縮の程度を知るための手段として，歯肉退縮を分類することは不可欠である．歯肉退縮の分類法としては，退縮の程度を把握でき，かつ，根面被覆を行った場合の予知性まで予測できるものとして，現在ではMillerの分類法が多く用いられている（図10）．

この分類法の特徴は，退縮した辺縁軟組織が歯肉-歯槽粘膜境まで達していないか，もしくは超えているかだけでなく，両隣接部における歯間乳頭部の軟

［根面被覆法の選択のためのディシジョンツリー］

解説：図8　治療目的に応じた術式と移植部位の選択

歯肉退縮の治療を行う場合には，治療目標を進行性の歯肉退縮の停止か，審美改善のための根面被覆なのかをあらかじめ決定しておく必要がある．現状では目的によって移植部位を以下のように選択している．

治療目的	術式	移植部位
歯肉退縮の進行停止と付着歯肉の獲得	遊離歯肉移植	A：退縮した辺縁部の根尖側
審美改善	上皮下結合組織移植	B：退縮した辺縁部の歯冠側

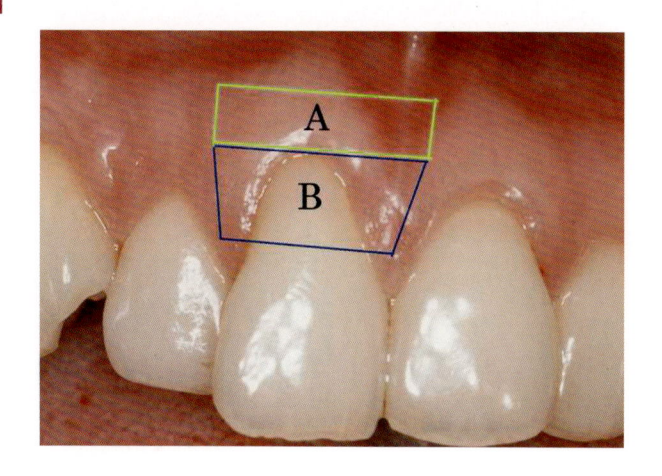

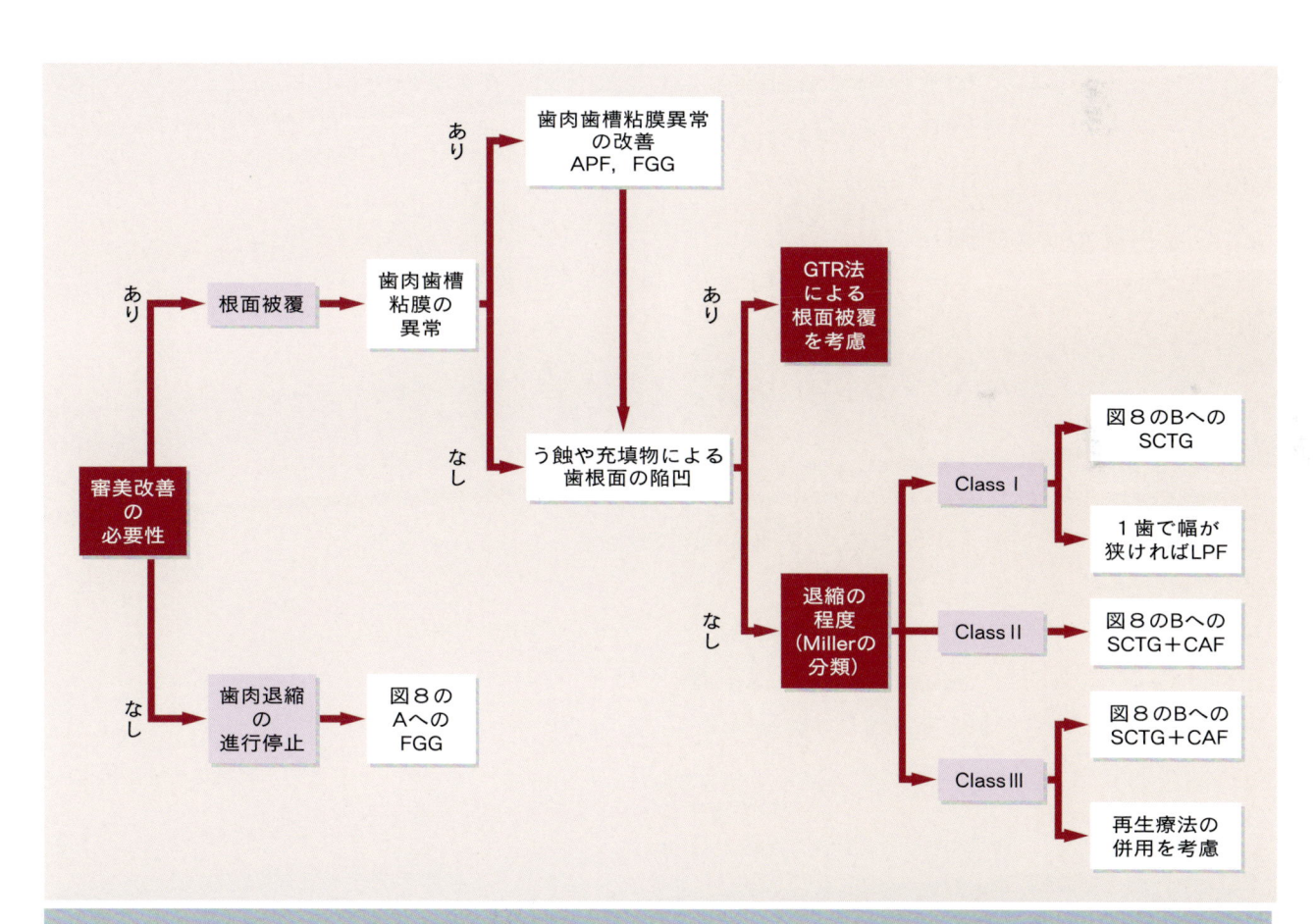

解説：図9　ディシジョンメイキングツリー

歯肉退縮症例の治療計画作成時の意思決定を図式化し，クライテリア（criteria）を示す．なお，
FGG：遊離歯肉移植
SCTG：上皮下結合組織移植
APF：歯肉弁根尖側移動術
LPF：歯肉弁側方移動術
CAF：歯肉弁歯冠側移動術
である．

[Millerの分類法]

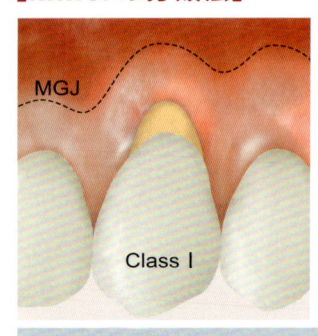

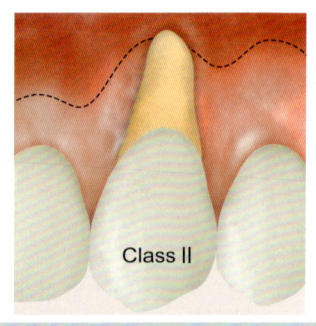

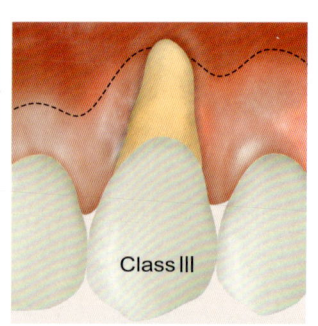

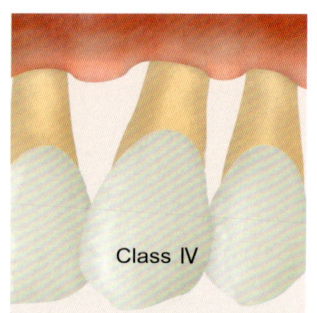

解説：図10　Millerの歯肉退縮の分類法（1985）

Class I ：歯肉退縮が歯肉-歯槽粘膜境（MGJ）にまで及んでおらず，歯間部の骨や軟組織の喪失のないもの．完全な根面被覆が可能．
Class II ：歯肉退縮がMGJに達するか，これを超えており，歯間部の骨や軟組織の喪失のないもの．完全な根面被覆が可能．
Class III：MGJに達するか，これを超えた歯肉退縮で，歯間部の骨や軟組織は隣接部（セメント-エナメル境＝CEJ）よりも根尖側に位置しているが，退縮した歯肉辺縁にまで及んでいないもの，もしくは軽度の歯の位置異常をともなうもの．部分的な根面被覆しか期待できない．
Class IV：MGJに達するか，これを超えた歯肉退縮で，歯間部の骨や軟組織の喪失が退縮した歯肉辺縁より根尖側に及んでいるもの，もしくは歯の位置異常をともなうもの．根面被覆は期待できない．

[Millerの分類法適応症例]

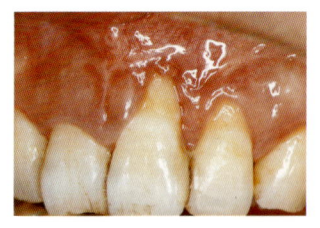

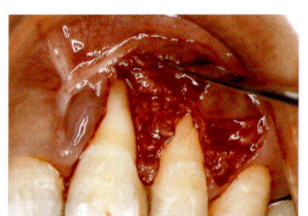

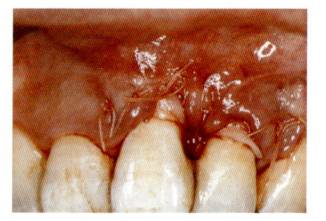

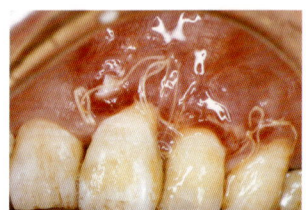

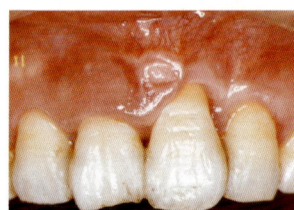

解説：図11a～e　Class IIIの歯肉退縮に対する根面被覆

a：⌊1 2の外傷後に生じたclass IIIの歯肉退縮．⌊1は唇側に突出し，歯間部の骨は喪失しており，適切な根面被覆は困難であると思われる．
b：部分層弁を剥離．⌊1歯根の唇側への突出が著明．
c：上皮下結合組織移植後に歯肉弁を歯冠側に進展させて縫合．移植片と歯間部移植床とは密着できていない．
d：術後1週間．⌊1遠心隅角部が露出している．
e：角化組織は獲得できたが，部分的な根面被覆しかできていない．

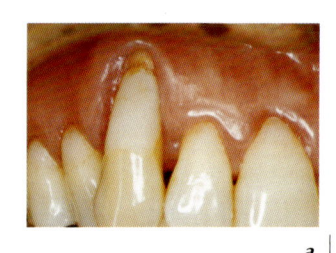

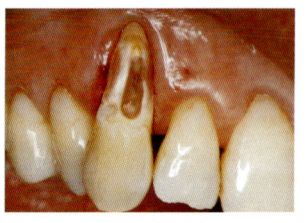

解説：図12a,b　過度の実質欠損をともなった露出歯根

a：⌊3の著しい歯肉退縮．露出根面には広範囲なレジン修復が認められる．
b：根面被覆を前提にまず修復物とう蝕を除去したところ，根管にいたる実質欠損を生じた．上皮下結合組織移植による根面被覆が困難となった．

[Millerの分類法の活用]

診断項目	判定基準	根面被覆の適否	術式
Millerの分類	class Ⅰ, Ⅱ	完全な根面被覆が期待できる	上皮下結合組織移植
Millerの分類	軽度の歯間部の退縮（class Ⅲ）	ある程度期待できる	上皮下結合組織移植
	軽度の歯根の突出（class Ⅲ）	ある程度期待できる	上皮下結合組織移植
		かなり期待できる	GTR法
根面う蝕や充填処置	除去後，根面が平坦	完全な根面被覆が期待できる	上皮下結合組織移植
	除去後，根面が陥凹	ある程度期待できる	上皮下結合組織移植
		完全な根面被覆が期待できる	GTR法
その他の歯肉歯槽粘膜の異常	改善しない場合	ある程度期待できる	上皮下結合組織移植
	改善した場合	完全な根面被覆が期待できる	上皮下結合組織移植

解説：表4　根面被覆の適応と術式の選択基準

　筆者は審美改善を目的とした根面被覆を前提とした術前診査を行うために，Millerの分類法に露出根面のう蝕の有無，既存の充填処置の有無，口腔前庭の狭小の有無，小帯や筋の付着異常の有無などの項目を加えた基準を作成している．

　組織もしくは骨の喪失や歯の位置異常なども分類に組み込んでいるところにある．そして，その程度によって根面被覆の適否や，さらに根面被覆を行った場合の予知性を示している．たとえば，「class Ⅰもしくは Ⅱ であれば，完全な根面被覆が可能であるし，class Ⅲ であれば部分的な根面被覆，さらに class Ⅳ まで進行すると根面被覆は不可能である」といったように，術前における歯肉退縮の分類から，どの程度の根面被覆を期待できるかを予測することができる（図11）．したがって，現在のところ，歯肉退縮の治療を行ううえで，もっとも機能的な分類法であるといえる．

　なお，筆者は審美改善を目的とした根面被覆を前提とした術前診査を行うために，Millerの分類法だけではなく，それに露出根面のう蝕の有無，既存の充填処置の有無，口腔前庭の狭小の有無，小帯や筋の付着異常の有無などの項目を加えた基準を作成して，根面被覆が適応かどうかや，用いる術式などを決定している（表4）．図12に症例を示す．

3．テクニカルポイント

　根面被覆を成功させるための術式のキーポイントは，すでに表3に示したが，実際の臨床では根面被覆の結果は，術者のスキルによるところが大きいことを忘れてはならない．したがって，適切に術式を習熟するためには，用いる術式の基本に則って臨床例を増やし，各症例の予後をきめ細かく観察してゆくことがもっとも効果的である．

　根面被覆法の遵守すべき基本事項としては，まず，適応症の選択であり，これを誤るといくらすぐれた臨床家でもよい臨床結果を残すことはできない．つぎに重要なポイントは，部分層弁による移植床の形成と移植片の採取，そして移植片の縫合固定であろう．

　移植床の形成は，根面被覆ではとくに重要である．部分層弁にダメージを与えることなく，十分に広い移植床を形成できなければならない（図13）．

　また，採取する移植片は，口蓋の脈管系をよく理

[テクニカルポイント]

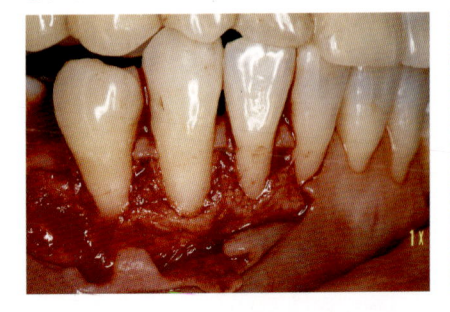

解説：図13　移植床の形成

　凹凸のない移植床を心がけ，露出している歯根面よりも十分に広い面積で移植床を形成する．

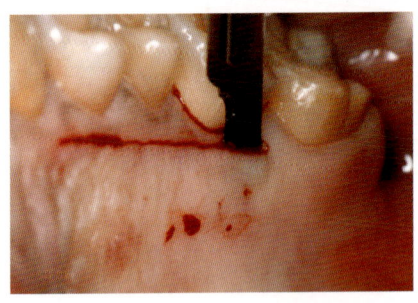

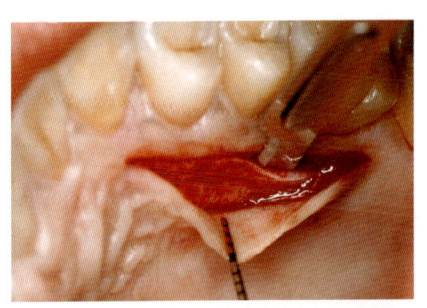

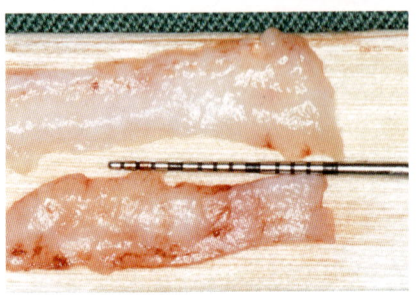

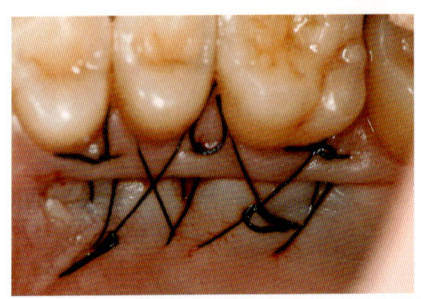

解説：図14a~d　口蓋部からの移植片の採取

a：口蓋部の解剖を熟知したうえで，必要量の移植片を採取するための切開線の設定を行う．
b：均一な厚みの上皮-結合組織弁を切離し，下部の結合組織を採取．
c：両側口蓋部上皮下から採取した結合組織移植片．
d：口蓋部の縫合．まったく出血していない．

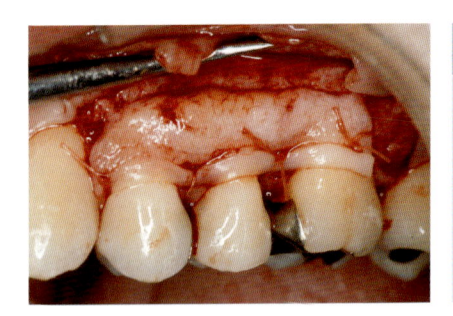

a	b
c	d

解説：図15　移植片の固定と歯肉弁の縫合

　露出根面に対して十分に広い移植片を露出根面に密着するように縫合固定する．その後に剥離した部分層弁を，移植片を覆い隠すように縫合する．

解したうえで必要十分量採取できなければならない．とくに上皮下結合組織移植では，深部の結合組織を採取するため，慎重に行う必要がある（図14）．
　口蓋部粘膜の厚みや口蓋の深さには個体差があることも忘れてはならない．
　移植片の縫合固定は，直接移植後の予後を左右する重要なポイントである．移植片が生着するためには，移植床へ移植片が密着し，血腫ができるようなデッドスペースをつくらないこと，その状態で移植片に動揺がないこと，などに注意を払いながら縫合する（図15）．縫合後は創部を3～5分間程度圧迫し，止血と移植片の固定を確認する．

まとめ・展望

国民生活の質の向上にともない，歯科医療分野においてもわれわれ歯科医師側の意識改革や技術革新が要求されてきている．そのような観点から，審美性向上のための根面被覆は，今後患者側のニーズが増加するであろう．そのためにもわれわれは，歯肉退縮に対する診査・診断，およびその治療法を深く理解し，多様な要求に即対応できるような見識と技術を身につけておかなければならない．さらに今後は，上皮下結合組織移植が主流となっている根面被覆法に，再生医工学的な手法を取り入れた新たな組織再生を考慮した根面被覆法の開発と臨床応用が期待される．

参考文献

1. 申 基喆, 下島孝裕, 宮田 隆. 歯周形成外科 QOLの向上を目指したガム・マネジメント. 東京：医歯薬出版, 1998：67-92.
2. Miller PD. A classification of marginal tissue recession. Int J Perio Rest Dent 1985；5：8-13.
3. Langer B, Langer L. Subepithelial connective tissue graft technique for root coverage. J Periodontol 1985；56：715-720.
4. Raetzke PB. Covering localized areas of root exposure employing the envelope technique. J Periodontol 1985；56：397-402.
5. Tinti C, Vincenzi G. The treatment of gingival recession with "guided tissue regeneration" procedures by means of Gore-Tex membranes. Quintessence Int 1990；6：465-468.
6. 申 基喆, 宮田 隆, 池田克巳. 露出根面の被覆に関する臨床的研究1. GTR法を用いた歯肉退縮の治療とその臨床的評価. 日歯周誌 1995；37：539-549.
7. Rasperini G, Silvestri M, Schenk RK, et al. Clinical and histologic evaluation of human gingival recession treated with a subepithelial connective tissue graft and enamel matrix derivative (Emdogain)：A case report. Int J Perio Rest Dent 2000；20：269-275.
8. 申 基喆. 歯肉退縮の原因とその対応. 歯界展望 2002；99(2)：262-271.
9. 申 基喆. 再生療法を用いた歯肉退縮の治療. 歯界展望 2002；99(2)：289-295.

2-1.2 審美・再生 ＜現在＞ clinical

マイクロサージェリーによる歯周形成外科
—根面被覆を中心に—

南　昌宏[*1]／松川敏久[*2]

[*1]大阪府・南歯科医院
[*2]奈良県・松川歯科医院

要約

手術用マイクロスコープを使用した歯周外科治療は，ペリオドンタルマイクロサージェリー（periodontal microsurgery）とShanelec DAらにより定義されている．低侵襲の治療であることから，治癒の早さや疼痛・腫脹の少なさを特徴としている．歯周外科一般に適応可能な治療法であるが，とくに，歯周形成外科の結合組織移植術における受容側や供給側に本法を適応する頻度がもっとも高い．術後の瘢痕も少なく，とくに審美領域において，現在もっとも有効な治療法であると考えられる．

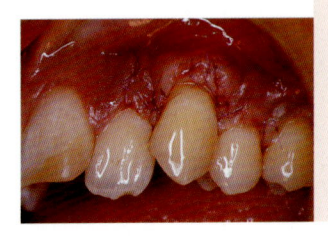

CONTENTS & KEY WORD

- 適応症の再評価
  一次治癒／二次治癒
- 器具，材料の再評価

マイクロスコープ／マイクロサージカルインスツルメント／縫合糸／
- テクニカルポイント

はじめに

手術用マイクロスコープ治療は，1950～60年代の耳鼻咽喉科や眼科など医科から応用が始められ，80年代後半から歯科治療への応用がなされてきた．歯内治療における応用については，早くからその有効性が認められており，米国における歯内療法専門医にはマイクロスコープ治療の習得が義務づけられるに至っている．Pecoraらの根尖切除についての研究によると，マイクロスコープ使用時には痛みや腫脹がほぼ48時間以内に消失し，不使用時と比べて外科後の不快症状が有意に少ないことが報告されている．

外科的歯内治療の分野でのマイクロスコープの使用の低侵襲性，疼痛・腫脹の少なさ，治癒の早さといった利点は，歯周外科治療の分野においても同様に生かせるものと推測される．Shanelec DAは，外科用マイクロスコープを歯周外科治療に使用した治療を，ペリオドンタルマイクロサージェリー（periodontal microsurgery）と定義して，90年代はじめより臨床応用を行っている．現在では，医科・歯科両領域においてminimal intervention（MI）の重要性が広く認識され，マイクロスコープによる低侵襲の歯

[マイクロサージェリーの適応症]

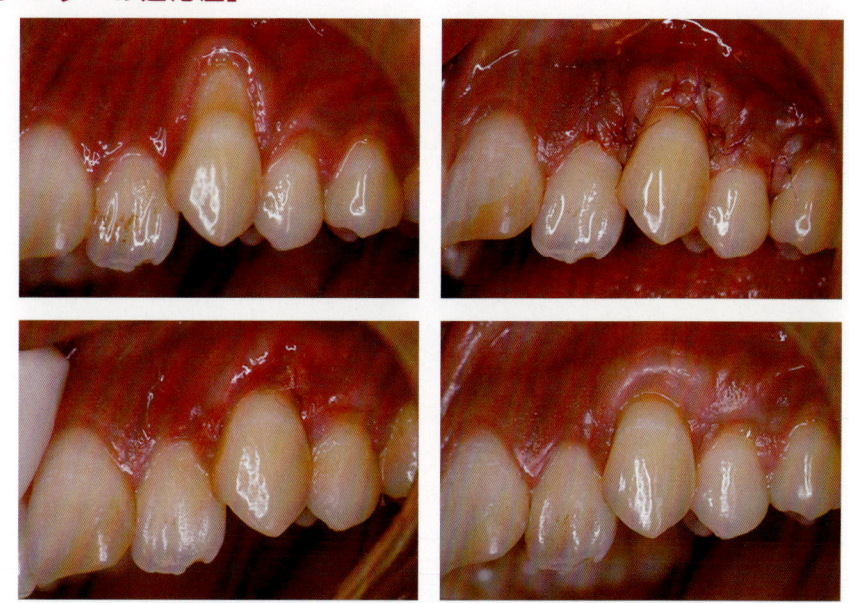

a	b
c	d

解説：図1a〜d　ペリオドンタルマイクロサージェリーの一例
- a：|3の歯根露出を主訴に来院．
- b：改良型Langer法により7-0の吸収性縫合糸で縫合．術直後にもかかわらず出血はみられない．
- c：術後1週後，抜糸時．縫合糸は透明に変化している．
- d：術後1か月．治癒は速く，露出歯根はほぼ被覆された．

周外科治療もまたこのコンセプトに合致するものと考える．しかしながら一方では，歯周外科においてマイクロスコープは治療上必要ないとする意見も聞かれ，その必要性が現在でも議論の的になっている．

1. 適応症の再評価

Shanelec DAは，ペリオドンタルマイクロサージェリーの利点として
①治癒の早さ
②痛み，腫脹の少なさ
があげられ，その結果として患者が術後の不快感を訴えることがほとんどなく，たとえ複数回手術が必要な場合でも手術を承諾しやすくなるため，
③患者からの受け入れられやすさ
をあげている．

マイクロスコープ下での鋭利な切開により，挫滅創をなくし，最小限のテンションコントロールにより死腔を生じずに創面を一次閉鎖することにより，治癒の早さや，疼痛・腫脹の少なさが可能となる（図1a〜d）．

1. 一次治癒

ペリオドンタルマイクロサージェリーは，この観点から，歯周外科手術のうちでも一次治癒を目的としたエムドゲイン®などの歯周再生外科やmodified Widman flapなどに対して非常に有効であると考えられる．さらに，上皮下結合組織を歯肉弁で挟み，閉鎖創の達成を試みるような付着歯肉増大術や歯槽堤増大術，根面被覆などの歯周形成外科も適応症であろう．これら歯周形成外科では，一次閉鎖により術後の瘢痕組織を最小限に抑えることが可能となり，審美的に良好な結果が得られるため，この点からも最適と考えられる．また拡大下では術野の範囲も小さくすることができ，審美領域における歯間乳頭に限局した形成外科などの繊細な外科も可能となる（図2a〜c）．

2. 二次治癒

一方，開放創で仕上げる歯周外科手術では，二次治癒のため，治癒の速度に関してはマイクロスコープの使用・不使用の大差はないかもしれない（図3）．しかしこのような場合でも，視野を拡大することにより，組織の取り扱いを挫滅的でなく繊細に行って

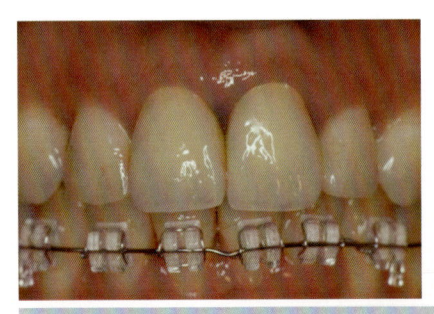

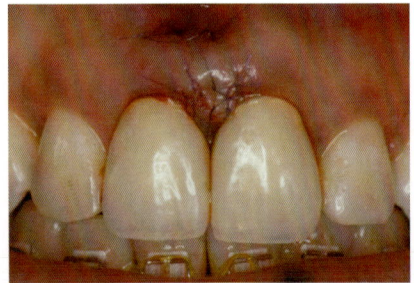

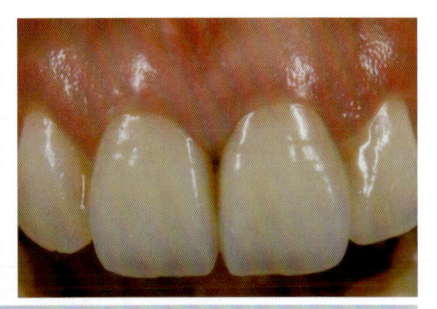

解説: 図2a〜c　繊細な審美領域へのペリオドンタルマイクロサージェリーの応用例
a：メタルタトゥー（歯肉変色）による正中歯間乳頭歯肉の黒変を主訴に来院．
b：黒変部を取り除き，上顎結節より遊離歯肉を同部に移植し7-0, 8-0の縫合糸で縫合した．
c：術後2年．メタルタトゥーは完全に除去され，審美的な歯間乳頭が得られた．

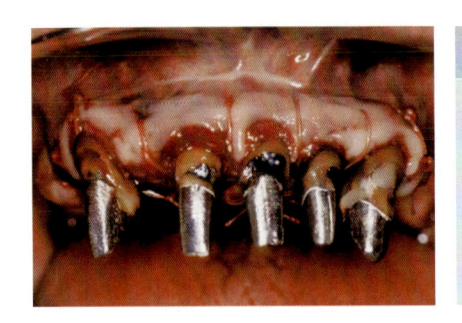

解説: 図3　マイクロスコープの使用，不使用の差のない例

開放創で終了するような歯周外科ではマイクロスコープを使用しても治癒の速度に差はあまりない．ただし拡大により繊細な組織の取り扱いが好結果につながると考える．

[マイクロスコープ使用の効果によるディシジョンメイキング]

	切開	剥離	デブライドメント	縫合
APF	△	○	○	△
MWF	△	△	○	○ (5-0〜6-0)
再生療法 (GTR, エムドゲイン®)	○	○	○	○ (6-0〜7-0)

	切開	剥離	受容床形成	移植片採取	縫合
上皮下結合組織移植	○	○	○	○	○ (7-0)
遊離歯肉移植	○	△	○	△	○ (6-0〜7-0)

解説: 図4　歯周外科治療におけるマイクロスコープの使用による効果
○：効果大．　△：効果小．

いるか，また確実なデブライドメントが行われているか，などを詳細に観察することができ，良好な治療結果を得ることができる．

ペリオドンタルマイクロサージェリーで使用する器具や縫合糸の有効性については，マイクロスコープの不使用を唱えている派でも異論のないところであり，これらの器具を効果的に使用するためにもマイクロスコープの使用による視野の拡大は有効であると考える（図4a, b）．

このようにマイクロスコープは，歯周外科一般に適応可能な治療法であるが，歯周形成外科の上皮下結合組織移植術（改良型Langer法，Envelope法など）における授容側や供給側に本法を適応する頻度がもっとも高い．

[器具・材料の再評価]

解説：図5　バリュアブルフォーカス機構をもったマイクロスコープ

対物間距離を幅広く変えることができ，さらにオートフォーカス機能により快適な姿勢で精密治療が行える．

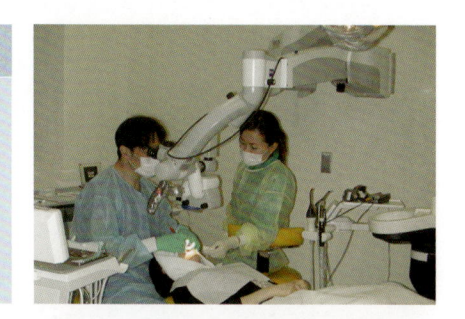

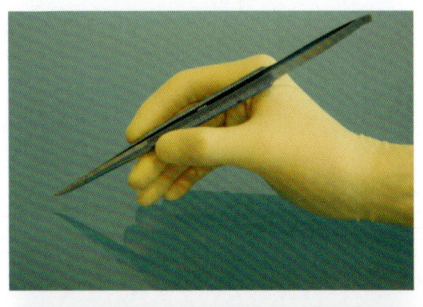

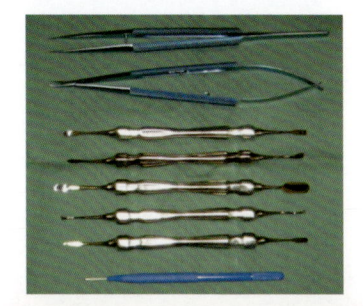

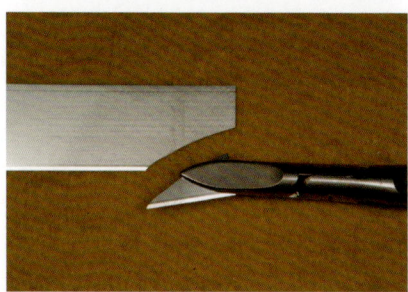

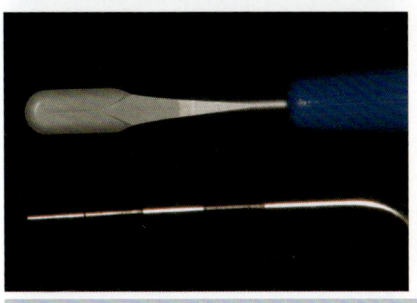

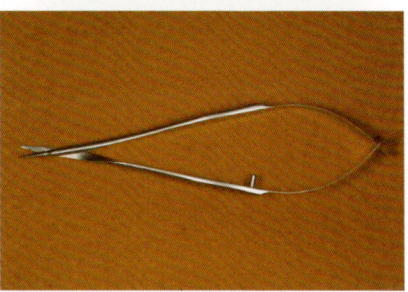

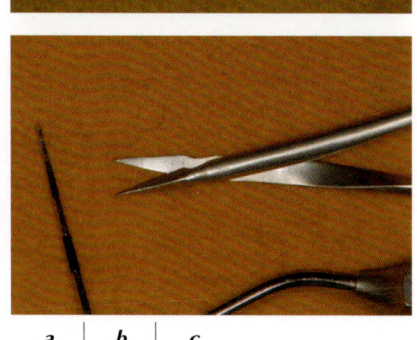

解説：図6a〜f　マイクロサージカルインスツルメント

a	b	c
d	e	f

a：母趾，示指，中指の3指での回転運動により器具の精密なコントロールができる．
b：筆者らが使用しているマイクロサージェリー用器具．
c：ブレードブレーカーにより眼科用カミソリを割り鋭利な刃をメスに使用．
d：クレセントナイフ．眼科用器具であるが，部分層弁の形成に使用する．
e：バナス剪刀．受容床やフラップ弁のトリミングに使用．
f：バナス剪刀の拡大．刃は小さく鋭利で繊細な切除が可能である．

解説：図7　縫合糸の比較

マイクロサージェリーで使用される7-0のナイロン製の縫合糸（左）．一般の歯科治療で使用される4-0縫合絹糸（右）に比べ糸の太さ，コード長ともにかなり小さい．

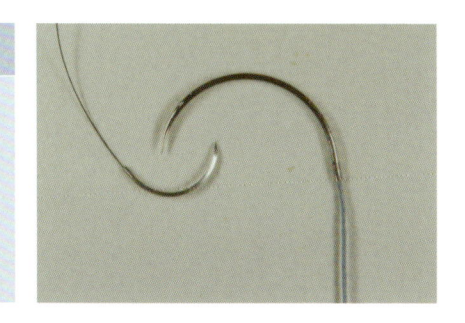

2. 器具，材料の再評価

1. マイクロスコープ

歯内療法など内側性窩洞内を術野とする場合は，ミラーテクニックが主となり，マイクロスコープ本体を動かす頻度もあまり多くない．一方，歯周外科時は多方向から術野を直視する必要があり，そのつど本体の位置を頻繁に変えなければならない．そのため，サスペンションアームの操作性のよさや堅牢

[テクニカルポイント：マイクロサージェリーでの縫合の基本]

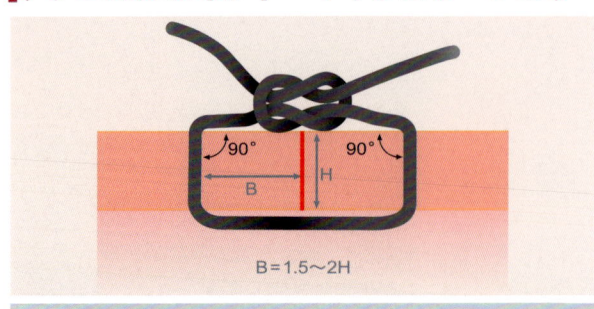

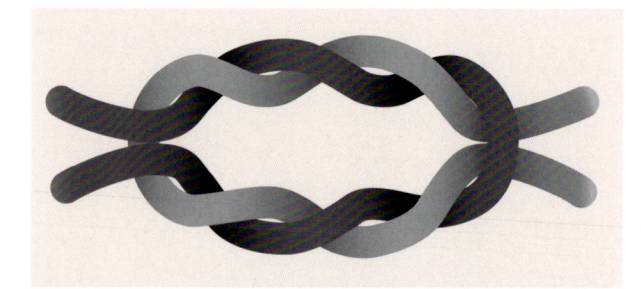

解説：図8a,b　マイクロサージェリーでよく使用される縫合法

- ***a***：縫合の原則．刺入，刺出は直角に行い，いわゆるバイトサイズ(B)は，弁の厚み(H)の1.5〜2倍とする．ほとんどテンションのない場合は，1重 - 1重のsquare knot（角結び）で縫合．
- ***b***：2重 - 2重の角結びはEnglish surgeon's knotとも呼ばれ，よく使用される．必要最小限のテンションコントロールを心がける．

性が求められる．すなわち，スコープ本体を術者の思いのどおりの位置にスムーズに操作できること，さらにその位置で留まり，アームが揺れずに安定していることが望まれる．最新のものでは，バリュアブルフォーカス機構により，対物間距離220〜400mmの間において焦点を合わせることが可能であり，微調整のために本体を頻繁に動かすといった必要がなくなり，かなり利便性が高くなっている（図**5**）．

精密治療を行うときには，リラックスした姿勢で行うことが重要で，これにより手指のふるえがコントロールされ，繊細な動作が可能となる．この点から，あまり無理のない姿勢で直視可能な範囲を広くみるためには鏡筒が180度程度は可変できることが望ましい．

つぎに，レンズの性能に関しては，視野が大きく，明るいものを選択すべきである．マイクロスコープをとおる光は，多数のレンズを通過しなければならないため，機種によっては視野が小さくなったり，周辺部が暗くなったりする．これらは術者にとってのストレスとなり，治療にあまりよい影響を与えないものと思われる．レンズ周辺の像も中心部同様に明るく，ゆがみや色のにじみがないようなレンズが望ましい．

2. マイクロサージカルインスツルメント

ペリオドンタルマイクロサージェリーに用いられる器具は，繊細で緻密な動きを可能にするために眼科領域の外科器具を利用していることが多い．母趾，示指，中指の3点と，母趾と示指のあいだの谷間の部分とで把持した器具を回転させる運動が，もっとも精密な手指の動きであるとされている（図**6a**）．そのため，把持するあたりの断面は1cm程度の円径であることが望ましく，その全長も250mm程度と，ある程度長いもののほうがよい．かえって小さすぎる器具では，把持した手が術野を覆ってしまうことがあり，視野が確保できないことがある．器具先端あたりの作業部は視野確保のために細長いほうがよいと思われる．

持針器はカストロビージョ型でロックの力は軽いほうが好ましい．さらに繊細なタッチに対応するには，磁性を帯びず軽量なチタン製のものがよい．顕微鏡の照明下でのぎらつきを抑えるために，器具表面に青色コーティングを施してマット仕上げにしているものもある（図**6b**）．

粘膜に対しきわめて鋭利な切開を行うには，眼科用カミソリをブレードブレーカーで割ってメスとして使用する（図**6c**）．切れ味が鈍くなればそのつど眼科用カミソリを割ってつねに鋭利な刃の部分を使用する．ただし，眼科用カミソリの刃はもろいので，歯や骨などの硬組織にあてたり，無理な力を切開中に加えたりすれば簡単に割れてしまうので，粘膜表層の切開や採取した結合組織のトリミングなどに用いるようにする．

部分層弁などの作製や深部の組織に対しての切開には，クレセントナイフを用いることが多い．拡大下で深部を切開していくとき，クレセントナイフの柄の部分に刃先から一定の距離が刻まれていれば深さを正確に認識できて便利である（図**6d**）．

2-1.2 マイクロサージェリーによる歯周形成外科

[参考症例：治療の実際]

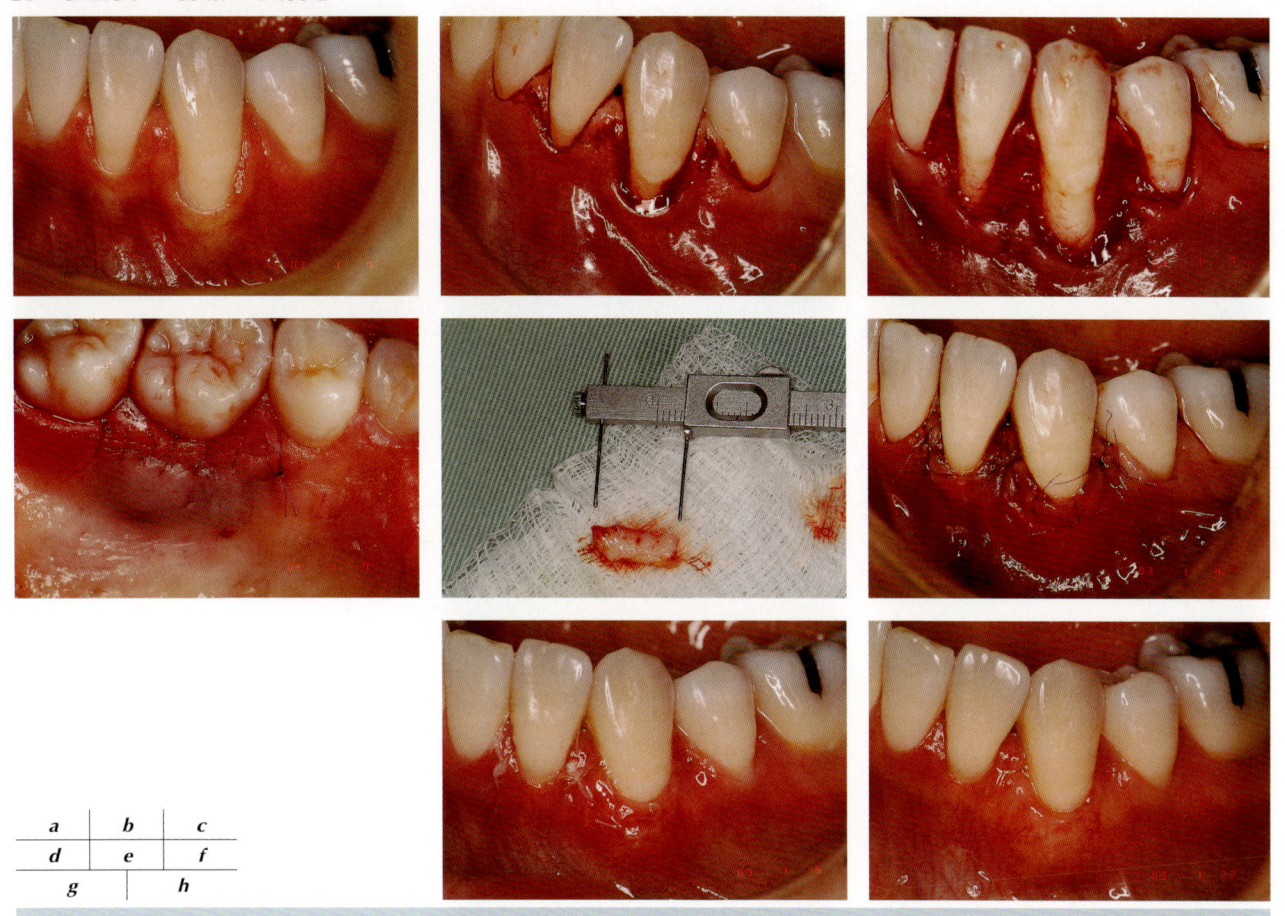

a	b	c
d	e	f
	g	h

解説：図9a〜h　ペリオドンタルマイクロサージェリー症例1

- **a**：矯正治療後，|3の歯肉退縮を主訴として来院．ペリオドンタルマイクロサージェリーによる根面被覆を計画する．
- **b, c**：|3の近遠心の歯間乳頭に逆V字型の切開を行い，部分層弁を作製する．
- **d, e**：口蓋よりいわゆるトラップドアテクニックで結合組織のみ採取する．
- **f**：結合組織を部分層弁で覆い，部分層弁を歯冠側方向に移動．7-0の吸収性縫合糸で縫合する．パックは行わない．
- **g**：術後1週．上皮の治癒は順調で，壊死などは認められない．縫合糸は透明に変化している．
- **h**：術後2週．早期治癒が得られている．また腫脹・疼痛もないため，患者にとってペリオドンタルマイクロサージェリーは受け入れられやすく，反対側の治療に対しても積極的に受けてもらうことができる．

歯肉弁のトリミング調整には，バナス剪刀（図**6e, f**），ウエスコット剪刀などの繊細で鋭利な剪刀を用いることで，挫滅創のない鋭利な創面が形成しやすくなる．

3．縫合糸

1つの歯間乳頭に対して2-3糸の縫合を行うこともしばしばあり，このような小さい部分に刺入・刺出を非侵襲的に行わねばならないため，通常7-0, 8-0のモノフィラメントの糸を使用する（図**7**）．画一的に1種類の針を用いるのではなく，たとえば唇側のみの縫合の場合はコード長9mm程度の丸針を，また唇舌的に貫通するにはコード長11〜13mm程度の針を用いるといったように使い分けることで，効率のよい縫合が行えるものと考えられる．

3．テクニカルポイント

一般的にマイクロスコープを使用する際には「スローダウン」がキーポイントになる．強拡大下の視野で物を動かすと，自分が思っているよりも物の動きが目には速く感じられるものである．そのため意識してゆっくりとした運指を心がけることが重要である．

結合組織移植の症例では，ペリオドンタルマイクロサージェリーの瘢痕組織を最小限にして治癒を早

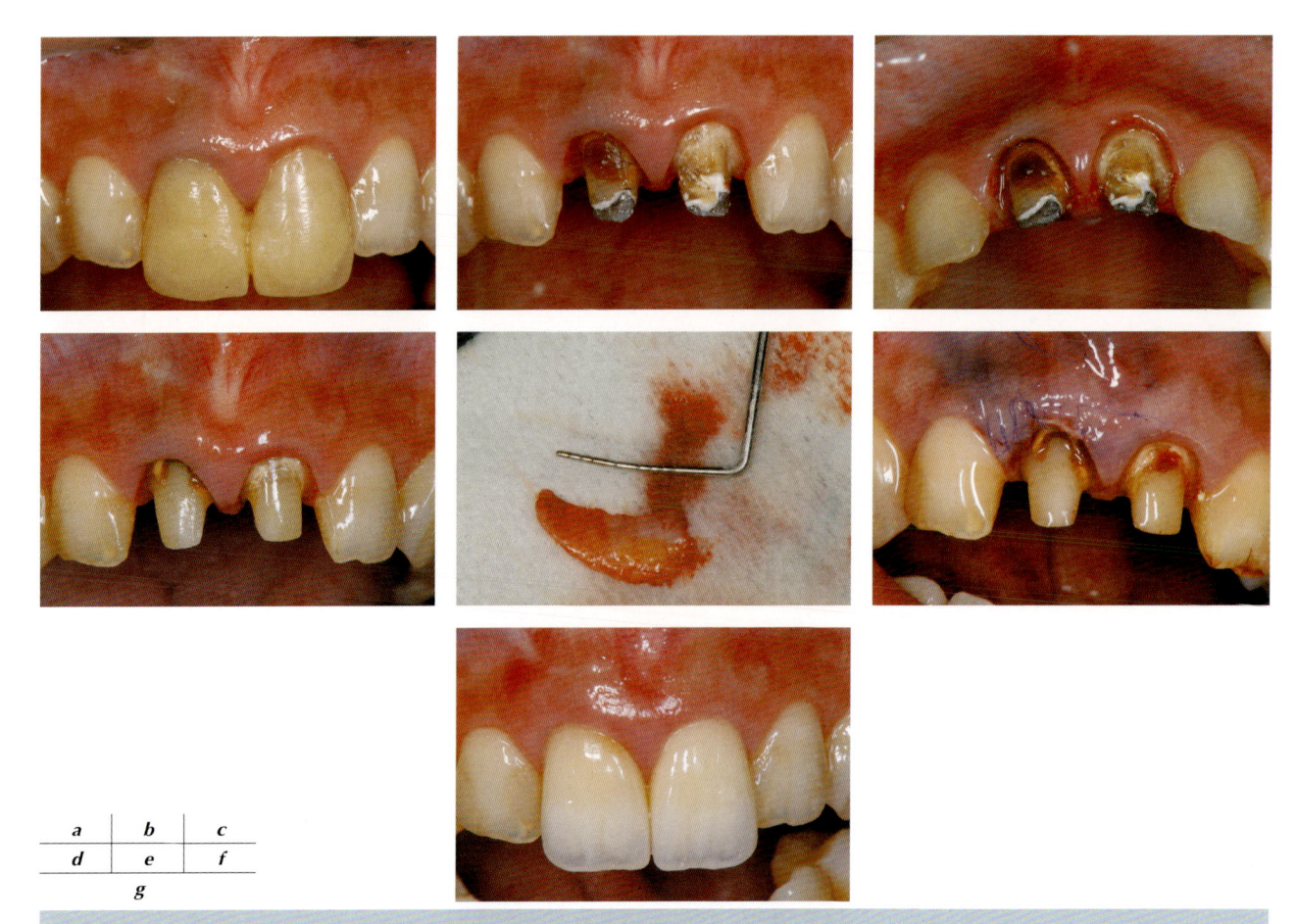

a	b	c
d	e	f
g		

解説：図10a～g　ペリオドンタルマイクロサージェリー症例2

a～c：1̲周囲の歯肉が黒くみえるとのことで他院にて治療途中であったが，紹介されて来院．
d：メタルコアを除去しファイバーポストに交換する．同部は歯肉が薄く，歯根の着色が透けて黒くみえている．
e,f：口蓋より結合組織を採取し，1̲周囲の歯肉のなかに挟み込んで歯肉の厚みを増した．結合組織辺縁を連続縫合し，確実な位置づけを行う．
g：最終補綴物装着．健康で自然感のある歯肉が得られた．

めるという特徴を生かすために，可及的に縦切開を控え，一次閉鎖をねらうようにする．鋭利な切開のために拡大率を上げて眼科用カミソリやクレセントナイフをゆっくりと動かす．創面同士をbutt jointさせるために切開は粘膜に対して直角に行うことを基本とする．採取された結合組織はそのまま移植するのではなく，拡大下にて眼科用カミソリを用いて厚みを調整し，断端をトリミングして受容床とbutt jointさせる．

中～強拡大下で，針を歯肉弁の厚みの1.5倍程度離れた位置に直角に刺入・刺出を行う．1重-1重のsquare knot，もしくは2重-2重のEnglish surgeon's knotを用いて，弱拡大下で創面をbutt jointで閉鎖するのに必要最小限のテンションで縫合を行う（図8a,b）．

おわりに・展望

マイクロサージェリーを応用することで治癒も速く，高い審美性が得られることを報告してきた．かといって，この治療法はなにも特別な治療方法ではなく，またマイクロスコープも魔法の機器というわけではない．

視野を拡大することで治療中の各ステップでのミスの発見は容易になり，それらミスに対して術者が逐次修正を加えるという姿勢がマイクロサージェリーでは重要である．それにより治療精度も自然に高まり，良好な審美結果が得られるものであり，マイクロスコープはそのためのディシジョンメイキングのための機器であると考える．

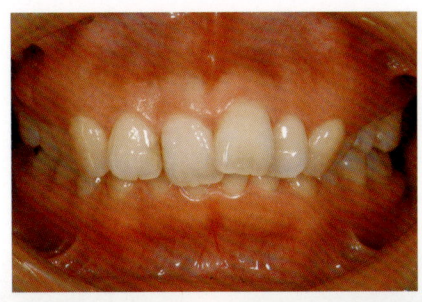

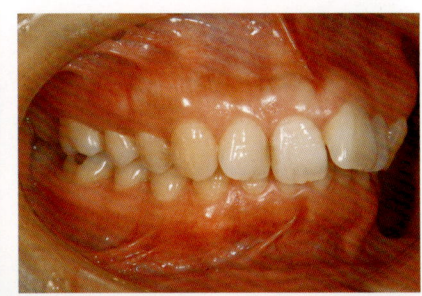

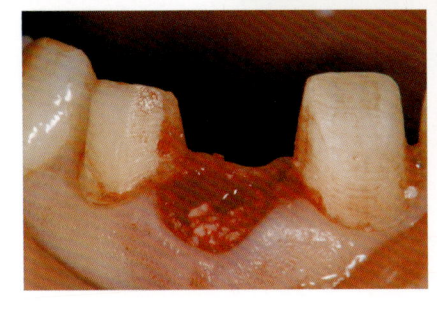

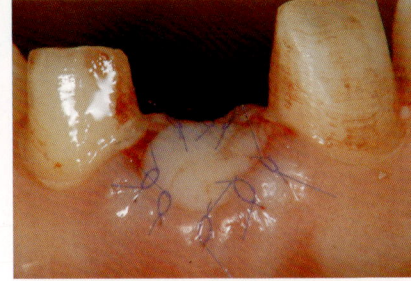

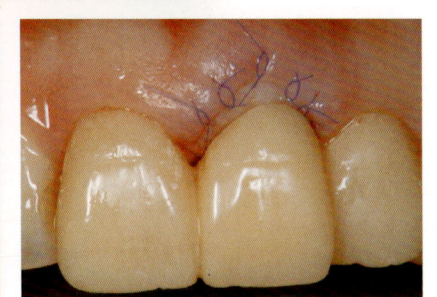

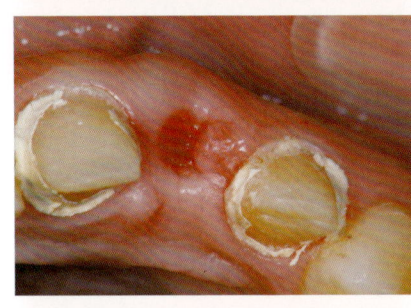

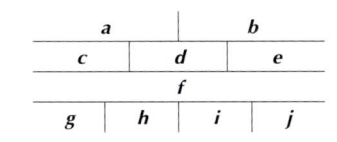

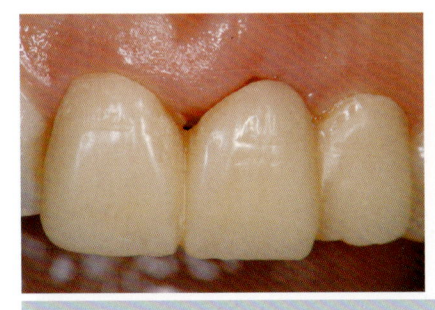

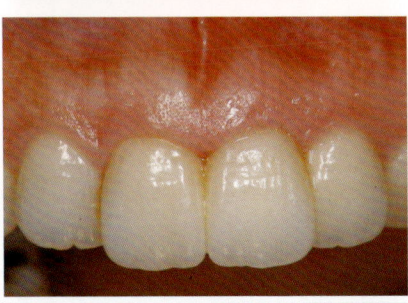

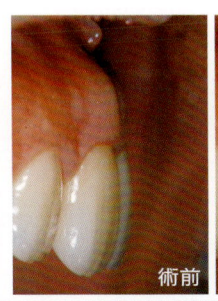

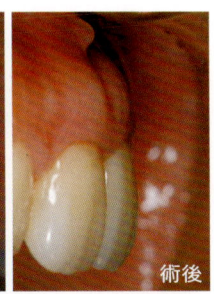

2-1.2 マイクロサージェリーによる歯周形成外科

a		b	
c	d		e
f			
g	h	i	j

解説：図11a〜j　ペリオドンタルマイクロサージェリー症例3

- **a,b**：|1 の前突を主訴として来院．矯正を進めたが受け入れられず，同歯を抜歯し，ブリッジにて治療を行うよう計画した．抜歯により歯槽堤の吸収が予測されるため，抜歯時にペリオドンタルマイクロサージェリーを応用したsocket preservationを行う．
- **c〜e**：抜歯時に抜歯窩に骨補填材を充填し，上部を遊離歯肉で閉鎖し，7-0の吸収性縫合糸で8糸縫合した．
- **f**：術後3週．上皮の治癒はかなり進んでいる．
- **g〜j**：術後3か月でオールセラミックによるブリッジ修復を行う．欠損歯の顎堤も有歯部の歯肉と同様の歯肉のレベル・豊隆となり，自然感が得られた．

参考文献

1. Shanelec DA, Tibbets LS. Recent advances in surgical technology. In: Newman MG (ed). Clinical periodontology, 9 ed. Philadelphia: Saunders, 2002.
2. Pecora G, Adreana S. Operating microscope in endodontic surgery. Oral Surg Med Pathol 1993; 75(6): 751-758.
3. Shanelec DA. Periodontal Microsurgery. J Esthet Restor Dent 2003; 15(7): 402-408.
4. 南　昌宏, 松川敏久. マイクロスコープの特性と審美歯科への応用. the Quintessence 2000; 19(9): 67-77.

2-1.3 審美・再生　＜近未来＞　clinical

無細胞真皮（アロダーム®）

Allen EP[*1]／Cummings LC[*1]／滝沢史夫（日本語訳）[*2]

[*1]Center for Advanced Dental Education
[*2]新潟大学大学院医歯学総合研究科歯周診断・再建学分野

要約

近年，歯科における患者の治療のニーズは，より審美的に健康を回復することへと移行しつつあり，歯肉退縮部における根面被覆術の需要も高まりつつある．現在，一般的に行われている上皮下結合組織移植は，予知性が高く審美的な治癒が得られるが，一方で手術部位が2か所になり，採取できる移植片の量が限られるといった問題点も多い．アロダーム®は，ヒト皮膚組織由来の無細胞真皮であり，これを上皮下結合組織の代用移植片として歯周治療に応用することで，上皮下結合組織を用いた場合と同様，あるいはそれ以上の治療が期待できるだけでなく，これらの問題点も克服可能となりうる．また，アロダーム®は根面被覆だけでなく，歯槽堤増大術や口腔前庭拡張術などにも応用可能であり，今後，インプラントの前処置など，さらなる応用範囲の拡大が期待される．

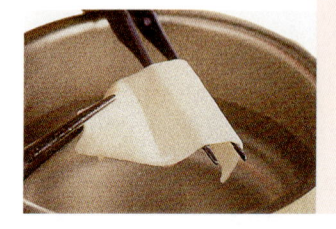

CONTENTS & KEY WORD

- アロダーム®とは
- アロダーム®の歯周治療への応用
- 術式
  APT法／PRP法

はじめに

口蓋部歯肉を供給床とする遊離歯肉移植術が始めて報告されてから40年になる[1]．さらに，この20年において，遊離歯肉移植を応用した根面被覆術の有効性が示され[2]，またこれとほぼ同時期に，口蓋部からの歯肉移植片採取の術式に関しての改良法も紹介された[3,4]．この改良法の大きな利点は，口蓋部の上皮を残して上皮下結合組織のみを採取することで，移植片採取後の供給床の創のほぼ完全な閉鎖が可能になり，術後の疼痛や出血が大幅に軽減できるようになったことである．さらに上皮下結合組織を移植することによって，移植片が骨膜側と歯肉弁側の両面からの血液供給を受けられるという利点もある[5〜8]．このような術式の進歩は，歯周外科の分野にマイクロサージェリーが導入されたことによって，さらなる発展を遂げることになった[9]．しかし，術式が飛躍的に発展しているにもかかわらず，歯肉退縮部に対して根面被覆術を行う際には供給床である口蓋部のある程度の疼痛は避けられず，このため手術に際しては二の足を踏んでしまうことが多いのが現状である．また患者によっては，口蓋の解剖学的形態が適しておらず，必要量の移植片を採取できない場合

や，歯肉の厚みが不十分である場合など，口蓋歯肉を供給床として使用できない場合もある．このような理由から，口蓋部より採取した歯肉移植片に替わる，新たな移植材の開発が望まれている．

1. アロダーム®とは

アロダーム®は，米国組織バンク協会および米国食品医薬局（FDA）の規定に基づいて作製されたヒト皮膚組織由来の無細胞真皮である．アロダーム®は，ヒトより採取した皮膚を加工したものであるが，基本構造はそのまま保持されているため，FDAではヒト臓器に分類されている．

ヒト皮膚は表皮と真皮から構成されている．生体内では，真皮は恒常的に細胞や細胞外マトリックスを新製し，古くなった組織と置換できるような生物学的構造を備えており，以下のような構成成分により三次元的構造をとっている．
①構造を保持するための基底膜構成タンパク群
②細胞増殖の足場となりうるコラーゲン線維束
③機械的刺激に適応するためのエラスチン線維群
④ヒアルロン酸とプロテオグリカン

アロダーム®はその作成過程において，採取したヒト皮膚から，マトリックスを傷つけることなく表皮が除去され，また拒絶反応を引き起こしうる細胞成分も除去される．そして無細胞化された真皮は，凍結による組織傷害が起こらないように特殊な方法で凍結乾燥加工され保存されている．

このようにアロダーム®は，免疫反応の原因となりうる細胞成分を完全に取り除いているため，移植後の拒絶反応は起こらない．さらに血液や細胞が存在しないため，ドナーから病原性物質がもち込まれることも一切ない．アロダーム®には線維性マトリックスのみが残っているが，これは移植後に宿主の細胞増殖の足場となり，最終的に宿主組織と一体化しうる生物学的構造である．したがって，アロダーム®は口蓋部より採取した歯肉移植片の代用移植材として着目されている．

2. アロダーム®の歯周治療への応用

対照臨床試験において，歯肉退縮部に対しアロダ

[アロダームの歯周治療への応用]

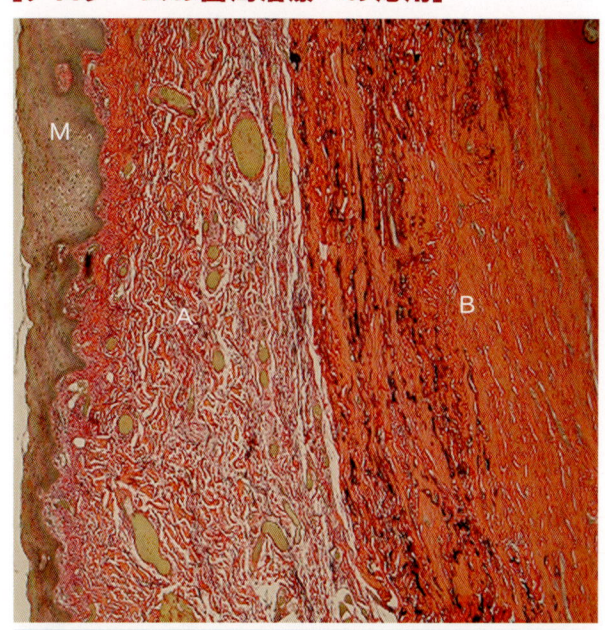

解説：図1　術後6か月のヒト組織検体
M：口腔粘膜上皮層．A：移植したアロダーム®．B：歯槽骨

ーム®と歯肉弁歯冠側移動術を併用して根面被覆を行った群は，口蓋より採取した歯肉移植片と歯肉弁歯冠側移動術を併用して根面被覆を行った群と比較して同等の効果が認められることが4つのグループにより報告されている[10〜13]．また，術後6か月，12か月における辺縁歯肉の厚さの増加量に関しても両群には同等の効果があることが，臨床的にも組織学的にも示された[10,12,14]．さらに，術後6か月のヒト組織切片において，アロダーム®は根面と連続していることが確認されている[14]（図1）．

アロダーム®を応用した根面被覆術には以下のような利点がある．
①移植片を採取するために口蓋部の手術を行わなくてもよい．
②移植片に量的な制限がない．
③1度に多数歯の被覆が可能である．
④宿主の組織と一体化する．
⑤術後の治癒がより審美的である．
⑥より多くの患者に適応できる．

3. 術式

[APT法]

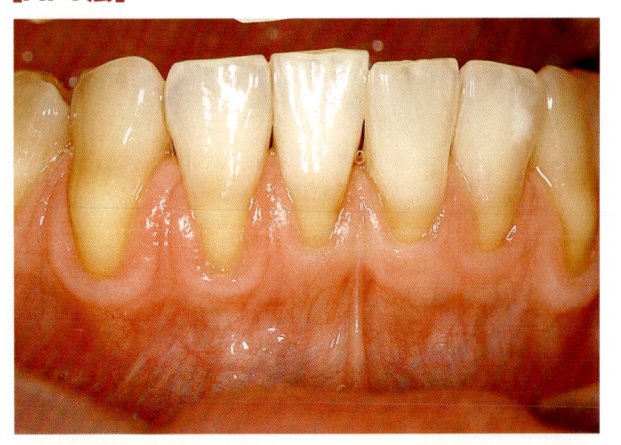

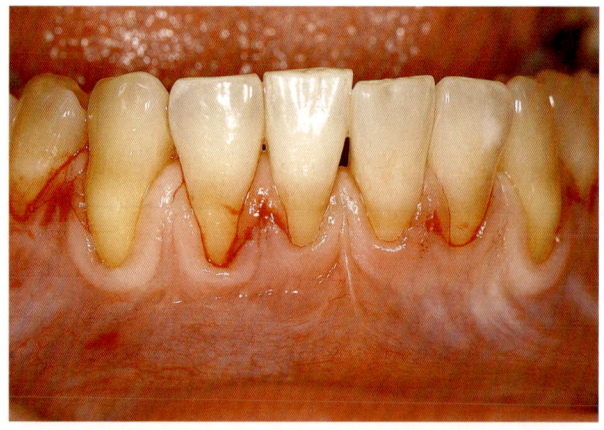

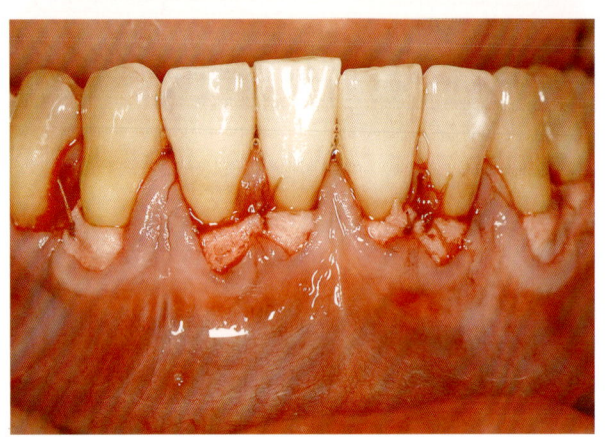

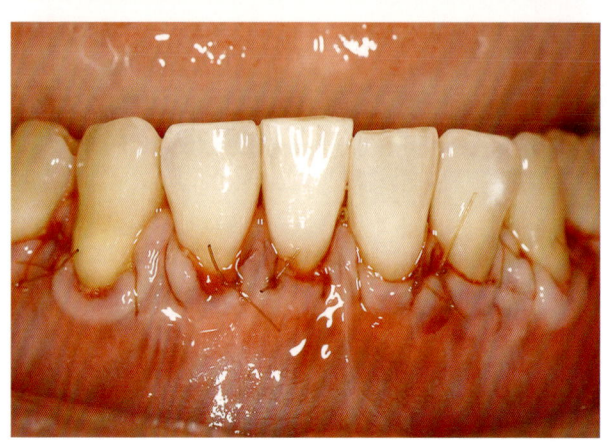

a	b
c	d

解説：図2a〜g　APT法のテクニック①

a,b：根面処理後，交互の歯間乳頭部にv型切開を行う．続いて，切開を入れていない歯間乳頭に頬側から隣接面にかけて歯肉溝切開を行う．剥離は，鈍的にあるいはメスを用いて部分層弁にて行い，切開を入れていない歯間乳頭はトンネル状に剥離する．

c：アロダーム®をトンネル状に剥離した歯肉下に埋入する．移植材は懸垂縫合を用いて固定する．

d：歯肉弁を歯冠側に引っ張り上げ，連続懸垂縫合を行う．

　アロダーム®を応用した根面被覆術には2つの術式が提唱されている．いずれの術式とも歯肉弁歯冠側移動術を併用して行う．1つはalternate papilla tunnel（APT）法であり，もう1つはpapilla retention pouch（PRP）法である．

1．APT法
①APT法のテクニック

　APT法では，歯肉退縮をともなう歯に隣接する一方の歯間乳頭部に切開を行い，もう一方の歯間乳頭部はトンネル状に剥離する（図2,3）．中切歯の歯間乳頭部は術後の歯肉退縮を避けるため，つねにトンネル状とする．切開線のデザインは，v型（下顎は^型）とし，歯間乳頭頂部より約3mm根尖側に切開線の頂部がくるようにする．このように切開線を設定し，剥離し，移植片を埋入した後に歯肉弁を歯冠側に移動することで，移植片は骨膜側と歯肉弁側の両面より血液供給が得られることになる．歯肉弁はマイクロサージェリー用歯肉剥離子を用いて行い，歯肉－歯槽粘膜境を超えて部分層弁で剥離し，また隣接する歯間乳頭部はトンネル状に剥離する．このときの剥離は，一方の歯間乳頭部に切開を入れているため，容易に行えるはずである．切開を行った部位より歯槽骨頂部まで部分層弁で鈍的に剥離し，そ

e	f
g	

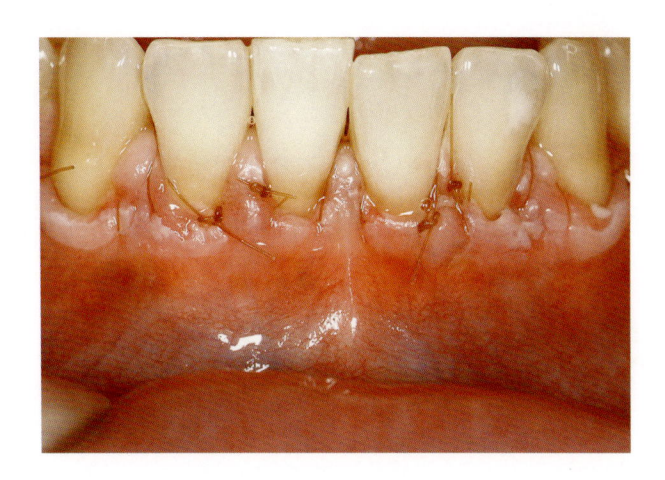

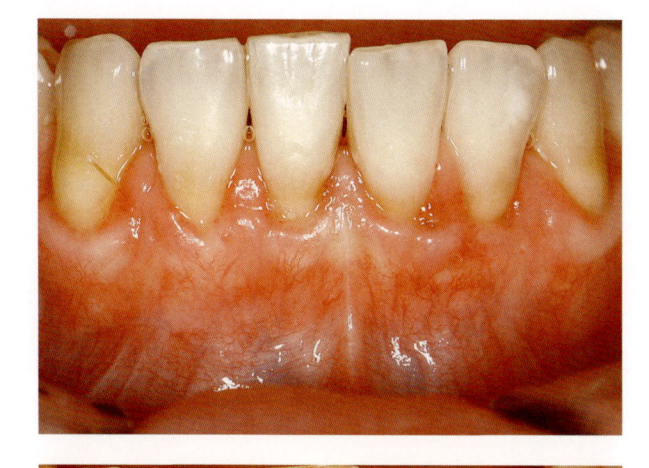

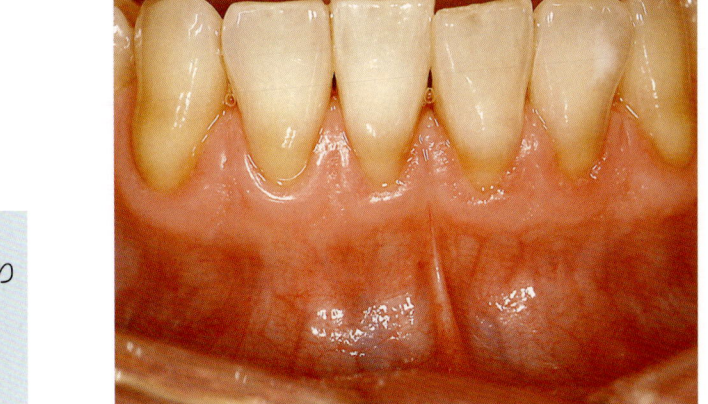

e：術後4日，わずかに発赤・腫脹が認められる．
f：術後18日，順調に治癒が進んでおり，この日よりブラッシングを再開してもらった．
g：術後4週，ほぼ完全な根面被覆が得られており，辺縁歯肉の厚さも増加している．

の後メスを用いて歯肉−歯槽粘膜境を越える深さまで剥離を進め，またトンネル部はキュレットなどで歯間乳頭頂部をもち上げながら鈍的に剥離することで，歯肉弁が可動性をもち歯冠側移動が可能になる．

受容床の準備ができたら必要な移植材の長さを決定するが，この長さは作製した受容床の両端より各3mmずつ長くする．また，縦の幅は6〜8mm必要である．アロダーム®は生理食塩水にて2回洗浄した後，計測して受容床に適合するようにトリミングする．その後，基底膜側を上にして受容床に埋入し，6-0縫合糸で歯冠側に引っ張り上げて懸垂縫合し固定する．移植材は露出根面を確実に覆うようにするが，歯冠を覆うまで延ばしてはならず，セメント−エナメル境（CEJ）までにとどめる．つぎに，剥離したフラップを完全に移植材を覆うように歯冠側方向へ引っ張り上げ，6-0または7-0縫合糸で懸垂縫合を行う．

②APT法の利点
（1）乳頭部に切開を入れることで，移植材を容易に的確な位置に埋入することが可能であり，また歯肉弁を歯冠側移動して縫合できる．
（2）切開を入れない歯冠乳頭をつくることで，術後の歯肉退縮を避けることができ，かつ移植材が安定し生着しやすくなる．

2．PRP法
①PRP法のテクニック

一方，PRP法（図***4a〜g***）は，すべての乳頭部をトンネル状に剥離する方法であり，歯間乳頭部への切開は行わない．始めに，歯肉退縮のある歯とその両隣在歯に歯肉溝切開を行う．切開は，歯肉溝底部から歯槽骨頂方向へ約2mmの深さとする．つぎに，歯肉辺縁よりマイクロサージェリー用歯肉剥離子を用い，根尖側方向へ歯肉−歯槽粘膜境を超える位置まで剥離を進め，歯間乳頭部はトンネル状に剥離する．APT法と同様に，根尖側方向へはメスを用いて部分層弁を形成するように剥離を進め，歯間乳頭部はキュレットなどで歯間乳頭頂部をもち上げながら鈍的に剥離することで，歯肉弁が可動性をもつようになる．そして，アロダーム®を洗浄，計測，トリ

a	b
c	d
e	f

解説：図3a〜f　APT法のテクニック②

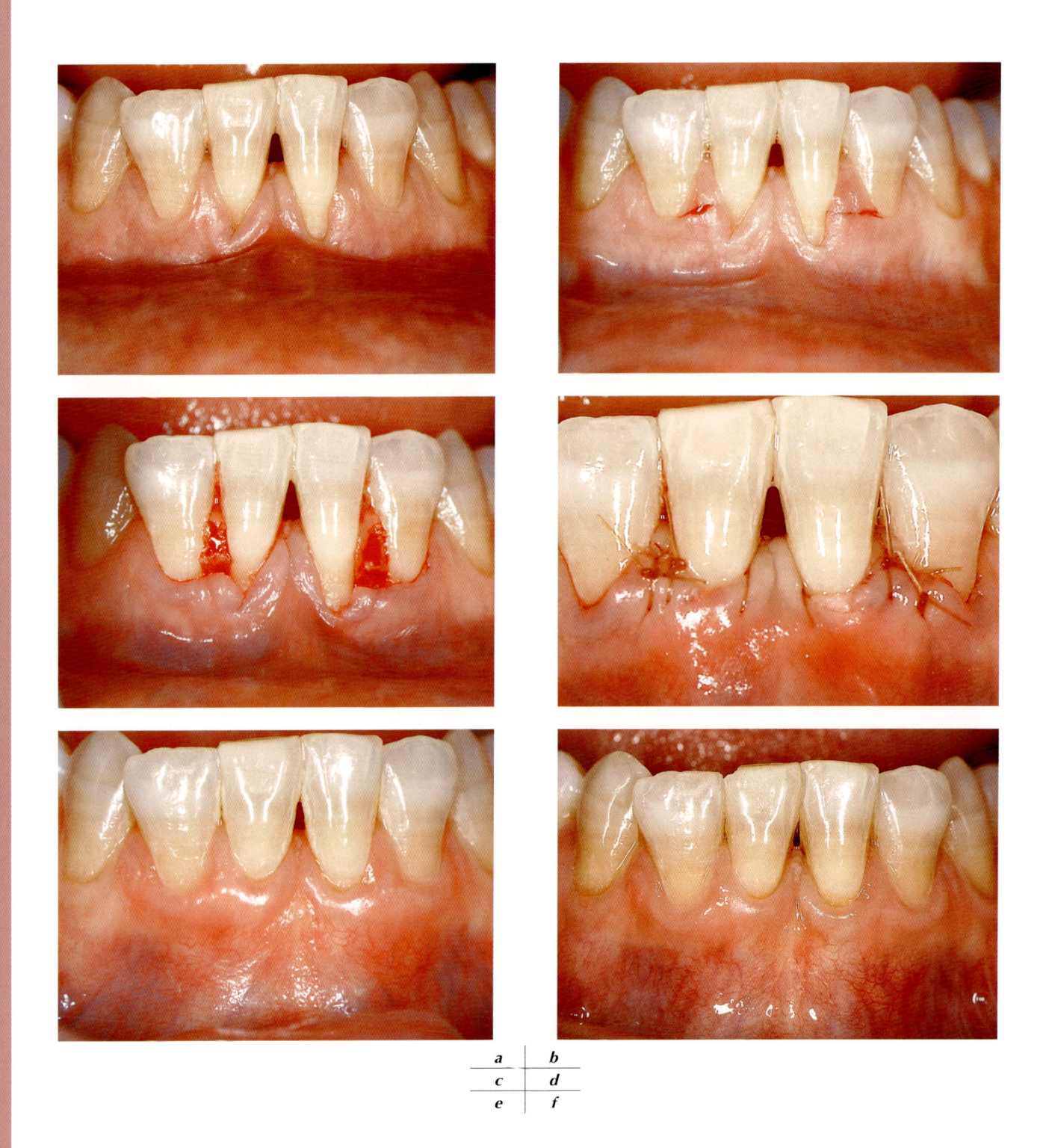

a：1|1に歯肉退縮が認められ，角化歯肉がなく，口腔前庭もかなり浅い．
b：1|1と側切歯の間の歯間乳頭部に水平切開を行う．正中の歯間乳頭部はトンネル状とする予定．
c：歯間乳頭部を鈍的にあるいはメスを用いて部分層弁で剥離し，受容床を形成．
d：アロダーム®を受容床に埋入し，歯肉弁を歯冠側移動して縫合し，移植片を完全に覆う．
e：術後6週．
f：術後18か月．ほぼ完全な根面被覆と辺縁歯肉の厚さの増加が得られた．また，歯間乳頭部の回復にともない，下部鼓形空隙が減少している．

2-1.3 無細胞真皮（アロダーム®）

[PRP法]

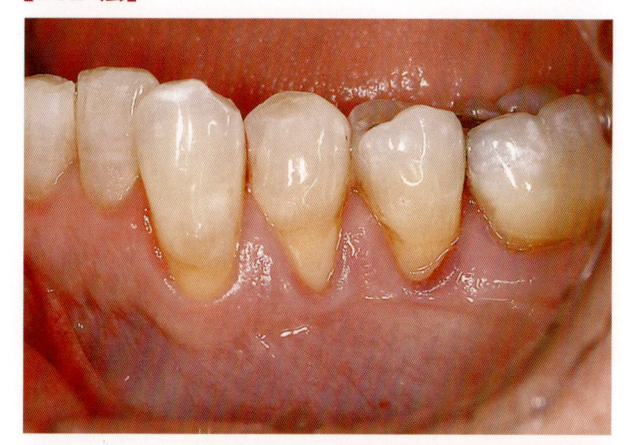

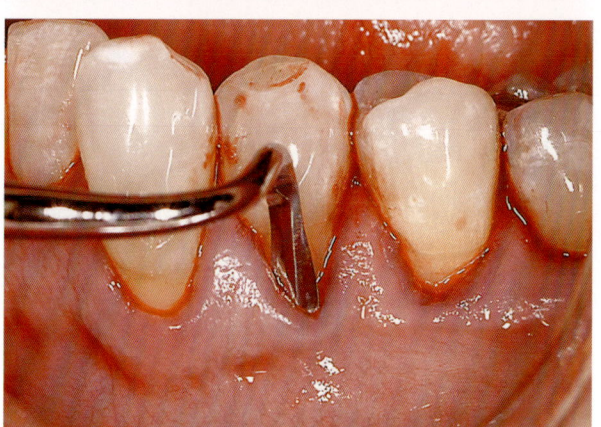

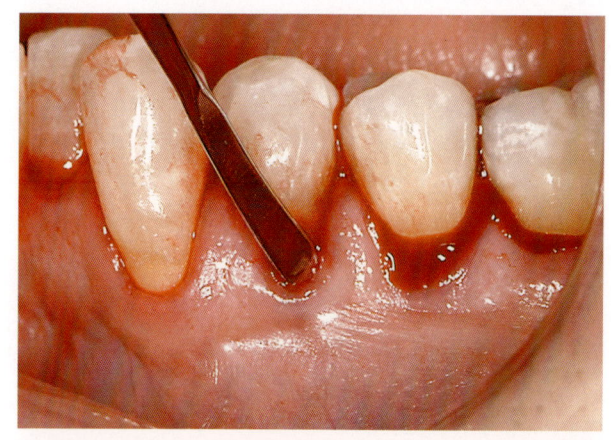

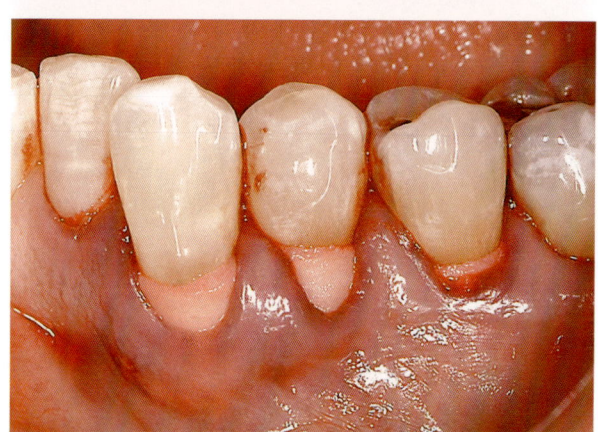

a	b
c	d

解説：図4a〜g PRP法のテクニック

a：犬歯および小臼歯に歯肉退縮が認められる．小臼歯には角化歯肉が存在しない．
b：歯肉溝切開を行ったのち，Allenのマイクロサージェリー用歯肉剥離子を用いて鈍的に剥離を進めていく．
c：メスを用いて歯肉‐歯槽粘膜境を越える位置まで部分層弁で剥離を行う．
d：アロダーム®を適切な位置に埋入し，連続懸垂縫合にて移植片を固定する．

ミングし，受容床に埋入する．このとき，縫合糸を通して引っ張るか，あるいはスケーラーでトンネル部へ押し込んで移植材が露出根面を完全に覆うように埋入する．

　この方法でもう1つ特徴的なことは，歯肉下において連続懸垂縫合を用いて移植片を固定することである．6-0縫合糸を用いて移植片の一端に縫合糸を通して歯の近心隅角の位置で固定し，そのまま歯の舌側を回して遠心隅角の位置で再び縫合糸を通して固定し，さらに歯間乳頭部のトンネルをくぐらせ，隣在歯の近心隅角の位置で再び移植材を固定する．この操作を移植片の断端まで連続して行う．

　各遠心端に縫合糸を通し，始めの位置に戻った後，結び目が舌側にくるようにして縫合する．このようにすることで縫合糸がすべて歯肉下を通ることになり，また移植片を覆っている歯肉弁が歯冠側に引き上げられることになる．この際，移植材の辺縁は完全に露出根面を覆っており，かつCEJを超えない位置でなければならない．

②PRP法の利点

（1）歯冠乳頭を切開しない．
（2）手術の際の侵襲が必要最小限にとどまる．
（3）歯肉弁を歯冠側に移動できる．
（4）APT法よりさらに術後の退縮がしにくい．
（5）APT法よりさらに手術部の安定性がよい．

　術後管理はいずれの術式とも同様で以下のようにする．

（1）抗生物質内服10日間．

e	f
g	

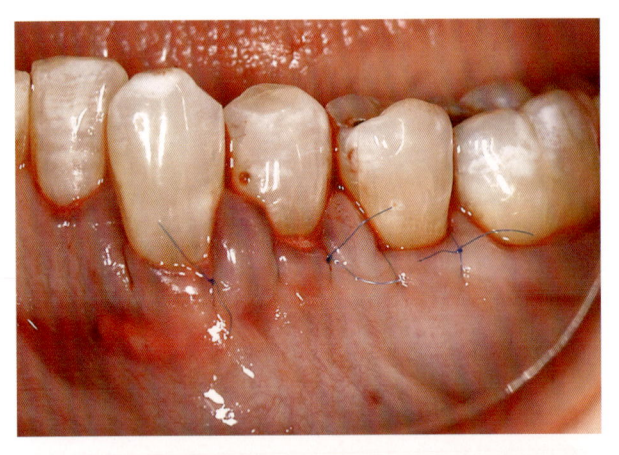

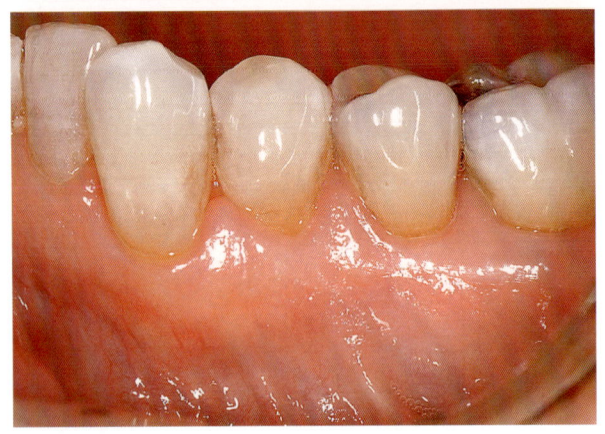

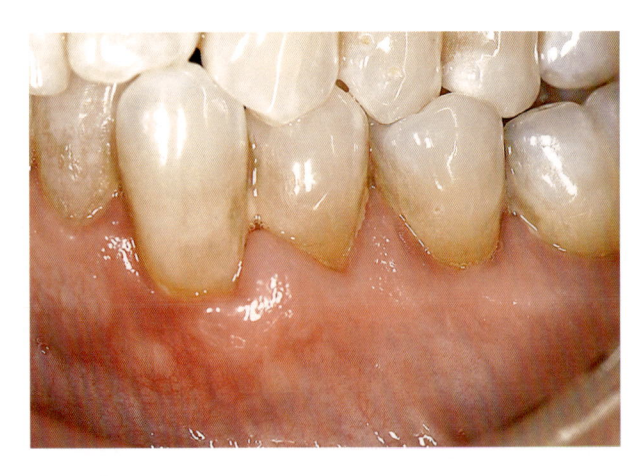

e：歯肉弁を歯冠側方向に引っ張り上げて7-0縫合糸で懸垂縫合を行い，移植材を完全に覆うようにする．
f：術後4週，順調に治癒が進み，完全な根面被覆が得られている．術後しばらくは，患部のブラッシングを行わずクロルヘキシジンによる含嗽を行っているため，歯冠に多少の着色が認められる．
g：術後3か月，歯肉が成熟し，安定化している．露出根面も完全に被覆されている．

（2）クロルヘキシジンによる含嗽2〜3週間．
（3）必要に応じて鎮痛剤投与．
（4）術後24時間は患部を冷やす．
（5）術後3食は冷たい飲み物とする．
（6）2〜3週は患側での咀嚼や患部へのブラッシングを避ける．
（7）2〜4週後に表層の抜糸．
（8）2か月後に歯肉内縫合の抜糸．

まとめ・展望

　10年以上前より，根面被覆術において，アロダーム®は口蓋部からの歯肉移植片の代用移植材として，安全かつ有効な材料として用いられてきた．この間，医科・歯科双方での感染などの偶発症の報告は1度もない．アロダーム®は対照臨床試験において口蓋部からの歯肉移植片と同等の結果が得られることが報告されており，また，露出根面に対して歯肉弁歯冠側移動術を単独で行った場合と比較して，辺縁歯肉の厚さと根面被覆率が優位に増加したとの報告もある[15]．また，口蓋から採取した結合組織を移植する場合と比較しても，移植片採取のための手術が不要であることや，1度に行える手術の制限がないなど，利点はかなり大きい．現時点では露出根面に対する処置としては，アロダーム®と歯肉弁歯冠側移動術を併用して行う手術がもっとも審美的な治癒が期待できる方法であり，結合組織移植と歯肉弁歯冠側移動術を併用して行う手術と比較した場合でも，より審美的な治癒が期待できる[16]（図***5a,b***）．

　今回示した術式は，手術時の侵襲を最小限にとどめることができるだけでなく，術後の治癒過程において患部に対してより大きな安定性が得られる術式である（図***6a〜c***）．今後，アロダーム®の歯周治療への応用範囲は，歯肉退縮部に対する根面被覆術にとどまらず，歯槽堤増大術やインプラントの前処置としての歯周外科手術にまで広がっていくと期待される．

[まとめ]

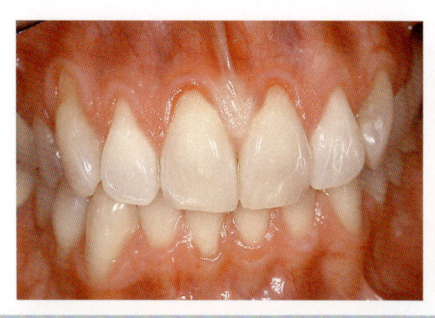

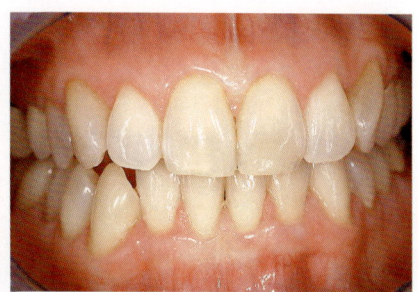

解説：**図5a, b** アロダームと歯肉弁歯冠側移動術の併用

a：歯肉退縮による根面露出が，上下顎とも多数歯にわたって認められる．角化歯肉も認められない歯が多い．
b：術後2年，すべての退縮部において完全な根面被覆が認められ，審美的な治癒が得られている．

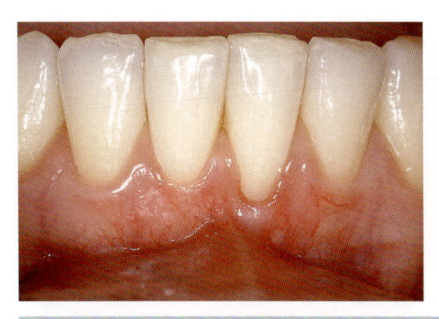

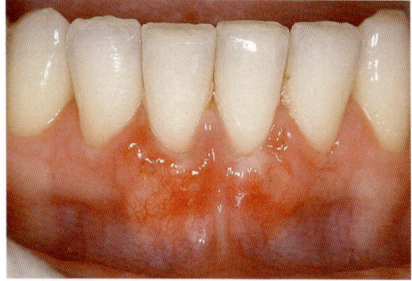

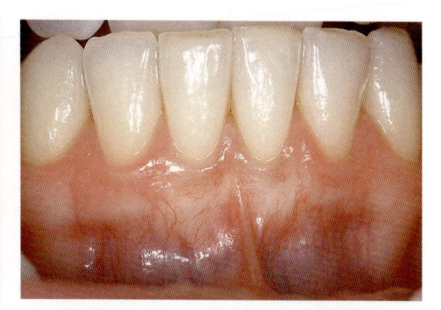

解説：**図6a〜c** 口腔前庭が浅い症例

a：歯肉退縮が認められる．付着歯肉が認められず，口腔前庭もかなり浅い．
b：術後2週，順調に治癒しており，露出根面が完全に被覆されている．
c：術後6か月，歯肉が安定化し，辺縁歯肉の厚さの増加も認められる．本症例のような口腔前庭が浅い場合でも，アロダーム®を移植し，付着歯肉を獲得させることで，より審美的かつ安定した治癒が得られる．

参考文献

1. Björn H. Free transplantation of gingival propria. Sveriges Tandlakar forbunds Tidning 1963；22：684-689.
2. Miller PD. Root coverage using a free soft tissue autogenous graft following citric acid application. I. Technique. Int J Periodontics Restorative Dent 1982；2：216-229.
3. Raetzke PB. Covering localized areas of root exposure employing the "envelope" technique. J Periodontol 1985；56：397-402.
4. Langer B, Langer L. Subepithelial connective tissue graft technique for root coverage. J Periodontol 1985；56：715-720.
5. Nelson SW. The subpedicle connective tissue graft：A bilaminar reconstructive procedure for the coverage of denuded root surfaces. J Periodontol 1987；58：95-102.
6. Allen AL. Use of the supraperiosteal envelope in soft tissue grafting for root coverage. I：Rationale and technique. Int J Periodontics Restorative Dent 1994；14(4)：302-315.
7. Azzi R, Etienne D. Recouvrement radiculaire et reconstruction papillaire par greffon conjonctif enfoui sous un lambeau vestibulaire tunnellisé et tracté coronairement. J Parodontol Implant Orale 1998；17(1)：71-77.
8. Blanes R, Allen EP. The bilateral pedicle flap-tunnel technique：a new approach to cover connective tissue grafts. Int J Periodontics Restorative Dent 1999；19(5)：471-479.
9. Shanelec DA. Periodontal microsurgery. J Esthet Restor Dent 2003；15(7)：402-407.
10. Aichelmann-Reidy ME, Yukna RA, Evans GH, et al. Clinical evaluation of acellular allograft dermis for the treatment of human gingival recession. J Periodontol 2001；72(8)：998-1005.
11. Novaes AB, Grisi DC, Molina GO. Comparative 6-month clinical study of a subepithelial connective tissue graft and acellular dermal matrix graft for the treatment of gingival recession. J Periodontol 2001；72(11)：1477-1484.
12. Paolantonio M, Dolci M, Esposito P, et al. Subpedicle acellular dermal matrix graft and autogenous connective tissue graft in the treatment of gingival recession：A comparative 1-year study. J Periodontol 2002；73(11)：1299-1307.
13. Tal H, Moses O, Zohar R, et al. Root coverage of advanced gingival recession：A comparative study between acellular dermal matrix allograft and subepithelial connective tissue grafts. J Periodontol 2002；73(12)：1405-1411.
14. Cummings LC, Kaldahl WB, Allen EP. Histologic evaluation of autogenous connective tissue and acellular dermal matrix grafts in humans. J Periodontol 2005；76(2)：178-186.
15. Woodyard JG, Greenwell H, Hill M, et al. The clinical effect of acellular dermal matrix on gingival thickness and root coverage compared to coronally positioned flap alone. J Periodontol 2004；75(1)：44-56.
16. Zucchelli G, De Sanctis M. Treatment of multiple recession-type defects in patients with esthetic demands. J Periodontol 2000；71(9)：1506-1514.

2-2.1 審美・再生 ＜近未来＞ research

口腔粘膜培養シート

奥田一博
新潟大学大学院医歯学総合研究科摂食環境制御学講座歯周診断・再建学分野

要約

筆者らはヒト歯肉上皮細胞および線維芽細胞から培養シートの製作に成功した．シートから各種増殖因子が放出されていること，免疫組織染色により各種マーカーが発現していることから本シートが生物学的に活性があることが明らかになった．そこで，本シートを歯肉増大術の必要な症例，すなわち慢性剥離性歯肉炎，角化歯肉欠如，歯根露出，知覚過敏を呈する症例に応用したところ，臨床的にも有効性が確認された．

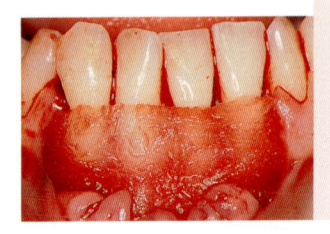

CONTENTS & KEY WORD

- 培養歯肉上皮シート製作法／培養歯肉上皮シートの生物学的性状
- 培養歯肉線維芽細胞シート製作法／培養歯肉線維芽細胞シートの生物学的性状
- 症例提示

はじめに

近年，ヒトの細胞を利用して組織工学的に皮膚や軟骨などを作ることが研究段階から臨床試験段階に入りつつある[1]．とくに口腔外科領域においては少量の自己表皮や自己粘膜組織から培養シートを製作し，腫瘍摘出後の軟組織再建術に応用し良好な成果をあげてきている[2〜4]．現在，筆者らは歯肉軟組織の上皮細胞および線維芽細胞を培養し臨床応用可能なシートに成形することに成功している．そこで本シートの構造および生物学的性状について概説し，歯肉増大術に臨床応用した症例を報告する．さらに本シートの利点と課題について述べたい．

1. 培養歯肉上皮シート

1. 製作法

歯肉増大処置を必要とする患者自身の下顎臼後結節部位から，健全な付着歯肉組織，2×2mm四方を外科的に採取して，畠およびGreenらの方法を改良した方法[2]で培養上皮シートを製作した（図1）．
培養方法は，まず，採取された歯肉小片を，ディスパーゼ*1を含んだダルベッコの改良培地

2-2.1 口腔粘膜培養シート

[培養歯肉上皮シート]

解説：図1　培養歯肉上皮シートの製作

患者自身の下顎臼後結節部位から健全な付着歯肉組織2×2mm四方を外科的に採取して培養液に保存後，ただちに（株）ジャパン・ティッシュ・エンジニアリングへ搬送し培養操作に着手した．

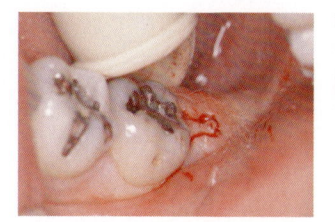

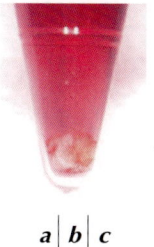

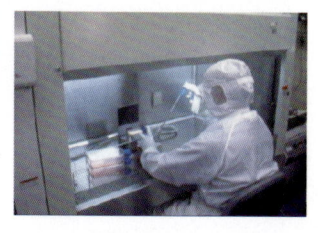

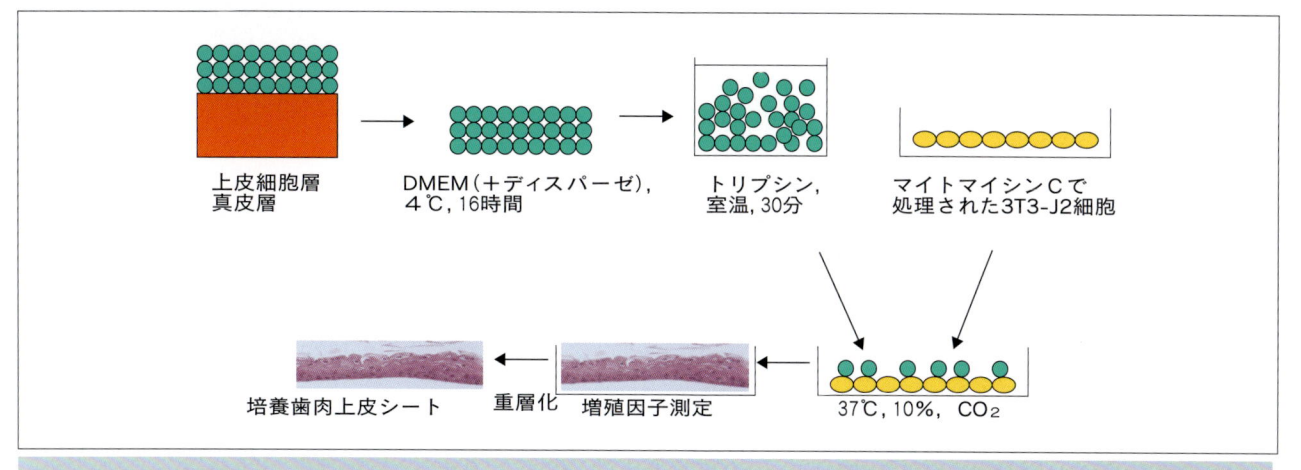

| a | b | c |

解説：図2　培養方法

採取された歯肉小片を酵素処理して上皮層と真皮層を分離した後に，上皮細胞を単離させた．フィーダー層とした細胞上に単離した上皮細胞を播種して培養し，約3週間で培養歯肉上皮シートを完成させた．

解説：図3　培養歯肉上皮シート

a：マトリックスとしたベスキチン®上に完成した培養歯肉上皮シート．
b：H-E染色像（×132）．

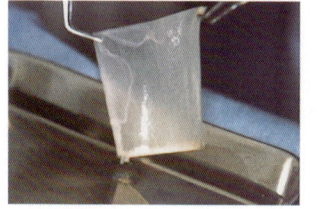

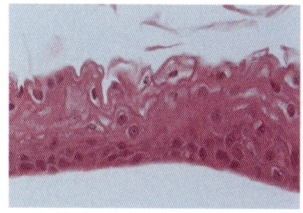

| a | b |

（DMEM）[*2]で4℃, 16時間酵素処理して上皮層と真皮層を分離した．つぎに，上皮層にトリプシン-EDTA液[*3]を室温で30分間適応して上皮細胞を単離させた．そして，マイトマイシンCで処理されたマウス3T3-J2細胞をフィーダー層[*4]として利用し，その上に単離した上皮細胞を播種した．37℃, 10% CO_2下で培養すると，10-12日でコンフルエント[*5]に達し，15日目で重層化，約3週間で培養歯肉上皮シートが完成した（図2,3）．なお，本シートの製作は，（株）ジャパン・ティッシュ・エンジニアリングにて行われた．

- [*1] ディスパーゼ：Ca^{++}存在下で上皮細胞間の結合（デスモゾーム）を維持したまま，上皮細胞層の基質と基底膜を介した結合（ヘミデスモゾーム）を分解する傾向があるタンパク質分解酵素．
- [*2] ダルベッコの改良培地（DMEM）：基本培地の1つ．Eagleの開発した最小必須培地（MEM）を基本としてDulbeccoによりさらに改良された培地であり，血清を添加することで多くの細胞の培養に用いられる．
- [*3] トリプシン-EDTA液：一般的に細胞間結合を分解するときに用いられる．
- [*4] フィーダー層：支持細胞層のことであり，培養細胞の生存や増殖を補助する目的で培養系に添加した同種または別種の細胞．培養上皮シートのフィーダー層にはマウス線維芽細胞3T3の使用が一般的に知られている．
- [*5] コンフルエント：細胞が培養容器の培養皿の全面を隙間なく覆った状態のこと．

[シートの生物学的症状1]

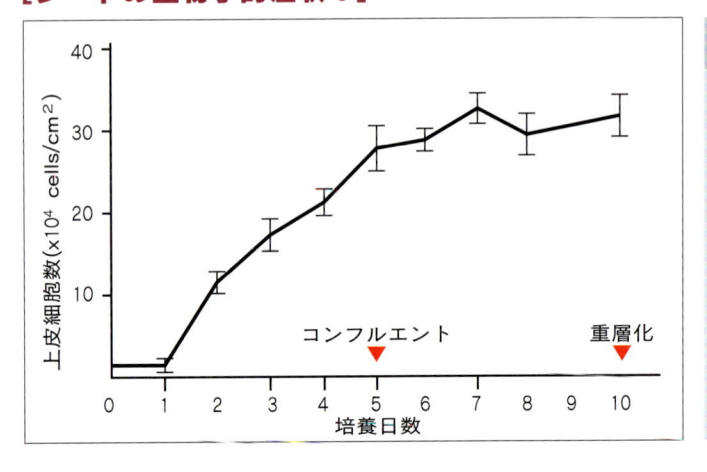

解説：図4　上皮細胞増殖の挙動

上皮細胞増殖の挙動は，培養開始5日目でコンフルエントに達し，その後細胞数は上昇し重層化の起こった10日目でプラトーに達した．

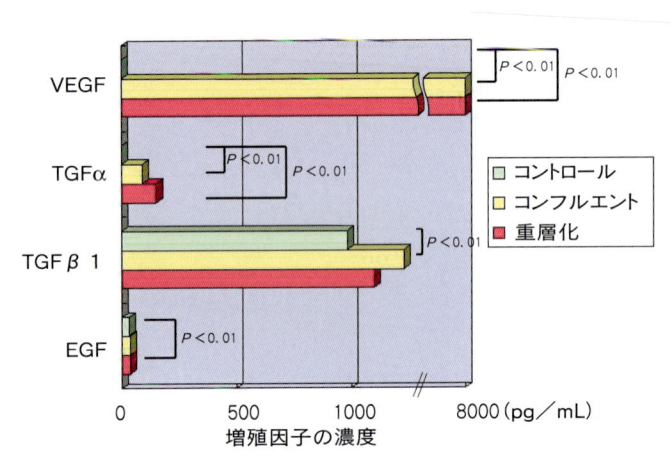

解説：図5　培養歯肉上皮シートからの増殖因子の放出

培養歯肉上皮シートから放出される増殖因子のレベルを示す．VEGFとTGF-αはコントロール時点と比較してコンフルエント時点および重層化時点で有意に高い濃度であった．TGF-β1はコンフルエント時点でコントロール時点と比較して有意に高く，EGFについては，コントロールと重層化の両ポイント間で有意な差があった[5]．

2. 培養歯肉上皮シートの生物学的性状

培養歯肉上皮シート形成過程で，シートに含まれる細胞から培養液中に放出される増殖因子を測定した．測定の対象とした増殖因子はvascular endothelial growth factor (VEGF), transforming growth factor-beta-1 (TGF-β1), transforming growth factor-alpha (TGF-α), epidermal growth factor (EGF) とした．なお，VEGFは血管形成促進，TGF-β1は細胞外基質産生促進，TGF-αとEGFは上皮細胞増殖促進のマーカーとして捉えることができる．上皮細胞増殖の挙動は，図4に示すように培養開始5日目でコンフルエントに達し，その後細胞数は上昇し重層化の起こった10日目でプラトー[*6]に達した．

増殖因子測定の結果は，VEGFとTGF-αはコントロール時点と比較してコンフルエント時点および重層化時点で有意に高い濃度であった（図5）．TGF-β1はコンフルエント時点でコントロール時点と比較して有意に高かった．EGFについては，コントロールと重層化の両ポイント間で有意な差があった[5]．

また，シートの組織切片について免疫組織学的に検討を加えたところ，増殖細胞核抗原（Proliferating Cell Nuclear Antigen：PCNA）陽性細胞が基底細胞層で多数認められた（図6）[6]．またケラチノサイト[*7]の幹細胞マーカーであるサイトケラチン19（CK19）陽性細胞が基底細胞層より上方および表層の細胞に認められ，基底細胞層にはごく少数みられた[6]（図7）．

---

*6　プラトー：細胞増殖の過程で増殖曲線がこの時期に高原状となる．
*7　ケラチノサイト：角層が死んで完全に角質化した細胞に至る分化の過程でケラチンを産出する，生きた上皮や口蓋表皮を構成する細胞．
*8　重層偏平上皮細胞：数層のケラチン含有細胞上皮で，表面の細胞は扁平な鱗状であり，深部の細胞は多面体の形をしている．そして，ケラチン線維が表面に向かうにつれて次第に増え，乾燥した体表面は死滅した角質細胞層からなる．

[シートの生物学的症状2]

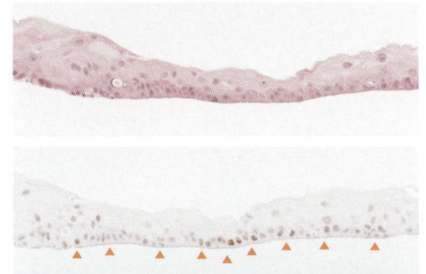

解説：図6　増殖細胞核抗原陽性細胞の局在	解説：図7　サイトケラチン19陽性細胞の局在	解説：図8　インボルクリン陽性細胞の局在
▲：増殖細胞核抗原陽性細胞 A：H-E染色 B：免疫染色 　増殖細胞核抗原（Proliferating Cell Nuclear Antigen：PCNA）陽性細胞が培養歯肉上皮シートの基底細胞層で多数認められた．	▲：サイトケラチン19陽性細胞 A：H-E染色 B：免疫染色 　サイトケラチン19（CK19）陽性細胞が基底細胞層より上方および表層の細胞に認められ，基底細胞層にはごく少数みられた．	▲：インボルクリン陽性細胞 A：H-E染色 B：免疫染色 　インボルクリン（Involucrin）陽性細胞は基底層にはまったく認められず，基底層より上方のほぼすべての細胞で陽性所見が認められた．

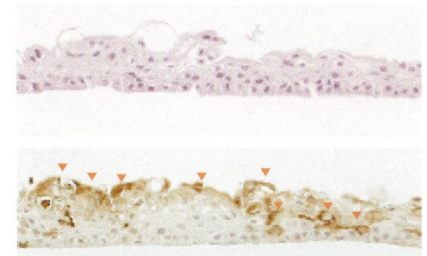

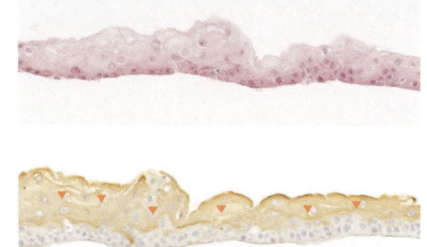

重層扁平上皮細胞[*8]の最終分化マーカーであるインボルクリン（Involucrin）陽性細胞は基底層にはまったくみられず，基底層より上方のほぼすべての細胞で陽性所見が認められた[6]（図8）．

これより歯肉培養上皮シートは細胞増殖活性および角化能を有していることから，創傷治癒および組織再生を促進する可能性が示唆された．そこで，つぎに本シートの臨床応用例を提示したい．

3. 症例1：慢性剥離性歯肉炎に応用した例[7]

患者は60歳女性．上顎左側の歯肉の発赤，潰瘍，疼痛を主訴に来院した（図9a）．これまでに他院で過去2年間にわたり副腎皮質ホルモンの軟膏の局所投与による保存的治療を受けてきたが，改善傾向はみられなかった．そこで，外科的に病変部を切除して，培養上皮シートにより創面を保護するとともに新生組織で置換することを計画した．

まず，患者の臼後結節部の付着歯肉小片を採取して培養することにより培養上皮シートを製作した．つぎにコラーゲン/シリコーン2層膜を担体として用意し，上皮シートを巻き付けた．そして，病変部を切除した受容床に適合させて縫合した（図9b〜e）．6か月後，当該部位は術前と比較して炎症所見はま

ったく認められず新しく角化歯肉が獲得された（図9f）．

術前の組織所見では上皮組織は萎縮して上皮脚は消失し，上皮と結合組織の間に亀裂が認められた．また，結合組織層には，増生した毛細血管とリンパ球浸潤を伴う炎症性肉芽組織が広範に認められた（図10）．一方で，培養上皮シート移植6か月後の組織所見では，上皮と結合組織の亀裂は消失し，炎症性細胞浸潤も著明に減少した（図11）．

4. 症例2：インプラント植立部位への角化歯肉付与に応用した症例[8]

患者は54歳女性．インプラント植立部位予定の4|から|5にかけての部位に角化歯肉が不十分であった（図12a）．同部位の角化歯肉増大を目的に培養上皮シートを移植することを計画した．

症例1と同様に受容床を部分層弁で形成し，同一患者から採取した小組織片を培養して製作された上皮シートをコラーゲン/シリコーン2層膜とともに同部位へ適合させ縫合した（図12b,c）．術後3か月後，増大した角化歯肉幅が獲得された（図12d）．しかしながら，臨床的感触としてこの培養上皮シートによって得られた付着角化歯肉の厚みが，自家遊離

[慢性剥離性歯肉炎への応用]

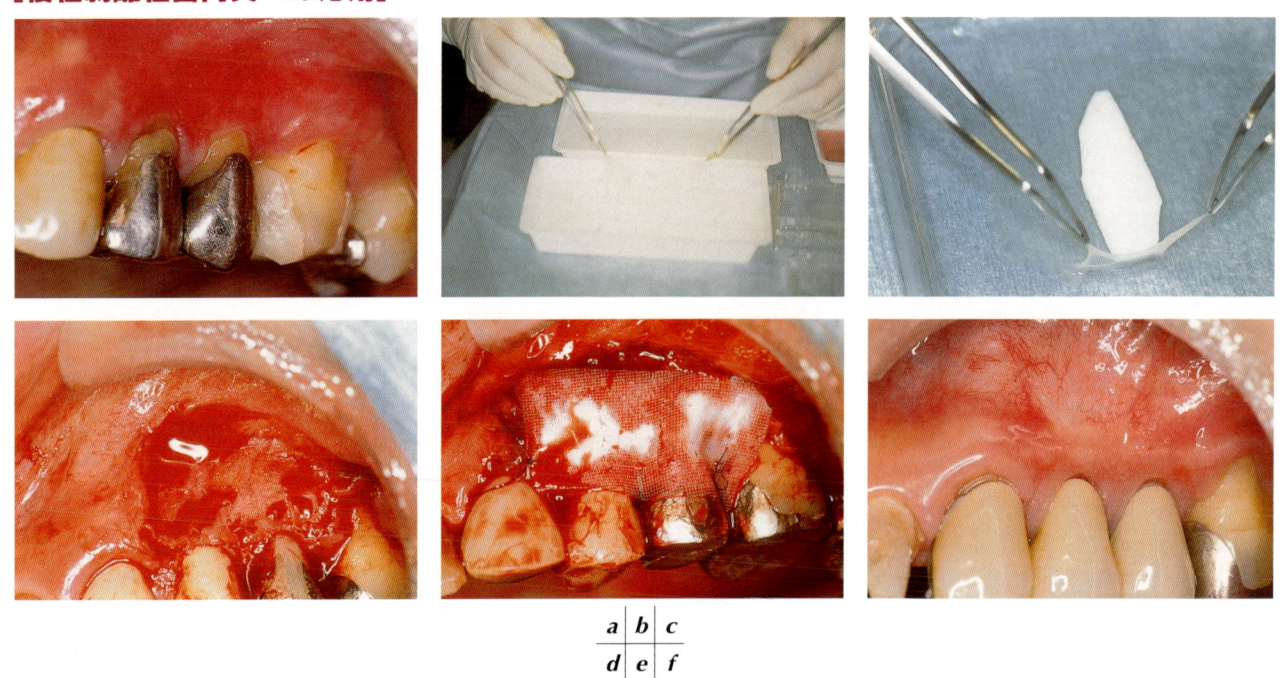

a	b	c
d	e	f

解説：**図9　症例1**

- *a* : 上顎左側の歯肉の発赤，潰瘍，疼痛を主訴とする慢性剥離性歯肉炎の臨床所見．
- *b* : 患者の臼後結節部の付着歯肉小片を採取して培養することにより培養上皮シートを製作した．
- *c* : コラーゲン/シリコーン2層膜を担体とし，上皮シートを巻き付けた．
- *d* : 病変部を切除して作成された受容床．
- *e* : コラーゲン/シリコーン2層膜に上皮シートを巻き付けた複合体を受容床に適合させて縫合・固定した．
- *f* : 術後6か月．当該部位は炎症所見はまったく認められず，新しく角化歯肉が獲得された．

歯肉移植をして得られた角化歯肉の厚みと比較して薄いように思われた．この原因は培養上皮シートには結合組織層が含まれていないことに帰因すると考えられる．そこでこの欠点を克服するために，黒柳能光氏（北里大学大学院医療系研究科再生組織工学）の開発した培養真皮の技術[9,10]を応用して歯肉結合組織由来の線維芽細胞とマトリックスから成る培養歯肉線維芽細胞シート[11,12]の臨床応用を試みた．

2. 培養歯肉線維芽細胞シート[11]

細胞の足場にはヒアルロン酸スポンジ*9にアテロコラーゲン*10のゲルを組み合わせたマトリックスを使用した．両方の材料ともに生体親和性および生体活性を示し創傷治癒過程を促進する材料であり，ヒアルロン酸分子は細胞遊走，血管新生を促進させ，アテロコラーゲン分子は線維芽細胞の走化性を有している．シートの模式図を**図13**に示す．

1. 製作法

患者の自己の歯肉組織小片から線維芽細胞を分離・培養し，所定の数の線維芽細胞を含んだ培養液に

---

*9　ヒアルロン酸：ムコ多糖類の一種で組織間隙のゲル状物質を形成する．また身体全体の潤滑材や衝撃吸収材として働く．
*10　アテロコラーゲン：通常のコラーゲンをプロテアーゼ処理（酵素処理）し，テロペプタイド（免疫活性）部分を消化切断して抗原性の少ないものにしたコラーゲン．

[組織所見比較]

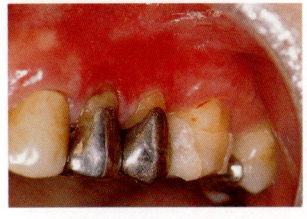

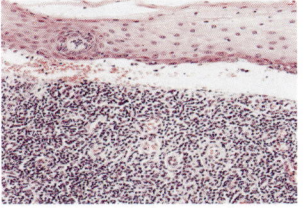

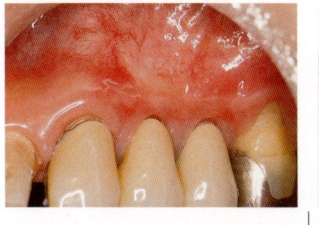

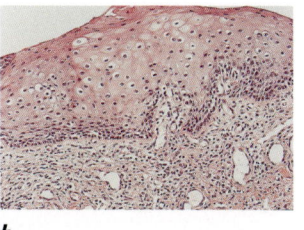

解説：図10　術前の組織所見

a：術前の臨床所見．
b：術前の組織所見．

上皮脚は消失し，上皮と結合組織の間に亀裂が認められた．結合組織層には，増生した毛細血管とリンパ球浸潤を伴う炎症性肉芽組織が広範に認められた．

解説：図11　術後の組織所見

a：術後の臨床所見．
b：術後の組織所見．

培養上皮シート移植術6か月後の組織所見では，上皮と結合組織の亀裂は消失し，炎症性細胞浸潤は著明に減少した．

[角化歯肉付与への応用]

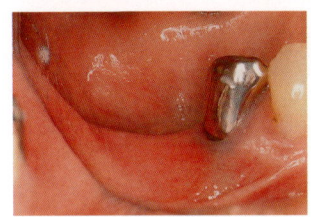

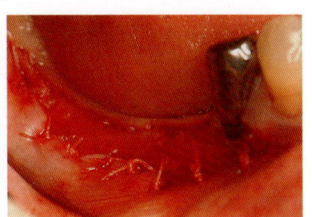

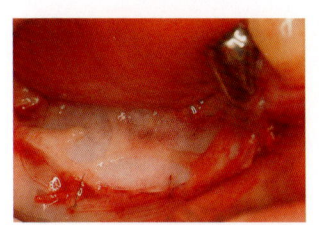

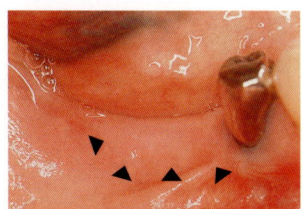

解説：図12　症例2

a：下顎右側のインプラント植立予定部位への不十分な角化歯肉幅を呈する臨床所見．
b：部分層弁で形成した受容床．
c：複合体を受容床の大きさに調整し，縫合・固定．
d：術後3か月後，増大した角化歯肉幅が獲得された．

アテロコラーゲンゲル水溶液（酸性）を加えて細胞浮遊液を調整した．つぎに，細胞浮遊液をヒアルロン酸スポンジに播種して37℃でコラーゲンをゲル化させた後，培養液を加えて1週間培養して培養歯肉線維芽細胞シートを製作した．

2. 培養歯肉線維芽細胞シートの生物学的性状

線維芽細胞の培養開始後1週間の時点で培養歯肉線維芽細胞シートから培養液中へ放出される増殖因子の濃度を測定した．結果，（図14）[11]に示すように歯肉線維芽細胞培養後interluekin-6(IL-6)，hepatocyte growth factor(HGF)，interluekin-8(IL-8)，VEGF，TGF-βのレベルが上昇していた．IL-6はケラチノサイトの遊走と増殖に密接に関連しており，IL-8は血管内皮細胞の遊走と増殖を刺激することが知られている．HGFは血管新生を含む多くの作用を有していることが報告されている．以上より培養歯肉線維芽細胞シートは，移植後に創傷治癒および組織再生を促進する能力を有することが示唆された．そこで，筆者らは臨床応用へ移行した．

3. 症例3：歯肉退縮部位の根面被覆術への応用[12]

患者は24歳女性．下顎前歯部唇側の歯肉退縮と審美性改善を主訴に来院された（図15a）．初診時に患者の下顎臼後結節部から健全な自己歯肉小片を採取して培養過程へ移した（図15b～d）．そ

[培養歯肉線維芽細胞シート]

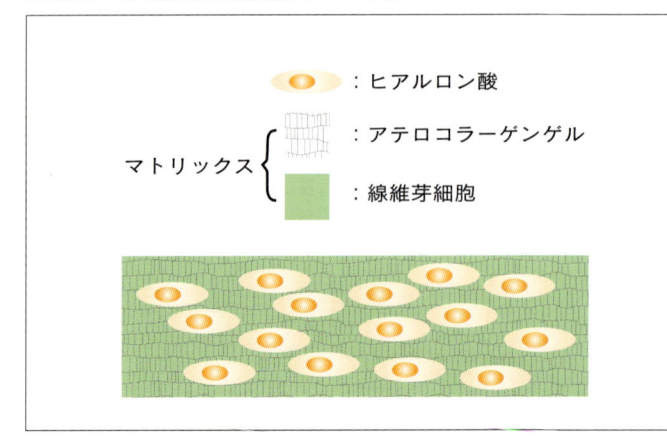

解説：図13　培養歯肉線維芽細胞シートの構造

線維芽細胞のスキャフォールドとしてヒアルロン酸スポンジにアテロコラーゲンのゲルを組み合わせたマトリックスを使用した．

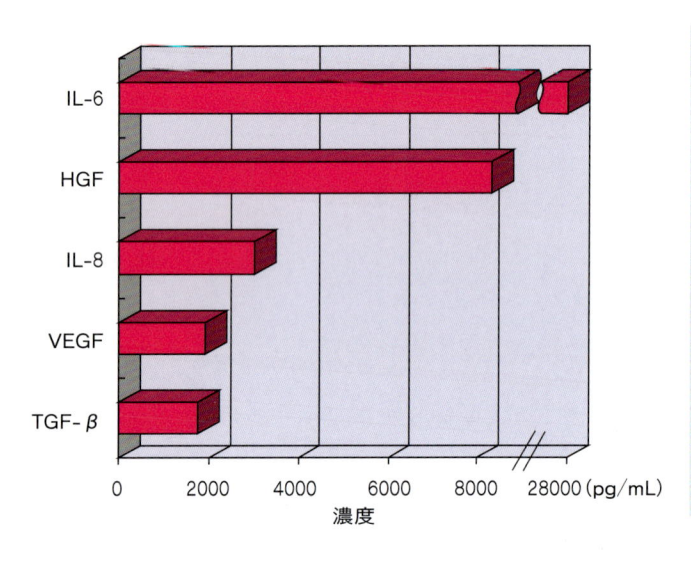

解説：図14　培養液中へ放出される増殖因子の濃度

線維芽細胞培養1週間時点で培養歯肉線維芽細胞シートから放出される増殖因子のレベルを示す．interluekin-6（IL-6），hepatocyte growth factor（HGF），interluekin-8（IL-8），VEGF，TGF-βのレベルが上昇していた．

して，培養歯肉線維芽細胞シート製作した（図15e）．

移植手術では，まず，歯肉を部分層弁にて剥離して受容床を形成し（図15f），露出した歯根面表面を十分にルートプレーニングした後，36%正リン酸で15秒間処理した（図15g）．続いて，培養歯肉線維芽細胞シートの大きさを受容床の大きさに合わせてトリミングし，根面に適合させた（図15h）．そして，歯肉弁を歯冠側へ移動して縫合した（図15i）．術後1週，2週，1か月，3か月目の所見をそれぞれ図15j-mに示す．

4．症例4：根面露出による知覚過敏の改善に応用した症例[12]

患者は47歳男性．根面露出による一過性冷温水痛を主訴に来院した（図16a）．培養歯肉線維芽細胞シートによる歯肉増大を目的とした歯周形成手術を行うことを計画した．

症例3と同様，初診時に患者の下顎臼後結節部から健全な自己歯肉小片を採取して培養し，培養歯肉線維芽細胞シートを製作した．歯肉を部分層弁にて剥離し，受容床を形成後（図16b），露出した歯根面表面を十分にルートプレーニングして，36%正リン酸で15秒間処理して根面への線維芽細胞の付着を期待した（図16c）．そして，培養歯肉線維芽細胞シートを根面に適合後（図16d），歯肉弁を歯冠側へ移動して縫合した（図16e）．術後4か月の所見を図16iに示す．知覚過敏症状が完全に消失し，3mmの付着歯肉幅が獲得された．

まとめ

組織工学的に製作された培養上皮シートおよび培養歯肉線維芽細胞シートは，従来の歯肉増大術と比較して下記に示す大きな利点がある．

1．大きな供給床が必要ない
2．小歯肉片から大量の上皮また結合組織を得られ

[根面被覆術への応用]

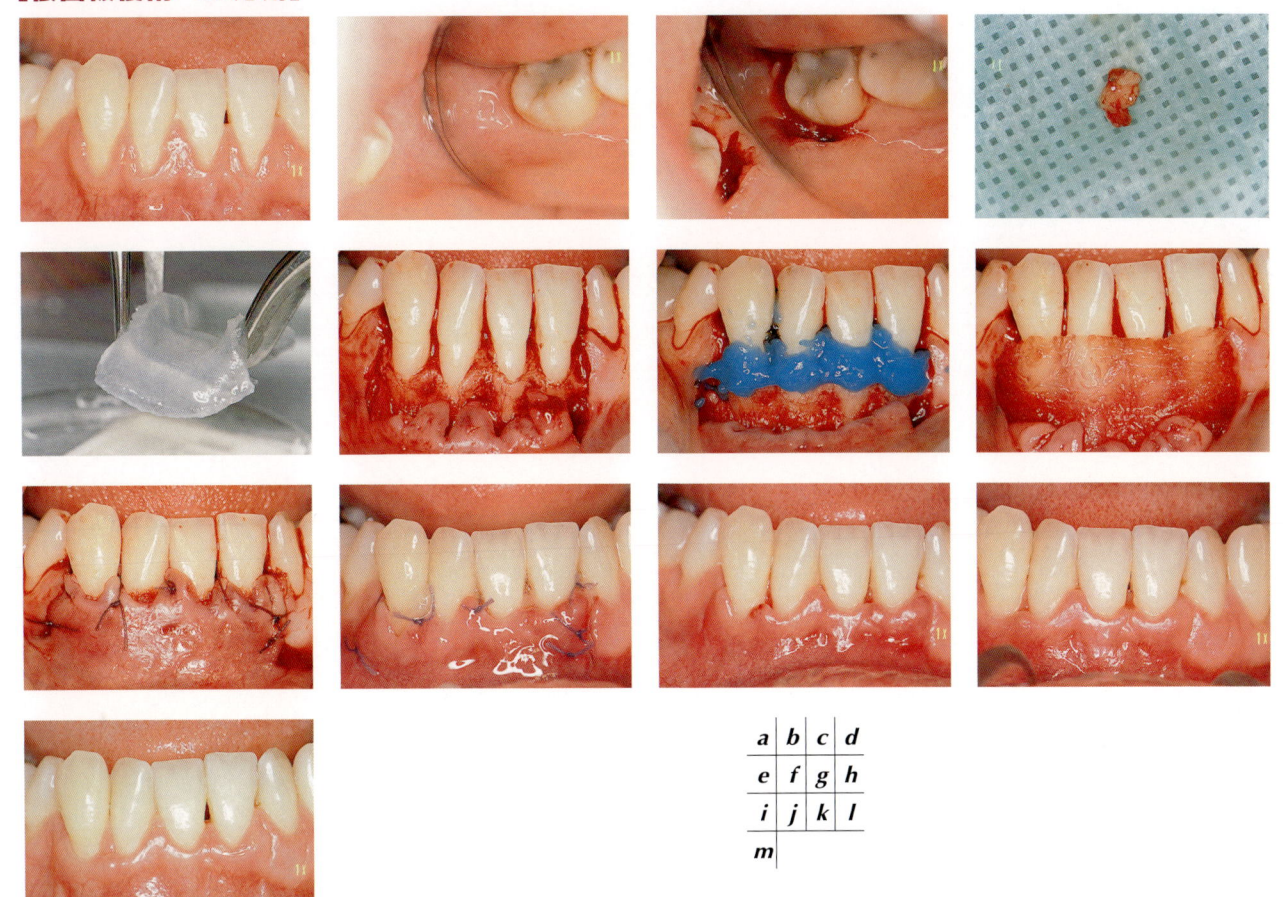

a	b	c	d
e	f	g	h
i	j	k	l
m			

解説：図15　症例3

- **a**：下顎前歯部唇側の歯肉退縮と審美性改善を主訴に来院された24歳女性の臨床所見．
- **b**：患者の下顎臼後結節部を供給床として選んだ．
- **c , d**：健全な歯肉小片を採取した．
- **e**：採取した歯肉小片を培養過程へ移し，培養歯肉線維芽細胞シートを完成させた．
- **f**：歯肉退縮部位に対して歯肉を部分層弁にて剝離し，受容床を準備した．
- **g**：露出した歯根面表面を十分にルートプレーニングし，36％正リン酸で15秒間処理した．
- **h**：培養歯肉線維芽細胞シートの大きさを受容床の大きさに合わせて調整し，根面に適合させた．
- **i**：シートの上から歯肉弁を歯冠側へ移動して縫合した．
- **j**：術後1週目の臨床所見．
- **k**：術後2週目の臨床所見．
- **l**：術後1か月目の臨床所見．露出歯根面が新生歯肉で被覆されている．
- **m**：術後3か月目の臨床所見．

　　る
3. 十分な角化歯肉幅を得られる
4. 創傷治癒，組織再生を促進する
5. 創面が1か所となるので患者は，最低限の不快感で済む

　今後，自家遊離歯肉移植術，自家結合組織移植術を代表とする従来の歯肉増大術との比較臨床研究を行うことでさらに厳密な臨床効果を明らかにしていきたい．また将来展望として，両者のシートを一体化したハイブリッド型シートの可能性へも挑戦したい．

付記

培養歯肉上皮シートは(株)ジャパン・ティッシュ・エンジニアリングの井家正和氏，篠原力氏，蜷川幸秀氏および名古屋大学大学院の上田実氏との共同研

[知覚過敏の改善]

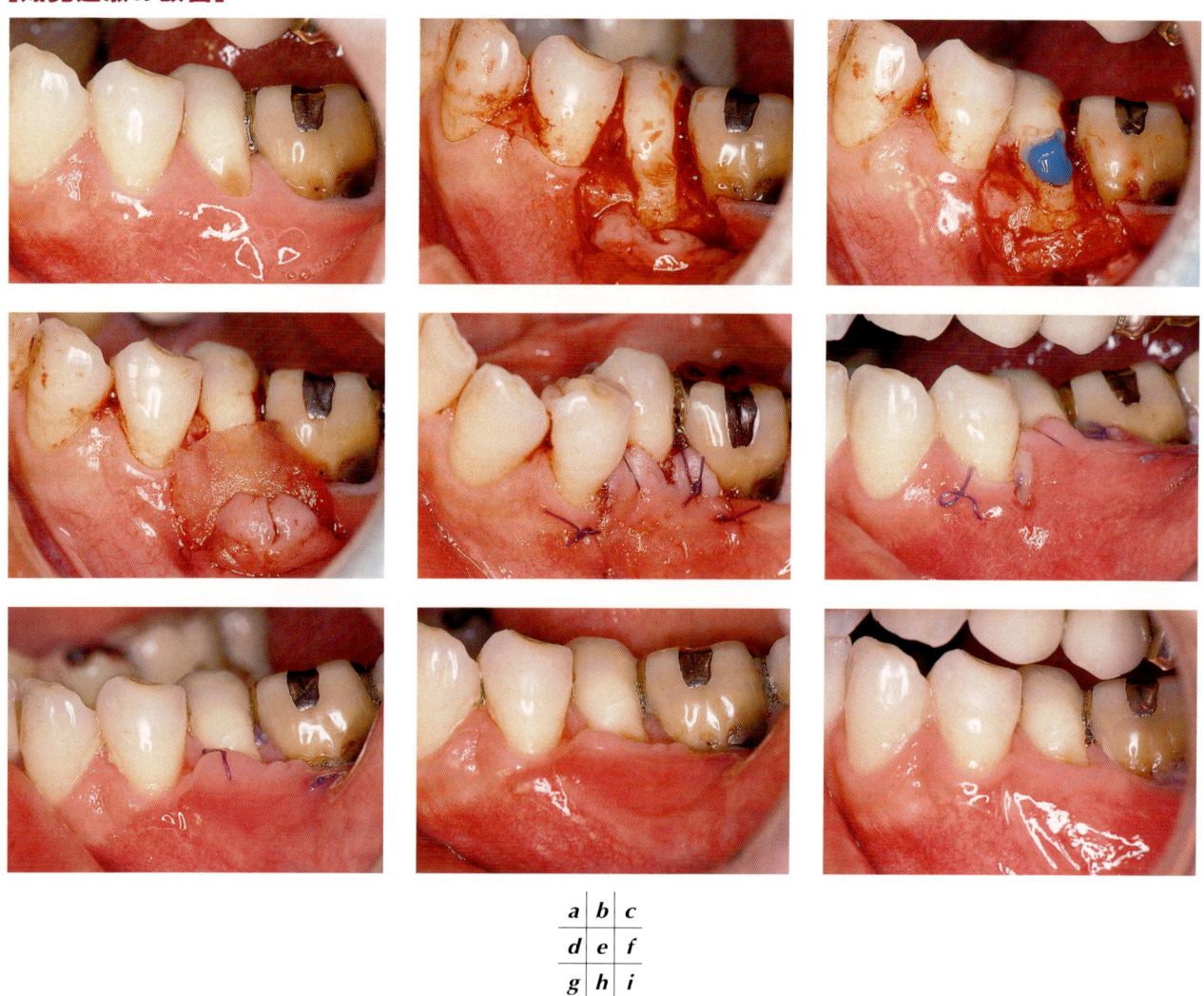

a	b	c
d	e	f
g	h	i

解説：**図16** 症例4

- *a* ：|5唇側の露出根面による知覚過敏を主訴に来院された47歳男性の臨床所見．
- *b* ：歯肉を部分層弁にて剥離して受容床を準備した．
- *c* ：露出した歯根面表面を十分にルートプレーニングして，36％正リン酸で15秒間処理した．
- *d* ：培養歯肉線維芽細胞シートの大きさを受容床の大きさに合わせて調整し，根面に適合させた．
- *e* ：シートの上から歯肉弁を歯冠側へ移動して縫合した．
- *f* ：術後3日目の臨床所見．
- *g* ：術後2週目の臨床所見．
- *h* ：術後3週目の臨床所見．
- *i* ：術後4か月目の臨床所見．露出歯根面が新生歯肉で被覆されている．

究であり，培養歯肉線維芽細胞シートは北里大学大学院医療系研究科再生組織工学の黒柳能光氏と久保健太郎氏との共同研究であることを付記する．

さらに本内容は，「組織工学的再生療法の現状.5 口腔粘膜培養シートによる歯肉増大への試み．the Quintessence 2004；23（9）：62-69．」を一部加筆，改編したものであることを付記する．

参考文献

1. 吉江弘正,奥田一博.ティッシュ・エンジニアリングと再生医学の時代.歯界展望 2000;96(1):140-141.
2. Hata K, Kagami H, Ueda M, Torii S, Matsuyama M. The characteristics of cultured mucosal cell sheet as a material for grafting; comparison with cultured epidermal cell sheet. Ann Plast Surg. 1995May;34(5):530-8.
3. Ueda M, Hata K, Horie K, Torii S. The potential of oral mucosal cells for cultured epithelium: a preliminary report. Ann Plast Surg. 1995Nov;35(5):498-504.
4. Ueda M, Sumi Y, Mizuno H, Hata K. Clinical results of cultured epithelial grafting delivered by bio-skin bank system-the Nagoya experiences. Materials Science and Engineering. 1998;C6:211-19.
5. Momose M, Murata M, Kato Y, Okuda K, Yamazaki K, Shinohara C, Yoshie H. Vascular endothelial growth factor and transforming growth factor-alpha and -beta 1 are released from human cultured gingival epithelial sheets. J Periodontol. 2002 Jul;73(7):748-53.
6. Murata M, Momose M, Ninagawa Y, Ueda M, Yoshie H. Immunohistochemical localization of cytokeratin19, involucrin and PCNA in human cultured gingival epithelial sheets. J Int Acad Periodontol: in press.
7. Okuda K, Momose M, Murata M, Saito Y, Inoie M, Shinohara C, Wolff LF, Yoshie H. Treatment of chronic desquamative gingivitis using tissue-engineered human cultured gingival epithelial sheets: a case report. Int J Periodontics Restorative Dent. 2004Apr;24(2):119-25.
8. 奥田一博,百瀬 学,村田雅史,齋藤宜則,井家益和,篠原 力,吉江弘正.ヒト培養歯肉上皮シートの歯肉増大術への応用.日歯周誌 2002;44(春季特別号):90.
9. Kuroyanagi Y, Yamada N, Yamashita R, Uchinuma E. Tissue-engineered product: allogeneic cultured dermal substitute composed of spongy collagen with fibroblasts. Artif Organs. 2001 Mar;25(3):180-6.
10. Kuroyanagi Y, Kubo K, Matsui H, Kim HJ, Numari S, Mabuchi Y, Kagawa S. Establishment of banking system for allogeneic cultured dermal substitute. Artif Organs. 2004Jan;28(1):13-21.
11. 久保健太郎,黒柳能光,奥田一博,吉江弘正.歯肉由来線維芽細胞とマトリックスから成る培養歯肉の開発:生物学的評価.日歯周誌 2004;46(春季特別号):112.
12. 村田雅史,奥田一博,百瀬 学,吉江弘正,久保健太郎,黒柳能光.歯肉由来線維芽細胞とマトリックスから成る培養歯肉の根面被覆術への応用:症例報告.日歯周誌 2004;46(春季特別号):113.

第3編

インプラント・再生

インプラント周囲組織・再生のコンセプト

吉江弘正
新潟大学大学院医歯学総合研究科摂食環境制御学講座歯周診断・再建学分野

　現在，骨内インプラントは，チタンと骨との骨結合様式（オッセオインテグレーション）が学理的にも臨床的にも実証され，ほぼ完成された手法として定着した．さらに，インプラント体の形状・表面構造・上部構造に関する改善が，臨学一体，産学連携のもとで着実に実行され，その性能は進化し続けている．

　インプラント植立に関して，歯槽骨の幅・高さ・骨質は重要な因子であり，インプラント適応部位の基盤となっている．しかし近年，臨床現場で通常は適応外と思われる部位でも，植立が可能となってきていることも事実である．すなわち，「GBR」法や「自家骨移植」による骨再生であり，さらには「歯槽骨延長」法の出現である（図1,2）．

1．インプラント周囲組織再生の現在
①GBR法

②骨移植術

　GBR法は，足場のスペースメイキングにより，骨再生を誘導するものである．GTR法と比較して手技が容易であり，また歯肉弁で完全封鎖ができるため，臨床的により確実な再生が得られている．現在，生体膜を利用した再生治療は，GTR法からGBR法へ移行しているといっても過言ではない．しかしながら，再生された骨組織の性状については検討が必要であろう．

　一方，骨移植手術，とくに骨組織片を静置するオンレー法は，自家骨であるため，細胞・足場・一部増殖因子も関与するするため，より確実な予定した骨量を得ることが可能である．

③歯槽骨延長

　歯槽骨延長は，人為的に骨を離断し，口腔内延長装置をつけて牽引して仮骨形成し，最終的には骨形

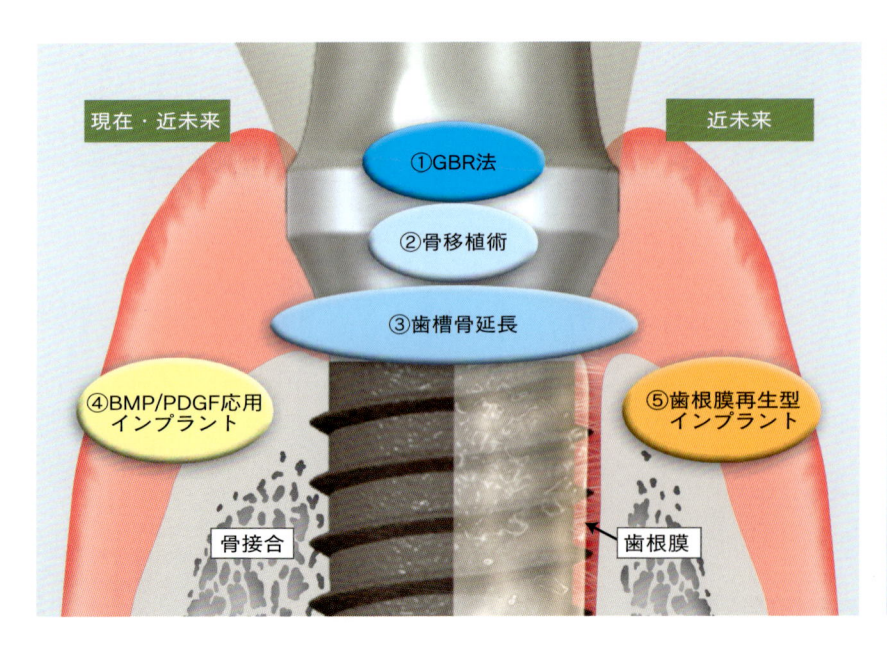

解説：図1　インプラント周囲組織の再生

　インプラントの適応拡大のための骨増大法として，①GBR，②骨移植術，③歯槽骨延長がある．また，近未来型インプラントとして，④BMP／PDGF応用インプラントと，⑤歯根膜再生型インプラントが期待される．

成を行う方法で，すでに臨床応用されている．少しずつ牽引するため，組織侵襲・血管障害がないため，再生の3要素が生体内で確実に作用し，確実な骨再生が得られることで注目されている．

2．インプラント周囲組織再生の未来

つぎに，インプラントと骨との接触様式については，「骨接触面積を増加させた，より強固な骨結合」か，「骨結合でなく歯根膜をつくる」という，まったく方向が異なる2つの選択肢があり，基礎研究が進められている（図1,2）．

④BMP／PDGF応用のインプラント

骨再生を促す増殖因子であるBMPやPDGFなどをインプラント植立時に局所投与したり，またインプラント表面に付着させることが研究されている．骨接触面積を飛躍的に増加させ，また強固な骨組織による骨接合を期待するものである．現在，米国においてPDGFに関しては臨床治験の段階といわれている．

⑤歯根膜再生型インプラント

自家の歯根膜細胞や，あらかじめ作成しておいた歯根膜シートをインプラント体に付着させるもので，より生体に近い構造となるため注目されている．細胞・増殖因子・足場を兼ね備えた様式であり，現在動物モデルによる基礎研究段階である．

どちらが未来的に主流となるのか，学理的にみた利点・欠点，患者の満足度など，きわめて興味深く，そして近未来的に約束された有望な分野である．

解説：図2　インプラント周囲組織の再生の現在と未来

縦軸の増殖因子・足場・細胞と，横軸の時間軸（現在と近未来）面から，再生材料を整理してみる．各候補再生材料を平面の広がりで示してあり，縦の広がりは再生3要素の関与の程度を意味し，横の広がりは現在・近未来の応用可能時期を推定している．

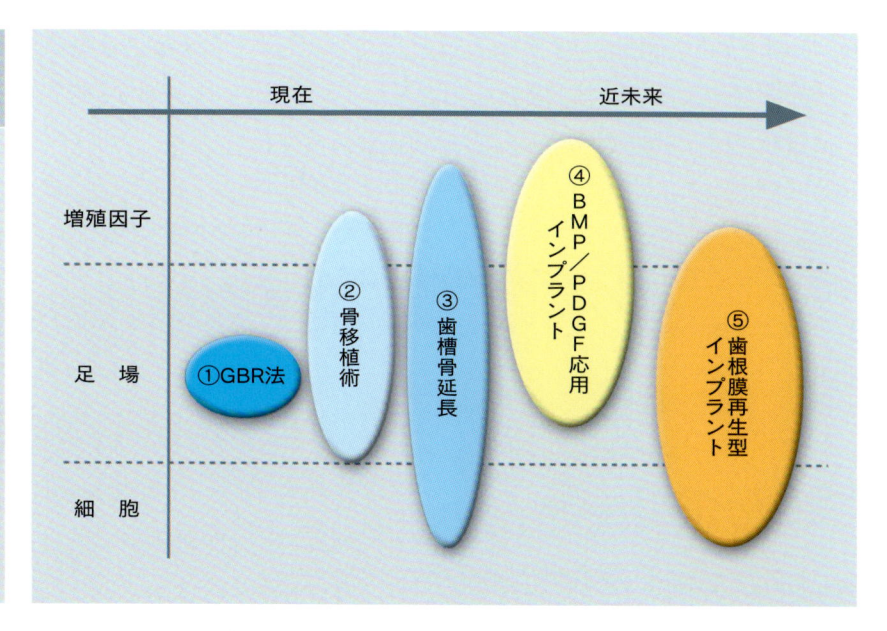

インプラント周囲組織・再生の動向

船登彰芳
石川県・なぎさ歯科クリニック

現代のインプラント治療には，「適応症拡大」「審美的上部構造」という大きな2つの流れがあるといえる．

1. 適応症拡大のために

可徹式義歯と比較すると，インプラント治療が有効であることが多いことが示されたため，患者・術者ともにインプラント治療適応症の拡大を望んだ．そのために，従来インプラント治療には適応症とされなかった水平的・垂直的骨量不足に対して，何かしらの骨量の増大を行う術式の開発が急務となった．

1989年，Dahlinらが基礎実験でインプラント周囲の裂開状の骨欠損に非吸収性膜（e-PTEF膜）を併用し，GBR（骨再生誘導法／guided bone regeneration）の有効性を証明した．以来，膜の材料として吸収性膜も開発され，その吸収期間もさまざまなものが登場した．そしてインプラント周囲に填入する移植材は，自家骨の他に応用する骨移植材も，他家骨移植材や人工製材とさまざまなものが登場した．しかし，GBRはとくに垂直的骨増大の限界，技術的な難易度，減張切開した結果による角化歯肉の不足，などの問題が指摘されていた．

1992年，McCarthyが骨切りした間隙に延長器を用いて徐々に開き，骨を新生させ，同時に軟組織も同時に延長する技術（歯槽骨延長／仮骨長延長術）を口腔内に初めて応用した．この歯槽骨延長の新しい技術は，従来のGBRと比較すると，早期の垂直的骨増多，軟組織の温存も可能である．しかし，現在のところ3次元的な骨造成のコントロールは歯槽骨延長のみでは，難しい場合もあることが指摘されている．

歯槽骨延長・自家骨Block移植・GBRの骨増生技術3種を比較すると，それぞれ一長一短があるといえる．そのため，臨床応用に際してはその適応症を厳密に考慮し，それぞれの技術の併用も考慮する必要がある．

2. 審美的な上部構造のために

インプラント治療のもう1つの流れに，天然歯と遜色のない審美的な上部構造装着が望まれていることがあげられる．1996年，インプラント成功基準に「術者，患者ともに満足いく審美的な上部構造がインプラントによってささえられている」という項目が加わった．すなわち，これこそが現代のインプラント治療が補綴主導型インプラント治療であるといわれるゆえんであろう．そのために，GBR，歯槽骨延長の技術を用い，インプラント埋入の後で，天然歯との歯肉の調和を達成するため，軟組織のマネジメントを行う必要がでてきた．

この項では，インプラント周囲の軟・硬組織のマネジメントについて述べ，さらに，今後インプラント治療が向かうであろう近未来についても報告することとする．

3-0.2 インプラント周囲組織再生の動向

解説：図1　インプラント周囲の
　　　　　ソフトティッシュマネジメント

インプラント埋入予定部位や，GBR後の角化歯肉不足の改善，あるいは，天然歯との調和，術後の歯肉退縮防止を図るため，ソフトティッシュマネジメントを行う必要がある．代表的な術式としては，口蓋部から上皮組織を採取する遊離歯肉移植術と，中間層を採取する結合組織移植術とがある．遊離歯肉移植術は臼歯部に，結合組織移植術は上顎前歯部に行うことが多い．

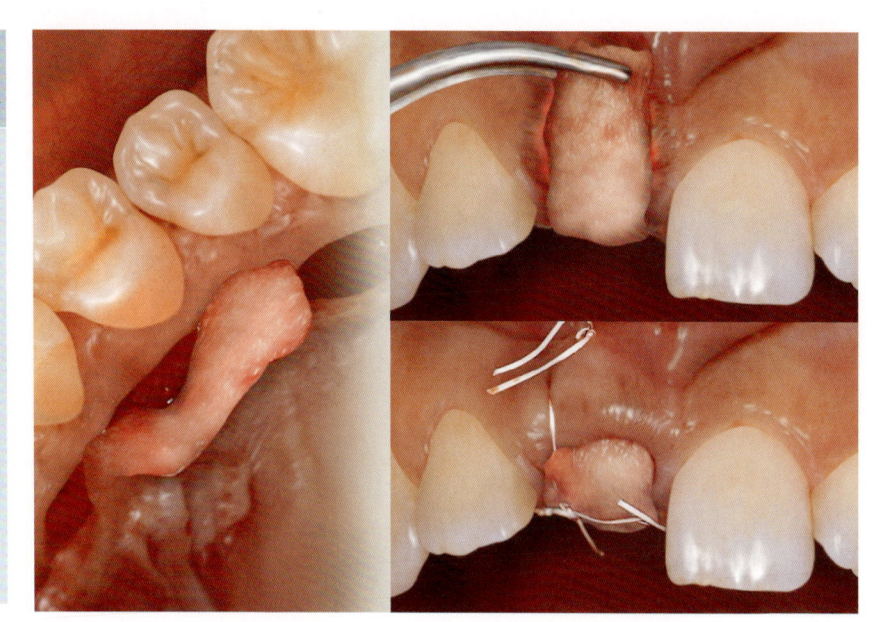

解説：図2　GBR

骨の垂直的・水平的な増大を行うために，骨移植材（自家骨・他家骨・人工製材）を填入し，遮断膜（非吸収性膜・吸収性膜）で被う．適応症を考慮して骨移植材の種類や遮断膜を選択する必要がある．いずれにせよ一定の治療期間を設ければ骨の再生を行うことができる．三次元的な骨の再生が可能であるものの，減張切開を歯肉弁に入れ，軟組織で完全に被覆する必要があり，技術的にやや難しい側面がある．

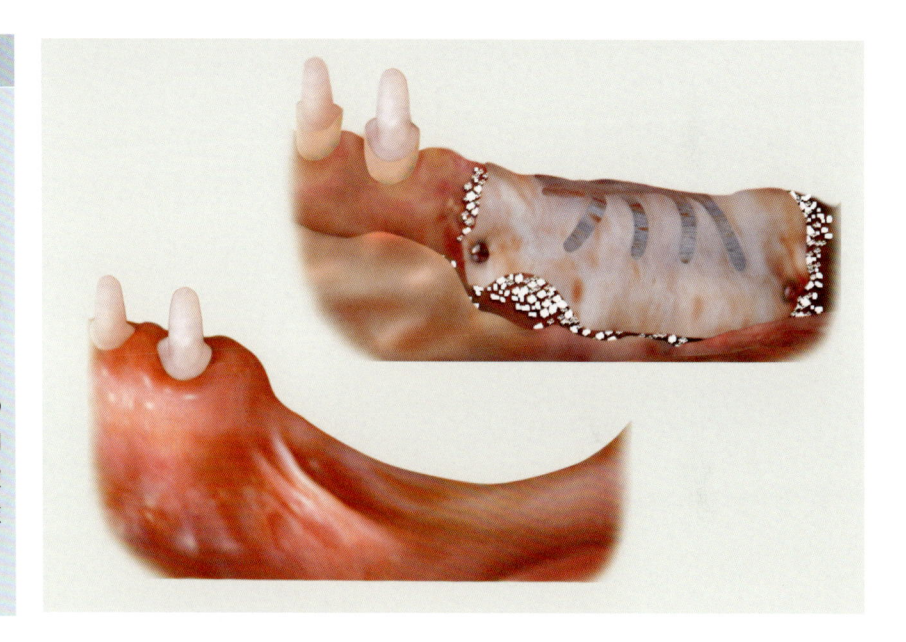

解説：図3　ディストラクション

骨に切開を入れ，延長器をネジ止めし，後日歯肉外に露出したデバイスを回転させ，骨組織・軟組織ともに増大する方法である．最大の特徴は，安全に骨組織・軟組織ともに増大できることがあげられるが，一方で三次元的なコントロールが難しいといわれ，GBRとの併用を考慮する場合がある．

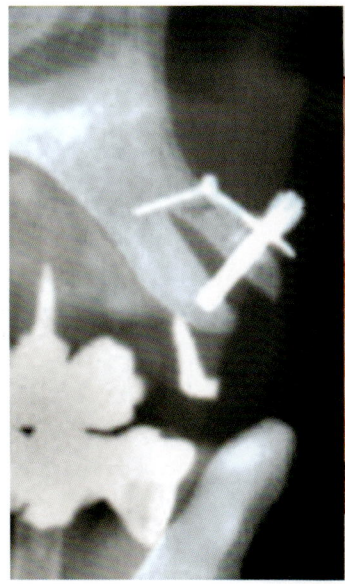

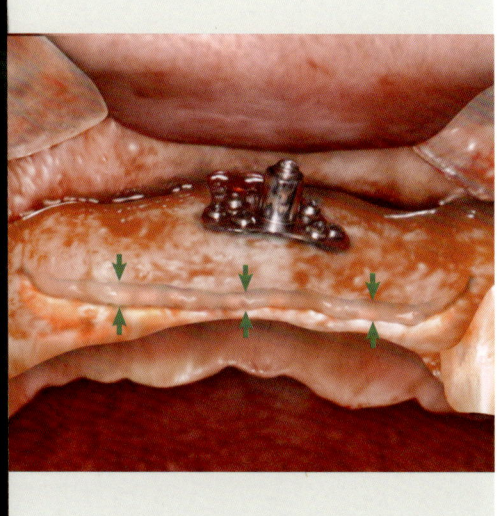

3-1.1 インプラント・再生　＜現在＞　clinical

インプラント周囲のソフトティッシュマネジメント

船登彰芳
石川県・なぎさ歯科クリニック

要約

現代のインプラント治療は機能的にも審美的にも天然歯と遜色のない上部構造装着が要求されている．このことが，補綴主導型インプラント治療といわれるゆえんである．そのためには，硬・軟組織の再構築，すなわちティッシュマネジメントが必要となる．

下顎臼歯部では，機能性・清掃性が優先されるため，十分な角化歯肉が必要となり，遊離歯肉移植術が行われることが多い．上顎前歯部では，審美性が優先されるため，歯頸ラインの調和，歯間乳頭の再現，術後の歯肉退縮防止などの目的から，結合組織移植術を行うことが多い．また，各術式をどのような手法でいつの時期に行うかも重要である．

この章においては，ソフトティッシュマネジメントを行うための時期と，代表的な術式について述べることとする．

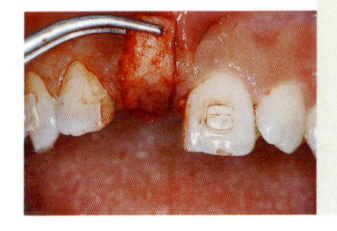

CONTENTS & KEY WORD

- ●適応症の再評価
  インプラント周囲の角化歯肉の必要性／ソフトティッシュマネジメントの代表的な術式について／上皮下結合組織移植術を行う時期／フラップのデザイン
- ●術式の再評価
  臼歯部／前歯部
- ●テクニカルポイント
  供給側からの採取法／受容側のテクニカルポイント

はじめに

1965年より臨床応用されたインプラント治療の概念は近年大きくシフトされ，機能はもとより上顎前歯部単独症例に代表されるように，審美性が求められるようになった．一方，インプラント埋入予定欠損部位では，軟組織（角化歯肉）の質・量が不足していることが多い．それは，抜歯後に骨とともに軟組織も喪失してしまうことに起因していると思われる．

インプラント周囲の適切な角化歯肉は，機能的には口腔清掃時の機械的刺激に対する抵抗性のために，さらに審美的には天然歯との調和を図るために必須のものとなる．この項では，さまざまな術式によるソフトティッシュマネジメントの術式と，その時期について述べることとする．

1. 適応症の再評価

1. インプラント周囲の角化歯肉の必要性

近年の多くの症例では，インプラント治療は部分欠損症例に適用され，しかも現在では，上顎前歯部のような審美性の要求される部位にも応用されている．そのような時代の潮流を踏まえ，インプラント

3-1.1 インプラント周囲のソフトティッシュマネジメント

[ソフトティッシュマネジメント]

解説：表1 ソフトティッシュマネジメントの代表的な術式	①角化歯肉移動術 　（keratinized repositioned flap／歯肉弁根尖側移動術（APF）の応用） ②遊離歯肉移植術 　（free gingival graft：以下FGG） ③結合組織移植 　（subepithelial connective tissue graft：以下SCTG）
インプラント周囲に角化歯肉を設ける術式．	

[参考症例1]

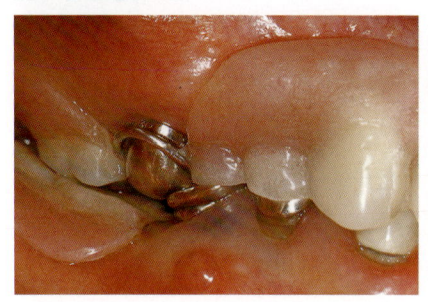

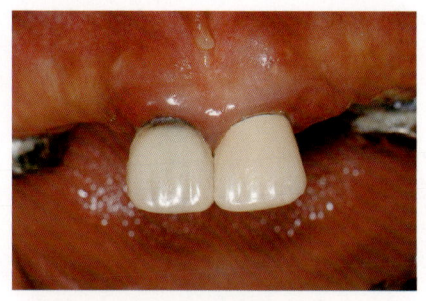

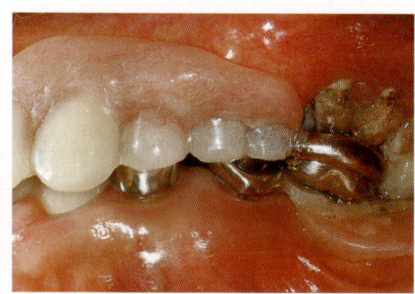

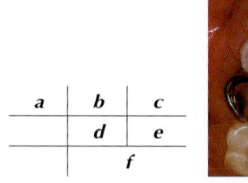

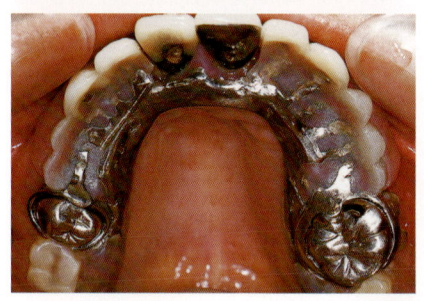

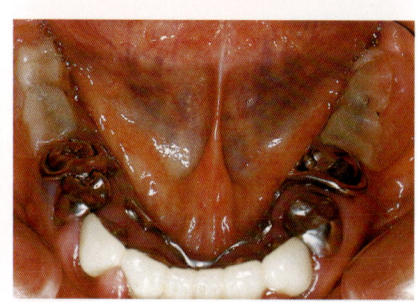

a	b	c
	d	e
		f

解説：図1a~f　初診時

a~e：初診時口腔内写真．患者は51歳女性．審美的障害と固定式補綴物（インプラント）を希望して来院．

f：初診時エックス線写真．上顎残存歯はすべて保存不可能である．

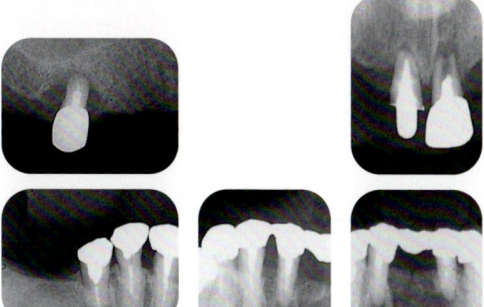

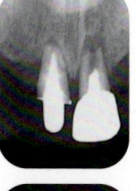

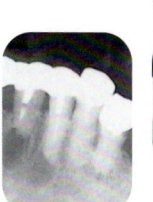

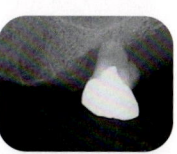

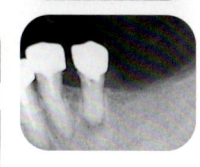

　治療の成功基準に「患者と歯科医師の両者が満足する，機能的ならびに審美的な上部構造をインプラントが支持する」という項目が加わった．以上のことから，多くの症例では，上部構造は歯肉縁下に設定され，セメント合着がなされるようになった．

　一方，インプラント埋入予定部位では，硬・軟組織の量が不足していることが多い．抜歯後に硬・軟組織が早期のうちに喪失してしまうことが原因と思われる[2]．そのため，従来にもまして口腔内の健康を維持し，口腔清掃時の機械的刺激に抵抗するためには，インプラント周囲に角化歯肉を設け，プラークによる炎症に対するインプラント周囲組織の抵抗力を増加させることが必要である．

　また，Maynardは[3]，歯肉退縮に関係する歯肉と歯槽骨の厚みの関係を4つに分類し，歯肉と歯槽骨の両者が薄い場合（TypeⅣ）は歯肉退縮をひき起こしやすいとしている．歯肉縁下に上部構造を設定するインプラント治療においても同様と考え，上皮下結合組織移植（subepithelial connective tissue graft：以下SCTG）を行うことにより，歯肉の厚みを増大し，

149

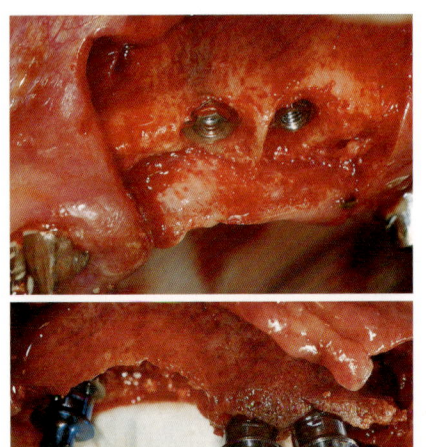

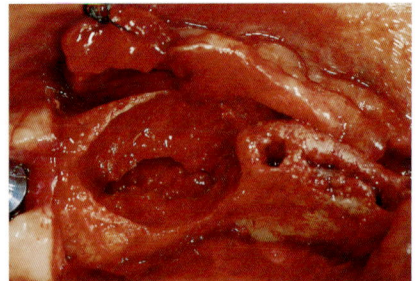

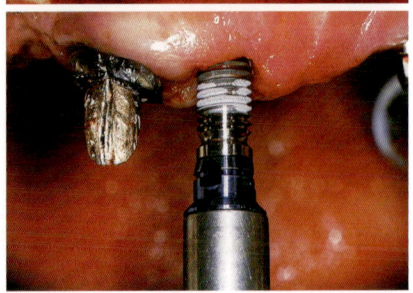

解説：図2a~d　インプラント埋入時

a：|3 4は，サージカルステントを用いて通法にしたがい，埋入した．
b：上顎右側後方は，上顎洞挙上術とGBRを併用し，6|にインプラント埋入を行った．その後非吸収性膜で覆った．
c：上顎右側前方部は，スプリットクレストテクニックを用い，4 3|に埋入を行い，吸収性膜で覆った．
d：|1抜歯約4か月後に，パンチアウトを行い，インプラントを埋入した．

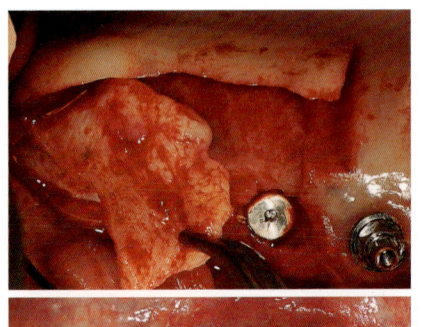

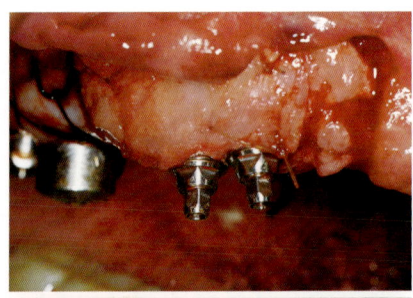

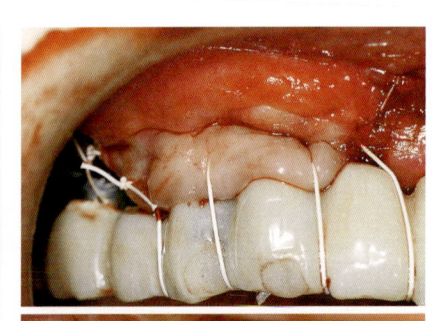

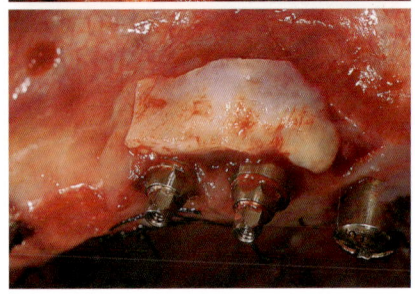

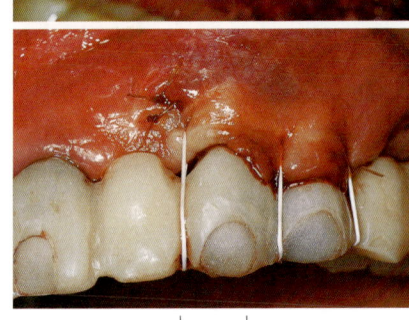

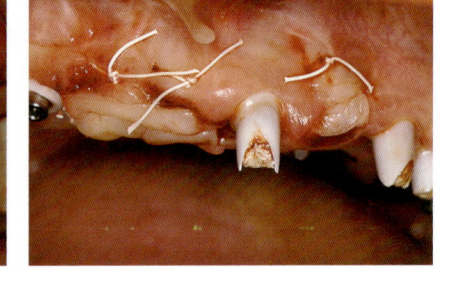

a	b
c	d

a	b	c
d	e	f

解説：図3a~f　上顎，結合組織移植（CTG）・角化歯肉移動術時

約6か月後に，両側口蓋より採取した結合組織片を4 3|3 4の唇側に設置し，インプラント頭頂部の角化歯肉に歯肉弁根尖側移動術（APF）を用い，唇側に角化歯肉移動術を行った．暫間補綴物の歯間部を利用し，懸垂縫合を行った．最終アバットメント装着後，ポンティック部の歯槽堤改善のため，結合組織によるインレーグラフトを行った．

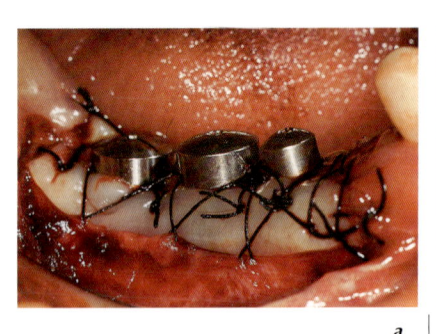

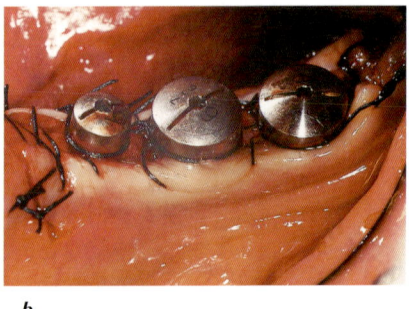

解説：図4a,b　下顎，遊離歯肉移植（FGG），歯肉弁根尖側移動術（APF）

下顎臼歯部は，Ono&Nevinsの分類に基づき，TypeⅡclass2と判断し，頰側に遊離歯肉移植（FGG）を用い，舌側には歯肉弁根尖側移動術（APF）を行った．

a	b

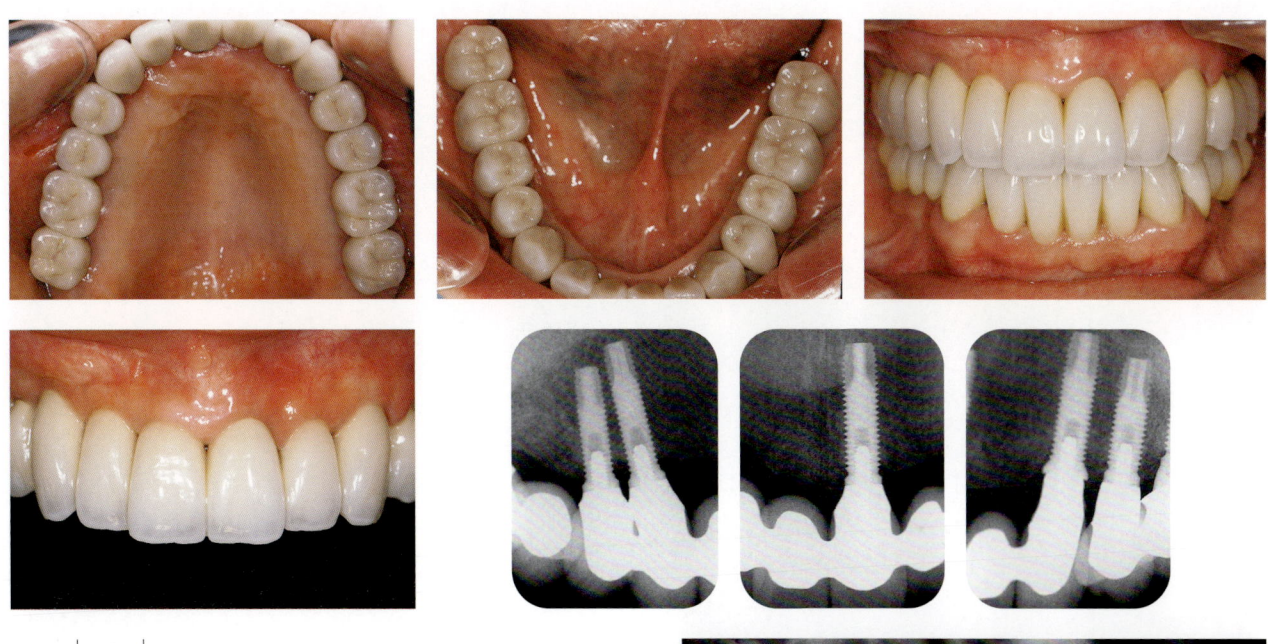

a	b	c
d	e	
	f	

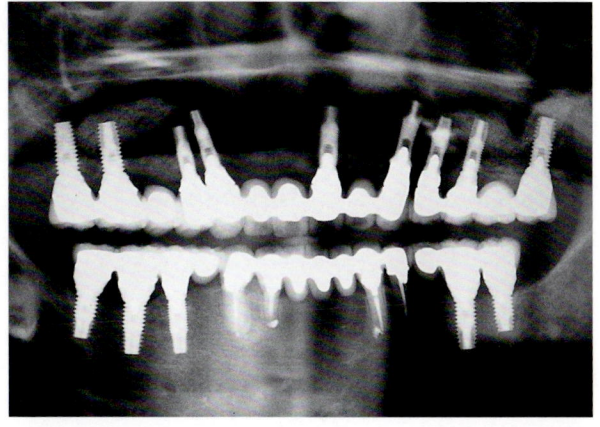

解説：図5a~f　最終補綴物装着後

a~c：最終補綴物装着後の状態．上下顎咬合面観および正面観．
d：最終補綴物装着後の前歯部正面観．
e：最終補綴物装着後の前歯部デンタルエックス線写真．
f：最終補綴物装着後のパノラマエックス線写真．

術後の歯肉退縮を予防することができると考えられる．

つぎに，Kanらは[4]，インプラント周囲唇側中央部の辺縁歯肉が厚い場合と薄い場合とでは，辺縁歯肉の高さが違うとし，天然歯との調和を図るためにはインプラント周囲の歯肉の厚みが重要であると訴えている．

2. ソフトティッシュマネジメントの代表的な術式
（参考症例1・2：図1~5・6~9）

インプラント周囲に必要な角化歯肉を設ける術式として代表的なものを表1に示し，これからその各々の術式を述べることとする．

①角化歯肉移動術

角化歯肉移動術（keratinized repositioned flap）とは，インプラント直上に質・量ともに十分な角化歯肉がある場合，インプラント周囲の角化歯肉を設けるために行う歯肉弁根尖側移動術（apically positioned flap：以下APF）を応用した術式である．後述する上皮下結合組織移植（SCTG）を行うと同時に，もしくは後に行う場合がある．角化歯肉移動術は，頬側に歯肉弁根尖側移動術（APF）を行い，二次手術時に結合組織移植（connective tissue graft：以下CTG）と併用したり，また下顎臼歯部においては，舌側に歯肉弁根尖側移動術（APF）を行い，頬側に遊離歯肉移植（free gingival graft：以下FGG）を併用したりする場合もある．

また，骨組織再生誘導法（guided bone regeneration：以下GBR）を行った症例では，頬側に角化歯肉が存在しなくなる症例も多く存在し，APFを行うことが必須となる．

②遊離歯肉移植（FGG）

遊離歯肉移植（FGG）は，一般的に下顎臼歯部のインプラント治療に頬側，あるいは頬舌側に角化歯肉の幅を確保する方法である．Ono＆Nevinsは2回法インプラントにおける二次手術時の術式について

[参考症例2]

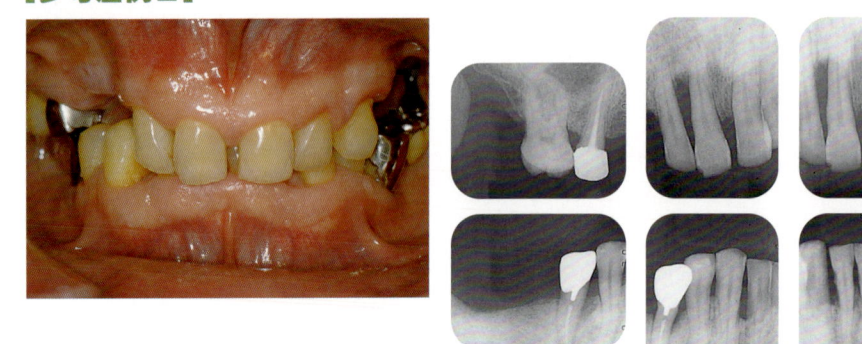

解説：図6a,b　初診時

a：初診時正面観．上顎前歯部動揺とインプラント治療を希望して来院．
b：初診時デンタルエックス線写真．

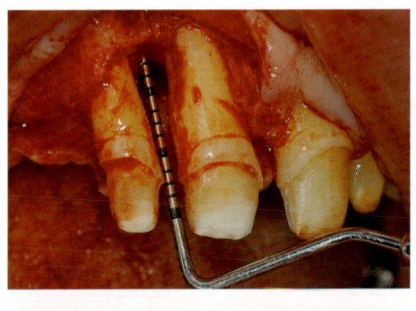

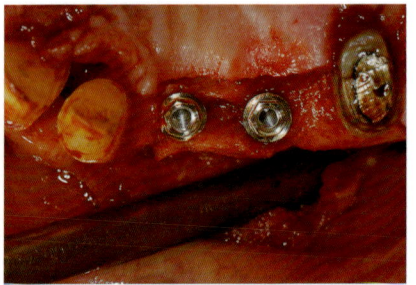

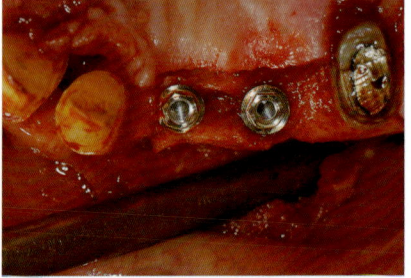

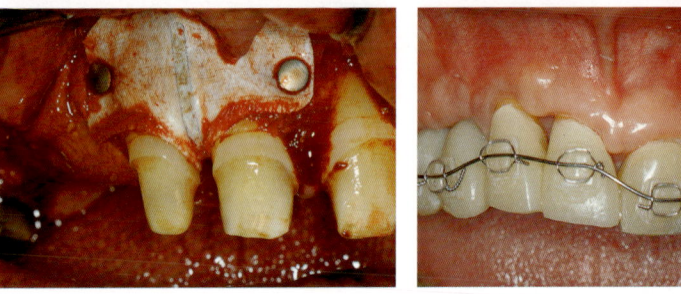

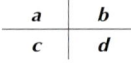

解説：図7a~d　前歯部，4 3｜インプラント埋入時

a,b：前歯部に焦点をあてて解説する．4 3｜にスプリットクレストテクニックを用いインプラント埋入を行った．
c：同時に｜2 1は抜歯を行うものの，唇側の厚みおよび歯間部の骨をわずかでも造成する目的でGTRを行った．
d：4 3｜の2次オペ後，インプラント埋入の前段階処置として｜2 1に矯正挺出を行った．

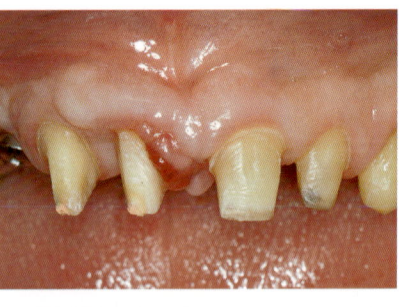

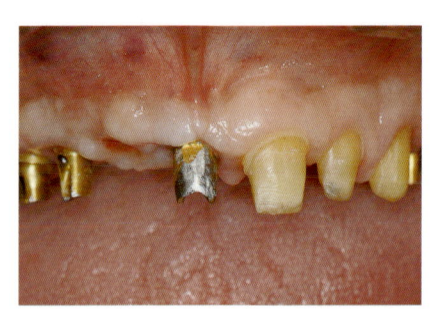

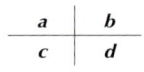

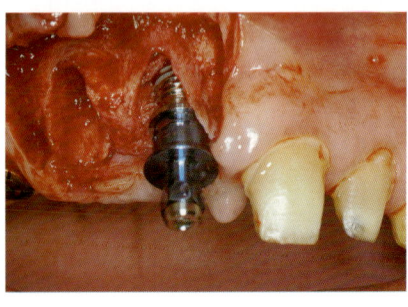

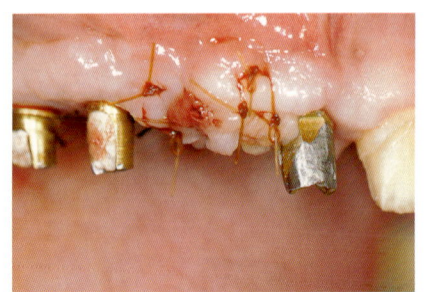

解説：図8a~d　｜2 1インプラント埋入時

a~c：矯正期間は約4か月を要した．その後，抜歯即時埋入を行ったが，｜2 1間の骨の高さが十分に得られていない．
d：インプラント埋入して4か月後．｜2 1間の歯肉の落ち込みの改善のため，軟組織によるインレーグラフトを試みた．

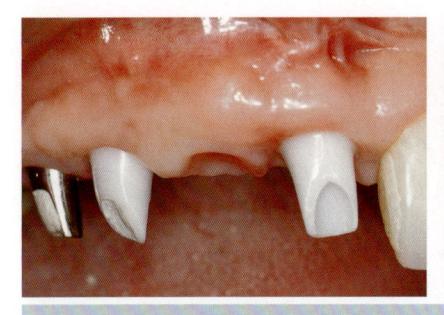

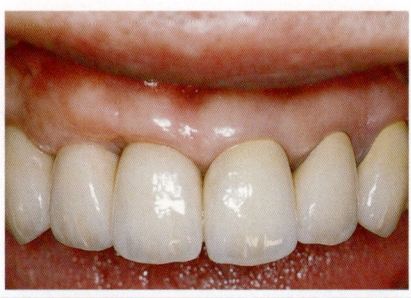

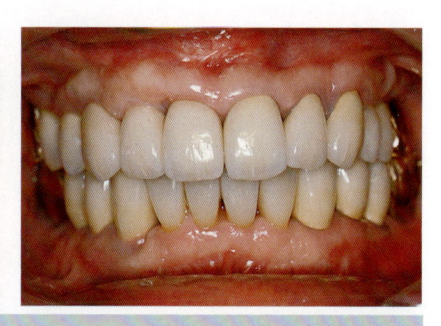

解説：図9a~c　ファイナルアバットメント装着後
a：上顎右側最終アバットメント装着後の側方面観．1遠心部に歯肉の量が足りないことがわかる．
b,c：上顎前歯正面観．骨の高さが不足している部位では，軟組織のみでは限界がある．

[上皮下結合組織移植]

解説：表2　上皮下結合組織移植術を行う時期

時期	
①インプラント埋入前	後にフラップレス埋入
②インプラント埋入時	・ステージドアプローチでインプラント埋入と併用 ・抜歯即時埋入で併用
③二次手術前 　（アバットメント接合前）	後にパンチアウトによるインプラント接合 または歯肉弁根尖側移動術（APF）
④二次手術時 　（アバットメント接合時）	歯肉弁根尖側移動術（APF）との併用
⑤テンポラリー 　上部構造装着後	トンネル法（tunnel technique）が通法と思われる
⑥最終上部構造 　装着後	トンネル法（tunnel technique）が通法と思われる

時期としては，右記のようにインプラント治療の時期と上皮化結合組織移植術の時期を同調させることができる．一般的には，③，④，⑤の時期に行うことが日常臨床では多い．

Ono＆Nevinsの分類として報告している．そのなかで彼らは，インプラント埋入部位で，TypeⅠ（角化歯肉が十分ある場合），TypeⅡ（角化歯肉がやや少ない場合），TypeⅢ（角化歯肉がほとんどない場合）の3つに大別し，TypeⅡ，TypeⅢでは遊離歯肉移植（FGG）を行い，インプラント周囲の角化歯肉を確保することの必要性を唱えている．一般的に遊離歯肉移植（FGG）は術後，非常に安定した角化歯肉を得られるものの，経年的には瘢痕化（グラフトアイランド）するため，審美領域でのその応用には注意を必要とする[5]（図4a,b）．

③上皮下結合組織移植（SCTG）

Langer＆Langerが天然歯に結合組織を用いて根面被覆を行ったのがはじまりである[6]．前述したが，歯肉の厚みを増大させることによって術後の予後が大きく違うことが報告されているため，上顎前歯部などの審美的要求度の高い部位において，多く行われる方法である．

また，インプラント間にポンティックが介在するような症例では，欠損部（ポンティック部）においても上皮付き結合組織移植を行う必要がある場合がある（図3a~f）．

3. 上皮下結合組織移植（SCTG）を行う時期

上皮下結合組織移植（SCTG）を行う時期について示す（表2）．

①インプラント埋入前

インプラント埋入前の欠損部位をあらかじめ想定し，硬・軟組織の診断を行い，全体的な治療計画のなかで先に上皮下結合組織移植（SCTG）を行う場合がある．この場合は，パンチアウトによるインプラント埋入が適応となりうる．

②インプラント埋入時

十分な骨組織がすでに存在する，もしくはGBRを先に行った後に非吸収性膜を除去してインプラント埋入と同時に，上皮下結合組織移植（SCTG）を行う方法である．あるいは抜歯即時埋入と同時に行う場合もある．術後経過が良好であれば，アバットメントとの接合はパンチアウトのみですます場合が多い．

[上皮下結合組織移植（SCTG）を行う際のフラップの選択]

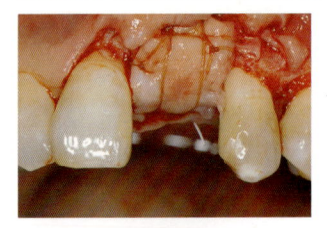

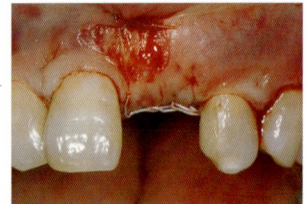

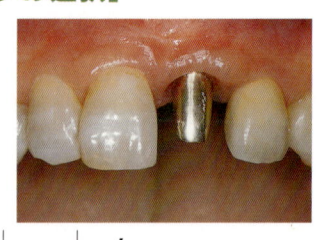

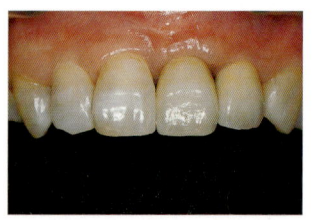

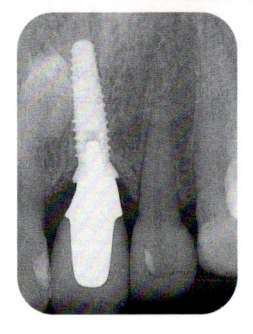

a	b	c	d
e			

解説：図10a～e　①広域可動性フラップ（widerly mobilized flap）

a：|1 に通法にしたがい，非吸収性膜を併用し，インプラント埋入を行った．約6か月後，膜の除去と同時に結合組織移植（CTG）を行った．歯槽堤の高さを唇側歯冠部方向に増す目的で，正確に吸収性縫合糸で結合組織を位置づける．
b：その後，減張切開を行い，完全閉鎖を行った．同時に小帯切除も行った．
c：結合組織移植より3か月後，パンチアウトを行い，歯肉貫通部分のティッシュスキャロッピングを行い，肉冠をねじ止めした．
d：最終上部構造装着時．
e：最終上部構造装着時デンタルエックス線写真．

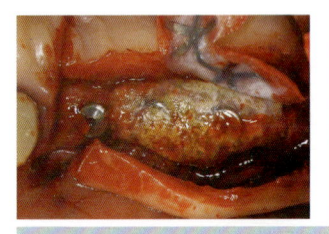

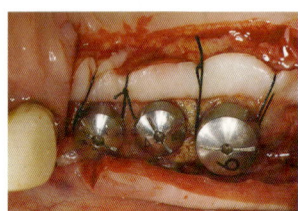

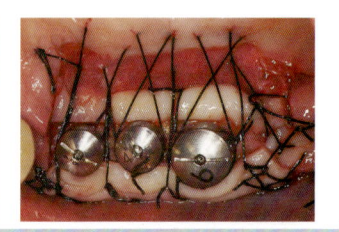

a	b	c

解説：図11a～c　②歯肉弁根尖側移動術（APF）

a：まずは非吸収性膜を除去した．
b,c：つぎにインプラント頭頂部の角化歯肉を頬側に移動し，口蓋側部の新生された骨組織の保護のため，有茎弁で口蓋の歯肉をアバットメントに接するようにparatal sliding flapを用いた．頬側もアバットメントに立てかけるように縫合した．

③二次手術前（アバットメント接合前）

硬組織の幅・高さが少ない症例に対して骨造成を行い，同時にインプラント埋入を行った症例で結合組織移植（CTG）を行い，再び完全閉鎖するような場合である．一般的にアバットメント接合を行う場合はパンチアウトによる場合が多いが，必要であれば二次手術時に歯肉弁根尖側移動術（APF）を行う．上皮下結合組織移植（SCTG）はこのタイミング，もしくは二次手術時に行うのが一般的であろう．

④二次手術時（アバットメント接合時）

二次手術時に歯肉弁根尖側移動術（APF）と同時に，頬側に結合組織移植（CTG）を行う．臼歯部においては側方のわずかな陥凹は結合組織移植（CTG）で対応することが可能である．また，前述したがGBRを行った症例では頬側に角化歯肉が存在しない場合が多く，結合組織移植（CTG）を併用した歯肉弁根尖側移動術（APF）を行う場合がある．ただこのときの歯肉弁の設置には注意を要し，骨頂部に位置づけるのではなく，アバットメントもしくはプロビジョナルレストレーションに対して歯冠側寄りに位置づける必要がある．こうすることにより，術後，調和のとれた歯頸線を得やすくなる．一般的にインプラント周囲には歯肉弁根尖側移動術（APF）と上皮下結合組織移植（SCTG）の併用，もしくは歯肉弁根尖側移動術（APF）のみ，ポンティック部にはインレーグラフトを行う．

⑤暫間補綴物装着後

暫間補綴物装着後に再評価を行った結果，歯頸線の調和が達成できていなかった場合に上皮下結合組織移植（SCTG）を行う．たとえば，暫間補綴物装着

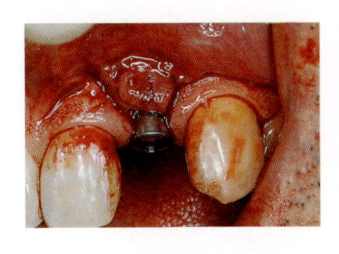

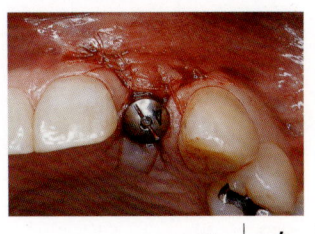

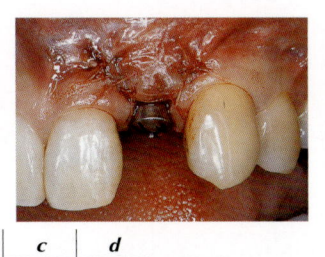

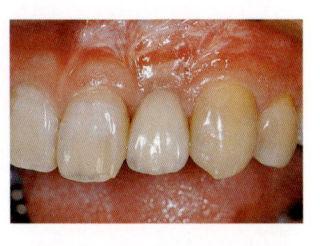

3-1.1 インプラント周囲のソフトティッシュマネジメント

| a | b | c | d |

解説：図12a~d　③ロール法(roll flap)

a：口蓋よりに切開をいれロール法を用い，唇側の軟組織の厚みを増す．
b,c：口蓋歯肉の上皮部分のみ削ぎ，唇側部分に折りたたんで縫合する．縦切開の瘢痕組織が残りやすい欠点がある．
d：最終上部構造装着1年後の正面観．

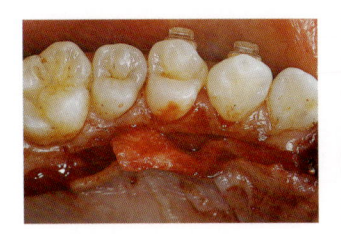

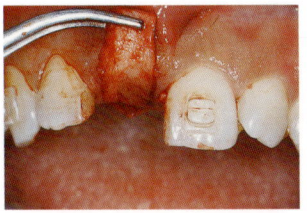

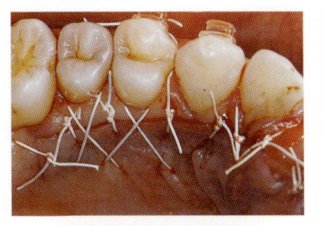

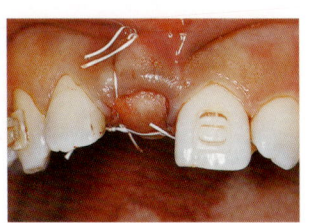

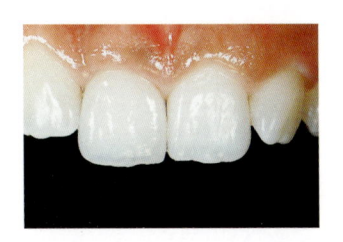

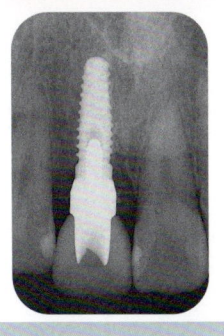

a	b	c	d
	e	f	

解説：図13a~f　④rotation flap

a,b：抜歯即時埋入と同時に唇側に歯肉の厚みを増大するために，口蓋より有茎弁で結合組織を採取した．
c,d：ローテーションし，唇側に段端を挟み込むように縫合を行った．
e：最終上部構造装着時正面観．
f：最終上部構造装着時デンタルエックス線写真．

後，歯肉の安定を図るためには6か月の経過観察が必要とされているが，この間に歯肉退縮が起きた場合や，ポンティック部にわずかな陥凹や歯頸部の高さが不足していた場合などである．一般的にこのときの手技は，インプラント周囲にはトンネルテクニック，ポンティック部にはインレーグラフトを行う．

⑥最終上部構造装着時

インプラント周囲に十分な骨幅が不足していた結果による歯肉退縮や，経年的な歯肉退縮，患者のオーバーブラッシングなどによる歯肉退縮に対して上皮下結合組織移植(SCTG)を行う．一般的にはトンネル法を行う（図14a~d）．

4. フラップのデザイン（図10~14）

つぎに代表的な受容側のフラップデザインと，縫合について述べることとする．

①広域可動性フラップ(widely mobilized flap)（図10a~e）

Grunderによって提唱されたフラップデザインである[7]．彼は前歯部にGBR時，あるいは上皮下結合組織移植(SCTG)時にこのフラップデザインを推奨している．利点としては審美領域に縦切開が入らず

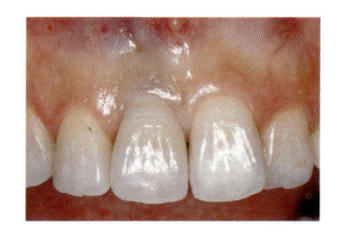

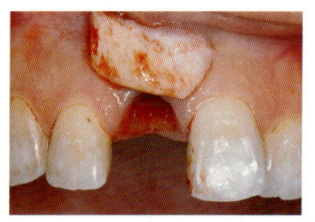

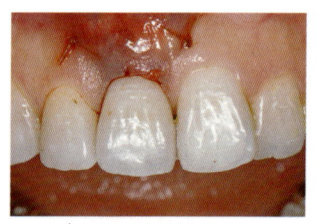

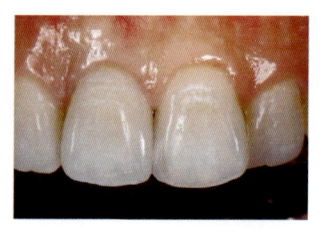

解説：図14a~d　⑥トンネル法（tunnel flap）

a：抜歯即時埋入を行って上部構造装着約1年6か月後に，歯肉退縮を認めた．この症例では，結合組織移植は行っていなかった．
b,c：上部構造をいったんはずし，トンネル法を行い，結合組織移植（CTG）を行った．
d：上部構造装着より2年6か月，結合組織移植（CTG）より1年後の正面観．

[症例の目標に応じた選択肢]

部位・条件		推奨される術式
前歯部	①少数歯欠損	二次手術前にwidely mobilized flapを用いた上皮下結合組織移植（SCTG）
	②多数歯欠損	上皮下結合組織移植（SCTG）を併用した歯肉弁根尖側移動術（APF）
臼歯部		歯肉弁根尖側移動術（APF）のみ，または遊離歯肉移植（FGG）の併用

解説：表3　各部位のインプラント周囲組織確保のために推奨される術式

Ono＆Nevinsの分類に基づく

瘢痕組織が残らないこと，また大きなフラップであるため減張切開が少なく，無理なく弁の閉鎖ができることにある．上皮下結合組織移植（SCTG）に応用の際には完全閉鎖するため2~3か月後にパンチアウトによるアバットメントの装着が必要となる．

インプラント埋入部位同側の犬歯部遠心側のみ縦切開を行い，後は歯肉溝切開を行う．必要であれば両側の犬歯遠心部に縦切開を入れる．

②歯肉弁根尖側移動術（APF）（図11a~c）

表現としては歯肉弁根尖側移動術（APF）としたが，この方法は，審美領域で口蓋側の角化歯肉を頬側に有茎弁で設けることを意味するものである．ただこの欠点は歯肉の高さが減じるため，弁をインプラント部根尖側に位置づけるものではない．歯肉弁が薄いと判断した場合は結合組織移植（CTG）を併用することになる．

いずれにせよ暫間アバットメントもしくはプロビジョナルレストレーションにたてかけるように歯肉弁を位置づけることが必要となる．このときの縫合の方法としては，Tintiが提唱するランプマットレス縫合[8]か，Atziの歯間部に立てかけるような懸垂縫合が必要となる[9]．

また，口蓋から歯肉を頬側に移動する量が大きいと，インプラント周囲の口蓋側に歯肉の厚みが極端に減じる場合がある．このときにはTintiが提唱したparatal sliding flapを行うか[10]，あるいは口蓋側に縦切開を用いずに歯肉弁をインプラント側に移動させ[11]，頬舌側に厚みを確保する場合がある．

③ロール法（roll flap）（図12a~d）

歯肉弁根尖側移動術（APF）の変法であり，口蓋側から移動した歯肉弁を折りたたんで，頬側の歯肉を唇側に増大する方法である．審美領域では縦切開が残るため，あまり使用されなくなってきている．Abrams（1972）が初めてこのテクニックを紹介した．

④rotation flap（図13a~f）

単独歯の抜歯即時埋入などに用い，有茎弁で口蓋側から結合組織を採取し，唇側に5mm以上の長さが挿入できるようにした後に縫合する．上顎中切歯に行うのであれば，第一大臼歯口蓋側近心相当部からの切開を行う必要がある[12]．

⑤インレーグラフト（inlay graft）

この手法はSeibertらによって紹介された方法である[13~17]．上皮付の厚みのある結合組織を上顎結節部から採取し，ポンティック部に唇側と口蓋側からはさみ込むように移植する．しかし，軟組織のみによる歯槽頂の垂直的増大は，一般的に骨から4~5

[インプラント周囲組織確保のためのディシジョンメイキングツリー]

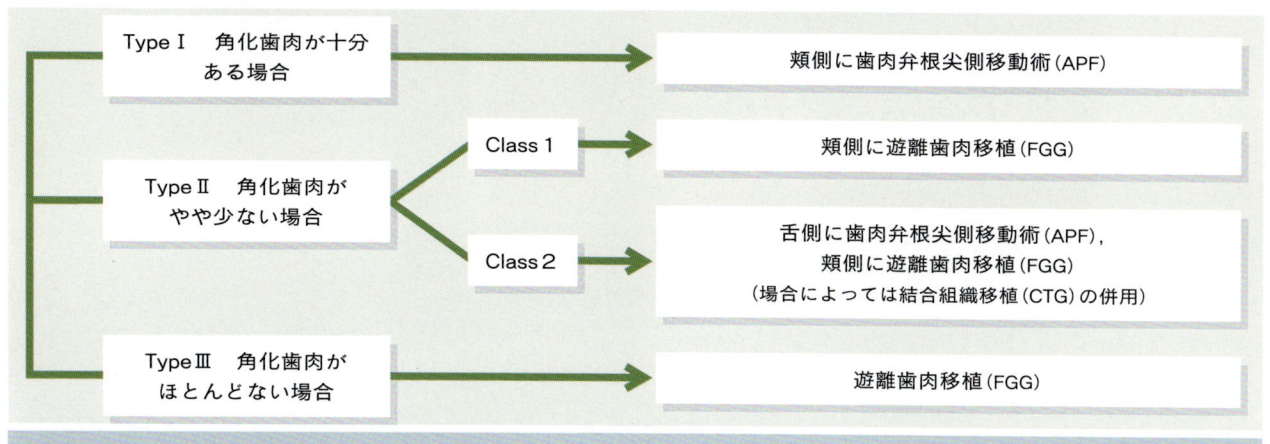

```
Type I  角化歯肉が十分         → 頬側に歯肉弁根尖側移動術（APF）
         ある場合

                       Class 1 → 頬側に遊離歯肉移植（FGG）
Type II 角化歯肉が
         やや少ない場合
                       Class 2 → 舌側に歯肉弁根尖側移動術（APF），
                                 頬側に遊離歯肉移植（FGG）
                                 （場合によっては結合組織移植（CTG）の併用）

Type III 角化歯肉が            → 遊離歯肉移植（FGG）
         ほとんどない場合
```

解説：図15　臼歯部の場合に適応する術式

Ono & Nevinsの分類に準ずる．

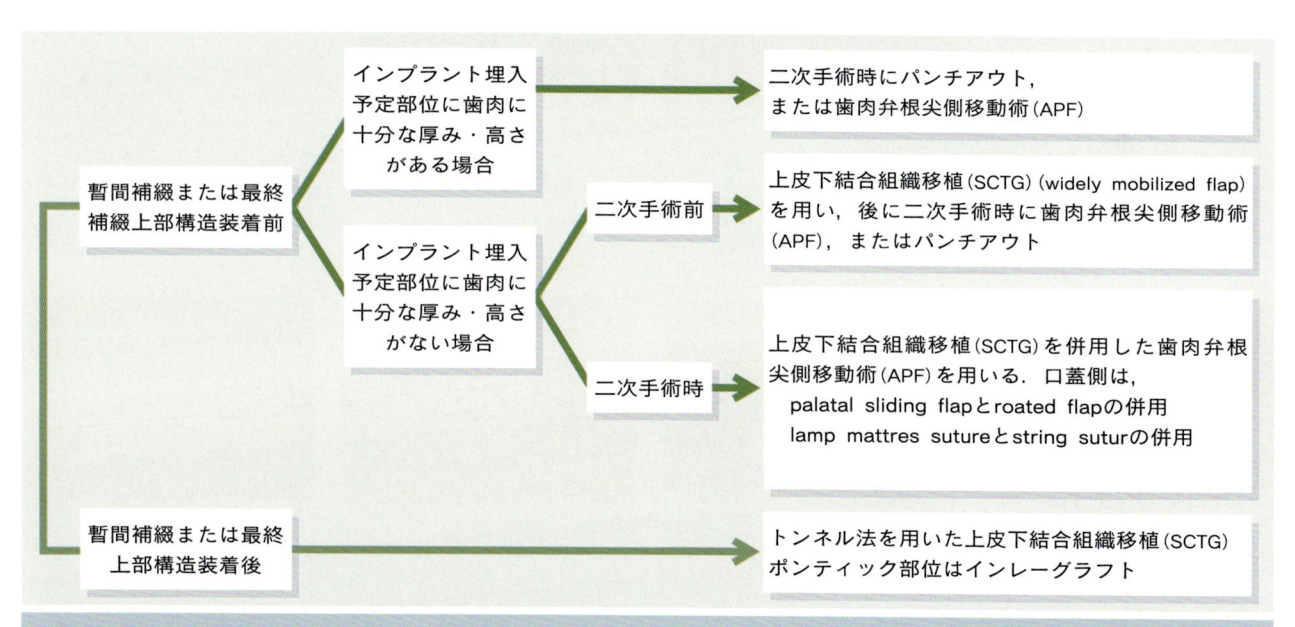

```
                  インプラント埋入
                  予定部位に歯肉に      → 二次手術時にパンチアウト，
                  十分な厚み・高さ        または歯肉弁根尖側移動術（APF）
                  がある場合
暫間補綴または最終                      二次手術前
補綴上部構造装着前                              → 上皮下結合組織移植（SCTG）（widely mobilized flap）
                  インプラント埋入              を用い，後に二次手術時に歯肉弁根尖側移動術
                  予定部位に歯肉に              （APF），またはパンチアウト
                  十分な厚み・高さ
                  がない場合          二次手術時
                                              → 上皮下結合組織移植（SCTG）を併用した歯肉弁根
                                                尖側移動術（APF）を用いる．口蓋側は，
                                                palatal sliding flapとroated flapの併用
                                                lamp mattres sutureとstring suturの併用

暫間補綴または最終                         → トンネル法を用いた上皮下結合組織移植（SCTG）
上部構造装着後                               ポンティック部位はインレーグラフト
```

解説：図16　前歯部の場合に適応する術式

　上顎前歯部に歯肉の厚みが不足している場合，上記のフローチャートにしたがい，結合組織移植術を行う時期を決定する．

mmが限界である．仮にそれ以上できたとしても，予知性に乏しいと考えられる．

⑥トンネル法（tunnel flap）（図14a~d）

　1985年にRaetzkeが天然歯の根面被覆で歯肉溝のみに切開を入れ，結合組織移植（CTG）を行ったことが始まりで，envelop techniqueともいわれ[18]，後にAllenがその変法を示し，広く普及した[19]．暫間補綴物や，最終補綴物装着時にまったく天然歯と同じようにみたて，歯肉溝切開を行い，結合組織移植（CTG）を行う．

2. 術式の再評価

　インプラント治療においては，審美性が求められる症例なのか否かで，術式を考慮する必要がある（表3）．

1. 臼歯部（図15）

　臼歯部では機能および清掃性を優先すべきである．したがって臼歯部ではOno&Nevinsの分類にしたがい，術式を採用する．

[テクニカルポイント]

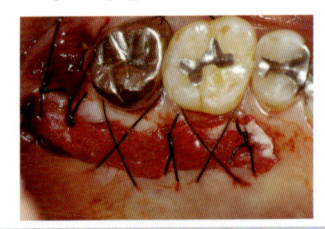

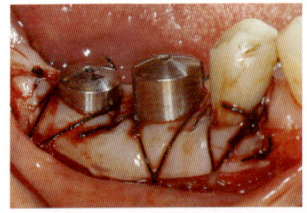

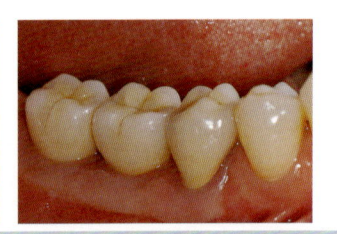

解説：図17a~c　角化上皮の採取法
a：口蓋より採取した角化歯肉部の供給側には，テルダーミス（テルモ製）を用いて保護する．
b：受容側は，移植片を確実に適合させるために唇側下方の骨膜と水平マットレス縫合を行う．角化歯肉は約7割に収縮するため，近遠心的にも十分な長さが必要である．
c：最終上部構造装着後の側方面観．

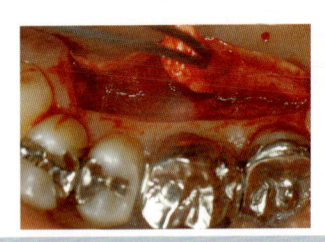

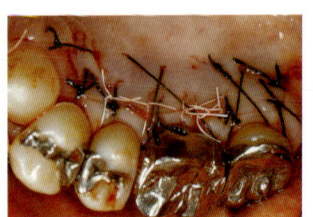

解説：図18a,b　結合組織の採取法
a：必要であれば近心は縦切開を入れ，適切な量幅の結合組織を採取する．
b：後出血を防ぐために水平マットレス法の変法を用い，単独縫合を組み合わせ縫合する．

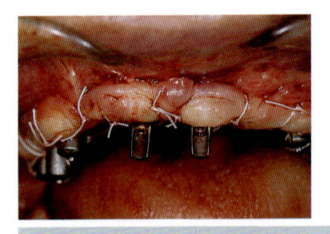

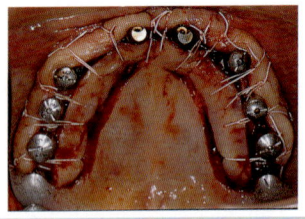

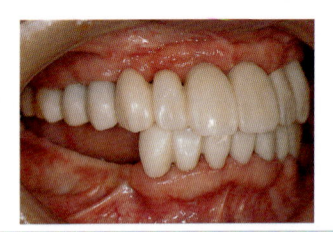

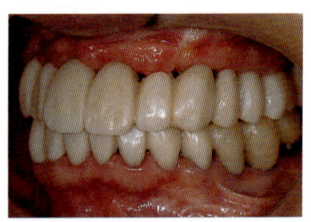

解説：図19a~c　上顎全顎欠損症例　GBR後の二次手術
a,b：頬側は歯肉弁根尖側移動術（APF），口蓋側はroated flapを併用した．アバットメントによせかけるように頬側を縫合することにより，十分な厚みのある角化歯肉を得ることができる．
c,d：二次オペ後約4か月の側方面観．

2. 前歯部（図16）

前歯部で審美性を求められる症例においては，天然歯の歯頸線との調和・可能なかぎり左右対称性・歯間乳頭の再建を心がける必要がある．前歯部ではあくまでも十分な骨組織の裏づけのあるインプラント周囲組織であることが前提である．

①少数歯欠損

少数歯欠損では理想的な骨造成とインプラント埋入が達成されれば，まず二次手術前に上皮下結合組織移植（SCTG）を行い，その後3〜4か月後，二次手術時に必要最小限のパンチアウトで暫間補綴物を装着することが第一選択であると考えている．

②多数歯欠損

多数歯欠損では二次手術時に歯肉弁根尖側移動術（APF）を行い，口蓋側はpalatal sliding flapまたはroated sliding flapを行い，ポンティック部はインレーグラフトを併用することがよいと考えている．また唇側のみに厚みを確保する場合は，歯肉弁根尖側移動術（APF）と結合組織移植（CTG）の併用を行う．

暫間補綴物や上部構造装着後に行うトンネル法は，リカバリーの意味合いが強く，妥協的な意味合いが強い．

3. テクニカルポイント

1. 供給側からの採取法

①角化上皮の採取法（図17a~c）

　必要な分量を想定した型紙を作製し，それを口蓋にあてがい，上皮を採取する．その後，治癒促進・術後疼痛の緩和・後出血防止を目的とし，「テルダーミス（メッシュタイプ）」（創傷カバー材・テルモ製）を創傷部にあてがい縫合する．

②結合組織の採取法（図18a,b）

　口蓋側の歯肉の厚みがある場合は中間層を採取し，厚みが4mm以下であれば骨膜を含んだ下部層を採取する．後出血を防ぐために「コラテープ」（インテグラライフサイエンス発売・白鵬販売）を挿入し，切開を入れていない根尖方向からマットレス縫合を行い，歯肉弁を骨に適合させることが重要である．大口蓋孔動脈まで切開をいれないようにする[20]．

2. 受容側のテクニカルポイント

①遊離歯肉移植（FGG）

　下顎臼歯部の頬側に遊離歯肉移植（FGG）を行う場合，適合した遊離歯肉が術後に正確に適合されていることが重要であり，動いてはならない．そのため遊離歯肉のさらに下の骨膜から交叉縫合する場合もある．

②少数歯欠損に用いる上皮下結合組織移植（SCTG）

　上皮下結合組織移植（SCTG）を行う際に，結合移植片をどの部位に設置するのか，すなわち唇側方向なのか，唇側歯冠方向部なのかを考慮する必要がある．そして結合組織片を吸収性糸で動かないように固定し，縫合する必要がある．

③多数歯欠損に用いる歯肉弁根尖側移動術（APF）とroated flap

　多数歯欠損の場合，上皮下結合組織移植（SCTG）を併用した歯肉弁根尖側移動術（APF）を行い，頬側に十分な角化歯肉を用いる．口蓋側はroated flapでアバットメント周囲に厚みを設け，インプラント間の歯肉のおちこみを防止する．

おわりに・展望

　この章では，ソフトティッシュマネジメントについて詳しく述べたが，あくまでも十分な硬組織の増大があってこそのソフトティッシュマネジメントであることを認識する必要があると思う．補綴主導型インプラント治療はティッシュマネジメントが成功してこそ，完結できる治療であろう．今後この分野の展望としては，安全にかつ確実に代替材料で，受容創を設けることなくできるマテリアルの開発と術式の応用が期待される．

参考文献

1. Brånemark PI, Hanson BO, Adell R. Osseointegrated implants in the treatment of the edentulos jaw. Experience from a ten year period. Scand J Plast Reconstr Surg 1977;11:1-132.
2. Consensus Report. Towards optimized treatment outcomes for dental implants. Int J Prosthodont 1998:11.
3. Maynard JG Jr, Wilson RD. Physiologic dimensions of the periodontium significant to the restorative dentist. J Periodontol 1979;50(4):170-174.
4. Kan JY, Rungcharassaeng K, Umezu K, Kois JC. Dimensions of peri-implant mucosa: an evaluation of maxillary anterior single implants in humans. J Periodontol 2003;Apr;74(4):557-562.
5. 小野善弘他．コンセプトをもった予知性の高い歯周外科処置．東京：クインテッセンス出版，2001．
6. Langer B, Langer L. Subepithelial connective tissue graft technique for root coverage. J Periodontol 1985;56:715-720.
7. Grunder U et al. Implant-supported single tooth replacement in the aesthetic region: a complex challenge. Pract Periodontics Aesthet Dent 1996;8(9):835-842.
8. Tinti C, Benfenati SP. The ramp mattress suture: a new suturing technique combined with a surgical procedure to obtain papillae between implants in the buccal area. Int J Periodontics Restorative Dent 2002;22(1):63-69.
9. Azzi R, Etienne D, Takei H, et al. Surgical Thickening of the existing gingva and reconstruction of interdental papllae around implant-supported restorotions. Int J Periodontics Restorative Dent 2002;22:71-77.
10. Tinti C et al. Coronally positioned palatal sliding flap. Int J Periodontics Restorative Dent 1995;15:299-310.
11. Nemcovsky CE et al. Roated palatal flap: A surgical approach to increase keratinized tissue width in Maxillary implant uncovering: Technique and clinical evaluation. Int J Periodontics Restorative Dent 2002;22:607-612.
12. Mathews DP. The periodontal connective tissue graft a technique for improving an aesthetics implant restoration. PPAP 2002;14(9):719-724.
13. Seibert JS, Louis JV. Soft tissue ridge augmentation utilizing a combination onlay-interpositional graft procedure: a case report. Int J Periodontics Restorative Dent 1996;16(6):521.
14. Seibert JS et al. Reconstruction of deformed, partially edentulous ridges, using full thickness onlay graft. Part II: Prosthetic/periodontal interrelationships. Compend Contin Educ Dent 1983;4:549-562.
15. Seibert JS et al. Reconstruction of deformed, partially edentulous ridges, using full thickness onlay graft. Part I: technique and wound healing. Compend Contin Educ Dent 1983;4:437-453.
16. Wang HL, Al-Shammari K. HVC ridge deficiency classification: a therapeutically oriented classification. Int J Periodontics Restorative Dent 2002;22(4):335-343.
17. Grunder U. The Inlay-graft technique to create papillae between implants. J Esthet Dent 1997;9:165-168.
18. Raetzke PB. Covering localized areas of root exposure employing the "envelope" technique. J Periodontol 1985;56(7):397-402.
19. Allen AL. Use of the supraperiosteal envelope in soft tissue grafting for root coverage. II. Clinical results. Int J Periodontics Restorative Dent 1994;14:302-315.
20. Reiser GM, Bruno J, et al. The Subepithelial Connective tissue graft palatal donor site: Anatomic considerations for surgeons. Int J Periodontics Restorative Dent 1996;16:131-137.

3-1.2 インプラント・再生 ＜現在＞ clinical

GBR法

石川知弘
静岡県・石川歯科

要約

GBR法は比較的低侵襲で三次元的な歯槽堤の増大が行える利用価値が高い術式である。しかし、バリアー膜によりフラップの血液供給が低下するため、軟組織のトラブルがほかの術式に比べ起こりやすい。膜には、吸収性と非吸収性のものがあり、吸収性膜は安全であるが、膜としての機能は不確実である。非吸収性膜は、膜としての機能は十分であるが、露出のリスクは吸収性膜よりも高い。膜の選択は、主として増大の方向が歯槽外形の内側か、外側か、垂直的かによって行われる。また、治癒期間中の環境も、膜選択に影響する。臨床においては、適切にマテリアルを選択し、術式の原則を遵守することが大切である。

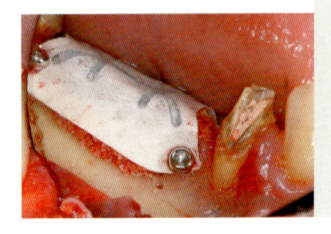

CONTENTS & KEY WORD

- ●適応症の再評価
  GBR法の特徴／GBR法の適応症／GBR法のタイミング
- ●欠損形態の評価と膜の選択
  バリアー膜の特徴／欠損の分類／
- ●症例の提示
- ●マテリアルの再評価
  骨移植材／ディシジョンツリー
- ●テクニカルポイント
  切開／剥離／欠損部の処置とスペースメイキング／膜のトリミング／膜の固定／フラップの減張／縫合／抜糸／術後管理／膜除去とインプラント埋入／二次手術と角化歯肉の獲得

はじめに

初期のインプラント治療の目的は主として咀嚼機能の回復を図ることであった。したがってインプラント埋入は生体力学的な強度を保つために、必要な本数を残存骨において、植立可能な部位をさがし、行われていた。つまり、骨の形態がインプラントの埋入位置を決定する最大の因子であった。しかし現在では、天然歯に近似した審美性を達成することが目標となり、将来再現される歯冠形態によってインプラントの三次元的な埋入位置が決定されるようになった。また、かつては骨量の不足によってインプラント治療をあきらめざるを得なかった患者も、その恩恵にあずかれるようになった。このようなインプラント治療の進歩は、歯槽堤増大の技術の発達によるところが大きい。

GBRは軟組織をバリアー膜で排除することにより適切な環境を確保することにより、骨組織のみの再生を促す処置である。現在いくつかの歯槽堤増大術が紹介されているが、そのなかでも後述する理由により施術される頻度が高い有用な術式と思われる。

[三次元的な増大]

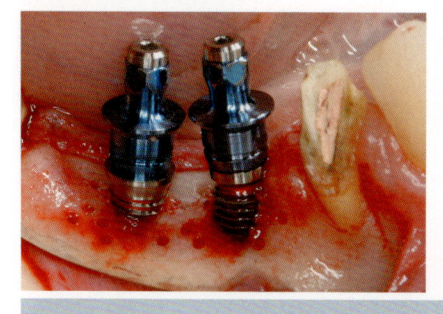

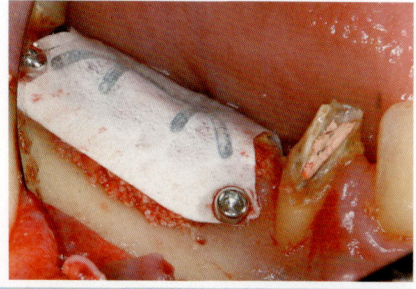

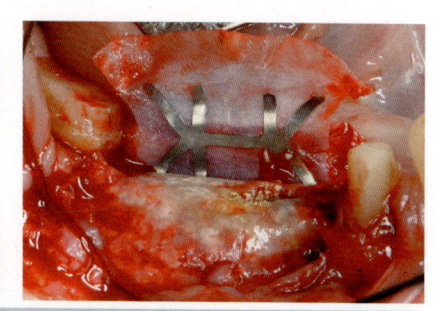

解説：図1a~c　三次元的な増大が可能

- **a**：$\overline{65}$部に最大で5mmの垂直的な欠損を認めた．
- **b**：自家骨とbovine bone mineral(bio-oss)を6：4の割合で混合し，移植後，チタン強化型非吸収性膜で被覆し，固定した．
- **c**：7か月後，カバースクリュー上部まで新生組織が再生されていた．

[MGJの移動]

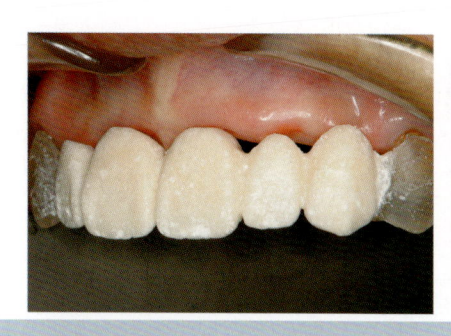

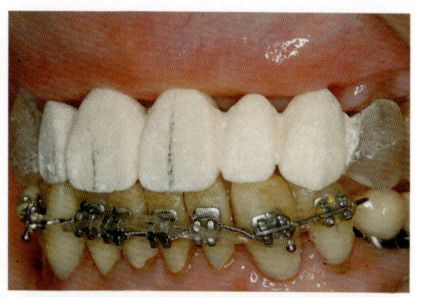

解説：図2a,b　角化歯肉が移動する

- **a，b**：GBRにより歯槽堤の形態は改善したが，MGJ(muco-gingival junction，歯肉-歯槽粘膜境)の移動により上部構造周囲に角化歯肉を得るためには，歯周形成外科による修正が必要である．

1. 適応症の再評価

GBR法は，①インプラント治療の適応症の拡大，②インプラント治療の審美性獲得，③ブリッジの審美性・清掃性の獲得を目的として行われる．その特徴・適応症・タイミングについて以下に考察する．

1. GBR法の特徴

①GBR法の長所

(1) 1回の手術で三次元的な増大が可能(図1a～c)

膜に適切な形態を付与し，再生のためのスペースを維持することにより，意図した形態に歯槽堤を再生できる．

(2) 比較的低侵襲

自家骨ブロック移植に比べ，骨移植材を応用することにより，自家骨の採取量を減らすことができ，一般臨床家が応用しやすい術式と思われる．

(3) 同時にインプラント埋入が可能

条件が整えばインプラント埋入を同時に行うことにより，手術回数と治療期間の短縮を図ることができる．

②GBR法の短所

(1) 軟組織のトラブル

バリアー膜によって歯肉弁への血液供給が遮断されることにより，一次治癒が得られず，膜が露出する可能性がある．その場合には再生率が低下し[1]，角化歯肉の喪失，感染などのリスクが生ずる．習熟曲線が存在し，術者の技術向上にともなって結果も改善することが報告されている[2]．

(2) MGJの移動(図2a，b)

歯肉弁に減張切開を加えることにより角化歯肉の位置が変化するので，後にその修正のための外科処置が必要になる場合が多い(ただしインプラント埋入あるいは二次手術時にこの目的を達成できるため，特別に手術回数が増えることは少ない)．つまり，GBR

[GBR法の適応症]

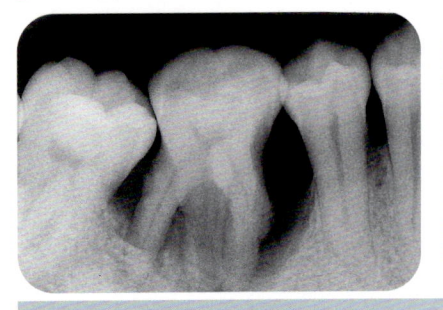

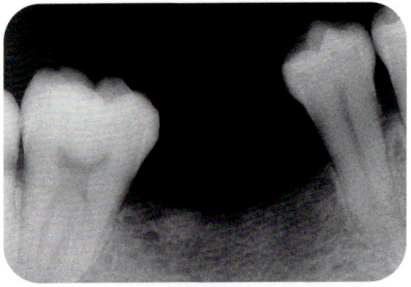

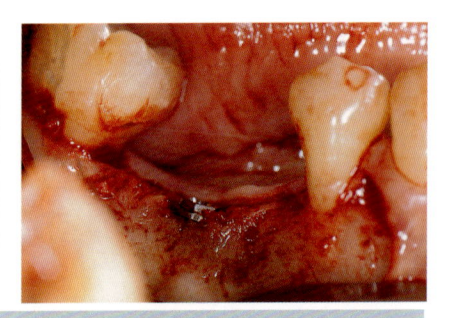

解説： 図3a～c　GBR法の適応症

a～c：27歳男性．抜歯時に頬側の骨壁は喪失していたが，抜歯窩のなかに骨移植を行った．半年後に十分な骨再生があり，インプラント埋入が可能であった．機能を回復するためには十分であるが，長期的な歯肉縁の安定をえるためにはさらに骨幅が必要かもしれない．

法は骨を増大するテクニックであるが，その欠点を補い，臨床において成功裡に行うためには，軟組織を扱う技術がとくに重要であると考えられる．

2. GBR法の適応症（図3a～c）

歯周病・歯根破折・エンド病変で抜歯した場合，たとえ根尖をこえて骨吸収が起こっていても，抜歯窩の病的な組織を適切に搔爬するだけか，あるいは抜歯窩に骨移植を行うだけで，とくに下顎の臼歯部では，インプラント埋入に対して十分な骨の再生をしばしば経験する．

さらに抜歯窩の骨壁が保存されていて，ラフサーフェス（プラズマスプレイ）のインプラントを使用し，骨壁とインプラント間の距離が1.5mm以下でSubmergedに埋入された場合，とくに再生の処置を行わなくてもインプラントは50％の骨接触率を示すことがヒトにおける研究で示されている[3]．したがって，このような場合の膜の使用は，リスクのみが大きくなるので適切とはいえない．しかし，たとえインプラントが骨内に収まっても，インプラントの周囲に残存する骨の幅が薄い場合，2次手術時にはその骨壁は吸収してインプラントのスレッドが露出していることもある．これは咀嚼機能を果たすことが目的の場合においては，さほど問題にならないかもしれないが[4]，審美性を要求される部位においては，インプラント周囲の歯肉の変色・退縮の要因となるために大きな問題である．

臨床においては，必要十分な骨の増大を最小の侵襲・リスク・コストで達成することが要求されるため，骨欠損が存在する部位の特性・大きさ・形態を評価し，適切なマテリアルを選択し，応用することが重要である．

GBR法によって増大可能な歯槽堤の範囲は，過去の文献において水平的には，1.5～5.5mmであることが示されている[5,6]．垂直的には，自家骨や凍結乾燥骨移植と併用することにより，3.0～8.5mmの増大が可能であることが示されている[7,8,9]．

また，GBR法によって再生された骨は，垂直的な増大であってもインプラントと良好に接触し，長期的にも安定することが報告されている[10～12]．増大量を制限する最大の因子は，軟組織の減張量の限界である．そのため，患者固有の歯肉の厚さ・口腔前庭の広さ・欠損の範囲が治療難易度に影響する．

3. GBR法のタイミング

①抜歯とのかかわり

(1) 抜歯待時GBR法

抜歯後1.5～2か月間軟組織の治癒を待って行う方法が，残存する骨壁をある程度保存し，抜歯窩の治癒機転も利用できる有効な方法である．

(2) 抜歯即時GBR法（図4a～e）

重度の骨吸収をともなう多数歯を同時に抜歯する場合，抜歯窩の治癒を待つ間に歯槽骨・軟組織も収縮してしまう可能性がある．このような場合，あえて抜歯と同時にGBR法を行うことも有効である．骨組織・軟組織を最大限保存できるのにくわえ，手

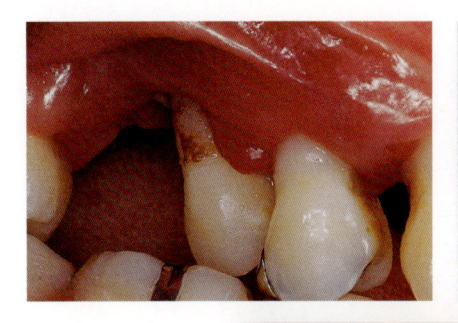

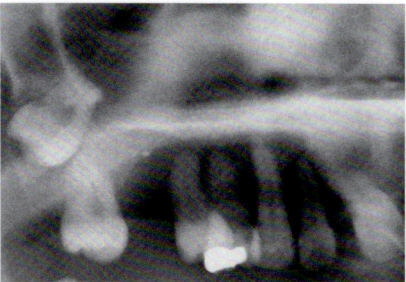

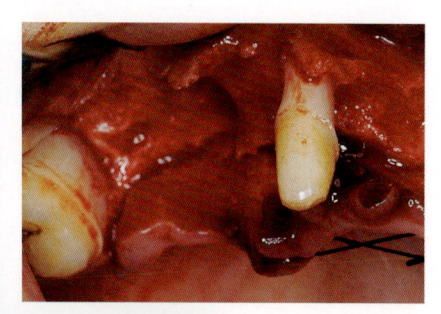

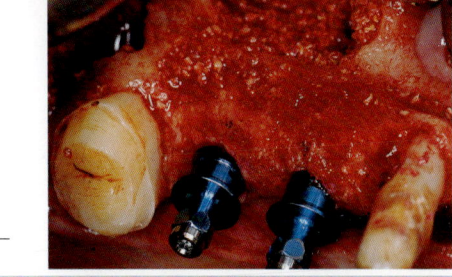

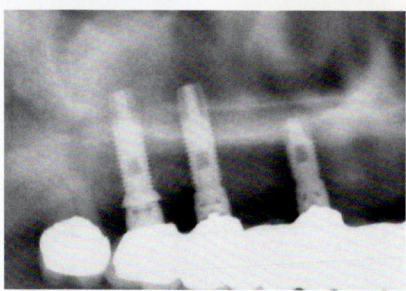

3-1.2 GBR法

a	b	c
d	e	

解説：図4a～e　抜歯即時GBR法

- **a**：19歳女性．6〜4にかけて垂直的な欠損を認める．
- **b**：初診時パノラマエックス線写真．
- **c**：4には頬側口蓋側に薄い骨壁を認める．
- **d**：チタン強化型非吸収性膜を使用し，抜歯即時でGBRを行った．11か月後，歯槽堤は再生し，サイナスリフトを併用しつつ，インプラントが埋入された．
- **e**：機能開始後1.5年のパノラマエックス線写真．歯槽堤は垂直的に5mm増大されている．インプラント体のほとんどは再生された骨のなかに植立されている．

術回数と治療期間を減らすことができる．抜歯窩が存在するが，多数歯を扱い大きなフラップを形成することにより，一次閉鎖が可能となる．

②インプラント埋入とのかかわり

GBR法の利点の1つは，同時にインプラント埋入が可能な点である．その条件は初期固定に必要な3～5mmの高さの歯槽堤が存在することである．しかし実際の臨床では，前歯部のように審美性の要求が高い部位では，より慎重な対応が求められる．ステージドアプローチであれば，もし膜の早期露出などにより計画どおりの再生がえられなくても，インプラント埋入時に修正するチャンスが残されている．欠損部位・難易度・術者の技術を考慮し，インプラントの埋入時期を決定すべきである．

2. 欠損形態の評価と膜の選択

GBR法の欠点を補いながら利点を最大限に活用するためには，後述する膜の特徴を知り，骨欠損形態に応じて使いわけることが重要である．

1. バリアー膜の特徴

①非吸収性膜

非吸収性膜は，除去するまで確実にバリアー機能を果たし，また適度な張りをもつので，再生のためのスペースを確保しやすい．露出してもバリアー機能は維持されるため，感染を起こさなければある程度の再生は得られる．しかし，露出部分の管理が悪いと，感染を起こして最悪の場合，術前よりも悪化する可能性もある．可及的に膜の露出を防がなければならない．

②吸収性膜

吸収性膜は，ウシまたはブタ由来のコラーゲン製，人工的に合成されたポリ乳酸，ポリグリコール酸製（PLA／PGA）のものがある．膜には張りがなく，それ自体ではスペースを維持する機能は低い．しかし，術野によく適合して固定の必要がないものが多い．また露出しにくく，たとえ露出したとしても感染する危険性が低い．しかし露出すると速やかに吸収されてしまい，バリアー機能は不確実となる．作用期間は2か月程度のものが多く，大きな増大には向かない．近年4～6か月間バリアー機能を維持する合成膜（PGA－TMC），また6か月間作用し，露出して

[欠損の分類]

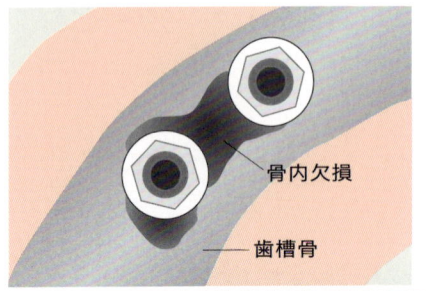

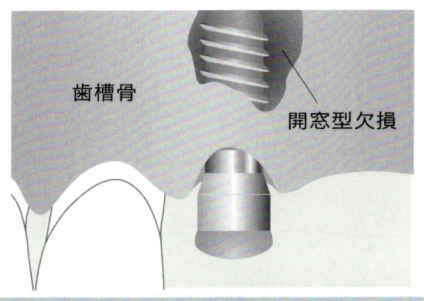

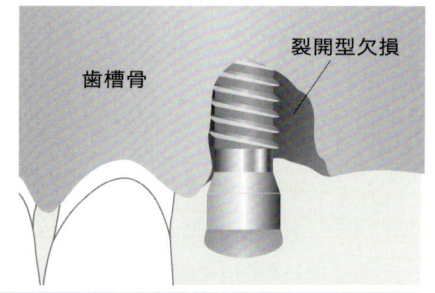

解説：図5a~c　インプラント周囲に生ずる欠損

a：骨内欠損
b：開窓型欠損
c：裂開型欠損

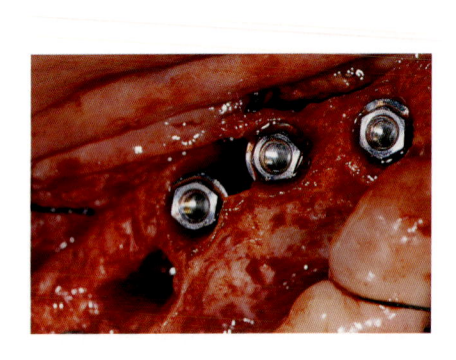

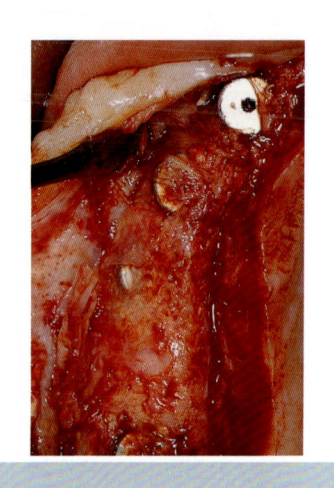

解説：図6a, b　骨内欠損

a：78歳男性．骨内に残留していた軟組織を掻爬すると骨内欠損が生じた．吸収性膜と骨移植によって治療された．
b：6か月後を示す．

も膜の機能を失いにくいコラーゲン製膜が開発されている．Simionらは裂開・開窓状の骨欠損に対して，自家骨移植（粒子状）とGBR法を併用することにより，吸収性PLA/PGA膜は，非吸収性膜と同様の増大がえられたとしている[13]．

2. 欠損の分類

①歯槽堤の形態からの分類

歯槽堤の形態を改善する場合，歯槽堤の形態から欠損を分類すると
Siebert[14]により，
ClassⅠ：水平性欠損
ClassⅡ：垂直性欠損
ClassⅢ：混合型欠損
に分類されている．Classが進むにしたがって治療の難度が増す．

②インプラント周囲の欠損（図5a~c）

インプラント周囲に生ずる欠損は一般的に
①骨内欠損（抜歯窩）
②開窓型欠損
③裂開型欠損
に分類されている（いずれも水平的な骨量の不足を示している）

(1) 骨内欠損（図6a, b）

インプラント周囲に骨壁が存在する場合は，骨再生の予知性がもっとも高い．インプラントと骨壁までの距離が大きければ，骨移植に加えて吸収性膜の使用を検討する．フラップを一次閉鎖させることが重要である．

(2) 開窓型欠損・(3) 裂開型欠損

骨幅がせまく，インプラントが骨から露出している場合，骨移植のみではなく，膜との併用が推奨さ

[GBR膜の選択基準]

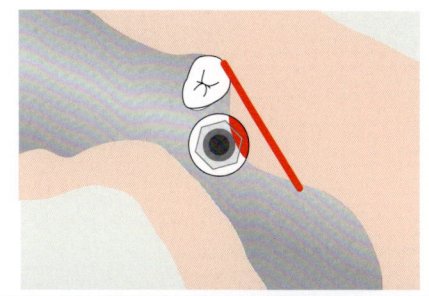

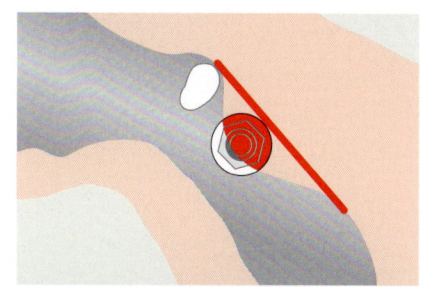

解説：図7a, b　歯槽外形の内側に増大を行う場合

- **a**：歯槽外形の内側に増大を行う場合（原則として吸収性膜の使用が可能）．インプラントの露出が半分以下であれば比較的安全に同時埋入ができる．
- **b**：インプラントの半分以上が露出する場合．同時埋入は困難になる．実線を超えて外側に増大するには，非吸収性膜を使用するほうがよいと思われる．

解説：図8a, b　歯槽外形の内側に増大を行う症例①／開窓型欠損

- **a, b**：開窓状の露出が骨外形の内側に位置している．骨移植と吸収性膜が使用された．8か月後，欠損は消失している．

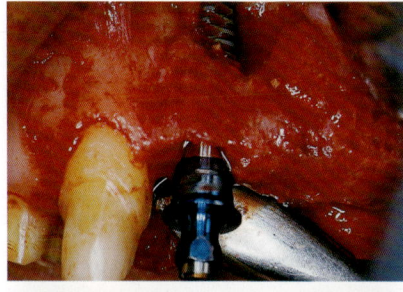

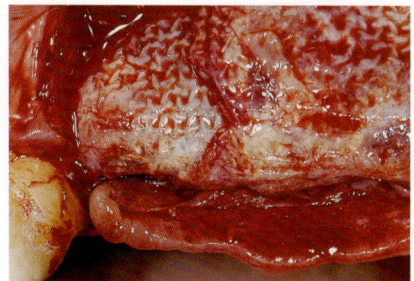

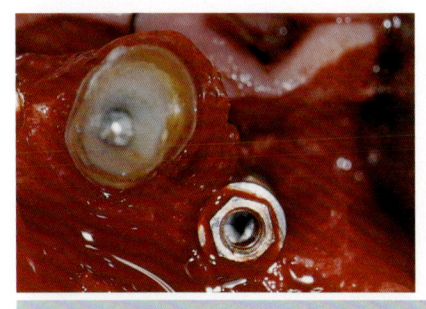

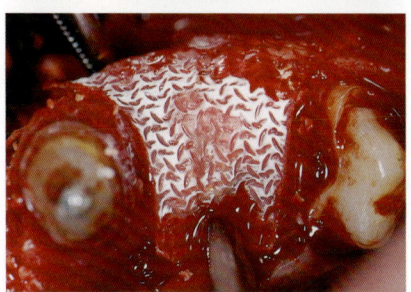

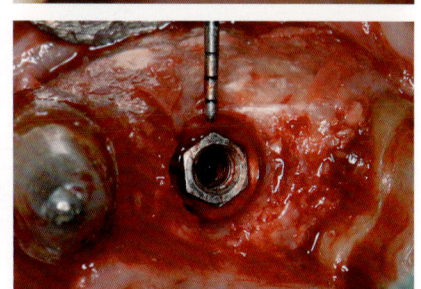

解説：図9a〜c　歯槽外形の内側に増大を行う症例②／裂開型欠損

- **a〜c**：吸収性膜が使用され，8か月後に十分な歯槽骨の再生を確認した．

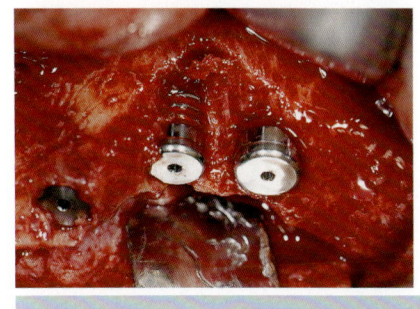

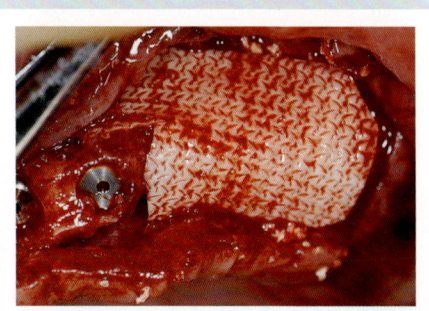

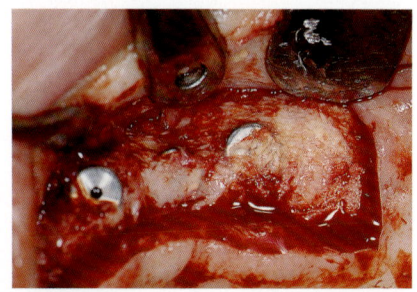

解説：図10a〜c　歯槽外形の内側に増大を行う症例③／義歯による圧力が加わった症例

- **a**：│3 4部に埋入されたインプラントが数スレッド露出している．骨の頬側板は8mmの高さで喪失している．骨移植と吸収性膜によって治療された．
- **b**：吸収性膜を，欠損を3mm以上覆うように設置した．
- **c**：10か月後スレッドは骨によって覆われ，インプラントはオッセオインテグレーションを達成したが，周囲の骨幅に比較すると，まだ骨幅は不足している．将来インプラント上部構造周囲の歯肉退縮を防ぐには，十分な量と質の軟組織が必要となる．膜には形態を維持する能力がないこと，治癒期間中に総義歯を使用したこと，に起因していると思われる．

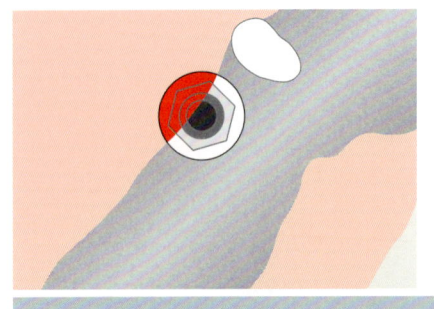

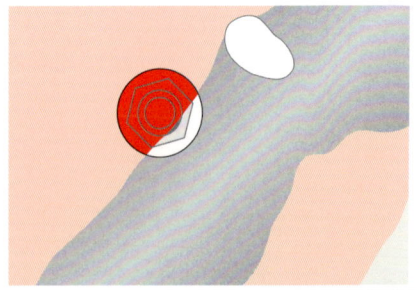

解説：図11a,b　歯槽外形の外側に増大を行う場合
a：インプラントの露出が半分以下の場合．吸収性膜の使用が可能で，インプラント同時埋入が可能となる．十分な骨移植と治癒期間中に力が加わらないことが重要．
b：インプラントが半分以上，歯槽外形から露出する場合．吸収性膜では対応が困難になり，インプラントの埋入もステージドアプローチが原則となる．

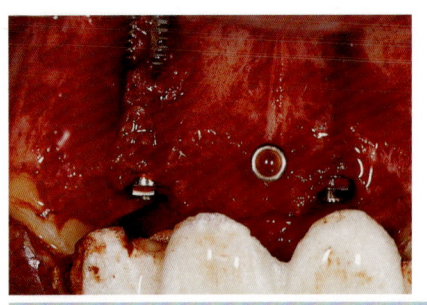

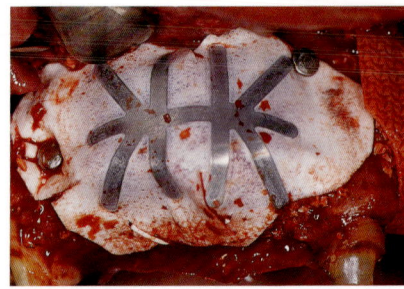

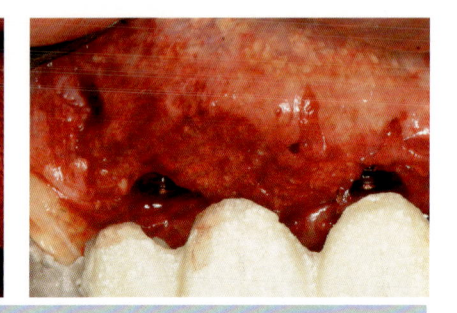

解説：図12a〜c　歯槽外形の外側に骨の増大を行う症例①／開窓型骨欠損
a：インプラントの開窓状の露出部が歯槽外形の外側に位置している．骨壁の外側へむけ4mm以上の骨再生が必要になる．
b：自家骨移植と非吸収性膜によって治療された．
c：6か月後期待どおりの再生が得られている．

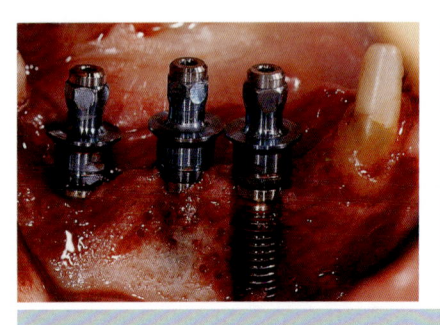

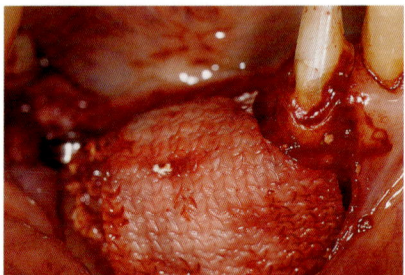

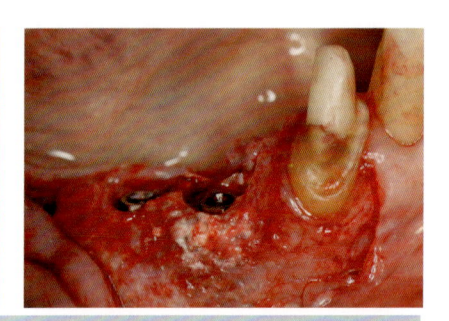

解説：図13a〜c　歯槽外形の外側に骨の増大を行う症例②／裂開型骨欠損
a：74歳女性．4のインプラントのほぼ全長にわたって裂開が認められる．インプラントを骨内に納めるために必要とされる骨再生の幅は2mmである．
b：吸収性膜と骨移植によって治療された．
c：9か月後にインプラントは完全に骨で覆われた．インプラントの唇側に1mm以上の骨幅が獲得された．

れている．切開線上に膜を設置する必要がない開窓状の欠損のほうが裂開状欠損よりも予知性が高い．

③増大の方向による分類と，膜の選択

Tinti(2003)[15]，Vanden(2004)[16]はそれぞれ欠損の分類を提案しているが，いずれもインプラントが露出している表面積よりも，歯槽外形のなかにインプラントが納まっているかどうかに着目している点で共通している．骨が再生する過程で重要な血餅を保持し，細胞の供給源となる骨壁が，インプラントの周囲にどのように存在するか，骨の再生を現存する歯

3-1.2 GBR法

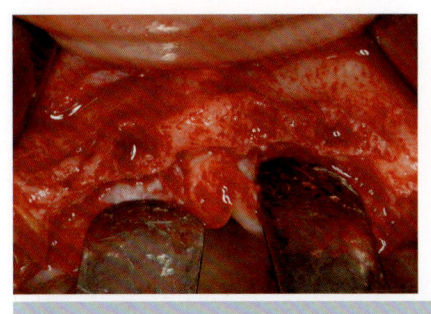

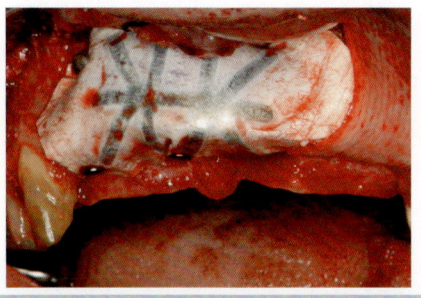

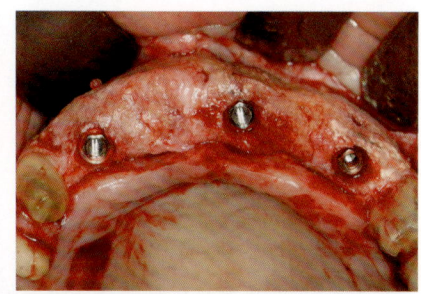

解説：*図14a~c*　審美性獲得のため，精密に形態を整えたい場合

a：61歳女性．2̲から3̲の歯槽堤は水平的・垂直的に吸収し，インプラントを理想的な位置に埋入することが困難な状態である．審美性を獲得するために理想的な歯槽堤形態を精密に再建する必要がある．

b：チタン強化型非吸収性膜と長期間作用型の吸収性膜が使用された．

c：7.5か月後，歯槽堤形態は水平的・垂直的に増大され，インプラントが補綴的に理想的な位置に埋入され，その唇側には十分な骨幅が獲得されている．

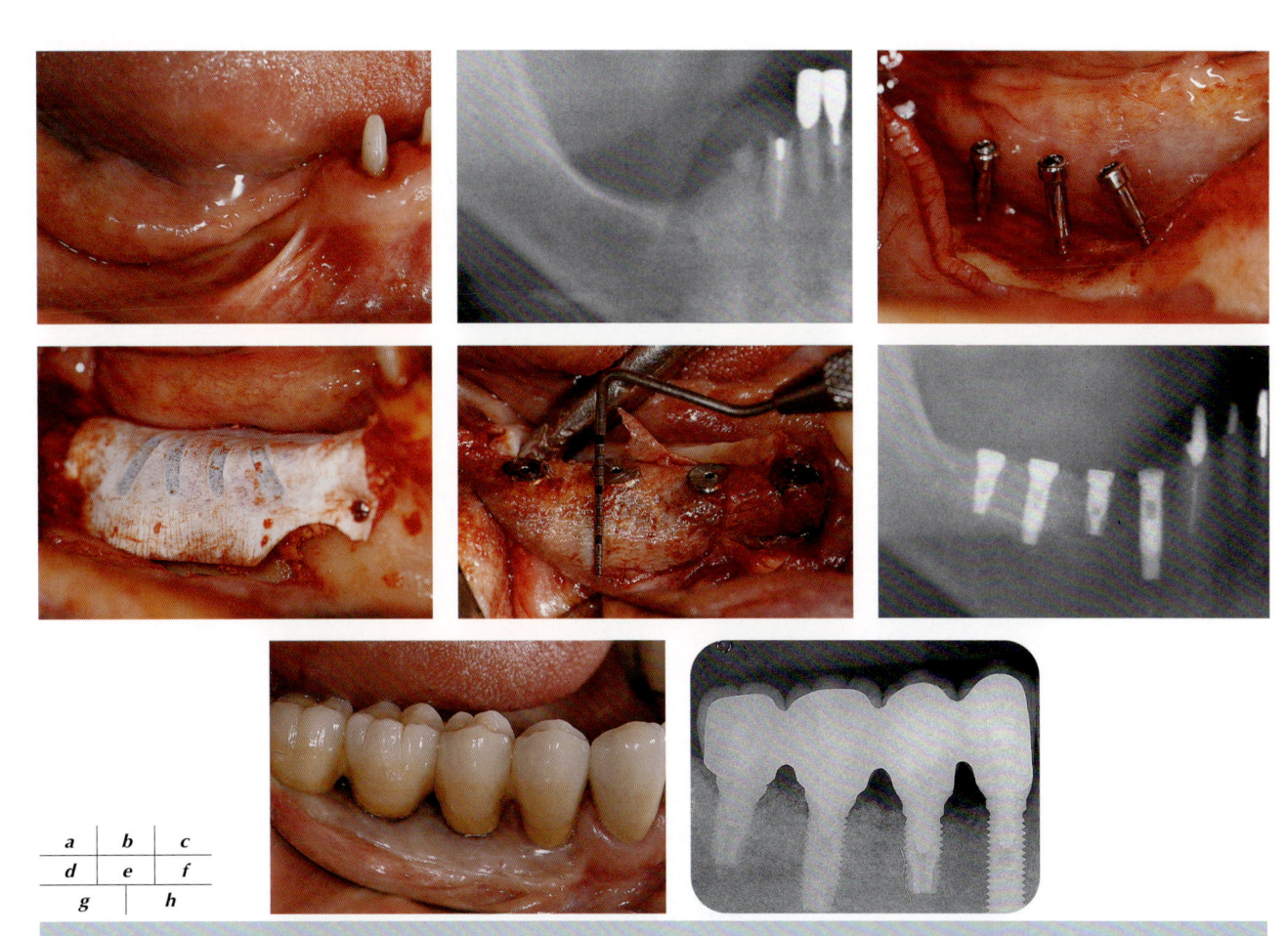

a	b	c
d	e	f
g	h	

解説：*図15a~h*　垂直的要素を含む増大

a, *b*：62歳女性．右下臼歯部の下顎管までの歯槽骨の高さは5mm以下である．

c：スペースを維持するためにピンを植立した．

d：チタン強化型非吸収性膜で必要とされる歯槽堤形態を再現した．

e：GBR後10か月．インプラント埋入後7~8か月の状態．歯槽堤は垂直的に約10mm増大されている．

f：7̲6̲部のインプラントはほとんどが再生された骨のなかに埋入されている．

g, *h*：最終補綴物．清掃性が保たれている．

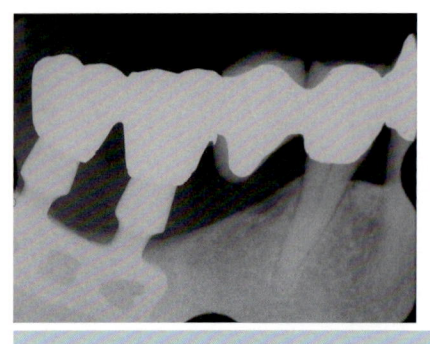

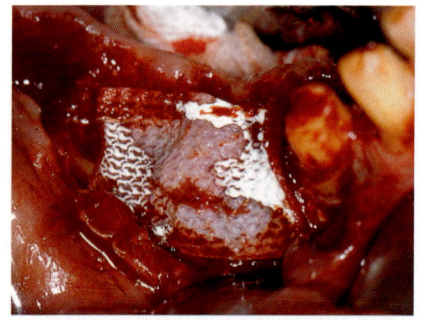

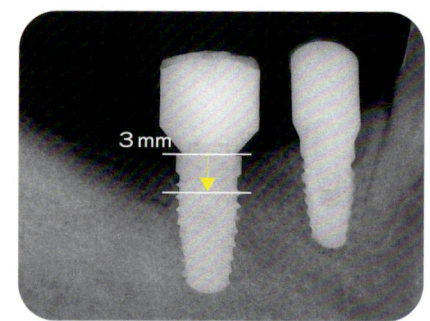

解説：図16a〜c　吸収性膜で垂直的増大が可能な症例

a：ブレード形インプラントの失敗により歯槽骨が垂直的に吸収している.
b：骨移植と吸収性膜によりGBRを行った.
c：エックス線写真的に3mmの垂直的な増大が認められる. 垂直的な増大はインプラント体とその上部構造における歯冠-歯根比改善において高い効果を示す. たとえば上部構造の高さ：インプラントの長さが10mm：10mmである場合，比率は1である. もし3mmの増大がなされなかった場合，上部構造の高さ13mm：インプラント体7mmとなり，比率は1.86となって大きく異なる. たった3mmの増大でも垂直的な増大の有効性がわかる.

[症例掲示／症例1]

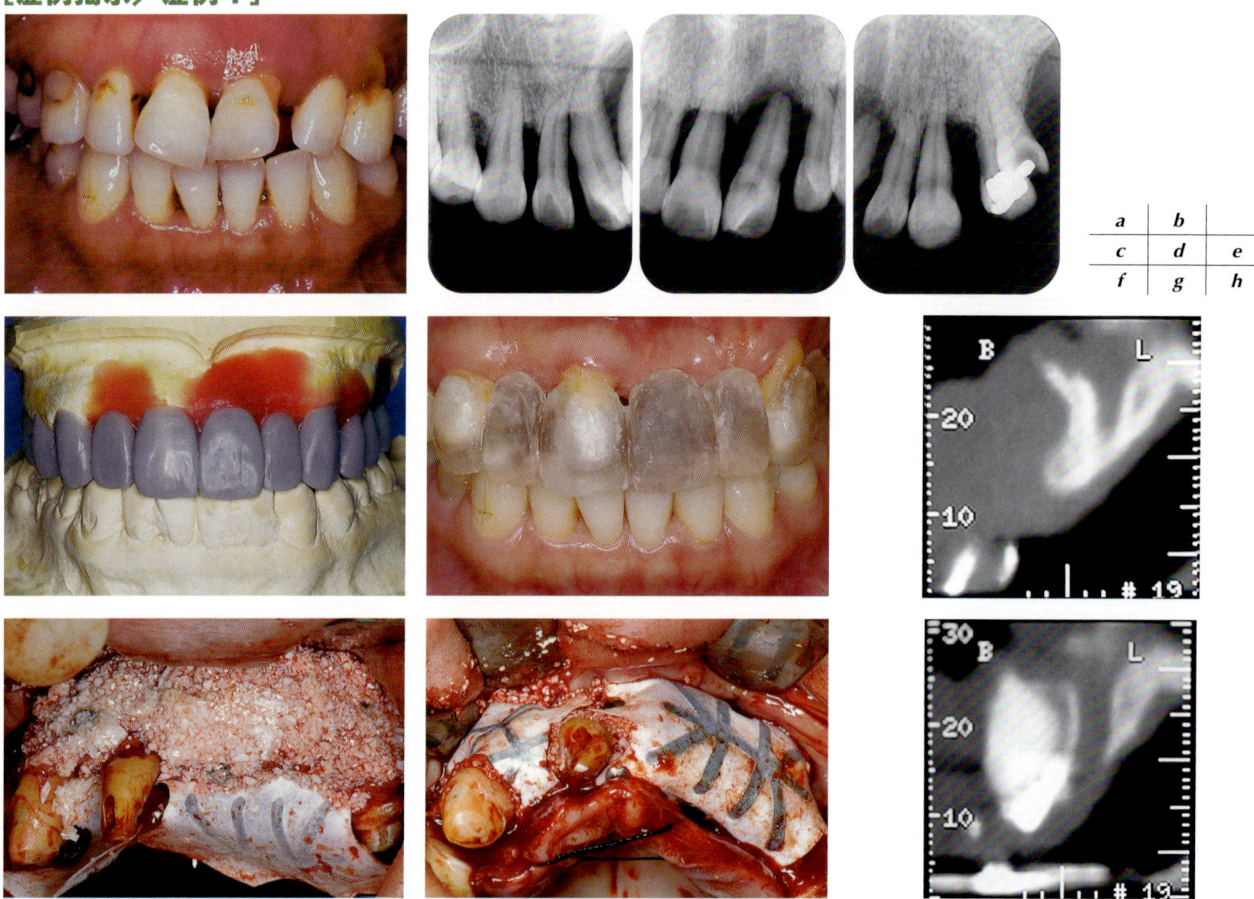

a	b	
c	d	e
f	g	h

解説：図17a〜h　症例1

a：初診時の口腔内写真.
b：患者は50才女性. 上顎前歯部は重度の骨吸収により歯の病的移動が認められる.
c：診断用ワックスアップで，失われた歯槽堤の形態を再現することにより，目標を達成するために必要な増大量を知ることができる.
d, e：診断用ステント. 歯冠のみを再現し，エックス線写真造影性を与える. |1におけるCT像により，水平的・垂直的な増大が必要なことが診断される.
f, g：骨移植材とチタン強化型非吸収性膜によってGBR法を行った.
h：GBR法後の|1のCT像. 歯槽堤が水平的・垂直的に増大されている.

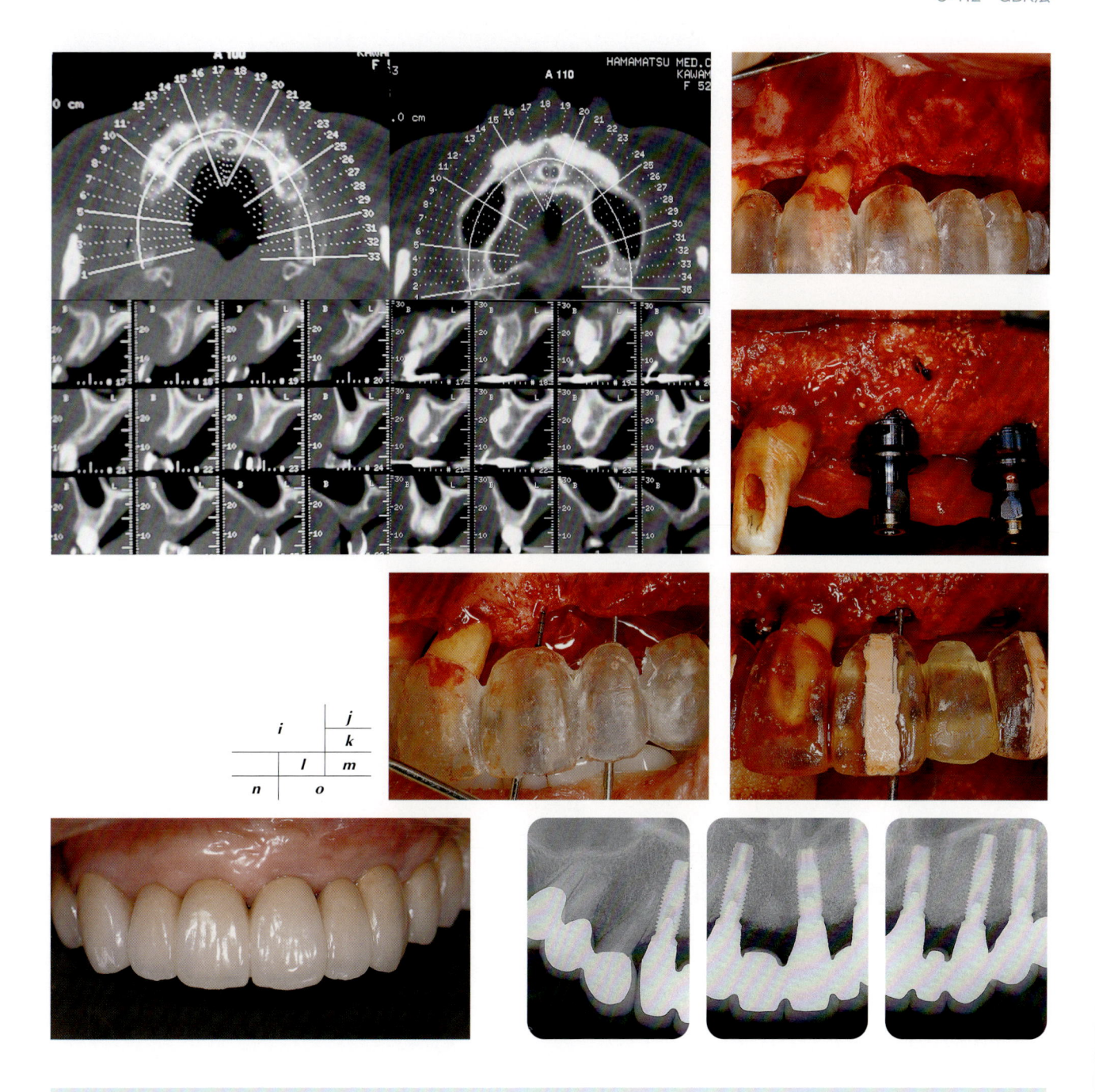

i：GBR術前・術後のCT像を示す．
j, k：GBR術前とGBR後インプラント埋入時の正面観．歯槽堤の形態が三次元的に改善され，インプラントが補綴的に適切な位置に埋入された．
l, m：術前・術後それぞれのステントが示す将来の補綴物におけるコンタクトポイント．最下点から直下の歯槽骨頂までの距離（interproximal height of bone：IHB）[17]が，4～5mm程度になることが審美的な軟組織形態を獲得するために重要である．GBR法によりIHBが適切に改善されている．
n：術後2年の正面観．歯間部に乳頭が存在し，審美的な軟組織形態が維持されている．
o：治療終了後2年のデンタルエックス線写真．

槽堤の外形に対して外側に行うか内側に行うかが骨欠損を分類するポイントとなる（図**7**，**11**）．さらに，また治癒期間中にどのような環境におかれるか，GBRの目的が審美性の獲得か機能の回復かによっても，必要とされる骨形態が異なり，膜の選択に影響する．

(1) 歯槽外形の内側に増大を行う（図7～10）

治癒期間中に外部から圧力が加わらなければ，骨移植材と吸収性膜で形態の維持が可能なため，吸収性膜で治療可能であると考えられる．しかし，欠損

[症例提示／症例2]

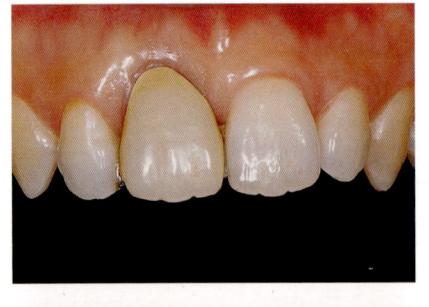

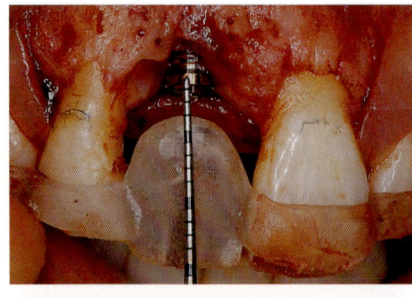

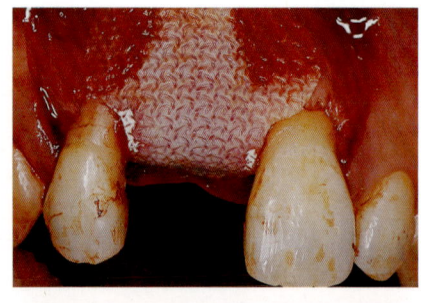

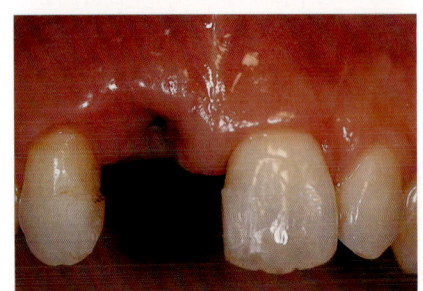

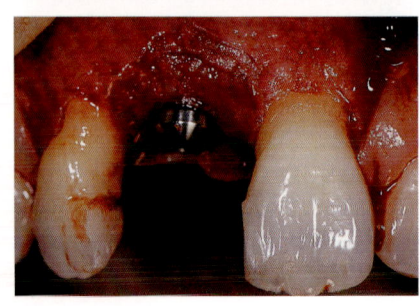

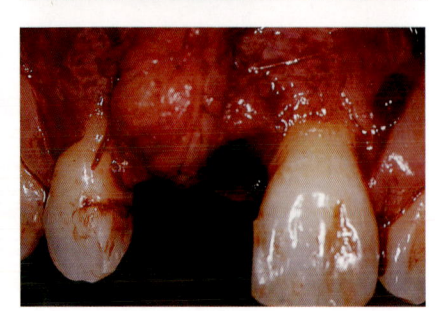

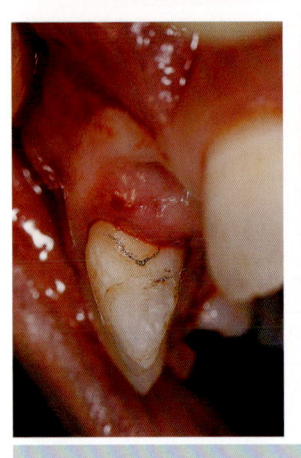

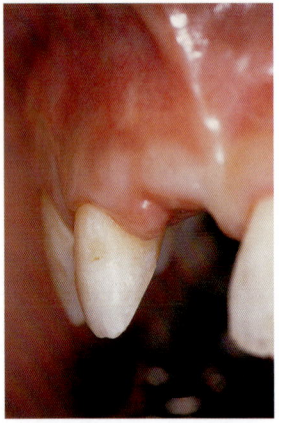

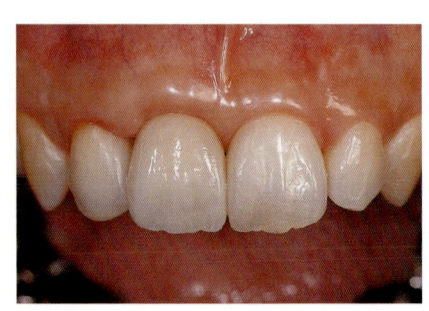

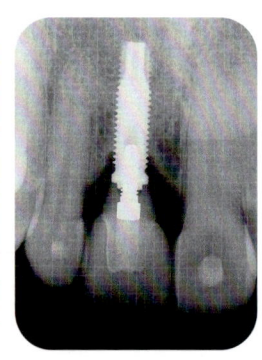

解説：図18a～j　症例2

a	b	c
d	e	f
g	h	i	j

- a：45才男性．1̲ に対しインプラント治療を行う計画を立てた．
- b：補綴的に適切な位置にインプラントを埋入すると裂開が生じたが，欠損は歯槽外形の内側に限局しているため，自家骨移植と吸収性膜により治療された．2̲ 近心面に骨欠損が確認できる．
- c：吸収性膜を設置した状態．
- d：GBR後10週の状態．歯肉弁の裂開が生じたため軟組織が不足している．
- e：フラップ形成後の状態．インプラント周囲には新生組織が確認された．
- f～h：上皮下結合組織移植術により 1̲ 遠心部および頬側の軟組織形態が改善された．
- i：術後の正面観．審美的な結果に，患者の十分な満足がえられた．
- j：デンタルエックス線写真．

（望月一彦先生のご好意による）

の範囲が多数歯に及んでいたり，義歯装着などにより圧力が加わる場合，膜自体にも形態を維持する性能が求められるため，チタン強化型非吸収性が望ましい．

(2) 歯槽外形の外側に増大を行う場合（図11～13）

わずかな幅の骨の増大であれば，骨移植と吸収性膜の併用によって治療可能と考えられるが，インプラント径の半分以上（スタンダードな直径の場合2mm）が露出したり，歯槽堤の形態を大きく変化させる場合，または審美性獲得のために精密に歯槽堤の形態を再生したい場合（図14a～c）は，粒子状の骨移植材だけでは，形態を維持することが困難であることが容易に推測される．膜は骨に対して平面的ではなく，立体的な形状を維持することが要求されるため，非吸収性膜・チタン強化型非吸収性膜が適応と考えられる．

[GBR法マテリアル選択のディシジョンツリー]

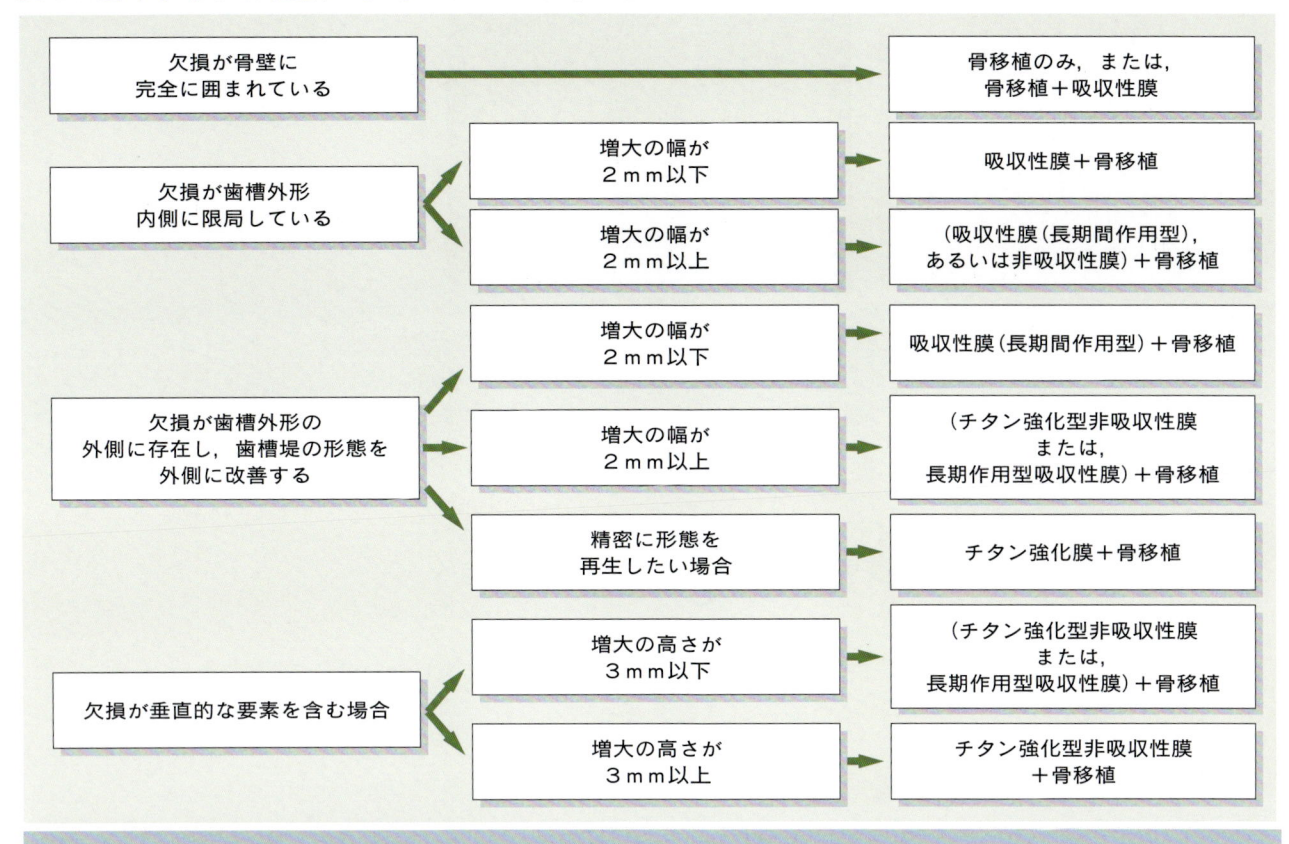

```
欠損が骨壁に                                        骨移植のみ，または，
完全に囲まれている  ──────────────────────→         骨移植＋吸収性膜

                        増大の幅が
                    ┌→  2mm以下      ──→         吸収性膜＋骨移植
欠損が歯槽外形      │
内側に限局している ─┤
                    │   増大の幅が                 （吸収性膜（長期間作用型），
                    └→  2mm以上      ──→          あるいは非吸収性膜）＋骨移植

                        増大の幅が
                    ┌→  2mm以下      ──→         吸収性膜（長期間作用型）＋骨移植
                    │
欠損が歯槽外形の    │   増大の幅が                 （チタン強化型非吸収性膜
外側に存在し，歯槽堤の形態を ┼→  2mm以上      ──→  または，
外側に改善する      │                              長期作用型吸収性膜）＋骨移植
                    │
                    │   精密に形態を
                    └→  再生したい場合 ──→        チタン強化膜＋骨移植

                        増大の高さが               （チタン強化型非吸収性膜
                    ┌→  3mm以下      ──→          または，
欠損が垂直的な      │                              長期作用型吸収性膜）＋骨移植
要素を含む場合    ──┤
                    │   増大の高さが               チタン強化型非吸収性膜
                    └→  3mm以上      ──→         ＋骨移植
```

解説：図19 GBRマテリアル選択のディシジョンツリー

筆者なりに，欠損形態と骨再生の方向を基準としてディシジョンツリーを作成した．

③垂直的な要素を含む骨増大（図15a〜h）

インプラント治療を行うには，少なくとも7mm以上の骨高径が必要となる．下顎臼歯部において長期間遊離端義歯を装着した場合は，下歯槽神経までの距離がこれに満たない場合がある．神経を移動し，下方の骨を利用してインプラントを植立する方法があるが，神経を傷害するリスクをともなう．また，上顎臼歯部では，たとえ上顎洞に骨が増大されたとしても，インプラントの歯冠-歯根比が悪く適応にならない場合もある．歯槽堤を垂直的に増大することにより，歯冠-歯根比は大きく改善する．

また，前歯部多数歯欠損においては歯槽骨・軟組織の垂直的な不足をともなう場合が非常に多い．その場合，歯槽堤の垂直的な改善は審美性を獲得するために欠くことができない．

前述したように，チタン強化型の非吸収性膜と骨移植を併用することにより垂直的な増大が可能であることが示されている．垂直的な骨増大には，移植骨・膜を支える骨壁がまったく存在しないため，再生のための条件はもっとも不利である．また一次閉鎖をえるためには，他の欠損に比べ，フラップをより多く減張する必要がある．頬側のみではなく，舌側・口蓋側のフラップを減張しなければならないこともあり，もっとも難度の高い手技である．後述するテクニカルポイントのルールを厳密に遵守することが求められる．吸収性膜でも長期間作用型であれば少量の垂直的な増大が可能である（図16a〜c）．

3. 症例の提示（図17, 18）

再生療法は100％の成功が保証されている治療法ではない．したがって，治療の各段階において再評価をし，適切に対応する能力が要求される．軟組織を扱う歯周治療の技術が重要である．

4. マテリアルの再評価

ここでは骨移植材について述べる．

[テクニカルポイント]

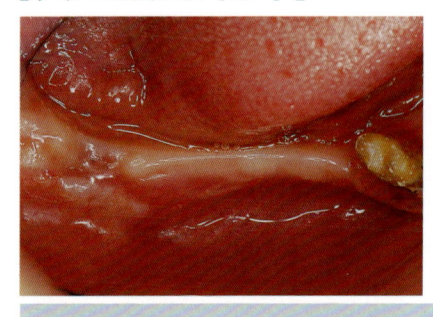

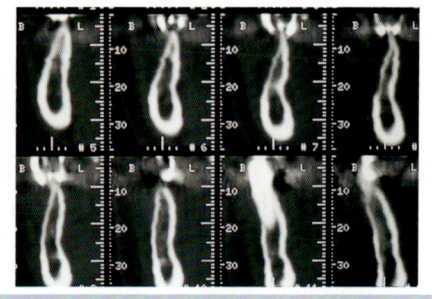

解説：図20a, b　初診時，①切開

a, b：48歳，女性．7̄6̄5̄にインプラントを埋入する予定であるが，骨幅が不足してインプラントが半分以上露出するため，埋入に先だちGBR法による歯槽堤増大を計画した．増大の量が大きい場合は，縦切開を欠損部からできるだけ遠ざけるほうがよい．

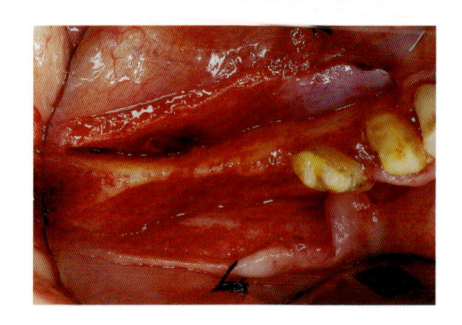

解説：図21　②剥離

全層弁を剥離した状態．フラップに無理な力が加わらないように慎重に操作を行う．とくに下顎舌側のフラップは薄く穿孔しやすいので注意する．

1. 骨移植材

①自家骨

自家骨は，再生の条件である細胞，増殖因子を含み，安全性の観点からももっともすぐれた移植材である．しかしその採取に限界があること，また手術の侵襲が大きくなり，別の合併症発生のリスクも生じること，吸収が大きいこと[18]，が欠点である．

②凍結乾燥他家骨（同種他家骨）

凍結乾燥他家骨には，ヒト脱灰凍結乾燥骨，ヒト非脱灰凍結乾燥骨があり，GTR，GBR法における有効性が多くの海外文献で報告されている[19]．骨形成タンパク（BMP）が含まれ，骨誘導能をもつ可能性がある．国内では未承認である．

③異種骨

異種骨で代表的なものは，bovine bone（ウシの骨）を化学処理・高温焼成することにより，有機成分を完全に除去し，骨の解剖学的な構造を保存したミネラル成分のものである．欧米ではBio-ossが代表的で，多くの文献がその有効性を報告している[20,21]．国内でも牛骨を成分とした「ボーンジェクト」が認可を受けている．臨床的には吸収が緩徐で，増大した歯槽堤の形態が長期的に維持されやすい実感がある．

④人工骨

人口骨には，ハイドロキシアパタイト，第三リン酸カルシウム（TCP），硫酸カルシウム，生体活性ガラスなどがある．天然の素材を使用しないことから，未知の病原の伝播に関しては安全である．

以上のようにGBR法のマテリアルとしてのバリアー膜，骨移植材は，それぞれ利点・欠点を有している．臨床においては1つの材料のみを使うのではなく，より高い予知性を保ちつつ目的を達成するために，組み合わせの選択が重要となる．

2. ディシジョンツリー

筆者の臨床経験からGBRマテリアル使用のディシジョンツリーを示す（図19）．

4. テクニカルポイント

どのタイプの欠損においてもGBRの基本的な術式は変わらない．症例（初診時・図20a, b）を通じてテクニカルポイントを解説する．

解説：図22a, b ③欠損部の処置とスペースメイキング

a：デコルチケーションは直径1mm程度のラウンドバーで行う．
b：本症例の場合オトガイより採取した自家骨ブロックを移植した．ブロック骨は2か所以上固定する必要がある．

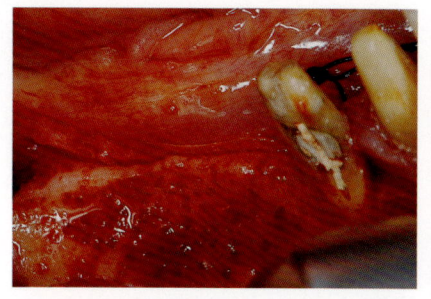

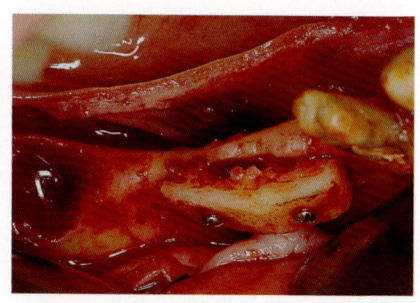

解説：図23a, b ⑤膜の固定

a：海綿骨・骨移植材を混合し，ブロック周囲に移植した．チタン強化膜を舌側で2か所固定している（舌側の固定はできるだけ歯槽頂付近を選ぶと操作がしやすい）．
b：膜が固定された状態．もし膜の下に余分なスペースがあれば，側方よりさらに移植材を追加する．

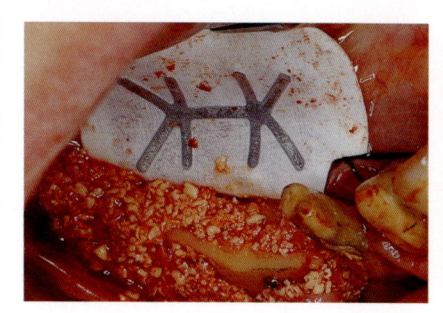

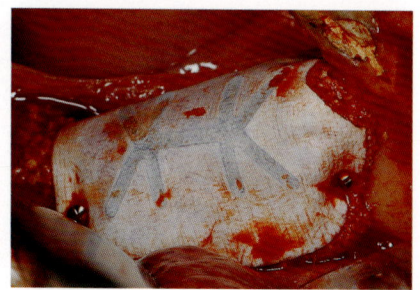

解説：図24 ⑦縫合

縫合後の状態．水平マットレス縫合にはGOREスーチャーCV-5，単純縫合にはETHICON社のプロリン6-0を使用する．

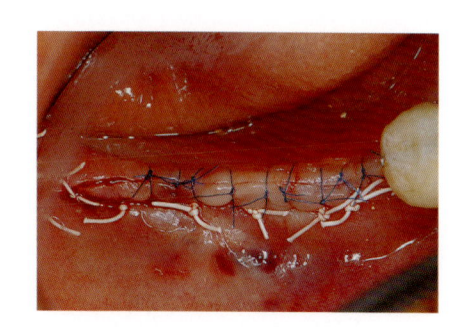

1. 切開（図20）

①水平切開

　歯槽頂角化歯肉のなかに行う．歯槽堤の形態がナイフエッジ状の場合，歯槽頂ではなくその付近に斜めにメスを入れる．歯間乳頭は2等分しない．

②縦切開

　膜の設定位置より最低5mm以上離して，あるいは歯の歯肉溝内に切開を延長し，1～3歯以上離し，歯肉-歯槽粘膜境（MGJ）を超えて基底部が広くなるように行う．審美領域では瘢痕組織が形成されるので，可及的に縦切開を入れないようにする．中切歯単独欠損でも両側の3遠心に縦切開を入れる場合がある．

2. 剥離（図21）

　全層弁を形成し，オトガイ孔，梨状孔，前鼻棘，眼窩下孔に注意する．下顎舌側は顎舌骨筋付着部まで剥離を行う．

3. 欠損部の処置とスペースメイキング（図22a, b）

　軟組織を完全に除去し，皮質骨の穿孔を行い，骨髄組織からの出血を促す．スペースメイキングのために，膜を支持するスクリュー，粉砕自家骨，骨移植材，自家骨ブロックなどを使用する．骨移植を併用したほうがより多くの再生を得ることができる[5,8]．

4. 膜のトリミング

　膜が骨面に接していないと，軟組織が入り込むことがあるので欠損を3～5mm超えて覆う．膜が歯根と接していると，そこから露出する可能性が高いため，歯根から2～3mm以上離す．

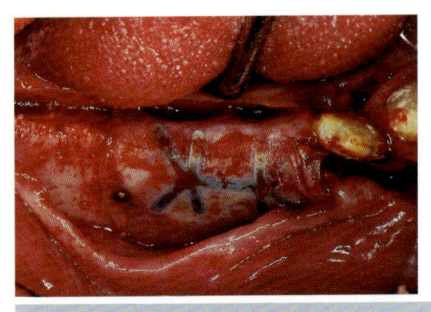

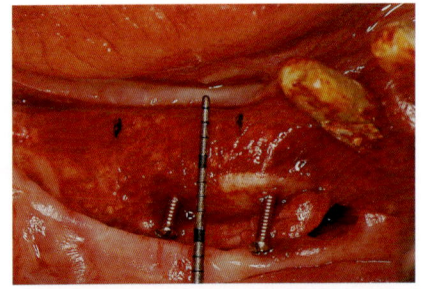

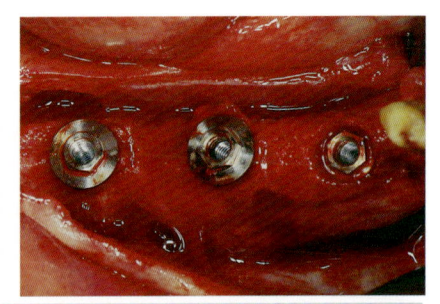

解説：図25a〜c　⑩膜除去とインプラント埋入
a：通常，膜は透明感があり，再生した組織と強く接着しているため，ちぎれないように慎重に除去する必要がある．
b：骨幅が4〜5mm増大され，6mmとなっている
c：インプラントが通法にしたがって埋入された．オリジナルの骨と再生した骨は硬さが異なり，インプラントの埋入方向に影響を与えることがあるので注意する．

5. 膜の固定（図23a, b）

スクリューなどを利用し，膜を固定する．2か所以上が望ましい．まず舌側に膜を固定して骨移植を行った後に，テンションをかけつつ唇側を固定する．隣在歯と膜の間に適切なクリアランスが確保されていることを確認する．

6. フラップの減張

頬側-舌側のフラップが緊張することなく，3mm以上重なる程度まで減張を行う．下顎臼歯部の頬側ではオトガイ孔，上顎頬側では梨状孔，前鼻棘，眼窩下孔，が障害となる．オトガイ孔のような神経は，少なくとも5mm以上安全域を設けて減張を加える必要がある．また下顎舌側の歯肉弁は，顎舌骨筋を剥離することにより，口腔底を挙上できるが，さらに骨膜のみに減張切開を加えることにより，大きく伸展できる．しかし，深部には重要な神経・血管・腺組織が存在するため，細心の注意を要する．上顎口蓋側の歯肉弁は，すべて角化歯肉で，厚く弾性に乏しいため，頬側に存在する粘膜のように減張することは困難である．そこで，骨膜側と上皮側の双方から切開を加え，効果的に減張するテクニックが紹介されている[22]．

7. 縫合（図24）

水平マットレス縫合と単純縫合を組み合わせて，フラップが線ではなく面で接触するように縫合する．水平マットレス縫合の糸は治癒期間中に埋没しやすいので，断端を長めに残しておく．

8. 抜糸

1週間から1か月の間に抜糸を行う．水平マットレス縫合は#12のブレードを使うと抜糸しやすい．

9. 術後管理

膜の露出がなければ，6〜12か月治癒期間をおき，インプラント埋入，あるいは2次手術と同時に膜除去を行う．膜が露出した場合は，感染が起きないように週1〜2回膜の周囲を洗浄し，可及的に長期間膜を留置する（可能であれば2か月以上）．

10. 膜除去とインプラント埋入（図25a〜c）

膜を設置する手術と同様の切開で，全層弁を形成する膜の断端が残留しないように注意する．

11. 二次手術と角化歯肉の獲得（図26a〜c）

二次手術の術式は，その目的が機能回復か審美性の獲得かにより大きく異なる．詳細は3-1.1（148〜159ページ）を参照されたい．

まとめ

GBR法は，比較的低侵襲で，立体的な歯槽堤増大を可能にする術式である．しかし，膜を使用することにより血液供給が遮断され，膜の露出とそれに

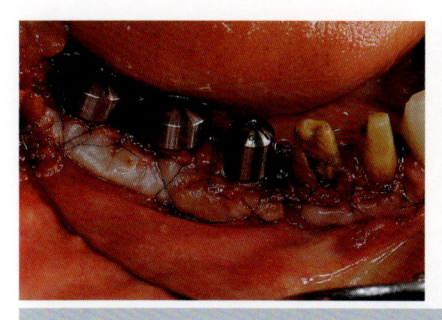

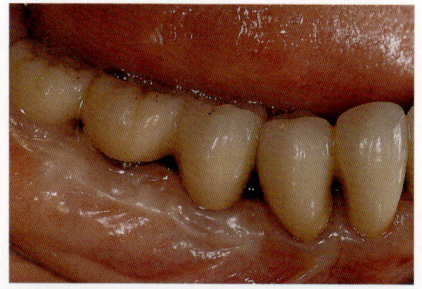

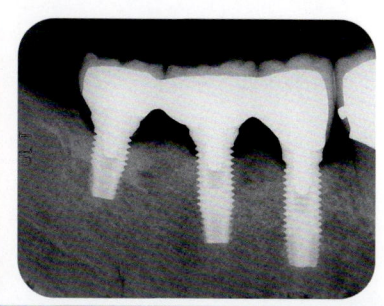

解説：図26a~c ⑪二次手術と角化歯肉の獲得

a：インプラント周囲に角化歯肉が獲得されるように遊離歯肉移植が行われた．
b：術後2年．
c：術後2年のデンタル．問題なく経過している．

起因する合併症のリスクがつきまとう．臨床でGBR法を効果的に応用するには，MGS（歯肉歯槽粘膜外科手術），あるいはPPS（歯周形成外科手術）などの軟組織の取り扱いに精通すること，そしてGBR法の目的・骨欠損形態に応じて適切なマテリアルの組み合わせを選択すること，手術の原則を守り確実に遂行すること，が重要である．

参考文献

1. Simion M, Baldoni M, Rossi P, Zaffe D. A comparative study of the effectiveness of e-PTFE membranes with and without early exposure during the healing period. Int J Periodontics Restorative Dent 1994；14(2)：166-180.
2. Fugazzotto PA. Report of 302 consecutive ridge augmentation procedures：technical considerations and clinical results. Int J Oral Maxillofac Implants 1998；13(3)：358-368.
3. Wilson TG, Buser D et al. Implants placed in immediate extraction sites：a report of histologic and histometric analyses of human biopsies. Int J Oral Maxillofac Implants 1998；13(3)：333-341.
4. Lekholm U. Soft tissue and marginal bone conditions at osseointegrated implants that have exposed thread. Int J Oral Maxillofac Implants 1996；11：599-604.
5. Buser D, Bragger U, Lang NP, Nyman S. Regeneration and enlargement of jaw bone using guided tissue regeneration. Clin Oral Implants Res 1990；1(1)：22-32.
6. Buser DA et al. Lateral ridge augmentation using autografts and barrier membranes：A clinical study with 40 partially edentulouce patients. J Oral Max Surg 1996；54：420-432.
7. Simion M, Trisi P, Piattelli A. Vertical ridge augmentation using a membrane technique associated with osseointegrated implants. Int J Periodontics Restorative Dent 1994；14(6)：496-511.
8. Tinti C, Parma-Benfenati S, et al. Vertical ridge augmentation：what is the limit? Int J Periodontics Restorative Dent 1996；16：221-229.
9. Simion M, Jovanovic SA, et al. Vertical ridge augmentation around dental implants using a membrane technique and autogenous bone or allografts in humans. Int J Periodontics Restorative Dent 1998；18：9-23.
10. Parma-Benfenati S, Tinti C, Albrektsson T, Johansson C. Histologic evaluation of guided vertical ridge augmentation around implants in humans. Int J Periodontics Restorative Dent. 1999；19(5)：424-437.
11. Nevins M, Mellonig JT, Clem DS 3 rd, Reiser GM, Buser DA. Implants in regenerated bone：long-term survival. Int J Periodontics Restorative Dent 1998；18(1)：34-45.
12. Simion M, Jovanovic SA, Tinti C, Parma-Benfenati S. Long-term evaluation of osseointegrated implants positioned in vertically augumented ridges：A restrospective study in implants with 1-5years follow-up. Clin Oral Implant Research 2001.
13. Simion M, Misitano U, Gionso L, Salvato A. Treatment of dehiscences and fenestrations around dental implants using resorbable and nonresorbable membranes associated with bone autografts：a comparative clinical study. Int J Oral Maxillofac Implants 1997；12(2)：159-167.
14. Seibert JS. Reconstruction of deformed. Compend Contin Educ Dent 1983；4(5)：437-453.
15. Tinti C, Parma-Benfenati S. Clinical classification of bone defects concerning the placement of dental implants. Int J Periodontics Restorative Dent 2003；23(2)：147-155.
16. Vanden Bogaerde L. A proposal for the classification of bony defects adjacent to dental implants. Int J Periodontics Restorative Dent 2004；24(3)：264-271.
17. Salama H, Salama MA, Garber D, Adar P. The interproximal height of bone：a guidepost to predictable aesthetic strategies and soft tissue contours in anterior tooth replacement. Pract Periodontics Aesthet Dent 1998；10(9)：1131-1141；quiz 1142.
18. Jemt T, Lekholm U. Measurements of buccal tissue volumes at single-implant restorations after local bone grafting in maxillas：a 3-year clinical prospective study case series. Clin Implant Dent Relat Res 2003；5(2)：63-70.
19. Feuille F et al. Clinical and histologic evaluation of bone-replacement grafts in the treatment of localized alveolar ridge defects. Part 1：Mineralized freeze-dried bone allograft. Int J Periodontics Restorative Dent 2003；23：29-35.
20. Fugazzotto PA. GBR using bovine bone matrix and resorbable and nonresorbable membranes. Part 2：Clinical results. Int J Periodontics Restorative Dent 2003；23(6)：599-605.
21. Zitzmann NU, Scharer P, Marinello CP, Schupbach P, Berglundh T. Alveolar ridge augmentation with Bio-Oss：a histologic study in humans. Int J Periodontics Restorative Dent 2001；21(3)：288-295.
22. Tinti C, Parma-Benfenati S. Coronally positioned palatal sliding flap. Int J Periodontics Restorative Dent 1995；15(3)：298-310.

3-1.3 インプラント・再生　＜現在＞　clinical

歯槽骨延長

三次正春
香川県立中央病院歯科口腔外科

要約

骨延長を利用した歯槽骨延長は従来の移植医療と異なり血行のある歯槽骨を骨膜・歯肉ごと移動して歯周組織を増大するもので，ある種ティッシュエンジニアリングといえる方法である．血行を維持しているため組織増大に失敗のない点，軟組織も同時に延長され増大できる点から，延長装置に自由な組織形態の再生を可能にできる改良が加えられれば歯周再生療法の基本となり得る優れた術式である．本稿では骨延長の歴史とインプラント補綴への応用症例を解説する．

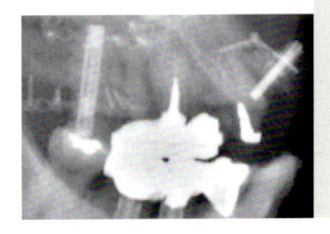

CONTENTS & KEY WORD

- ●歯槽骨延長を理解するための基礎知識
  骨延長の歴史／骨延長のメカニズムと利点／顎骨延長
- ●適応症の再評価
  インプラント埋入のための歯槽骨延長／垂直的・水平的歯槽骨延長／完全な骨欠損部への応用
- ●術式の再評価
  歯槽骨延長器の種類と術式／歯槽骨増大／水平的歯槽骨延長／骨トランスポート法を用いた歯槽骨延長
- ●テクニカルポイント
  延長方向の不具合の対応／インプラントを含んだ歯槽骨延長

はじめに

萎縮した歯槽骨に対してのインプラント治療には，骨移植やGBRなどさまざまなアプローチがなされ，良好な結果が報告されており，従来，治療が困難であった難症例にもその適応症が拡がってきた．また，審美的な補綴修復を行うためにも歯槽堤の増大は重要な意味をもつようになった．そのなかで，歯槽骨延長は従来の移植医療からティッシュエンジニアリングへ臨床の形態を変化させる第一歩となっており，注目されている．ここでは，骨延長術の原理を解説し，歯槽堤増大における歯槽骨延長の術式，さらに臨床上の本術式の問題点とその解決法について述べたい．

1. 歯槽骨延長を理解するための基礎知識

1. 骨延長の歴史

骨延長の原理は1960年代にロシアの整形外科医Gavriel A Ilizarov（1921〜1993）により確立されたもので，主に四肢の延長に利用されてきた．長管骨に皮質骨切りを行い，創外固定器を用いて骨切り部を1日1mmずつ牽引延長する方法は，現在でも四肢

[骨延長]

解説：図1

Ilizarovの延長器と下肢の延長．

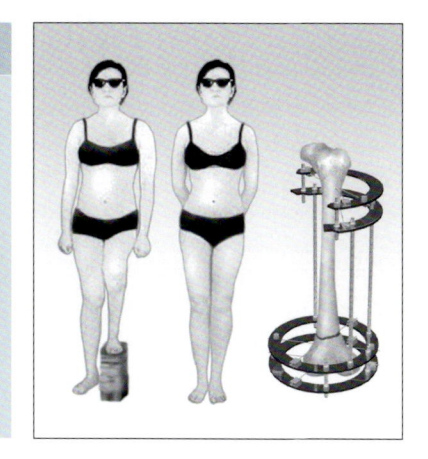

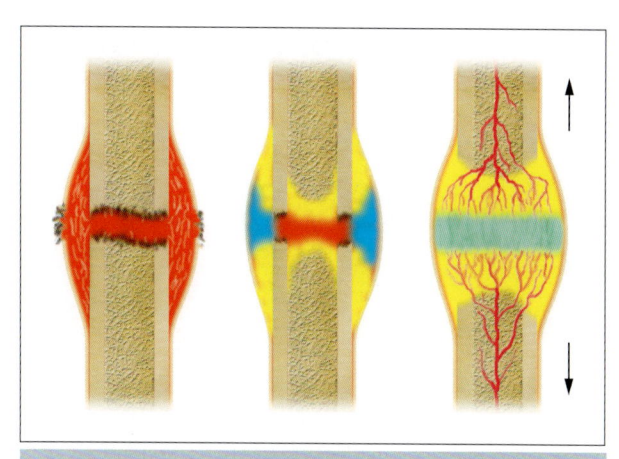

解説：図2　骨延長の原理

骨折の治癒過程の仮骨形成期に外力を加えて引き延ばすことによって骨を延長する．

再建の切り札として用いられている（図1）．この方法を生物学的な観点から解説すると，通常の骨折の治癒過程でみられる仮骨形成期に外力を加えて仮骨をゆっくりと引き延ばし，骨新生を促す治療法である（図2）．

そのため整形外科領域では本法を仮骨延長ともよぶ．本術式の特徴は骨の延長に伴って隣接の軟組織（骨膜，筋，血管，神経，皮膚，粘膜など）も延長できる点である．

2. 骨延長のメカニズムと利点
①骨延長のメカニズム
（1）骨切り

骨延長では骨切りをする際に延長される骨に血流があることが大切である．なお，骨膜下に骨延長器を埋入するときでも，一方の骨膜からの血行があれば十分延長が可能である．

（2）待機期間

骨切りから延長開始までの期間を待機期間とよび，この期間に一旦手術によって切離，剥離された骨膜や周囲軟組織が治癒し，骨の治癒機転が始まる．この待機期間は成人の骨延長においては1週間程度おくのが一般的である．

（3）延長

仮骨部分の延長は焼いた餅を伸ばすのに似ている．あまり熱いうちに延ばしても，また，時間がたって硬くなってもちぎれてしまう．延長の速度に関しては，筆者らは血液供給の条件の悪い小さい歯槽骨には，0.3mm/日，通常の歯槽骨延長においては，0.5mm/日にて行っている．また，延長の開始期においてはやや遅いスピードで様子をみる必要があるが，延長の後期にスピードを緩めると，予期せぬ骨癒着を起こすことがあるので注意を要する．また，延長頻度は，疼痛管理の面から分割延長（1日数回に分けて）することが望ましい．

（4）骨硬化期間

延長が終了すると，2週間程度で手術時に剥離しなかった舌側骨膜部分に沿うような形で，骨新生がエックス線写真上に現れてくる．この新生骨は延長距離にもよるが，約6週間で延長部両端が骨で連続する．延長器をつけたままにしておくこの期間を骨硬化期間（consolidation period）とよび，筆者らは，延長に要した期間の約4〜6倍の長さを骨硬化期間と設定している．

②骨延長の利点

骨延長は従来の一期的な口腔外科手術に比べて以下のような利点を有する．

（1）術式の安全性

従来は術中に骨切りを行って移動していたため，骨切り時に粘膜や血管，神経の損傷がなくても，引っ張り移動する操作で損傷が起きることを避けられ

[骨延長の顎骨への応用]

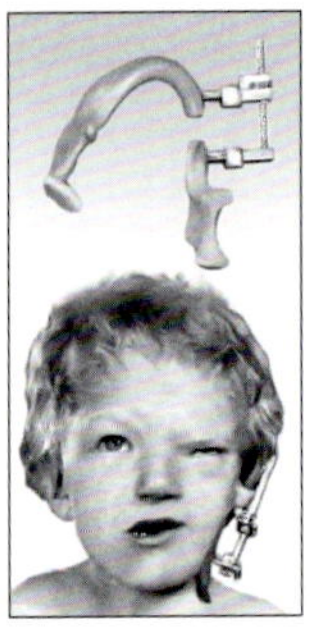

解説：図3　初の臨床報告

1992年McCartyのhemifacial microsomia患者での下顎骨延長.

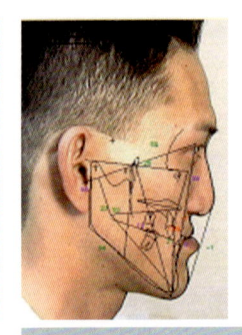

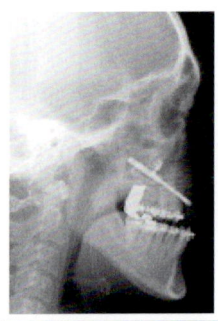

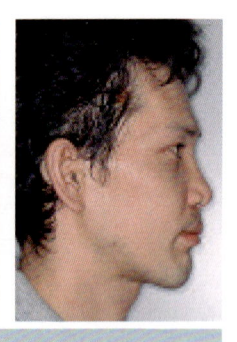

解説：図4　上顎骨への応用例

口唇・口蓋裂による上顎劣成長をhigh LeFort I型骨切り術に骨延長を組み合わせて前方に延長して治療した症例（手術：香川県立中央病院，矯正：森仁志）.

[歯槽骨の吸収]

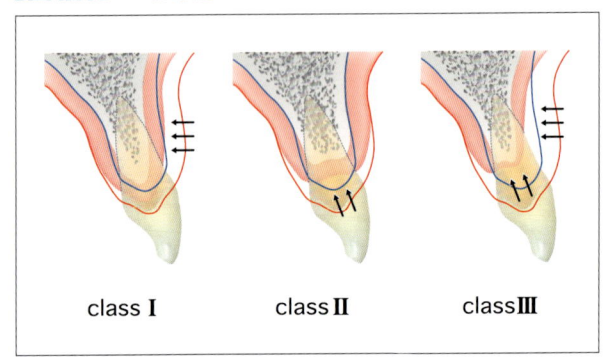

class I　　class II　　class III

解説：図5　Seibert分類

class I：水平吸収，class II：垂直吸収，class III：混合吸収

従来はclass I にはベニアグラフトまたはGBR，class II にはオンレーグラフト，class III にはJ グラフトなどが応用されていた.

なかったが，顎骨延長では，延長方向のみに数ミリの可動性が得られるだけで骨延長器を装着して手術を終了できるため安全である．事実，著者は現在まで種々の分野の顎骨延長を300例ほど経験しているが，当該手術そのものや，延長期間中に神経，血管の重大な損傷は経験していない．

また，これは本術式の欠点でもあるが骨延長器の撤去手術が数か月先にあるため，その際，必要に応じて修正手術が同時に行うことができ，術者にとっては好都合である．

(2) 調節性

顎変形症で審美的な結果を要求される顔面非対称などにおいては，術前のVTOでいかに綿密に計画しても患者の満足を得られないことがあった．また，同様に歯槽骨増大でも良好な歯槽堤の形態を完璧に再現することは困難であった．その点，術後に顔貌や歯槽の変化がみてとれて，加えてエックス線検査をしながら延長の量，方向をコントロールできる本法は優れているといえる．

(3) 術後の安定性

現在使われている延長器は，延長時には相当の力がかかるため力学的に骨折治療用のミニプレートなどより強度的には遙かに強く設計されている．したがって，骨硬化までの期間を安定した状態で維持できる．また，一度延長された顎骨は，その延長部分の距離を観察した実験結果から短縮しないことがわかっている．

(4) 大きな延長量

従来の下顎骨前方移動術では下顎神経血管束の過伸展の問題から，また，歯槽骨では骨膜の減張切開の限界から手術目標に限界があったが，骨延長器の種類を選び，時間さえかけるなら延長量に限界はない．

(5) 骨移植が不要

従来の骨移植を必要とする骨切り部分の間隙に骨新生させることができ，また，癌などにより区域切

[歯槽骨の延長①]

解説：図6 著者らの最初の歯槽骨延長装置

埋入したインプラントを固定源にダーミーに向かって牽引する

解説：図7 臨床応用例

垂直的に7mm延長した外傷による歯槽骨欠損患者の術前と術後.

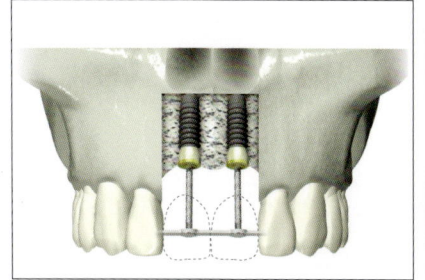

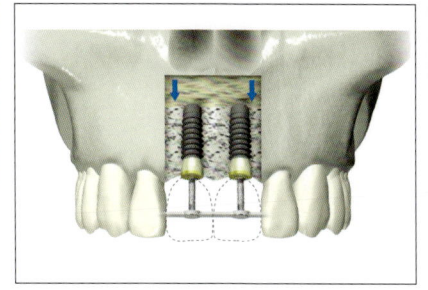

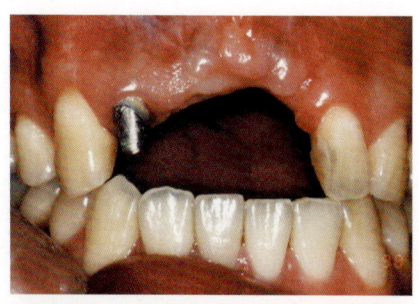

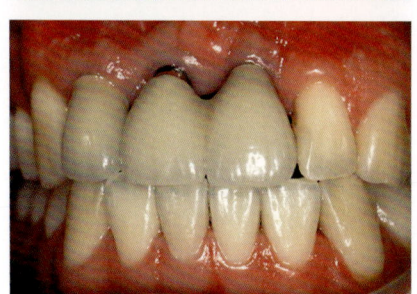

| 図6a | 図7a |
| 図6b | 図7b |

除を行った下顎骨などに対しても骨欠損部分に骨トランスポート法で骨を再生することができるために骨移植が不要である.

（6）周囲の軟組織が同時に延長

　従来，増大し過ぎると創の閉鎖が困難であり，GBRや骨移植による歯槽堤増大には限界があった．また，瘢痕組織の抵抗で十分な移動ができなかった．ところが，本法を用いることにより周囲軟組織の延長を同時に行うことができ，さまざまな難易度の高い手術が可能になった．

3. 顎骨延長術

　顎顔面領域では1973年にSnyderらによってイヌにおける下顎骨延長の報告がなされ，1992年にはMcCarthyらにより初めて臨床応用の報告があった（図3）．当時，創外式の骨延長器を用いてhemifacial microsomiaや小下顎症に対して行われていた顎骨延長も，1997年頃より口腔内用の骨延長器の出現により本邦でも一般化し，最近では顎変形症の治療術式の1つとして認識されるようになってきた．現在では，下顎骨の前方への延長以外に，狭窄歯列弓の拡大，下顎枝および下顎関節突起の延長，上顎や頭蓋骨の延長，骨トランスポート法を用いた下顎骨欠損や口唇・口蓋裂患者の顎裂部骨欠損の修復などに利用されている（図4）．また，インプラント前外科分野においては1996年にBlockら[9]によるイヌを用いた実験において垂直的な歯槽骨の延長の可能性が報告されている．

2. 適応症の再評価

1. インプラント埋入のための歯槽骨延長術

　インプラント埋入に際して埋入部位に十分な骨量が必要になるが，十分な骨量が存在しない場合の骨延長の適応症として，以下のものが考えられる．

①垂直的歯槽骨増大：従来の骨移植，GBRでは予知性の乏しい歯槽骨の高さが萎縮した症例（ただし下顎管や鼻腔底・上顎洞底から5mm以上の高さが残存する症例）（Seibert Class II）（図5b）．

②水平的歯槽骨増大：従来の骨移植，GBRでは予知性の乏しい歯槽骨の幅が萎縮した症例（ただし2mm以上の幅が残存する症例）（Seibert Class I）（図5a）．

③骨トランスポート：口唇・口蓋裂患者で顎裂部に，または外傷などによりまったく骨の存在しない症例．

④審美ゾーンで確実な歯槽骨増大が要求される部位．

⑤過去の外傷や補綴前外科処置などで強い瘢痕組織が存在する部位．

　筆者らは，1997年より歯槽骨延長術を臨床応用し，隣在歯に固定源を設けたtooth-borne（歯に固定源を設けた延長装置）での本邦最初の臨床例を1999年に発表した（図6,7）[10]．発表症例は歯槽骨ばかりではなく，周囲軟組織の歯肉も再建され，オーバーコ

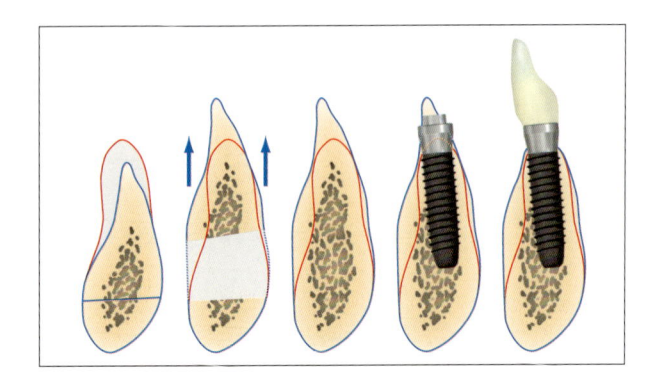

解説：図8　垂直的歯槽骨延長

十分に骨幅がある部分で骨切りを行う．十分なオーバーコレクションと深めのインプラント埋入が必要．

レクションをすれば，従来再形成が困難とされた乳頭部歯肉の形態まで再建される画期的なものであった．しかし，この方法は，隣在歯の存在が必要であり，またインプラントを埋入して牽引・延長を行うために適応症が限られていた．

2．垂直的・水平的歯槽骨延長術

①垂直的歯槽骨延長

筆者らが好んで用いているHiddingとZöllerによって開発されたMartin社製のマイクロプレート型歯槽骨延長器（垂直的歯槽骨延長）を例にとって術式を解説する（参考症例1，2）．

まず，術前にセットアップ模型上で延長方向，量を決め，骨延長器を選択しておく．局所麻酔下（または全身麻酔下）で骨切りの倍の長さで頬側の前庭部に切開を加える．骨切りは完全に行い，作成された移動骨片に十分な可動性があることを確認する．延長器をスクリューで固定し，舌側の粘膜の色調をみながら延長の確認を行う．延長を元に戻した状態で骨膜，粘膜をそれぞれ縫合する．

術後は，延長に伴って創が開くことがあるため，やや長めに7～10日の待機期間を置き，延長速度は，0.3～0.6mm/日のスピードで行う．また，延長は，1日量を1度に行うのではなく，2，3回に分けて延長を行う．通常は，患者に自己分割延長を指導することにより延長を行う．また，自己延長開始時には，さまざまなトラブルが発生しやすいため，数日間隔でエックス線検査を含めた経過観察を行う必要がある．延長終了後は，8～10週間以上（延長期間の4～6倍）の骨硬化期間後に骨延長器の除去を行う．通常はその後，軟組織の治癒を1か月待ってインプラントの埋入を行う．

骨硬化後のインプラント埋入に当たっては，通常の埋入よりもやや深めに埋入する必要がある．それは，延長された歯槽骨には，歯肉，骨膜などの張力が働くために歯槽頂の吸収が，半年程度にわたって起こるからである．この変化には，延長量や，延長時期に個人差があるため，深めの埋入にして，最終的には，2次手術の際に歯槽骨の形成を行うのが適切である．この際の追加術式として骨移植やGBRが考えられるが，一度延長された歯肉や骨膜をさらに伸ばして縫合するには高度な技術を要するので，歯槽骨延長は十分にオーバーコレクションしておく必要がある．ナイフエッジで歯槽頂の水平的な増大が必要な垂直的歯槽骨延長には，前もってベニアグラフトをしておく必要がある．

②水平的歯槽骨延長

（1）Alveo-Wider[13]

Alveo-Widerは外傷，先天的，歯周疾患などによって生じた頬舌的な歯槽堤の萎縮に対して水平的歯槽骨延長術を行なうシステムである（図9）．このシステムはインプラント補綴における補綴前外科手術・歯槽堤幅径増大の目的で開発された．従来の歯槽堤幅径増大には骨移植やGBRが応用されていたが，周囲の歯肉・骨膜の延長が伴わないため，増大量に限界があった．歯槽骨延長は垂直的な骨延長が日常臨床的に応用され好結果が報告されている．それは，周囲の軟組織が同時に延長される術式が確立している点に基づいていると考えられる．

その原理を水平的な骨延長に応用したのがAlveo-Widerで，ナイフエッジ状に萎縮した歯槽頂を頬舌

[歯槽骨の延長②]

解説：図9　Alveo-Wider

a：チタンメッシュ
b：ディストラクションスクリュー．
c：固定用のマイクロスクリュー

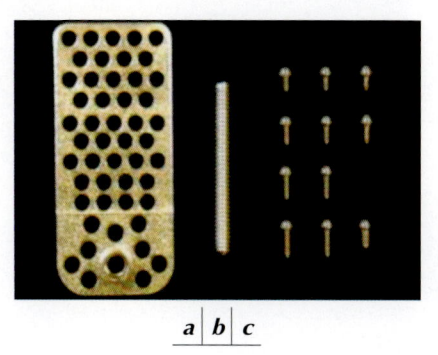

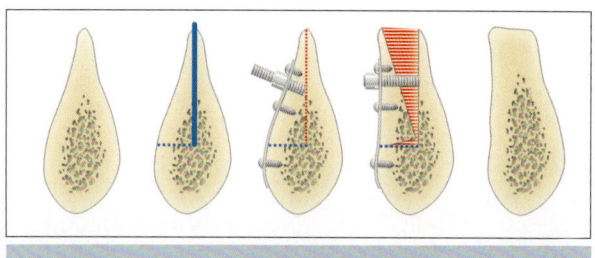

解説：図10　水平的歯槽骨増大

スプリット骨切り後に頬側の皮質を水平に骨切りを行い，若木骨折させ，骨延長器で水平に引っ張る．

解説：図11

a：骨延長は専用のドライバーを使って行う．
b：舌側の皮質骨に先端が平坦になったディストラクションスクリューが当たって延長される．

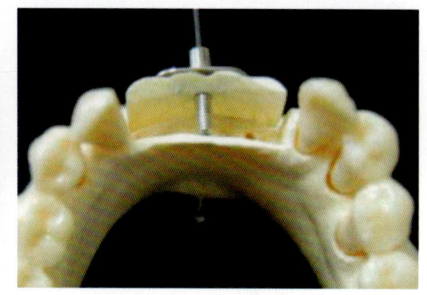

側にスプリットし，幅径を拡大する方向で延長するシステムである．結果として延長された骨切りギャップには新生骨が，同時に延長された歯槽頂部粘膜には新生角化歯肉が再建でき理想的なインプラント床が自然な形でできる．

（2）Alveo-Widerを用いた術式・延長計画

粘膜切開は通常のスプリットクレスト術式に準じて歯槽頂切開で行う．剥離は頬側の粘膜骨膜弁を全層弁にて骨切りに十分な範囲で行なう．

骨切りは
a）薄刃のマイクロ型電動ノコを用いて歯槽頂を頬舌側に2分割する．
b）続いて頬側皮質骨に対して縦骨切りを行なう．深さはa）に達するものとする．
c）頬側基底部の皮質骨に水平骨切りを加える．深さは皮質骨のみとし，海綿骨は温存する．

Alveo-Widerの試適・装着：骨切りした箱型の移動骨片に合わせた形でメッシュプレートをカットする．舌側の骨を保護したうえで移動骨片中央やや歯槽頂よりにディストラクションスクリュー用の直径2mmのドリリングを行い，Alveo-Widerの仮止めを行う．ついでメッシュプレートをスクリュー固定する．薄刃の骨のみを用いて骨切り部分を若木骨折させる（注意：完全骨折させないこと）．

Alveo-Wider動作を確認するため試し延長を行い，問題なければディストラクションスクリューを元の位置まで戻す．

適切な位置で頬側粘膜骨膜弁に穴をあけロッド部分を貫通させ，マットレス縫合で創を閉鎖する．

数日抗生剤の内服を指示する．

（3）術後管理

10日程，創の治癒を待って1回転（0.4mm/日）で延長を開始する．骨切りが若木骨折でなく完全骨折になった症例においては待機期間をさらに1週間程度長めに設定する．数日後創の治癒に問題がなければ抜糸を行い最大0.8mm/日に延長速度を上げる．延長の確認は咬合型エックス線写真で行なう．延長は十分にオーバーコレクションを行い終了させ，逆回転防止のためロッド内部に即時重合レジンを充填し，歯肉より突出した部分を削除し骨硬化に入る．ロッド周囲は定期的に洗浄し抗生剤入りの軟膏を塗布する（図11）．

（4）骨硬化の確認とAlveo-Widerの撤去

6〜8週ごろに咬合型エックス線写真での確認と細い注射針の穿刺で骨硬化確認を行い，Alveo-Widerの撤去を行なう．通常この頃にはAlveo-Wider

[参考症例1（補綴担当：香川県高松市　赤松秀規氏）]

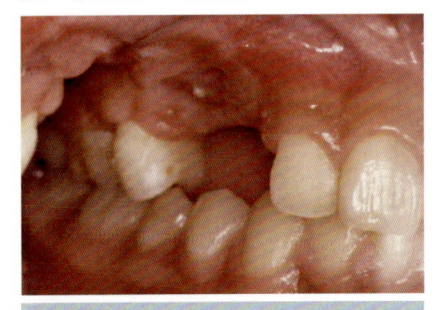

解説：図12　術前口腔内写真
交通外傷で 43 を失った15歳男性．

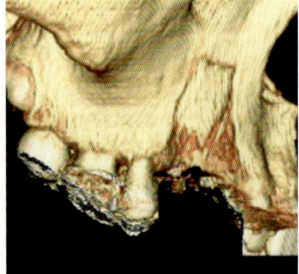

解説：図13　3DCT
頬側歯槽骨が歯とともに失われている．

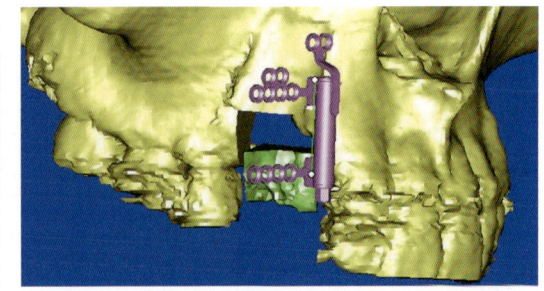

解説：図14　Simplant Pro CMFによる手術シミュレーション
Track1.0mm typeの歯槽骨延長器で約9mmの延長を要することがわかる．

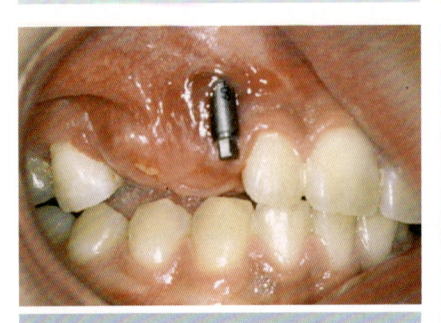

解説：図15　延長の終了
可能な限りのオーバーコレクションを行った．

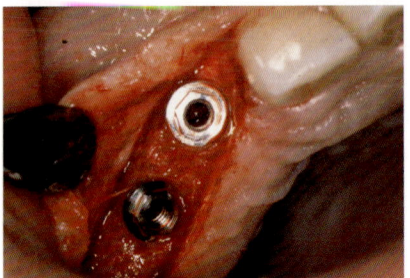

解説：図16　2次外科手術
歯槽頂の吸収によって理想的な歯槽堤の高さになる．

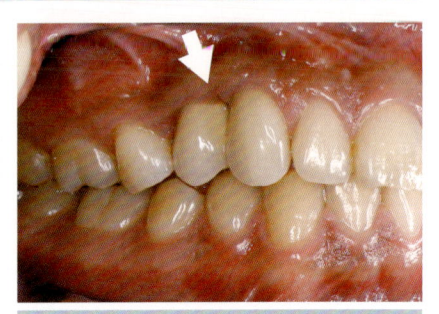

解説：図17　補綴治療の終了
口腔内写真（側方面観）

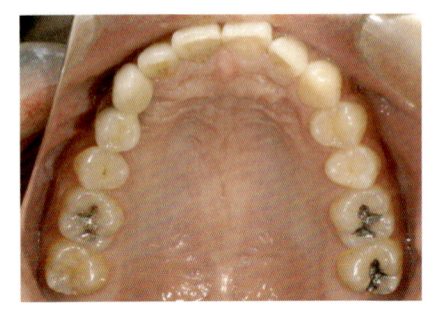

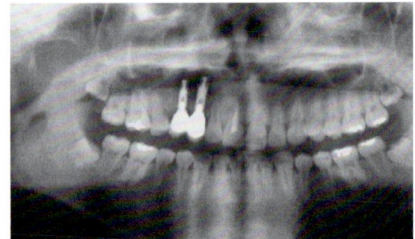

解説：図18,19　補綴治療の終了

図18：口腔内写真（咬合面観）

図19：パノラマエックス線写真

の移動骨片側のスクリューがルーズニングしてくるので撤去は容易にできる．十分な骨硬化を確認できれば同時のインプラント埋入も可能である．

③当科で実施した歯槽骨延長

1997〜2004年までに当科で実施した歯槽骨延長は86例で，垂直的な増大が75例，水平的な増大が5例，骨トランスポートが6例である．その平均延長量は8.5mm，1日あたりの延長量は0.45mm，平均待機期間は11日，平均骨硬化期間は11週であった．1997〜1998年は市販の延長装置がなかったため，主にカスタムメイドの骨延長器を使用して中間歯欠損の症例に対して歯槽骨延長術を行った．Martin社からプレートタイプの歯槽骨延長器が発売されるに至った1999年からは遊離端や全顎欠損に対しても本術式が適応できるようになり症例が激増した．水平的な延長においては2002年からは筆者が考案したAlveo-Widerを用いて拡大を行っている[13]．

以下に当科で行った症例を示し，インプラント埋入のための歯槽骨延長について解説する．

④垂直的歯槽骨延長（参考症例1, 2）

参考症例1
[Track1.0mm type歯槽骨延長器により歯槽堤増大

3-1.3 歯槽骨延長

[参考症例2（補綴担当：香川県丸亀市　夏見良宏氏）]

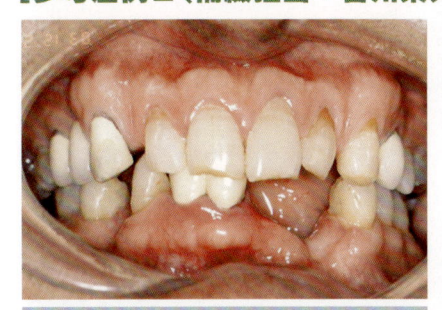

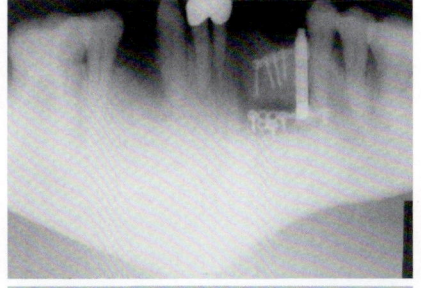

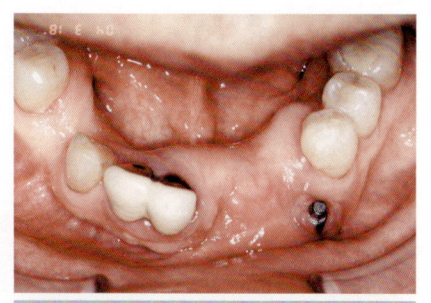

解説：図20　初診時口腔内写真
重度の歯周病により欠損した左側前歯と歯槽骨．

解説：図21　延長終了時エックス線写真
Track1.0mm type、骨延長量9mm．

解説：図22　延長器撤去後口腔内写真
やや舌側に延長されている．

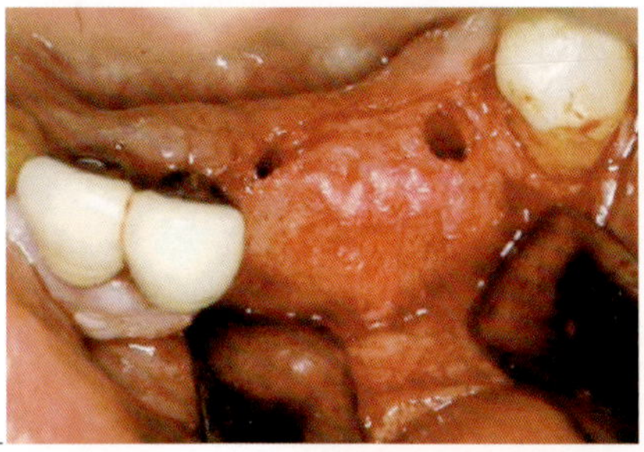

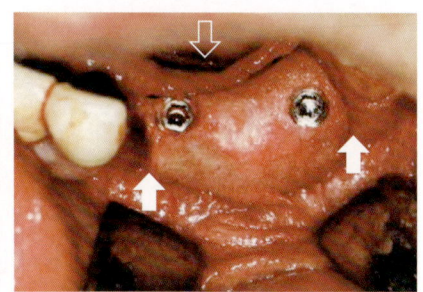

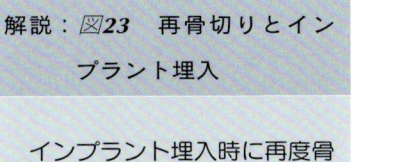

解説：図23　再骨切りとインプラント埋入
インプラント埋入時に再度骨切り（↑）を行って再建された歯槽骨の位置を修正（↓）した．
a|b

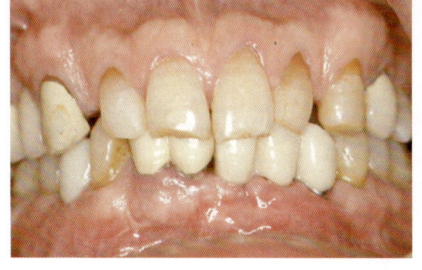

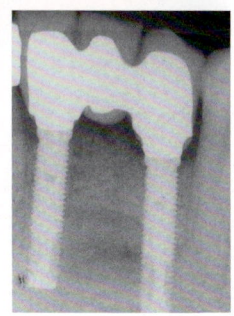

解説：図24　術後
a：プロビジョナルレストレーション
b：補綴終了時デンタルエックス線写真
a|b

を行った症例]

　患者は15歳男性．交通外傷による受傷で3｜と｜4を頬側歯槽骨とともに喪失．歯槽骨延長により喪失歯槽骨を再建してインプラント補綴を行うことを計画した．
＜術式解説＞
①骨延長器の設置
　局所麻酔下にて上顎洞底から2mmの高さでボックス型の移動骨片を製作し，Track1.0mm typeを用いた．待機期間は13日，0.3→0.6mm/日の速度で十分なオーバーコレクションを目標に自己延長した．頬側に向けての延長方向の調整には延長中に徒手により行い，床装置によって口蓋側への倒れ込みを防いだ．
②術後管理

70日間の骨硬化を待って延長器撤去，さらに1か月後にφ3.75×13（mm）とφ3.75×15（mm）のインプラントを埋入した．（図12〜19）

参考症例2
[Track1.0mm type歯槽骨延長器により歯槽骨増大を行い，加えて延長方向の修正を行った症例]

　患者は58歳男性．下顎前歯部の補綴処置を希望して来院．同部の著しい垂直的骨萎縮を認めたため，歯槽骨延長により萎縮歯槽骨を再建しインプラント補綴を行うことを計画した．
＜術式解説＞
①骨延長器の設置
　局所麻酔下で約10mmの高さのボックス型移動骨片を製作し，Track1.0mm typeを用いた．待機期間は13日，0.3→0.6mm/日の速度で十分なオーバーコ

[参考症例3]

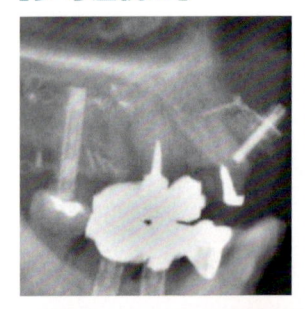

解説：図25 水平的歯槽骨延長後の側面エックス線写真

口蓋側の皮質骨を固定源に唇側の歯槽骨が前方に延長されている．

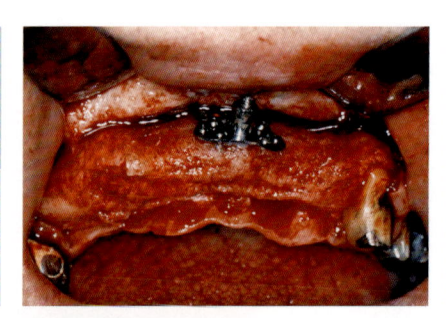

解説：図26 骨硬化後に延長装置を撤去

splitされた歯槽頂は十分にwideningされている．

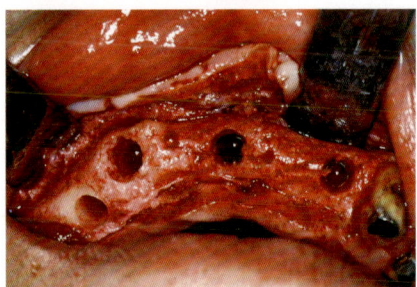

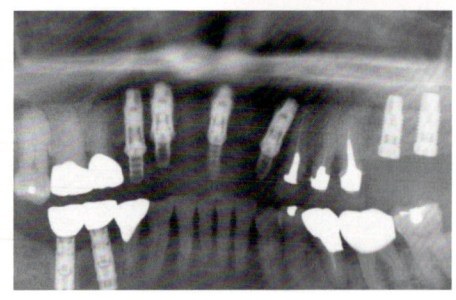

解説：図27,28 インプラント埋入

十分に余裕を持ってwide diameterのインプラントが埋入できた．

図27 図28

レクションを目標に自己延長した．頬側に向けての延長方向の調整は延長終了後に徒手により行い，舌側への倒れ込みの修正を試みたが，骨硬化が始まっていて十分には修正できなかった．

②術後管理

90日間の骨硬化を待って骨延長器を撤去，さらに2週間後に再度歯槽骨切りを行って位置を修正し，φ3.3×15(mm)のインプラントを2本埋入した（図20〜24）．

⑤水平的歯槽骨延長

参考症例3

[Alveo-Widerにより水平的歯槽堤増大を行った症例]

患者は64歳女性．主訴は咀嚼障害．患者は4|から|2の欠損であり，水平的な歯槽骨延長を行ってインプラント補綴を行う計画とした．静脈鎮静法下に局所麻酔で下記の術式を行った．

＜術式解説＞

①切開

歯槽頂切開により通法に従ってスプリットクレストに準じた骨切りを行った．唇側の骨粘膜弁は全層弁で剥離し，Alveo-Widerのメッシュプレート部分を金冠鋏により適当な大きさに切って試適・調整する．唇側の皮質骨のみ薄刃のマイクロ電動ノコでボックス型に骨切りした．基底部の水平骨切りは若木骨折させるために深部までは切らなかった．

②Alveo-Widerの設置

唇側トランスポート骨片の中央にディストラクションスクリュー用のドリル穴を開けた，この際舌側の皮質骨には貫通させないように注意する．ディストラクションスクリューの穴にあわせてAlveo-Widerをスクリューにて固定した．薄刃の骨ノミで唇側の骨を若木骨折させた．ディストラクションスクリューを5，6回転させて延長の確認を行った．確認後にディストラクションスクリューを元に戻した．ディストラクションスクリューのシリコン製カバーチューブの位置に粘膜切開を加えて通し，歯槽頂の切開創を縫合し手術を終了した．

③術後管理

創の治癒を10日程度待って最初の数日は0.5回転0.2mm/日，それで問題が生じなければ朝夕各0.5回転計1回転0.4mm/日の自己延長を指示する．延長

[参考症例4（補綴担当：香川県高松市　谷本佳彦氏，矯正担当：香川県高松市　山田勲氏）]

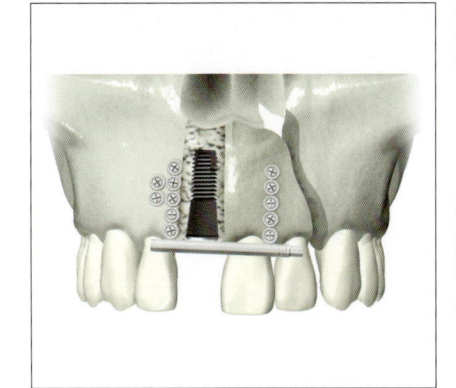

解説：図29　骨トランスポートのシェーマ

顎裂部の閉鎖を行い新たな歯槽部にインプラント補綴を可能にする骨トランスポート

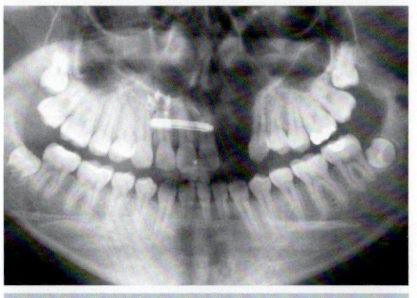

解説：図30　術直後エックス線写真

3|2間でInterdentalに骨切り，Track1.0mm type歯槽骨延長器を装着（患者：16歳男性，片側性口唇・口蓋裂）．

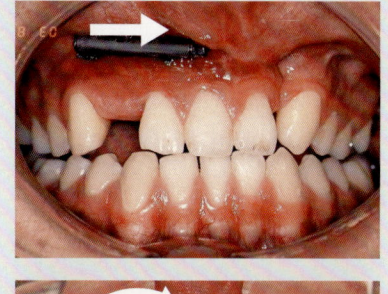

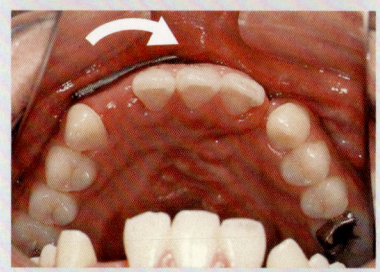

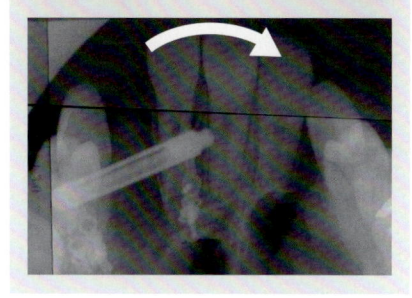

解説：図31a～c　骨トランスポート

0.3mm/日で自己延長させた骨トランスポートが終了．新たな歯槽堤が2遠心に新生されている．一方，顎裂部の大きな骨欠損は骨のトランスポートによりほぼ閉鎖されている．

は十分にオーバーに行い約2か月の骨硬化にはいる．骨硬化の確認は局所麻酔用の注射針の試し刺入により行い，97日後に延長器の撤去を行った．延長器の撤去手術の術創が完全に治癒した段階でφ5mmと4mmのtapered implantの埋入を行った．歯槽頂の幅は十分で理想的な径のインプラントを自由に選択できた（図25~28）．

3. 完全な骨欠損部へのインプラント（骨トランスポート）

歯槽骨延長術は骨を移動骨片と基底骨にわけて骨延長器を装着できる残存骨が存在する症例にのみ適応できる．したがってまったく歯槽骨が欠損している口唇・口蓋裂症例の顎裂部には適応できない．一旦骨移植を行う必要がある．従来法で骨移植を行って，その再建された歯槽部にインプラント補綴を行う方法はTakahashi[16]らによって報告されたが，骨移植の最適時期が10歳未満で，その時期にインプラントを埋入することはできない．一度骨移植を行って，顎発育の完了時期までインプラント埋入を待った場合，移植された骨は，ほとんど吸収されてしまい，審美ゾーンであるためインプラント補綴は不可能になる．その段階で垂直的な歯槽骨延長を行うのは，二度手間になり好ましくない．

そこで，骨トランスポート法を行って欠損部を別の部分に移動して，そこにインプラント補綴を行う方法を開発した（図29）．この骨トランスポート法は腫瘍切除のため下顎骨を区域切除した後の再建法として最近試みられている最新の術式である（図30～35）．術式の詳細は参考症例4で解説する．

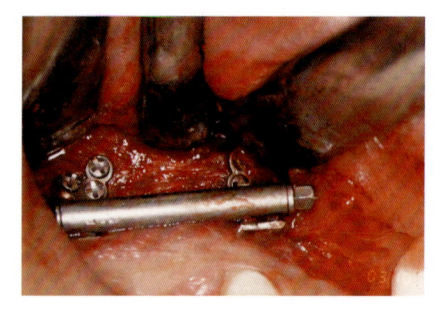

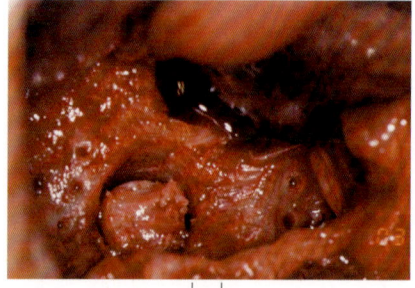

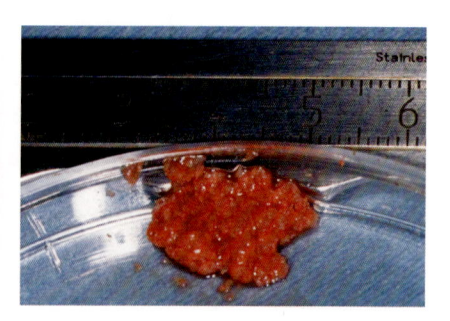

解説：図32　ドッキング部位への骨移植（採骨）

新生骨をdistraction gapから採骨して移植材料とする.

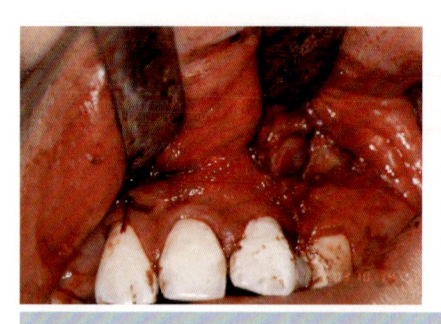

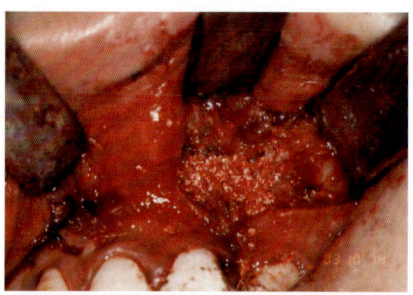

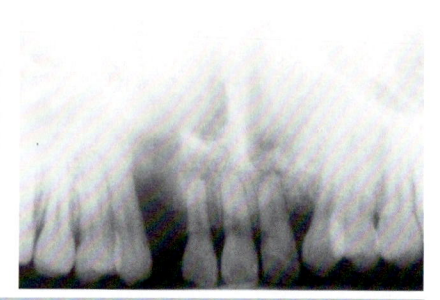

解説：図33　ドッキング部位への骨移植（移植）

ドッキング部位に移植し，歯槽骨の連続性を獲得した.

[参考症例4]

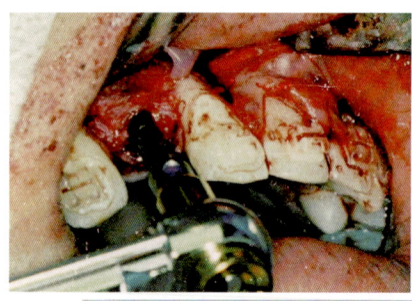

解説：図34　新しくできた歯の欠損への対応

新たな組織増生された歯の欠損部位にインプラントを埋入.

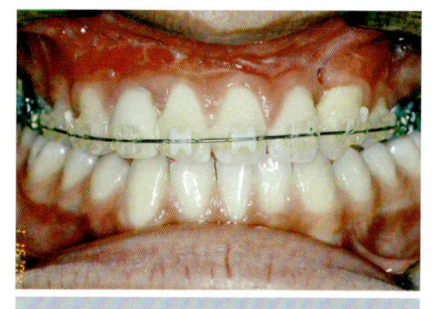

解説：図35　術後

矯正とプロビジョナル補綴後

3. 術式の再評価

1. 歯槽骨延長器の種類

HiddingとZöllerが開発したbone-borne（顎骨に装着する装置）のマイクロプレート型顎骨延長器は，従来の問題を一気に解決した[11]. 本装置はチタン製で，スレッジ延長部にマイクロプレートが溶接されており，歯槽骨に直接装着できる．1.5mm径のスクリューを使うTrack1.5mm type（図36）と1.0mm径のスクリューを使うTrack1.0mm type（図36b）とその中間的なTrack1.0mm plus（図36c），さらに，本邦には輸入されていないがTrack2.0mm（図36d）の4種類があり，それぞれ，延長量別には6～15mmの数タイプがある．また，2004年には同様のプレート型歯槽骨延長器が「アルビオラーリッジ　ディス

[各種骨延長器]

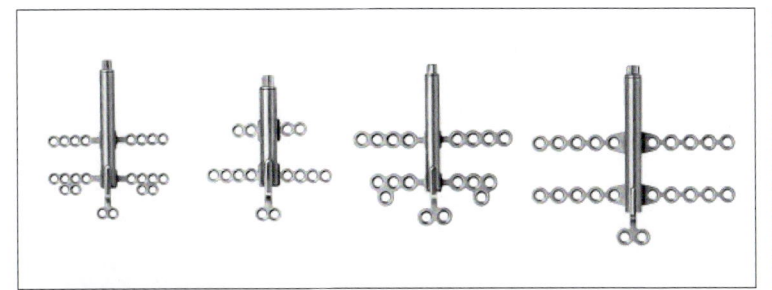

解説：図36　骨延長器

Track System(Martin)
a：Micro Track
b：Track1.0mm type
c：Track1.0plus
d：Track1.5mm type

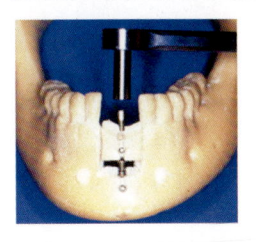

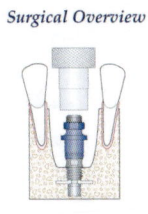

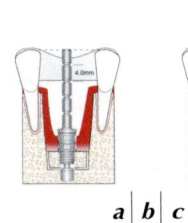

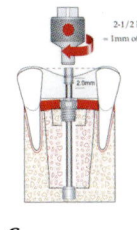

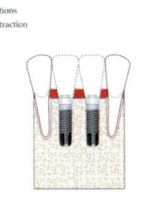

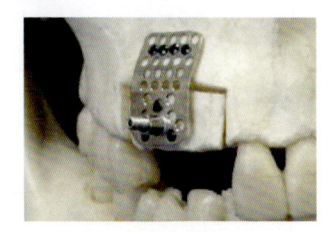

解説：図37　国内で入手できる骨延長器
a：LEAD SYSTEM（Stryker Leibinger（株））
b：The ACE OsteoGenic Distractor（（株）インプラテックス販売）
c：Alveo-Wider（水平的歯槽骨延長装置：オカダ医材（株））

トラクション　システム」という名前でメディカルユーアンドエイ（株）から発売された．現在日本で入手できる延長器は，上記を含め，垂直骨延長器はStryker Leibinger（株）製，ACE社製の合計4社から販売されている（図37）．筆者の考案した歯槽頂幅径を拡大延長する水平方向の延長装置Alveo-Wider（オカダ医材（株））は2002年市場に登場した[13]．

2. 歯槽堤増大術

歯槽堤の増大には口腔外科領域では自家骨の移植が，一般臨床医の間ではGBRが広く取り入れられている．しかし，どちらの方法でも垂直的な増大には限界があり，術式上でも軟組織を縫合する際の問題点が予知性を下げている．顎骨延長術は，軟組織も歯槽骨も同時に延長できることから，これらの問題を解決していると思われる．本法は移動骨片に舌側の骨膜を介して血行が保たれる事により，従来の自家骨の移植で見られた術後の移植骨吸収は回避できる．

しかし，術式上注意すべき点がいくつかある．
①骨膜・粘膜の剥離
歯槽頂を越えて舌側まで剥離すると，舌側骨膜は剥がれやすいので移動骨片の血行が遮断される危険性がある．
②骨切り
唇頬側から舌側の皮質骨まで骨膜を傷つけないように骨切りするには，マイクロ電動ノコのサジタル型やオッシレーティング型を用いて注意深く行わねばならない．これらの電動ノコは構造上舌側，骨膜を傷つけづらい．延長をスムーズに行わせるためにアンダーカットにならないように，完全に骨切りしなければならない．これらの点が不十分であると骨延長器の破損や延長方向のねじれが起きてしまう．
③骨延長器の装着
延長はその骨延長器の装着方向に直線的になされるが，骨延長器を取り付ける部分の顎骨の形態と舌側の骨膜が無傷であることから，延長方向が舌側に傾斜する傾向がある．この対策は後述する．
④延長操作
延長のリズムは粘膜の血行を保持しながら均等に行う事が肝要である．延長が早すぎると創の裂開，遅すぎると早期骨癒合が起きてしまう．一度延長された延長部（distraction gap）は後戻りや吸収はないが，延長のオーバーコレクションは，以後の手術操

[テクニカルポイント]

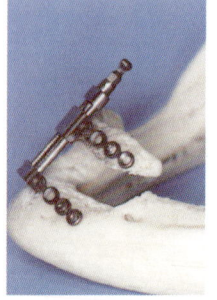

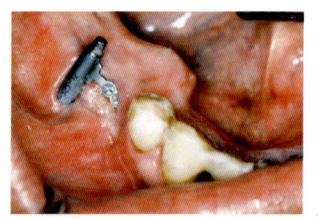

解説：図38　延長器の倒れこみ
延長器の不適切な装着方向や延長中の舌側への倒れ込み．

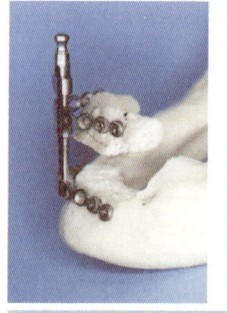

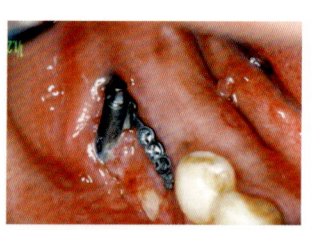

解説：図39　骨延長器の角度修正
延長直後に徒手で矯正した．

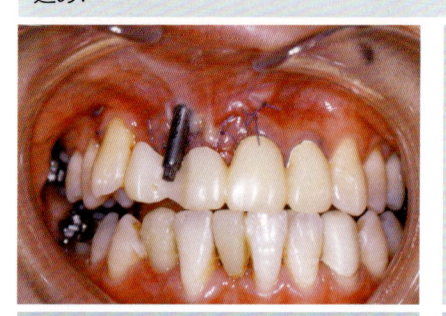

解説：図40　延長方向の維持法
延長方向の調整には暫間補綴物や矯正の主線を利用すると良い．

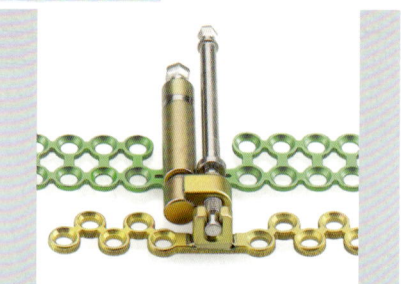

解説：図41　Bidirectional Distractor
延長方向調整可能な歯槽骨延長器．

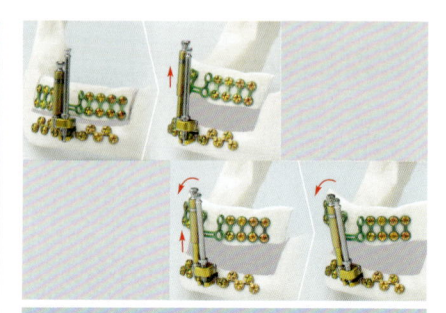

解説：図42　Bidirectional Distractor
方向調整用のロッドが追加され，±20°の調整が可能．

作による歯槽頂の吸収を考慮して設定しなければいけない．延長器の撤去やインプラントの埋入手術・二次手術など骨膜の剥離操作があるたびに歯槽骨は吸収するものである．ナイフエッジの歯槽頂や骨切り端の骨は周囲の軟組織の抵抗で幾分か吸収する傾向にある．したがって，頬舌的な厚さは十分にとって骨切りラインを設定し，加えてインプラント埋入時の歯槽頂のフラットニングに十分なオーバーコレクションが必要である．

3. 水平的歯槽骨延長術

従来，幅径不足の歯槽骨の再建にはベニアグラフトやGBRが選択されていたが，垂直的歯槽骨延長と同様に骨延長の原理を応用した水平的歯槽骨延長が開発された．

本術式は従来のスプリットクレストに骨移植をする代わりに延長器を装着するもので，創の縫合が容易で安全な術式といえる．従来のベニアグラフトやGBRに比べて同時に延長された付着歯肉が獲得される点で有利である．しかし，唇側の骨切りを若木骨折させないと，血流が遮断されるので，その場合は十分長めの待機期間を必要とする点で注意がいる[12]．また，水平方向への歯槽頂の増大が得られる代わりに，垂直的には多少の吸収がおきるので適応には注意を要する．

4. 骨トランスポート法を用いた歯槽骨延長

完全に骨のない部分は骨延長で増やすにもその元になる歯槽骨が存在しない．従来，腸骨移植などが適応されてきたが，Ilizarovの考案した骨トランスポートを1992年Constantineらが下顎骨区域切除後の再建に用いて顎骨への応用の道がひらかれた．著者らは本法を口唇・口蓋裂患者の顎裂部再建に応用し，報告した．本法は術式が簡単で局所麻酔下に施術でき，確実で腸骨などの身体他部からの採骨が必要ないなど，口唇・口蓋裂治療にティッシュエンジニアリングをもち込んだ最新の治療法となった．一方，従来の腸骨移植された顎裂部には歯の欠損が残

[延長方向調整症例]

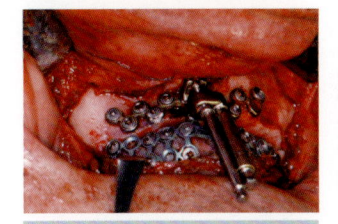

図43　下顎前突患者の上顎前歯部欠損に応用．

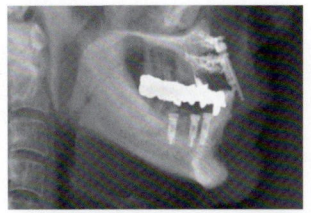

図44a　延長方向調整前

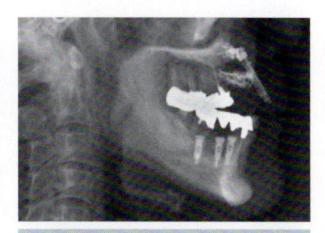

図44b　調整後

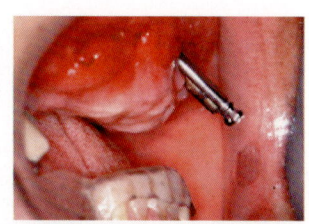

図45　延長が終了し，唇側へ延長方向が修正された歯槽堤．

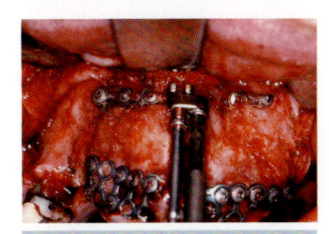

図46　骨硬化終了時延長器の撤去．

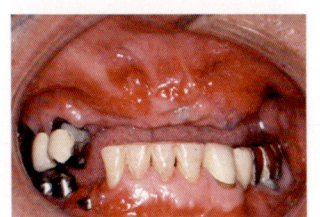

図47　2か月後にインプラント埋入．

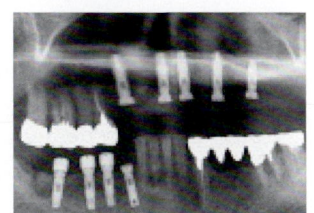

図48　インプラント埋入後パノラマエックス線写真

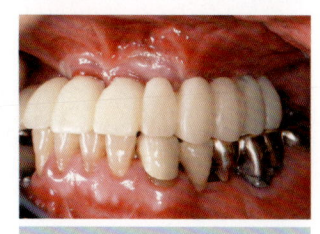

図49　正常咬合のプロビジョナルレストレーションを装着できた．

り，そこにインプラント埋入が行われるようになったが，移植によって再建された歯槽部へのインプラント埋入は移植骨の吸収によって適応できる症例が限られ，加えて通常上顎側切歯で審美的な結果を要求されるため，さらに三次的に再骨移植や垂直的な歯槽骨延長が必要となっていた．そこに，骨トランスポート法を導入して新たにできる歯槽部にインプラント補綴を行うことは，きわめて有効な方法である．本法の利点は骨トランスポート法の利点に加えて，同時に存在する口腔鼻瘻孔も自然に閉鎖でき，新生骨をトレフィンバーで採骨することにより非常に活性のある移植骨を得ることができる点である．しかし，2回の手術（骨トランスポート装置の撤去が必要）とトランスポートされた歯の歯冠形態修正が必要である．今後さらに改良された歯槽骨延長器が発売・輸入されるので，最新の情報に注目しておきたいものである．

4．テクニカルポイント

1．延長方向の不具合の対応

歯槽骨延長は垂直的および水平的に歯槽頂を増大しインプラントを埋入するのに適した形態を再建するのを目的とする．しかし，唇側（頬側）に装着するタイプの従来の歯槽骨延長器は，傾斜した骨面に装着されると，その装着方向に直線的に延長され，加えて剥離操作を加えない舌側の骨膜粘膜の力に負けて舌側に傾斜した歯槽提が再建されてしまう．これが従来の歯槽骨延長のもっとも大きな問題点であった．対策としては

①延長器の装着時にプレートを十分にベンディングしてできるだけ垂直に装着する（図38）．
②延長器の固定時にプレートと骨の間にスペーサーを挟み込む．
③延長中に徒手で延長方向を調整する（図39）．
④舌側に倒れ込まないように暫間補綴物などで支える（図40）．

などが行われているが，無理にベンディングすると延長器の破損や脱離を招いていた．2004年，Iizukaらにより延長方向を延長中に唇側（頬側）に向けて調節できる歯槽骨延長器がMedartis（Basel, Switzerland）から発売された．この装置は従来のプ

［インプラントを含んだ歯槽骨延長症例（矯正担当医：香川県木田郡　森仁志氏）］

図50　埋入位置不良インプラントに対するインプラントを含んだ歯槽骨延長.

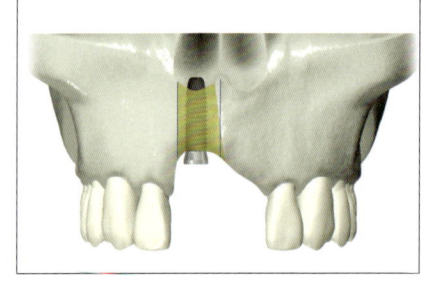

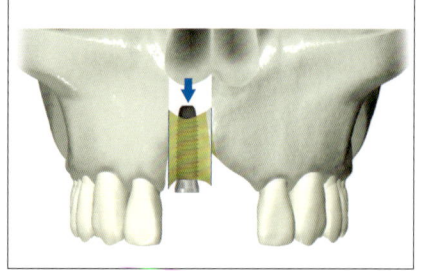

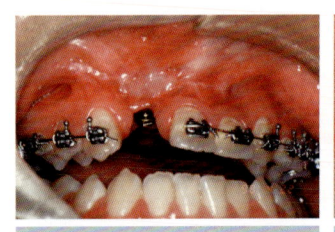

図51　10歳時に顎裂部への骨移植を受け，11歳時に埋入され，成長により低位舌側偏位したインプラント.

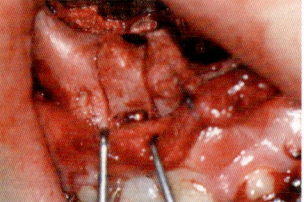

図52　17歳時に上顎矯正手術を行った．その際，インプラントを含めた移動骨片を骨切りにて作成した．

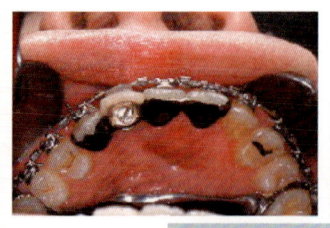

図53，54　カスタムメイドの延長装置を隣在歯に装着，7mmの延長を行った．

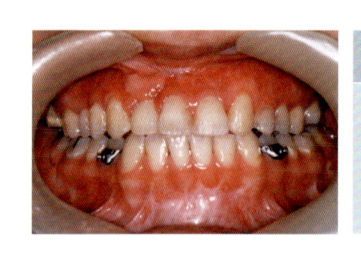

図55　最終補綴後

レート型の延長器にさらに角度調節用のロッドが追加されたもので最大+/-20°の調節が可能である（図41,42）．術式は図43～49を参照．

2. インプラントを含んだ歯槽骨延長

歯槽骨延長は一般にインプラント埋入前外科手術と認識されているが，歯槽部をエクストルージョンすることから，部分的な開咬や萌出不完全な低位に存在する歯の矯正治療にも利用できる．すなわち，歯を含んだ歯槽骨をそのまま骨切りして延長する方法である．従来は抜歯して再移植したり，無理なsingle tooth dentoosseous osteotomyを行っていたが，この方法を用いれば，骨性癒着して矯正治療に抵抗する低位歯を，安全確実に萌出させることができる．

一方，一度埋入されたインプラントが位置や方向が悪く，補綴できないケースも臨床的によく遭遇する．これに対してインプラントを含んだ歯槽骨をそのまま骨切りして，適切な部位に延長・移動することもできる．この方法は従来から提案され議論されてきたボトムアップかトップダウンかの治療プランを，おのおのの長所を取り込んだ最良の治療プランとなる可能性をもった新しい方法であると考えられる．筆者らは1997年より本法を意識的に取り入れたインプラント治療を行って，審美インプラントへの道を臨床研究している．術式は図50～55を参照．

まとめ・展望

以上の注意点を守って本法を利用すれば，骨・粘膜移植や膜などを用いずに安全に歯槽堤の増大ができる．今後のインプラント治療における中心的な補綴前術式となると考えられる．従来のGBRや骨移植と組み合わせて使えば，さらに広いインプラント応用が可能になるであろう．

参考文献

1. http://www.globalmednet.com/
2. Distraction of the Craniofacial Skeleton: Joseph G. McCarthy, Springer New York 1999
3. 顎骨延長術の臨床応用：伊藤学而，上田実，高戸毅，クインテッセンス出版　1999
4. 三次正春，竹信俊彦他：歯槽堤萎縮によるインプラント困難症例に対する対応；日口外誌，42：1253，1996．
5. 三次正春,古木良彦他：下顎臼歯部歯槽堤萎縮症に対して下歯槽神経血管束の側方移動と骨移植を併用したインプラント；日口科誌，44：861-862, 1995.
6. Mc Carthy JG, Schreiber J, Karp N, Thorne CH, Grayson BH. Lengthening the human mandible by gradual distraction. Plast Reconstr Surg 1992;89（1）:1-8;discussion 9-10
7. Mc Carthy JG. The role of distraction osteogenesis in the reconstruction of the mandible in unilateral craniofacial microsomia. Clin Plast Surg　1994;21（4）:625-31
8. 竹信俊彦，三次正春他：仮骨延長法による歯列弓幅径の拡大，日口科誌，471998．三次正春：21世紀の矯正治療，中・四矯歯誌10：1998
9. Block MS, Chang A, Crawford C. Mandibular alveolar ridge augmentation in the dog using distraction osteogenesis. J Oral Maxillofac Surg 1996;54（3）:309-14.
10. 三次正春：仮骨延長を利用したRidge Augmentation．ザ・クインテッセンス, 18（1）：161, 1999.
11. Hidding J, Lazar F, Zoller JE.. The vertical distraction of the alveolar bone. J Craniomaxillofac Surg 1998;26:72-76.
12. 三次正春：骨延長を利用したRidge Augmentation：ザ・クインテッセンス　YEAR BOOK　2002，クインテッセンス出版，2002
13. T. Takahashi, K. Funaki, K. Yamauchi, M. Mitsugi A Novel Horizontal Alveolar Distraction using Titanium Mesh Plate ; 4 th international congress on cranial and facial bone distraction processes（E. Arnaud ／ P. A. Diner），MONDUZZI EDITORE S. p. A., via Ferrarese, Bologna-Italy, 63-67, 2003
14. Uckan S, Haydar SG, Imirzalioglu P, Acar AG. Repositioning of Malpositioned Segment During Alveolar Distraction. J Oral Maxillofac Surg. 2002 Aug;60（8）:963-5
15. 三次正春，インプラントの潮流：インプラントロジー　クインテッセンス出版　2003
16. Takahashi T, Fukuda M, Yamaguchi T, Kochi S. Placement of endosseous implants into bone-grafted alveolar clefts: assessment of bone bridge after autogenous particulate cancellous bone and marrow graft. Int J Oral Maxillofac Implants. 1999 Jan-Feb;14（1）:86-93.
17. Chiapasco M, Consolo U, Bianchi A, Ronchi P. Alveolar distraction osteogenesis for the correction of vertically deficient edentulous ridges: a multicenter prospective study on humans. Int J Oral Maxillofac Implants. 2004 May-Jun;19（3）:399-407.
18. Mitsugi M, Ito O, Alcalde RE. Maxillary bone transportation in alveolar cleft-transport distraction osteogenesis for treatment of alveolar cleft repair. Br J Plast Surg. 2005 Jul;58（5）:619-25.

3-2.1 インプラント・再生 ＜近未来＞ research

歯根膜再生型インプラント

玄　丞烋／松村和明／堤　定美
京都大学再生医科学研究所

要約

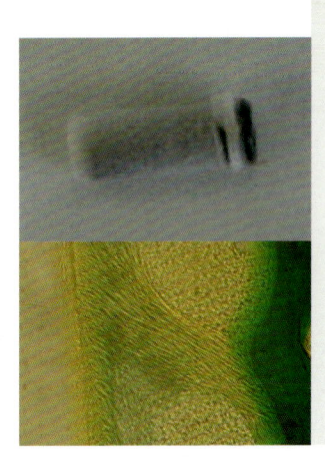

歯科領域における歯の喪失の再建に人工歯根（以下インプラント）を埋め込む治療法が近年，盛んに行われている．現在のインプラントは骨結合（以下オッセオインテグレーション：osseointegration）をもって成功と評価している．このオッセオインテグレーションにて固定するインプラント（オッセオインテグレーテッドインプラント）は周囲歯槽骨との間に結合組織が介在せず，直接顎骨に固定されるため，咬合力の緩衝が行われず，骨吸収などの深刻な結果をもたらすことがある．一方，天然歯には歯根と歯槽骨界面に咬合力の緩衝，知覚など重要な機能をもつ歯根膜（periodontal ligament, PDL）という結合組織が介在している．もし，この歯根膜を有するインプラントが実現すれば，種々の問題点が解決できることとなる．筆者らの研究室は，組織工学的手法を用いて生体適合性材料と細胞を組み合わせたハイブリッド型インプラントを作成し，歯根膜再生型インプラントの可能性が示唆された．

CONTENTS & KEY WORD

- 歯根膜を再生させる方法とは
- インプラントを被覆する高分子材料の選択
- 細胞親和性のあるインプラント被覆材料へ
  カルボキシル基の導入量の測定／コラーゲンの固定化量の測定
- 細胞親和性
  歯根膜細胞の増殖速度／コラーゲンType Iの合成能
- ハイブリッド型インプラントの動物実験による検証

はじめに

近年，歯科領域では歯の喪失などにより失った咀嚼機能を回復するため，インプラント治療が多数試みられ良好な成果が得られている．現在，チタン製のインプラントが一般的に用いられているが，オッセオインテグレーションによって直接顎骨に固定して使用されているため，咀嚼時の衝撃が緩衝されずに顎骨に伝わる．その結果，歯槽骨に過大な応力が発生して骨吸収が起こり，ゆるみが生じるという問題がある[1]．また，インプラントで固定された歯は咬合感覚が失われるため，顎関節症を引き起こすことも指摘されている．生体の天然歯根はその表面の歯根膜により歯槽骨の吸収，添加がコントロールされているため，歯科矯正などによる歯の移動が可能だが，現在のインプラントでは歯の移動はまったく不可能である．したがって，インプラント埋入時における位置決めを厳密に行わなくてはならず，埋入後の調整も不可能である．こういった問題を解決するため，歯根膜機能をもったインプラントが切望され，その開発研究が盛んに行われてきた[2〜7]．

[歯根膜機能をもったインプラント]

解説：図1　ハイブリッド型インプラント模式図

筆者らは咀嚼時の衝撃の緩衝，咬合感覚の保持，歯槽骨の吸収と添加による移動の実現など，天然歯にはあるがインプラントには無い有益な生体機能をインプラントにもたせるために右記のような構造のハイブリッド型インプラントを考案し，実験を行った．

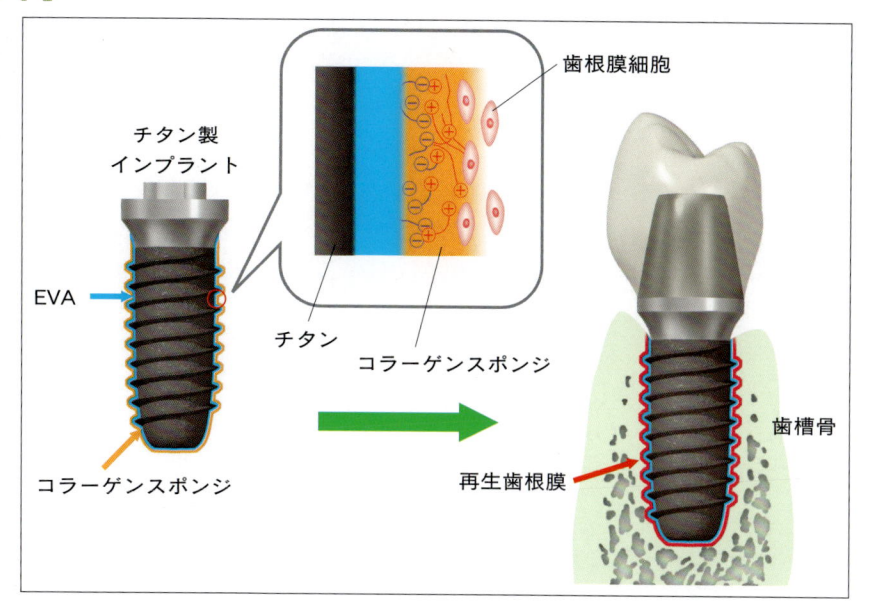

1. 歯根膜を再生させる方法とは

　天然歯には歯根表面のセメント質と歯槽骨の間に，主に細胞成分とコラーゲンからなる線維性の軟組織である歯根膜が存在する．歯根膜はセメント質と歯槽骨を結合させており，咬合力の緩衝，知覚，神経調節作用さらに咀嚼運動の反射的調節などの役割を担っている．歯根膜は，歯を支持する歯周組織の恒常性を維持する機能をもつ非常に重要な組織である．

　これまで人工歯根膜に関する研究や，インプラント周囲を取り巻く結合組織などの歯根膜としての代用などの研究が多くなされてきたが，いずれもインプラントとの結合機能を有することがなく，天然歯と結合している歯根膜のような緩衝機能を示さない結果となっている．このためインプラントと歯槽骨の両方に結合する緩衝膜の設計が重要な課題となっている．

　そこで，筆者らは歯根膜をインプラント上に再生させることを検討した[8〜14]．歯根膜は細胞成分に富んだ線維性結合組織であるためチタン製インプラント自体とじかに結合することができない．そのため，チタンの表面に細胞やコラーゲンなどとの親和性をもたせる必要がある．そこで，生体適合性の高い高分子材料をインプラントに応用することでより優れた結果が得られることを期待し，研究に着手した．

　本研究ではチタン製のインプラントをポリマーで被覆することでコラーゲン（インプラントとインプラント周囲組織の細胞をつなぐ綱の役割をする）をインプラント周囲に固定化することにより，インプラントとインプラント周囲細胞との親和性を向上させることを試みた．さらに歯根膜細胞を播種し増殖させることにより，歯根膜を再生させることを目指している．このハイブリッド型インプラントの概念図を図1に示す．

　なお，インプラントを被覆するポリマーには，チタンと高い接着性を有し，かつ表面の化学的改良が容易で細胞との親和性を付与できるものが要求される．

2. インプラントを被覆する高分子材料の選択

①目的

　本研究の目的は，生体適合性材料をインプラント体に用い，その上に足場材料を固定して歯根膜細胞を培養したハイブリッド型インプラントを埋入することで歯周組織を周囲に再生させることである．

　筆者らは歯根としての強度の問題を考慮すると，高分子材料単独でインプラントを構成することは難しいと考え，既存のチタンインプラントを改良することとした．種々の高分子材料とチタンとの接着試験を行い，チタン被覆材として適した材料を選ぶと

[各種高分子材料の接着強さ①]

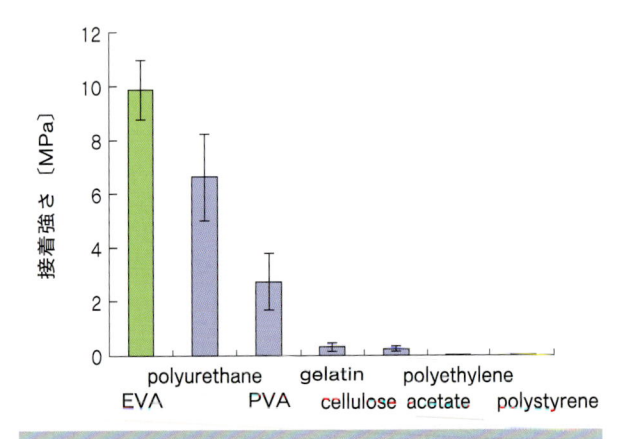

解説：図2　種々のポリマーとチタンとの接着

EVAがもっとも強い接着強さを示した．ポリウレタンとPVAも強い接着強さが認められたが，ゼラチン，酢酸セルロース，ポリエチレン，ポリスチレンはほとんど接着強さは認められなかった．

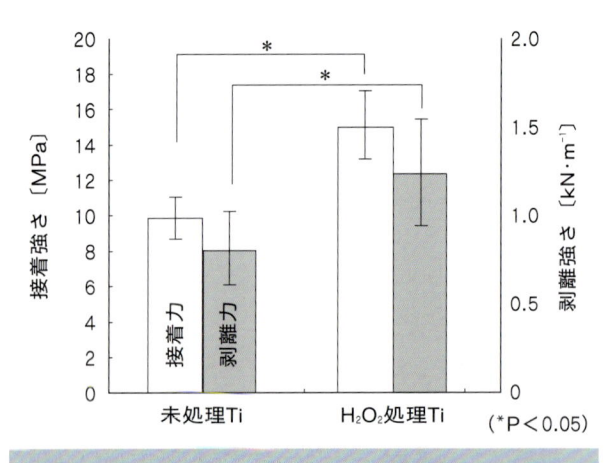

解説：図3　過酸化水素処理による接着力の変化

過酸化水素処理により接着力が上昇した．これはチタンの表面がTiOHになり，EVAの水酸基とチタンの表面の水素結合がより強固なものになったためであると考えられる．

ともに接着機構の解明を試みることとした．

②材料および方法

試験には高分子材料は

1. エチレン-ビニルアルコール共重合体[*1]（ethylene-vinylalcohol copolymer：以下EVA）
2. ポリエチレン（polyethylene）
3. ポリウレタン（polyurethane）
4. ポリスチレン（polystyrene）
5. ポリビニルアルコール（polyvinylalcohol：以下PVA）
6. 酢酸セルロース（cellulose acetate）
7. ゼラチン（gelatin）

を使用し，被着材としてのチタン板は厚み0.2mmの純チタン箔（JIS H 4600 1種 TR270C-H，福田金属箔粉工業社製）を使用した．

EVAはエチレン含量44mol%，数平均分子量15,000のもの（日本合成化学工業社製）を用いた．EVA，ポリエチレン，ポリウレタン，ポリスチレンは溶融可能なので，2枚のチタン板の間にペレットを置き，200℃，20MPaの条件でホットプレスすることにより接着した．

PVA，酢酸セルロースおよびゼラチンは，融解不可能なため，適当な溶媒に溶かしチタン板間に塗布した後，100℃で24時間放置し溶媒を留去することにより接着させた．

使用した溶媒は水（PVA，ゼラチン）および，アセトン（酢酸セルロース）であり，溶液濃度はいずれも10%とした．

試験片の接着部面積はラップ（重ね合わせ）長さ0.3cm，接着幅1cm，厚み0.1mmとした．

評価はせん断接着試験にて行い，ラップシアー接着強さを求めた．

③結果（接着力の比較）

図2に示すように，EVAは他のポリマーに比べて大きな接着強さを示すことがわかった．ポリエチレン，ポリスチレンはまったく接着性を示さなかった

[*1]　エチレン-ビニルアルコール共重合体（ethylene-vinylalcohol copolymer）：

エチレン-酢酸ビニル共重合体というエチレンと酢酸ビニルを含有するポリマー（高分子体：複数の分子が集まって構成されている物質）がある．製本や合板などの接着に使用されている．接着の際には100℃以上で溶融して使用する．ただし，耐熱性が低いため用途が限られている．このエチレン-酢酸ビニル共重合体をケン化（アルカリで加水分解）して得られるのがエチレン-ビニルアルコール共重合体（ethylene-vinylalcohol copolymer）である．疎水性のエチレン鎖と親水性のビニルアルコール鎖を併せもつポリマーで，力学的特性においてエチレン-酢酸ビニル共重合体に比べ優れている．高いガスバリアー性などを有しており，包装フィルムやコーティング材などに用いられている．

が，これはこれらのポリマーが疎水性であることによるものと考えられる．

また，チタンを過酸化水素で処理することで表面に水酸基を導入したところ，EVAとの接着力および剥離力が大きく向上した（図3）．

図4に示すように口腔内を想定して37℃の水中における接着力をEVAとポリウレタンで試験したところ，ポリウレタンは接着強さの低下が確認されたが，EVAでは接着力の劣化はみられず，強固な接着力を示した．

以上よりEVAが非常に強力なチタン被覆材となることが示された[8,9]．

3. 細胞親和性のあるインプラント被覆材料へ[10,11]

1. カルボキシル基の導入量の測定

①目的

筆者らはインプラントを被覆しているEVAに固定化するコラーゲンの量を増やすことで，細胞親和性を高めることを考え，カルボキシル基[*2]の導入と測定を行った．

②材料および方法

EVAにカルボキシル基（酢酸に代表される酸性の有機化合物）を導入することとした．導入方法には，オゾンによる水酸基の酸化法を選んだ．本法は，簡便であり，かつフィルムのような二次元形状のものだけでなくインプラントのような三次元形状のものも均一に酸化することができるという点で優れている．

比較のため，EVAフィルムおよび表面処理でよく用いられる高密度ポリエチレン（以下HDPE，厚さ35mm）を直径20mmの円形に切り抜いた．

アセトンで洗浄した後，Type O-1-2 オゾン発生装置（日本オゾン社製）を用い，湯浴中でガス処理した．そして，反応容器に取り付けた温度計の値を反応温度とし，25℃，47℃，64℃，2〜8時間の処理条件でオゾン酸化を行った．

なお，オゾンの流量は0.5g/hとした．生成カルボキシル基の定量は中和滴定法を用いた．

[各種高分子材料の接着強さ②]

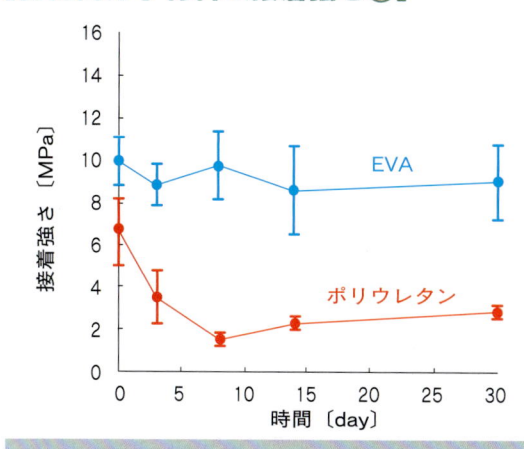

解説：図4　37℃の水中における接着力の変化

ポリウレタンは接着強さの低下が確認されたが，EVAでは接着力の劣化はみられず，強固な接着力を示した．このような接着力はチタン表面の酸素原子や水酸基とEVA表面の水酸基の間における水素結合による静電引力であることが示唆される．

③結果

EVAとHDPEを64℃でオゾン酸化したときのカルボキシル基の導入量を図5に示す．EVAにより多くのカルボキシル基の導入が認められる．

未処理とオゾン処理のEVAのエックス線光電子分光法（electron spectroscopy for chemical analysis：ESCA）によるスペクトルを図6に示す．

つぎにオゾン処理後のフィルムを直ちに中和滴定して求めたカルボキシル基量を図7に示す．

導入カルボキシル基の量はオゾン処理時間に対して直線的に増加していることがわかる．また，酸化反応であるため，温度による影響も非常に大きいことがわかる．

2. コラーゲンの固定化量の測定

①目的

筆者らは骨，軟骨に多く含まれるタンパクであり，インプラント周囲組織とインプラントを被覆するポリマー（EVA）とをつなぐ網の役割を果たすコラーゲンの固定化量の増加にカルボキシル基導入量が及ぼす効果を調べた．

---

*2　カルボキシル基：原子団COOHの名称．水溶液中ではCOO-とH+に電離してマイナス電荷をもち，一般的に弱酸性を示す．この官能基をもつ化合物はカルボン酸と呼ばれ，酢酸などがその代表である．

[カルボキシル基の測定]

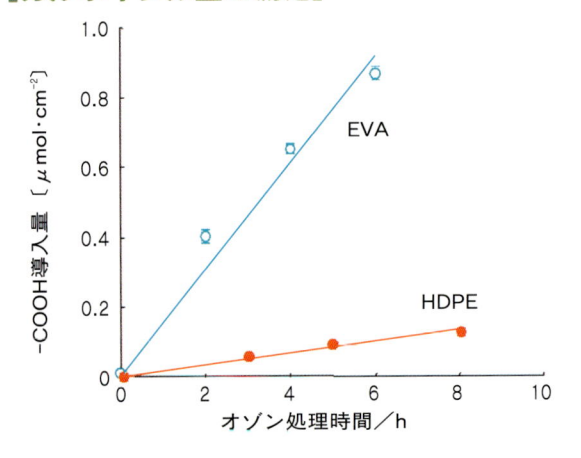

解説：図5　オゾン処理によるカルボキシル基の導入，EVAとHDPEの比較

　HDPEと比べEVAの方が明らかに導入量が多いことがわかる．これはEVAのフィルム表面には水酸基があるためと考えられる．

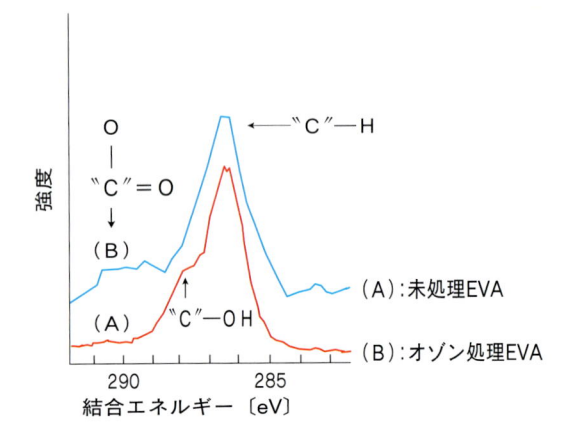

解説：図6　EVAフィルム表面のC 1 s軌道ESCAスペクトル

　未処理のEVAには285.0eVおよび286.5eVにそれぞれC-H結合とC-O結合のC 1 s軌道によるピークがみられたが，オゾン処理には新たに288.6eVにカルボキシル基由来のピークが観察された．このことからEVAをオゾン処理することによりカルボキシル基が導入されることが確認された．

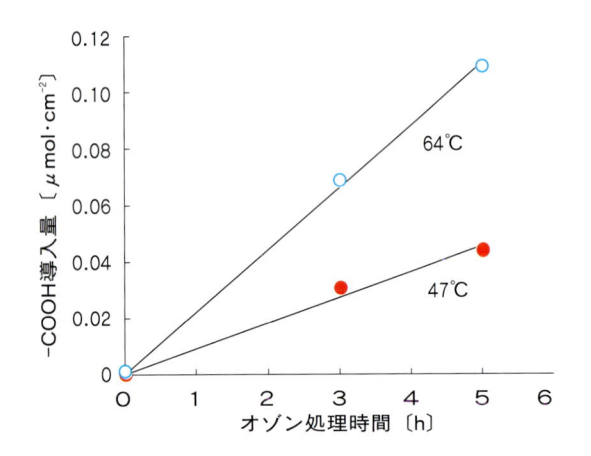

解説：図7　オゾン処理によるカルボキシル基の導入量の温度による影響

　オゾン処理によるカルボキシル基の導入は，酸化による発熱反応であるため，温度が高い方がより反応が進行し，カルボキシル基の導入量が多い．

②材料および方法

　温度，時間を変化させてオゾン処理を行い，カルボキシル基を導入した直径10mmのEVAフィルムを0.5wt％コラーゲン/リン酸溶液（5mM，pH3.7）に浸漬し25℃で16時間攪拌下，イオン吸着によりフィルム表面上にコラーゲンを固定化した．

　その後，pH3.7のリン酸水溶液で洗浄することにより未固定化コラーゲンを除去した．

　続いて，2.5Nの塩酸2mlを入れた試験管にフィルムを1枚入れ，120℃で1時間加水分解し，5Nの水酸化ナトリウム水溶液を1ml加え中和した．

　酢酸緩衝液（2M-CH3COOH，2M-CH3COONa，pH5.5）1mlとニンヒドリン溶液（ninhydrinを0.8gとhydrindantin anhydrousを0.12gを2-methoxyethanol 30mlに溶かした溶液）1mlを加え，120℃で1分間加熱発色させた．

　570nmにおける吸光度をspectrophotometer 200-20（日立製作所製）を用いて25℃で測定し，濃度既知のゼラチンにより製作した検量線からコラーゲンの固定化量を算出した．

なお，すべての分析はn＝3として行い，コラーゲンの固定化量はニンヒドリンによるアミノ基定量法を用いて測定した．

③結果

オゾン処理EVAフィルムの洗浄の有無によるコラーゲンの固定化量を比較した結果を図8に示す．カルボキシル基量に比例してコラーゲン固定化量も増加することがわかった．

4．細胞親和性

1．歯根膜細胞の増殖速度

①目的

つぎに，EVA上でのコラーゲンの固定化によって得られる細胞親和性を調べることでハイブリッド型インプラントの周囲に歯根膜細胞の定着が得られるか研究することにした．

②材料および方法

コラーゲンを固定化したEVA上で歯根膜細胞を培養することで細胞親和性を調べた．

（1）準備

新鮮なヒト健康抜去歯を直ちにPBS（−）（10％抗生物質（Antimycotic：10,000 units/mlのpenicilin Gと10μg/mlのstreptomycinと25μg/ml amphotericin Bを含有した0.85％のsaline）を含む）に冷蔵保管し，6時間以内でクリーンベンチのなかで歯根面よりメスを用いて歯根膜組織片を採取した．なお，歯肉細胞と歯髄細胞の混入を避けるため，採取するときに両端の組織を除去した．

これらの組織片を洗浄して，カバーグラスをのせ，60mmφシャーレにて培養した．

初日はカバーグラスの脇から2，3滴のMediumを滴下して，インキュベーター中に静置した．

翌日にはDMEM（L-glutamineと4.5 G/L dextrose（10％のFBS（Fetal calf serum）および1.5％のAntimycoticを含有している）を混合したDulbecco's Modification of Eagle's Medium）培地を加えた．

その後は週に2，3回培地を交換し，4〜10代目の継代培養細胞を本研究用に採取した．

なお，細胞培養用の基材は以下のようにして作成した．

「コラーゲン固定化EVAフィルム（EVA+C）」：64℃

[コラーゲンの測定]

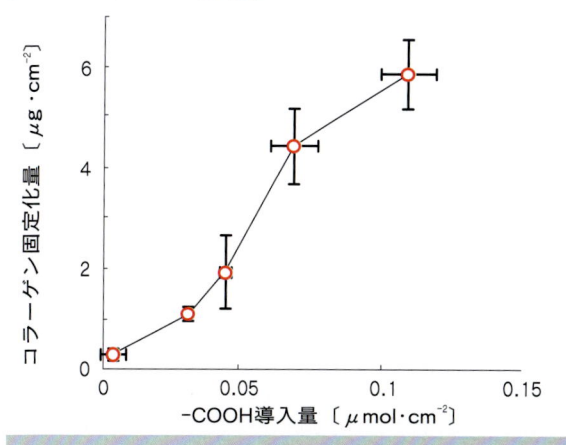

解説：図8　カルボキシル基導入に対するコラーゲンの固定化量

カルボキシル基が多いほどコラーゲンもたくさん固定化された．これは，カルボキシル基のマイナス電荷とコラーゲンのプラス電荷間の相互作用のためと考えられる．

にて5時間オゾン処理して表面に約0.1μmol/cm^{2}のカルボキシル基を導入し，さらにコラーゲンを5μg/cm^{2}固定化させた．

「EVAを直接コートしたディッシュ（EVA+Cディッシュ）」：増殖曲線とコロニー形成率を求めるために計数による誤差を減少するため，フィルムを使わず直接にディッシュにコートした．

（2）実験

ヒト歯根膜細胞をDMEM培地に懸濁して，2.5×10^{4}cells/22mmφ濃度で各試料フィルムに播種し，ヘモサイトメーターで歯根膜細胞数を定量し，6日間の増殖曲線を求めた．対照群には6穴マルチウェルプレートを用い比較した．

③結果

位相差顕微鏡の観察によると，EVA+Cフィルム上での歯根膜細胞の接着は良好であり，細胞が偏平化してよく伸展することが示されている．図9はEVA+Cサンプル上と対照群の培養細胞増殖曲線を示している．EVA+C上での歯根膜細胞の増殖速度と対照群とほぼ同様であることがわかった．

④考察

天然歯の歯根膜細胞は高度な代謝性を示し，セメント質，骨およびコラーゲン産生能などがあり，咀嚼力に対応して歯の支持組織の恒常性維持を保っている．良好な細胞形態伸展は機能するための前提条

[EVAの細胞親和性]

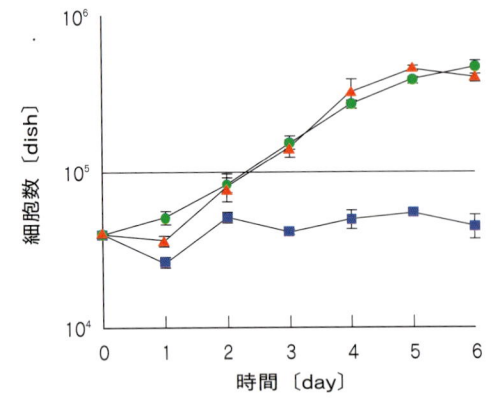

解説：図9 歯根膜細胞の増殖曲線

● ：コラーゲン固定化EVA　■ ：未処理EVA
▲ ：培養用ディッシュ

未処理のEVAでは細胞は増殖しないが，コラーゲンを固定化することで細胞培養用のディッシュと同程度の増殖率を示した．

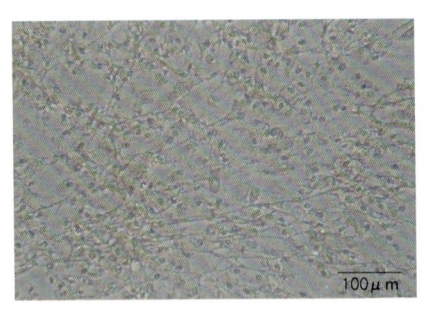

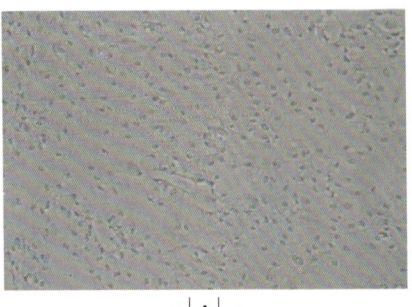

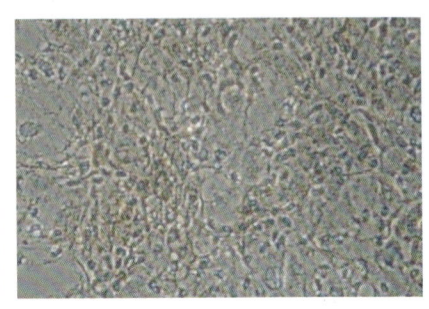

解説：図10a〜c　種々の基材上での歯根膜細胞のタイプIコラーゲン算出能

歯根膜の線維成分の主たるコラーゲンTypeIの合成へのEVA+Cの影響を調べた．EVA+Cフィルムを入れた群で有意な合成能が認められる（図10a）．未処理のEVAには合成能は認められない（図10b）．

件である．本研究ではコラーゲン固定化EVAに対する歯根膜細胞の吸着，偏平化が良好であり，かつ増殖が盛んであったことなどから，増殖した歯根膜細胞が正常に機能する可能性を示唆している．

2．コラーゲン　TypeIの合成能
①目的
歯根膜の線維成分はほとんどコラーゲンTypeIである．コラーゲンTypeIは一定の繊維束を形成し，たえず改造を行い，加えられた刺激に対しつねに適応改造することができる重要な役割を果す．歯根膜を有するインプラントが理想的に機能するためには，培養した歯根膜細胞がコラーゲン合成能をもち，さらにコラーゲンTypeI合成能をもっている必要がある．そこで筆者らはコラーゲンTypeI合成能を調べた．

②材料および方法
実験群には22mmφディッシュにEVA+Cフィルムを入れ，対照群にはLab-Tekチャンバー（8ウェル）を用いて，歯根膜細胞を$1×10^4$cells濃度で各試料表面に播種し，12日目にコラーゲンTypeI合成をLSAB（Labelled Streptavidin Biotin）免疫染色方法で測定した．

③結果
培養した12日目，EVA+C群における培養歯根膜細胞に対するコラーゲンTypeI抗体による染色像では，コラーゲンTypeIを産生する細胞が存在することが明らかになった（図10c）．すなわち，増殖した歯根膜細胞には対照群の細胞と同じにコラーゲンTypeIを分泌できる機能を有する（図10a）．図10bは未処理のEVA上で培養した場合であるが，コラーゲンの産生は認められなかった．

④考察
本研究の結果，コラーゲン固定化EVA上での培養歯根膜細胞は，コラーゲン合成とコラーゲンTypeI合成ができることを確認できた．したがって，歯根膜を有するハイブリッド型インプラントを生体に戻した時に，シャーピー線維の合成を含め種々のタンパクの合成，代謝などの機能をする可能性が期待できると考えられる[12,13]．

[ハイブリッド型インプラント]

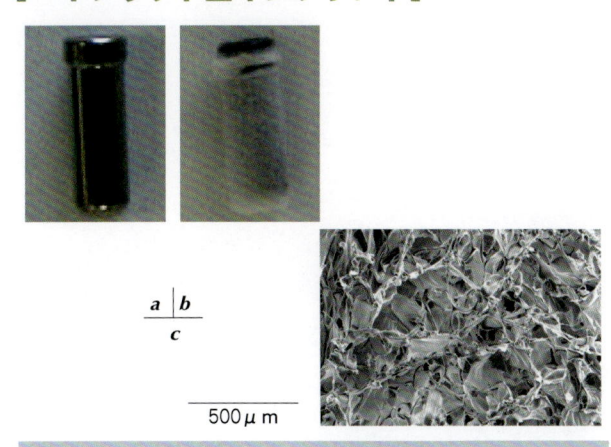

解説：図11　インプラント写真とコラーゲンスポンジ

動物実験用に作成したハイブリッド型インプラントの写真（図11b）とコラーゲンスポンジのSEM像（図11c）．

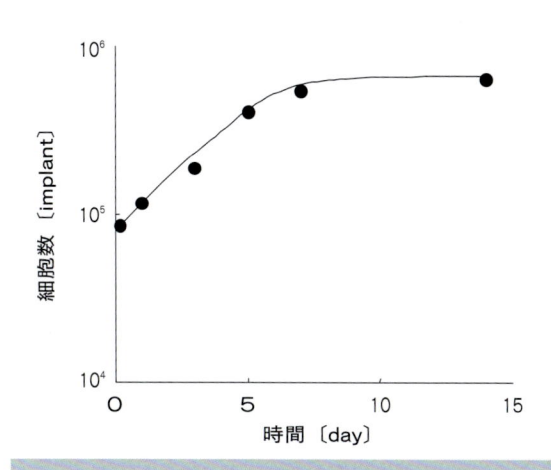

解説：図12　ハイブリッド型インプラント上での歯根膜細胞の増殖

動物実験用にあらかじめ培養した歯根膜細胞をコラーゲンスポンジに播種して2週間培養した．2週間に認められたスポンジ中での細胞の増殖曲線を示す．

5. 動物実験

Buserら[3,4]は1990年にサルの顎骨にて，歯根膜細胞の供給源として天然歯の歯根を残した部位を製作し，シリンダー型チタンインプラントを植立したところ，インプラント-生体界面に歯根膜様組織の形成がみられたことを報告している．

また，Choiは2000年にチタン製インプラント上に歯根膜組織を培養し，イヌ顎骨に埋入することで歯周組織の形成が行われたこと報告している．

しかし，Buserらの研究においては，歯根膜様組織は残留歯根に近接した範囲に限られたものであり，Choiの実験[6]においても同様に一部に形成がみられたにすぎない．

筆者らは歯根膜細胞をインプラント体に均一に，しかも生体内での活性を保った状態で増殖させることが歯根膜を持ったインプラント実現の鍵であると考え，これまで述べた方法により歯根膜細胞を培養したハイブリッド型インプラントを製作し，動物実験により検証した．

①材料および方法

インプラント体は純チタン（シリンダー型，φ3.0mm，長さ9.5mm，鏡面仕上げ，プラトン社製）を用いた．歯根膜細胞は前述した筆者らの研究と同様の方法でイヌの第一，二，三大臼歯より単離採取した．

チタンインプラントを30％の過酸化水素水中で60℃にて24時間処理し，チタン表面にTiOHを導入した．

得られたインプラントを10％EVA溶液（n-プロパノール/H_2O＝7/3, w/w）に浸漬し，乾燥させて表面をコートした．

続いてEVAコートインプラント表面にオゾン処理によりカルボキシル基を導入し，コラーゲン溶液に浸漬してコラーゲンを静電的に吸着させ，凍結乾燥によりコラーゲンスポンジとして表面に固定化した．

コラーゲンスポンジは真空中で160℃にて8時間熱処理することで架橋し，滅菌した．作成したインプラント写真とコラーゲンスポンジSEM像を図11に示す．

つぎにあらかじめ培養しておいた10^5の歯根膜細胞をスポンジに播種し，インプラント全体に増殖するまで2週間培養した．図12はコラーゲンスポンジ中での細胞の増殖曲線である．

イヌは10-14kgのハイブリッド（HBD）犬3匹を用いた．1％塩酸ケタミンと2％キシラジンの混合溶液5mlを筋肉注射することにより麻酔下で手術を行い，下顎両側第一，二，三大臼歯を抜歯し，約2か月後ハイブリッド型インプラントをその治癒した

[動物実験]

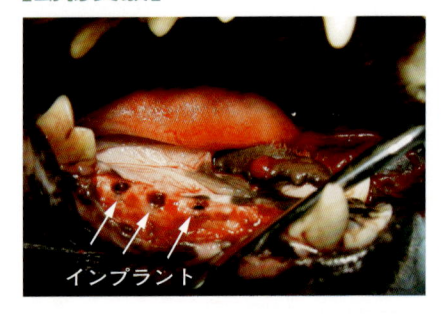

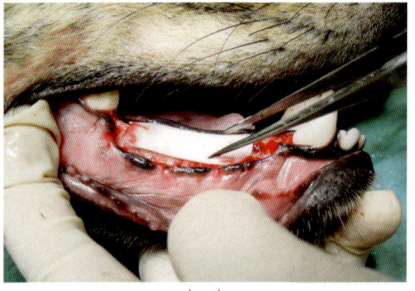

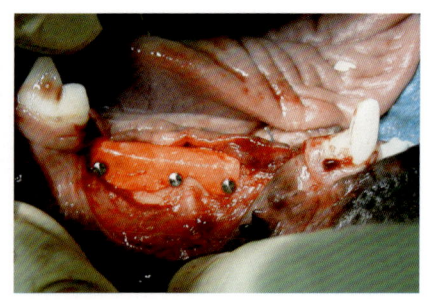

解説：図13a〜c　イヌ顎骨へのハイブリッド型インプラントの埋入

a：インプラント径よりも大きめの穴を開け，顎骨内にインプラントを静置した．
b：生体吸収性膜（GCメンブレン，GC社製）でインプラントを覆った．
c：膜をピンで固定し，縫合した．

顎骨に埋入した．両側にそれぞれ3本ずつ，1匹に計6本埋入した．埋入時にコラーゲンスポンジおよび細胞が剥離しないようにインプラント径より大きめの3.25mmのドリルで穴を開け，壁に当たらないように静置し，GBR（guided bone regeneration）を行った（図13）．イヌにはミルクでふやかしたドライフードを1か月間与え，その後，通常のドライフードを与えた．3か月後，全身麻酔下でKCl溶液の静脈注射によりイヌを犠牲死させ，顎骨を取り出した．取り出した顎骨は生理的食塩水で洗浄後，10％中性緩衝ホルマリンで固定し，エタノール，アセトンで順次脱水，脱脂を行い，ポリメチルメタクリレート樹脂にて包埋した．これをダイアモンドバンドソーにより300μmに切り出し，研磨により50μmの厚みにしてシリウスレッド，ファーストグリーン染色により組織学的評価を行った．

②結果

天然歯における歯根膜を図14に示す．シャーピー線維がセメント質と歯槽骨を垂直に結んでいるのが確認できる．図15はGBRを適応しなかった場合の埋入3か月後のインプラント組織像である．新しい結合組織がインプラント体と歯槽骨の間に介入しているのがみてとれるが，インプラントに並行して走る線維性組織であり，これは明らかに歯根膜とは異なる．歯肉細胞は一般的に歯根膜細胞よりも増殖能が高く，これは歯肉上皮の細胞がダウングロースしてきた結果であろうと考えられる．そこでGBR膜を歯肉のダウングロース防止のために使用することとした．図16はコントロールとして未処理のEVAインプラントを埋入した場合の3か月後の組織像である．明らかに，線維の方向がインプラントと平行であり，被包化による異物排除が起きている可能性がある．

ハイブリッド型インプラントの組織像を図17a〜cに示す．この図から，天然歯と同様にシャーピー線維がインプラント表面と顎骨を結んでいるようにみられる．興味深いことに，今回の筆者らのハイブリッド型インプラントと再生歯根膜の界面は図17cに示すように非常に連続的である．これはEVA表面の良好な細胞親和性のため，歯根膜細胞が密に機能を維持して増殖した結果であると考えられる．

まとめ・展望

筆者らは，バイオマテリアルおよびティッシュエンジニアリングの手法を用いて歯根膜を再生させた歯科用インプラントの開発を工学的見地から行ってきた．そして，EVAという高分子材料を用いることで，細胞親和性を容易に付与することができ，歯根膜細胞の機能を維持したまま培養することが可能となった．イヌを用いた埋入実験では，組織学的に歯根膜の形成が確認できた．現時点ではインプラントに再生した歯根膜が実際に機能するかどうかは未知である．したがって，今後，上部構造を設置して咬合させ，歯牙として総合的な機能を調べるという研究へと発展していくことが望まれる．

3-2.1 歯根膜再生型インプラント

[実験後のインプラント周囲組織]

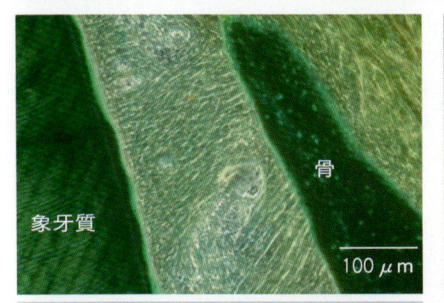

解説：図14 イヌの天然歯根の組織像

歯根膜が歯根表面と骨とを垂直方向に結びつける様子が確認される．

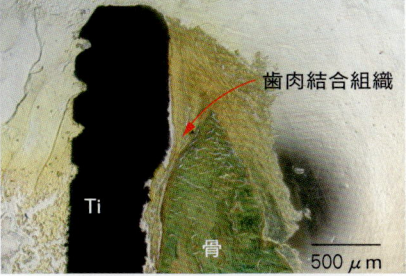

解説：図15 GBRを適応しなかった場合の埋入3か月後のインプラント組織像

インプラントと骨の間に歯肉組織のダウングロースがみられる．

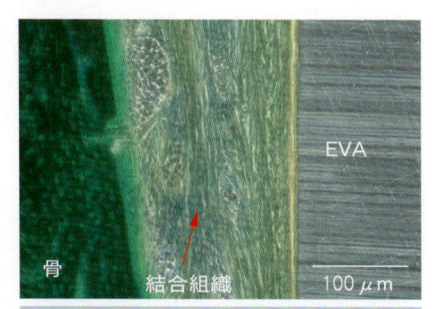

解説：図16 GBRを適応した埋入3か月後の未処理EVAインプラントの組織像

歯根膜とは異なり，線維組織がインプラントと水平に走っている．

解説：図17a～c GBRを適用したハイブリッド型インプラントの3か月後の組織像

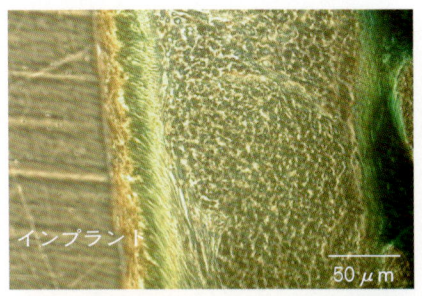

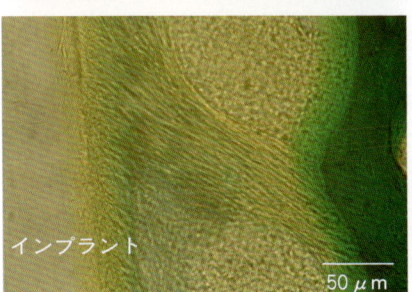

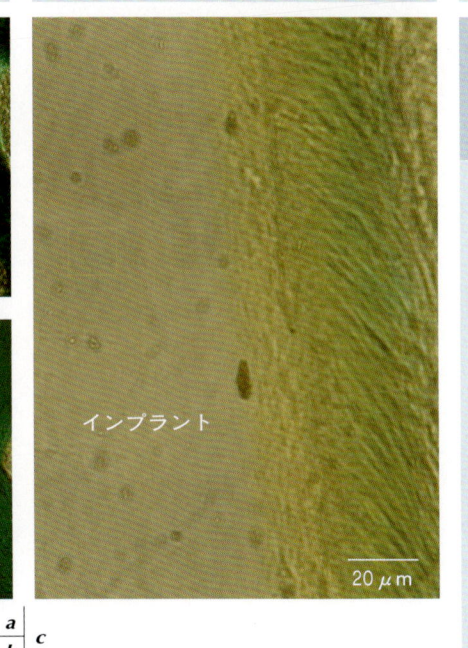

- **a**：垂直方向に並んだ線維組織．
- **b**：歯槽骨とインプラント表面を結ぶシャーピー線維状のコラーゲン線維．
- **c**：強拡大図．インプラント表面とコラーゲン線維の界面が連続的である様子が確認できる．

参考文献

1. Tsutsumi S, Murase K, Itou T et al. Biomechanical analyses on the shock absorbing function of dental implants. Implantology. 1997；1：20-29.
2. Nyman S, Gottlow J, Karring T, Lindhe J. The regenerative potential of the periodontal ligament. An experimental study in the monkey. J Clin Periodontol. 1982；9：257-265.
3. Buser D, Warrer K, Karring T et al. Titanium implants with a true periodontal ligament： An alternative to osseointegrated implants? Int J Oral Maxillofac Impl. 1990；5：113-116.
4. Buser D, Warrer K, Karring T. Formation of a periodontal ligament around titanium implants. J Periodontol. 1990；61：597-601.
5. Warrer K, Karring T, Gotfredsen K. Periodontal ligament formation around different types of dental titanium implants．I． The self-tapping screw type implant system. J Periodontol. 1993；64：29-34.
6. Choi BH. Periodontal ligament formation around titanium implants using cultured periodontal ligament cells： A pilot study. Int J Oral Max Impl. 2000；15：193-196.
7. Urabe M, Hosokawa R, Chiba D, et al. Morphogenetic behavior of periodontium on inorganic implant materials： An experimental study of canines. J Biomed Mater Res. 2000；49：17-24.
8. 松村和明，玄 丞烋，中島直喜，堤 定美．エチレン-ビニルアルコール共重合体とチタンとの接着．接着．高分子刊行会．2002；46：501-505.
9. Matsumura K, Hyon S-H, Nakajima N, et al. Adhesion between poly(ethylene-co-vinyl alcohol)(EVA) and titanium. J Biomed Mater Res. 2002；60：309-315.
10. 松村和明，玄 丞烋，中島直喜，et al. 歯根膜を有する人工歯根の開発：第一報エチレン-ビニルアルコール共重合体のチタンへの接着と表面処理．歯科材料・器械．2000；19：361-366.
11. Matsumura K, Hyon S-H, Nakajima N, et al. Surface modification of poly(ethylene-co-vinyl alcohol)(EVA). Part I．Introduction of carboxyl groups and immobilization of collagen. J Biomed Mater Res. 2000；50：512-517.
12. Peng C, Tsutsumi S, Hyon S-H, et al. Morphologic study and syntheses of type I collagen and fibronectin of human periodontal ligament cells cultured on poly(ethylene-co-vinyl alcohol)(EVA) with collagen immobilization. J Biomed Mater Res. 2001；54：241-246.
13. 彭 春岩，堤 定美，玄 丞烋，et al. 歯根膜を有する人工歯根の開発 第二報コラーゲン固定化エチレン-ビニルアルコール共重合体(EVA)へのヒト歯根膜由来細胞培養．歯科材料・器械 2000；19：464-469.
14. Matsumura K, Hyon S-H, Tsutsumi S, et al. Surface modification of poly(ethylene-co-vinyl alcohol)(EVA)：Hydroxyapatite immobilization and control of periodontal ligament cells differentiation. Biomaterials. 2004；25：4817-4824.

3-2.2 インプラント・再生 ＜近未来＞ research

オッセオインテグレーション・エンジニアリング
―組織工学パラダイムからみたインプラント生物学―

小川隆広／西村一郎

UCLA（カリフォルニア大学ロサンゼルス校）歯学部
ワイントローブ再建生体工学研究所

要約

近年急速に発展している組織工学，再生医学は，これまで不可能と考えられてきた広範囲にわたる組織欠損や機能不全の根本的な改善をもたらすとして期待されている．組織工学に関わる研究分野は生物学や医科学における生体材料，幹細胞，生体活性因子の研究を基礎にして，生体力学，工学デザインやナノテクノロジーを取り入れてシステム化が進んでいる．次世代インプラントをデザインする際に，組織工学パラダイムを応用して歯牙-歯周組織の機能回復をさらに進めることが可能になると考えられる．ここでは，歯科インプラントの基礎になるオッセオインテグレーションに焦点を当てて，組織工学との接点を探り，将来への指針を示す．

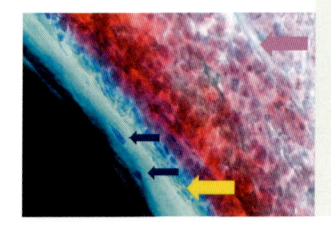

CONTENTS & KEY WORD

- ティッシュエンジニアリングの図式　骨髄は幹細胞の豊富な供給源／歯髄幹細胞：幹細胞移植の新しいオプション／決め手となる増殖因子の不在／担体としてのインプラント表面／実験
- 新しい要素が加わったオッセオインテグレーションの生物学評価基準　オッセオインテグレーションした骨のクオリティ／オッセオインテグレーションした骨はチタンに接触しているのか，それとも接着しているか

はじめに

1960年代にP-I Brånemarkがチタンと骨の結合の現象を偶然的に発見し，さらに1970年代に入り，その現象をオッセオインテグレーションと命名してから，約40年が経過した．

インプラントの表面性状タイプの変遷は，ブローネマルクオリジナルの機械切削面に始まり，1990年から現在に至っては，ミクロン前後の粗造な表面性状をもつインプラントが普及した．前者はスケールの大きく，また，付加的な粗造面をもつTPS加工とともに第一世代と考えることができる．一方，後者のミクロン前後の粗造な表面性状には，酸処理面，サンドブラスト面，あるいは両者の混合型が含まれる．現在，マーケットシェアからみても，第一世代から第二世代にほぼ置き換わったといえる(図1)[1,2]．またもう1つ言及すべきことは，最近のレビューにもあるように，各種第二世代インプラント間に骨結合能に関する大きな差は存在しないと考えられている[3～5]．すなわち，これまでのインプラントに関する研究開発が，1つのピークを迎えたと考えられる．

これからのインプラントに話題を移す．図1に示すように，どうやらミクロン前後の適度な粗造面を

3-2.2 オッセオインテグレーション・エンジニアリング

[インプラント表面性状]

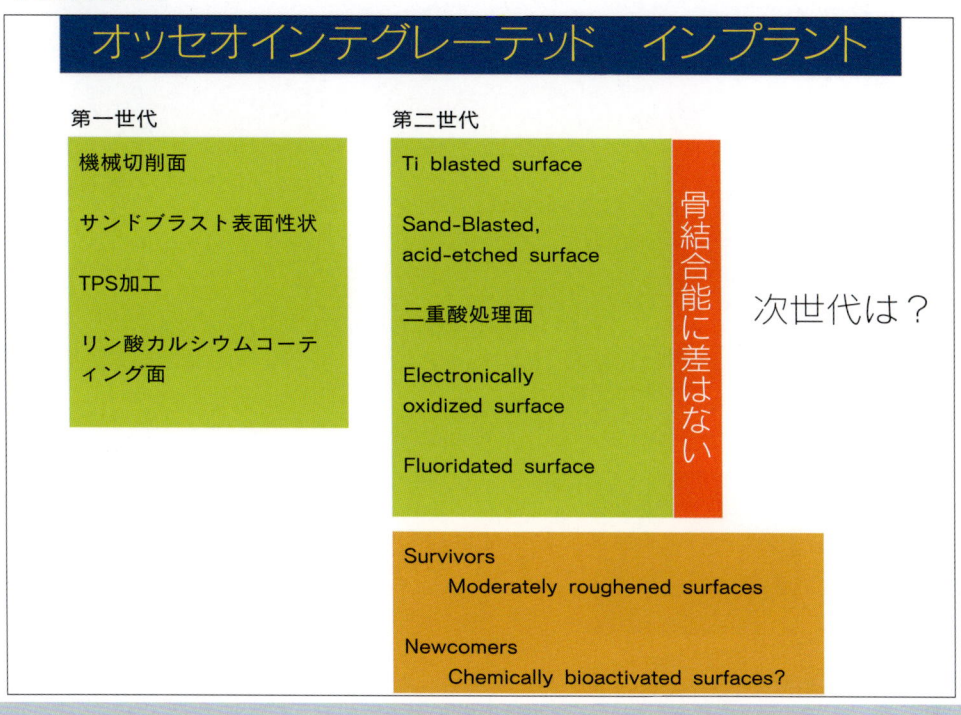

オッセオインテグレーテッド　インプラント

第一世代
- 機械切削面
- サンドブラスト表面性状
- TPS加工
- リン酸カルシウムコーティング面

第二世代
- Ti blasted surface
- Sand-Blasted, acid-etched surface
- 二重酸処理面
- Electronically oxidized surface
- Fluoridated surface

骨結合能に差はない

次世代は？

Survivors
　Moderately roughened surfaces
Newcomers
　Chemically bioactivated surfaces?

解説：図1　表面性状からみたインプラントの推移

　第一世代インプラントは第二世代にほぼとって代わられ，現在は第二世代がマーケットシェアの大部分を占める．各種第二世代インプラント間には骨結合能に大差がないとされている[3~5]．第三世代インプラントとしては，表面性状に付加価値として化学修飾を施すインプラントが有力候補である[3]．

もつインプラントが生き残った現在[3]，そのつぎの第三世代のインプラントがどのようなものになるのか．現在のインプラント表面への新たな化学修飾を第一候補として[3]，斬新な表面性状，生物学的修飾のいずれもが考えられ，新たなインプラント・デザインが期待される．第二世代を大きく上回るパフォーマンスを達成するために，オッセオインテグレーションのエンジニアリングと呼ぶにふさわしい骨結合能に関するブレイクスルーが求められる．

　本論文は，第三世代のインプラントを生み出すため，また評価していくために必要となるであろうコンセプト，理論を，筆者らの研究チームから排出された新知見を踏まえ，生物学的立場から示すものである．なお筆者らは一連の新知見をオッセオインテグレーションの新発見として捉え，これからオッセオインテグレーションをエンジニアリングしていくための必要不可欠なマイルストーンであると考えている．そこで，オッセオインテグレーションを考えるうえで鍵となる①ティッシュエンジニアリングの図式，②新しい要素が加わったオッセオインテグレーションの生物学評価基準の2つのコンセプトを具体例を織り交ぜながらその詳細を述べたい．

1. ティッシュエンジニアリングの図式

　オッセオインテグレーションはそれそのものがティッシュエンジニアリングである．なぜ，オッセオインテグレーションがティッシュエンジニアリングなのかを以下に説明する．

　ティッシュエンジニアリングの定義は，簡略化すると，「本来そのままの生物学的状態ではできない組織を形成させること」である．チタンインプラントの周囲に骨が形成される現象は通常の生物学的状態では起こりえないはずであり，したがってティッシュエンジニアリングの定義にあてはまるといえる．図2にオッセオインテグレーションの典型組織図を示す．もしチタンがそこに存在しなければ，たとえ創傷治癒の一環として骨が一過性に形成されても，ただちにリモデリングされて消失する．骨の本格的成熟ならびにその維持がなされるのはチタンインプ

[オッセオインテグレーション①]

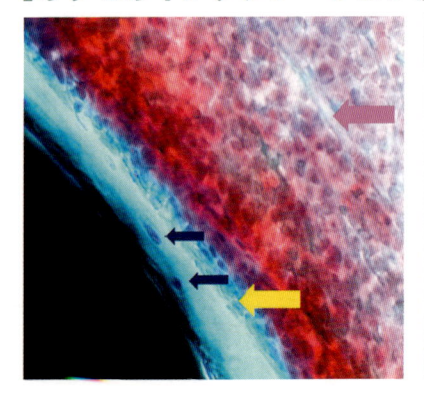

解説：図2　オッセインテグレーションの典型組織像

インプラント（黒色部位）に沿って形成された骨組織（黄矢印）がゴールドナートライクローム染色で青色に染色されている．骨組織内の骨芽細胞が認められる（黒色矢印）．インプラントが存在しなければ，骨組織は形成されず，血球成分や脂肪組織などの骨髄組織で満たされるのみである（赤矢印）．

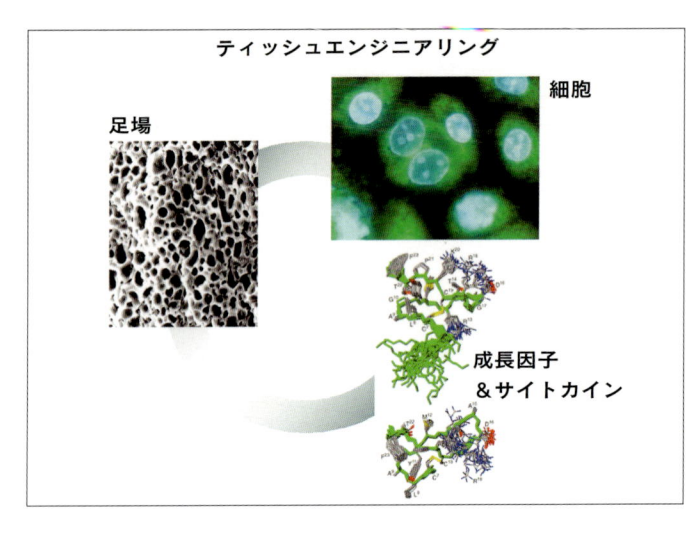

解説：図3　ティッシュエンジニアリングの3要素

細胞，担体，そして増殖因子あるいはサイトカインがある．

ラントが存在するからであり，その生物現象はチタン・ドリブン・ボーンエンジニアリング，すなわちティッシュエンジニアリングといえる．

ティッシュエンジニアリングの定義を図3に示す，細胞，担体，そして増殖因子の3要素が必要であるが[6]，興味深いことに，ティッシュエンニニアリングの3要素はそのままオッセオインテグレーションの3要素としてあてはめることができる（図4）．細胞は双方に共通であり，もちろんオッセオインテグレーションにおいても，ある種の増殖因子は必要不可欠であろう．そして，ティッシュエンジニアリグにおける担体はオッセオインテグレーションにおけるインプラント体表面である．すなわち，オッセオインテグレーションはチタン・ドリブン・ボーンエンジニアリングであることが再度，確認できる．

この3つの要素を分析，そして改善していけば，将来のインプラント像がみえてくる．以下に，各3要素について説明を加える．

1. 骨髄は幹細胞の豊富な供給源

ティッシュエンジニアリングで不可欠な細胞因子として骨髄由来の幹細胞を用いることが多方面で検討されていて[7]，骨髄穿刺法で得られる細胞成分を分離培養し，ターゲットになる組織に分化させてから患者の体内に移植するのが，通常のストラテジーである．

歯科においてインプラント体が埋入される部位，たとえば，下顎骨は，骨髄組織を比較的多量に含んでいる．すなわち，骨髄から幹細胞を抽出するまでもなく，インプラント体が骨髄内に挿入されダイレクトに骨髄細胞成分と接触する．オッセオインテグレーションが，幹細胞本来のハビタ環境*で成立することは，これからさらに注目されるべきことであろう．

また，骨髄幹細胞の絶対数あるいは分化機能が患者の加齢とともに急激に減少することが良く知られており[8,9]，インプラント治療の対象になる成人・老

[オッセオインテグレーション②]

解説：図4　オッセオインテグレーションの3要素

ティッシュエンジニアリングの不可欠3要素がそのまま適応される．ただし，担体はチタン表面性状に置き換わっている．Runx2やBMPなどの骨再生（骨芽細胞の分化）の鍵となる増殖因子は特定されてきたが，オッセオインテグレーションを制御する増殖因子は同定されていない．

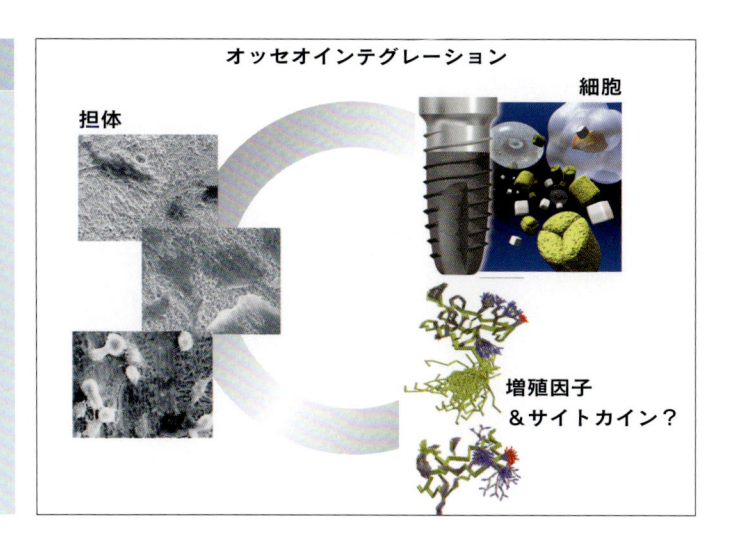

年患者の年齢を考えると，上，下顎骨内の幹細胞に関する情報は重要な研究対象になるであろう．

現在，エックス線治療，骨髄炎などの骨体への病的侵襲が骨髄幹細胞に与える影響の研究がようやく始まったばかりである．骨髄幹細胞の活性がオッセオインテグレーションの成立に欠かせない要因であるとすると，正常な幹細胞の供給という課題も十分に考えられる．

2. 歯髄幹細胞：幹細胞移植の新しいオプション

1999年，歯髄に間葉系由来の幹細胞が存在することが証明された．そこで筆者らは歯髄幹細胞がチタン上で骨を形成できるか否かをテストした[10]．結果，チタン上において，歯髄幹細胞は骨形成能を発揮し（プラスティック上での培養よりも早い速度で），さらにその能力は酸処理面においてさらに増強されることが明らかとなった．また歯髄幹細胞から得られた石灰化組織は，骨髄系骨芽細胞から得られた石灰化組織と同様の緻密な組織を形成することも明らかとなった．歯髄幹細胞は，智歯や歯周病罹患抜去歯から容易に得られるものであり，健康組織には無侵襲である．また，自己の細胞を移植できる点にもメリットがある．智歯のリサイクリングとしてのオッセオインテグレーションのエンジニアリングに期待がかかる．

3. 決め手となる増殖因子の不在

2つ目の要素である増殖因子について述べる．残念なことに，これまでオッセオインテグレーションに特異的に効果を示す増殖因子ならびにサイトカインは特定されていない．したがって，骨形成に有用であろうと考えられるタンパク，分子をインプラント周囲にトライアンドエラー的に応用しようとしてきた歴史がある．このアプローチは，部分的にインプラント表面の修飾，つまり担体の改善に含まれるものがある．行われてきた研究を列挙すると，コラーゲンをインプラントにコートする方法，BMP（骨形成増殖因子）をインプラント周囲に導入する方法，細胞接着を促す目的でRGD配列（細胞の接着を司るアンテナの標識ペプチド配列）をインプラント体に付加する方法などがあげられる（図5）．しかしながら，いずれもが決定的な効果を残していないのが現状であり，商品化にも至っていない．

繰り返しになるが，オッセオインテグレーションはきわめてユニークな生体現象であるため，引き金となる分子が存在しても不思議ではない．その分子の特定が次世代インプラントを創りだす1つの鍵のにぎっているといっても過言はないであろう．

---

*ハビタ環境：ハビタ（habitat）とは，本来，植物や動物にとっての最適な生息地を意味する．生体内に生息する各種の細胞も最適環境におかれることで，その機能を十分に発揮することができる．組織工学の1つのゴールは，必要な組織の再生を促すハビタ環境をデザインすることにある．インプラントという生体材料がもたらす外来的なハビタ環境が，顎骨内のさまざまな細胞を順応可能か否かで取捨選択していることは十分に考えられる．将来，インプラント周囲のハビタ環境を積極的にコントロールすることで，オッセオインテグレーションを改善することはもとより，歯周組織機能の再生も可能になるかもしれない．

[表面性状へのアプローチ]

Collagen
Blumenthal et al, IJOMI 1987, Lowenberg et al., Biomaterials 1988, Ong et al., J Oral Implantol 1999, Roehlecke et al., Cells Tissues Organs 2001, Becker at al., J Biomed Mater Res 2002, Khakbaznejad et al., J Biomed Mater Res 2004

BMPs
Sailer et al., J Craniomaxillofac Surg 1994, Ong et al., Int J Oral Maxillofac Implants 1997, Shah et al., Biol Cell 1999, Bessho et al., Clin Oral Inplants Res 1999, van den Dolder et al., Biomaterials 2003, Wildemann et al., J Control Release 2004.

RGD
Mante et al.,J Oral Implantol 2004,Elmengaard et al.,Biomaterials 2005,Schliephake et al.,Clin Oral Implants Res 2002,Ferris et al., Biomaterials 1999

解説：図5 タンパク，分子のインプラント周囲への応用方法

これまで実験的に行われてきた組み換えタンパクを応用したインプラント表面の修飾に関する文献．

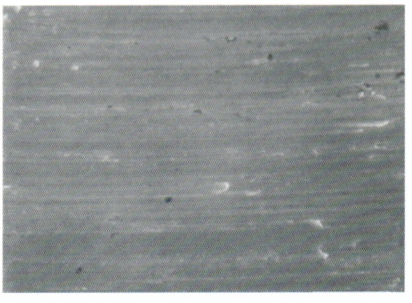

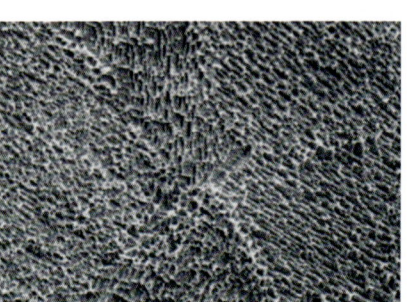

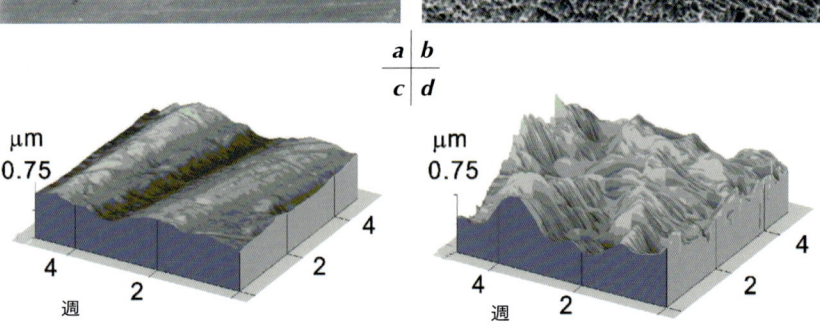

解説：図6 インプラントの表面性状

筆者らの実験系で用いた機械切削面と酸処理面（塩酸，硫酸の二重酸処理面：オッセオタイトインプラント（3i社）の表面性状と同一）の走査電子顕微鏡写真（a,b）と原子間力顕微鏡写真（c,d）．

4．担体としてのインプラント表面

多くのインプラントシステムは，そのカタログに，そのインプラントを使えば骨形成が加速することを謳っている．たとえば，ある2つの表面性状の違うインプラントについて，インプラント周囲の組織像をある時期に観察し，一方の性状Aが性状Bより骨が多く形成できていたと謳っていたとする．このことは，性状Aの周囲で骨形成が加速していることを示しているのだろうか．いや示していない．ただその時点で両者の骨量を比較したのみであって，骨形成のスピードを評価したことにはまったくならない．さらに，たとえ骨が早く形成されても，骨量はいくら治癒期間を待ってもさほど増えないこともある．骨形成のスピードと骨量は反比例することもありえる別の性質をもった変数なのである．実際，酸処理面ではその傾向が認められる[11]．

5．実験

著者らは，図6に示す機械切削面と酸処理面（塩酸，硫酸の二重酸処理面：3iインプラントの表面性状と同一）の2種類のインプラントをラット大腿骨に埋入し，治癒2週後と4週後における生体反応を検討した．

まず，得られた組織像から，オッセオインテグレーションした骨のプロファイルを骨形成曲線として図7に描いた．酸処理面では，2週後においてもイ

3-2.2 オッセオインテグレーション・エンジニアリング

［組織形態計測］

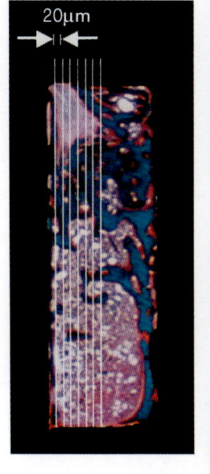

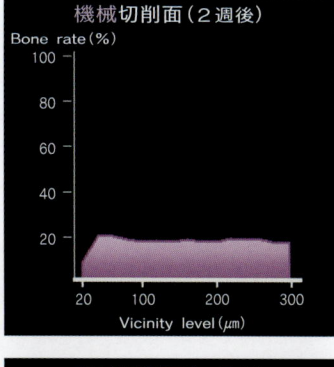

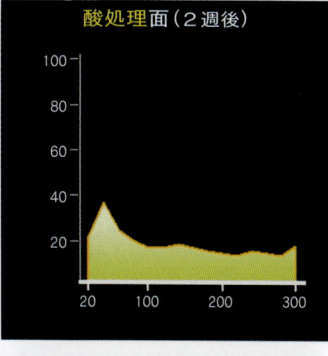

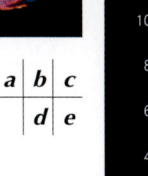

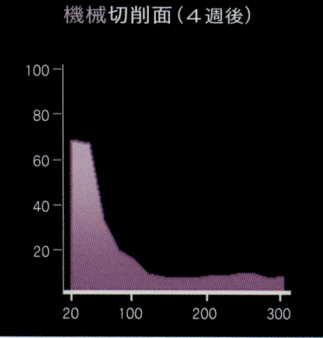

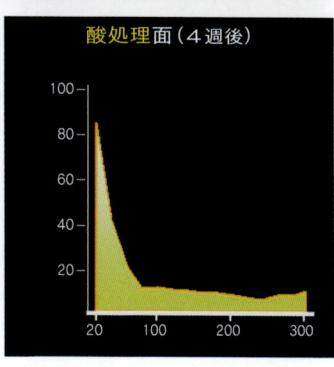

a	b	c
d	e	

解説：*図7* オッセオインテグレーション・カーブ

インプラント周囲の骨形成曲線．*a*に示すように中空型インプラントの内空に形成された骨組織の占有率をインプラント表面からの近接度（20－300ミクロン）とともにプロットした．機械切削面と酸処理面（塩酸，硫酸の二重酸処理面：オッセオタイトインプラント（3i社）の表面性状と同一）を比較した[11]．

ンプラント界面付近にて骨量の落ち込みがなく，40～60ミクロン付近において強い立ち上がりが認められた．一方，機械切削面では，20ミクロンレベル，つまり肝心なインプラント最近接レベルにおいて，骨形成量の低下がみられた．そして，4週後では，機械切削面に比較して，酸処理面においてのインプラント近接レベルでの高い骨形成が認められた．

つぎに，8種類の骨関連遺伝子についての調査研究の発現結果を*図8*に示す．遺伝子解析にあたっては，2つの表面性状に加えて，インプラントを埋入しない骨の治癒についても比較した．また，さらに細かな時間軸で観察し，発現傾向の違いから8種の遺伝子を3つのパターンに分類した．パターンAのⅠ型コラーゲンとオステオポンチンは，3群間で発現の変化がなかったグループである．しかし，パターンBにみられるように，オステオネクチンとオステオカルシン遺伝子は，第1週において，酸処理面で機械切削面より多く発現している．つまり発現が加速していた．また，Ⅱ型ボーンシアロプロテイン，Ⅲ型コラーゲン，インテグリンなどのパターンCの遺伝子群は，初期の1週において，やはり酸処理面にて発現が増大している．逆に2週後，4週後と後期になるにしたがい，機械切削面の発現量が上回る傾向がみられた．これらのことは，以下の重要な3点を証明・示唆することとなった．

（1）骨芽細胞の遺伝子発現は，インプラント体の有無に強く影響される．
（2）異なったインプラント表面性状が，細胞のハビタ環境をコントロールする．
（3）これらの結果は，ティッシュエンジニアリングの足場として，インプラント表面を再開発できる可能性を示している．

2. 新しい要素が加わったオッセオインテグレーションの生物学評価基準

従来より，オッセオインテグレーションの生物学的評価基準として，骨接触率ならびにトルク抵抗試験に代表される力学的安定度が用いられてきた．この2つの変数は1970年代から使われてきたものであるが，筆者らは最近得られた重要な知見をもとに，*図9*に示す新たな要素を加えた生物学的評価基準を提唱する．

今まで無視されてきたこと1：オッセオインテグレーションした骨のクオリティ

これまで，オッセオインテグレーションした骨組織の質について，まったくといっていいほど研究は

[7種類の骨関連遺伝子]

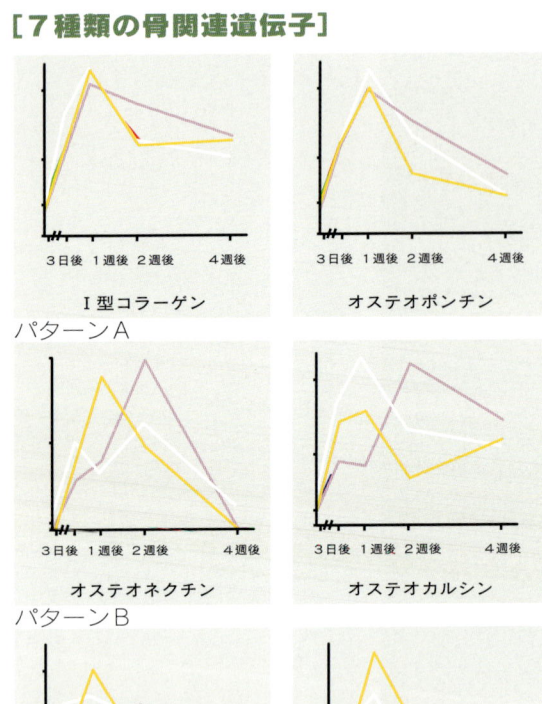

パターンA — I型コラーゲン、オステオポンチン

パターンB — オステオネクチン、オステオカルシン

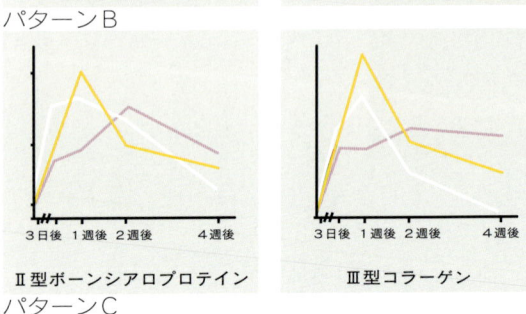

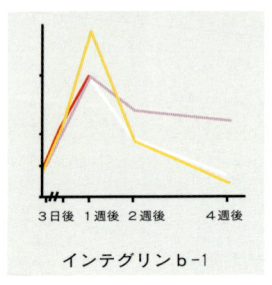

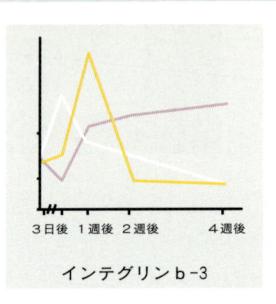

パターンC — II型ボーンシアロプロテイン、III型コラーゲン、インテグリンb-1、インテグリンb-3

解説：図8　インプラント周囲の骨組織関連の遺伝子発現

インプラントを埋入しない骨欠損，機械切削面インプラントを埋入，酸処理インプラントを埋入した3グループにおけるメッセンジャーRNAの発現を解析した．パターンAは3グループ間に変化がないもの．パターンBは機械切削面と比較して酸処理インプラントにて発現が加速しているもの．パターンCは治癒初期において機械切削面と比較して酸処理インプラントにて発現が増強されているもの[11]．

― インプラントを埋入しない骨欠損群
― 機械切削面インプラント埋入群
― 酸処理インプラント埋入群

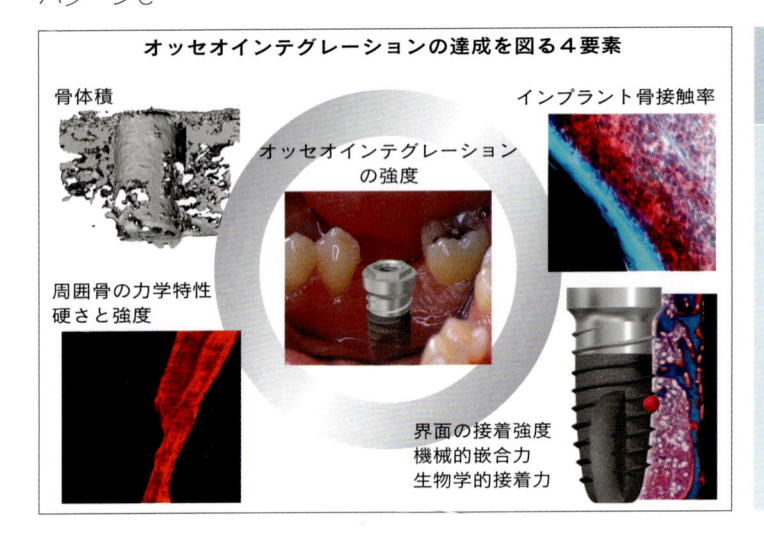

オッセオインテグレーションの達成を図る4要素
骨体積／インプラント骨接触率／オッセオインテグレーションの強度／周囲骨の力学特性 硬さと強度／界面の接着強度 機械的嵌合力 生物学的接着力

解説：図9　インプラントの力学的安定性を決定する4つの要素

骨量，骨インプラント接触率，インプラント周囲骨の内在性の力学特性，骨インプラントの界面強度の4つ．最後の2要素については，最近になり初めてその重要性が明らかとなった．

なされてこなかった．最近，筆者らは従来のブローネマルク型の機械切削面と，第二世代型の主流である酸処理面のそれぞれオッセオインテグレーションした骨の内在性の生体力学的性格が異なることを初めて明らかにした[12]．

まず筆者らは機械切削面と酸処理面にそれぞれ形成された石灰化組織の構造に着目した．一般的な骨組織の形成について説明すると，石灰化組織の形成は，図10に示すようにコラーゲンネットワークの形成に始まる．そして，そのコラーゲンネットワークに沿うように，オステオポンチンやオステオカルシンをはじめとするカルシウム結合タンパクの添加と充実が起こる．やがて，カルシウム結合タンパクへのカルシウムの沈着が進むと，コラーゲンネットワークは埋め尽くされて認識できなくなる．このことを踏まえたうえで，石灰化後期における，組織像を機械切削面と酸処理面のそれぞれ2つの異なるチタン面で比較したのが図11である．ラット骨髄細

3-2.2 オッセオインテグレーション・エンジニアリング

[表面組織のSEM画像]

解説：図10　骨芽細胞をチタン片上で培養することによって形成される石灰化組織

a（培養初期から中期：細胞外マトリックス形成期）．線維成分がめぐらされ，顆粒タンパクの侵入もみられる．*b*（中期から後期：石灰化期）．顆粒タンパクにカルシウムが沈着し，線維構造を満たしていく．

| a | b |

解説：図11　チタン片上で培養された石灰化組織像（後期）

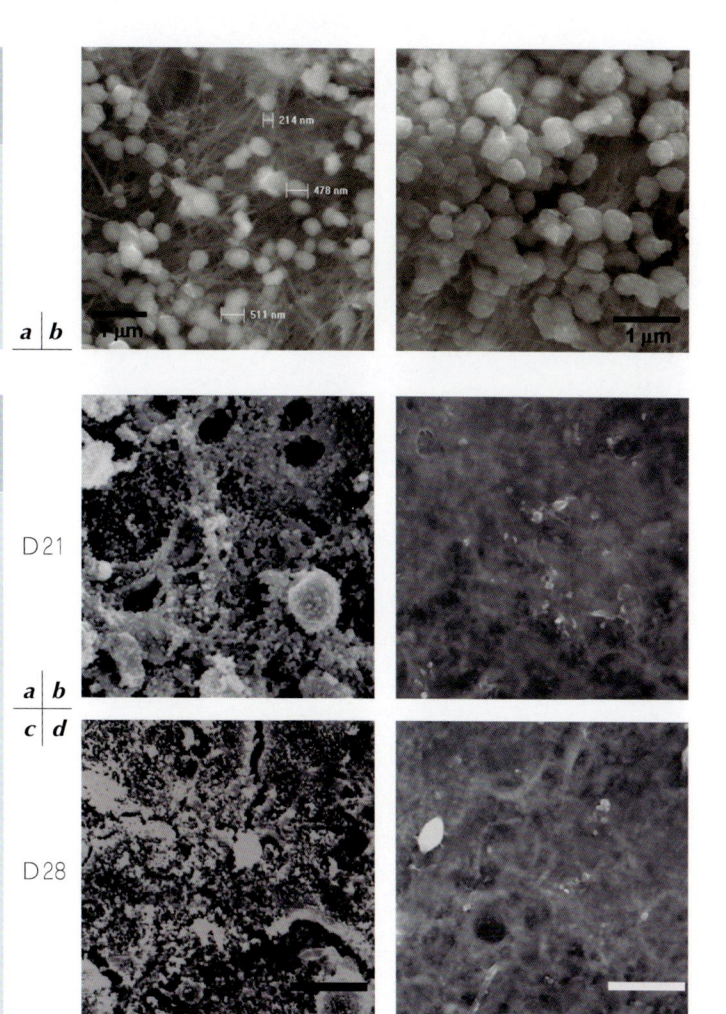

機械切削面と酸処理面（塩酸，硫酸の二重酸処理面：オッセオタイトインプラント（3i社）の表面性状と同一），異なる表面形状の上で培養された組織は異なる表面形態を示している[12]．

| a | b |
| c | d |

胞をチタン片上に培養した実験系で，培養21日目，28日目の双方において，機械切削面上の石灰化組織に，繊維性のコラーゲンが表層に残存しているのが確認できる．また，オステオポンチンやオステオカルシンなどの顆粒性タンパクもその原型をとどめている．しかし，酸処理面においては，石灰化は非常に成熟しており，成熟した組織を通してわずかに確認できるコラーゲン線維や顆粒構造以外は，まるで無構造であるかのごとくきわめて充実性の組織像を呈している．

そこで，筆者らは，「酸処理面上に形成された石灰化組織は機械切削面に形成されたものよりも硬いのではないか」という仮説を証明するために，ナノインデンテーションというテクノロジーを応用して石灰化組織の力学特性を比較した．驚いたことに，酸処理面にできた骨は機械切削面にできた骨よりも3倍硬いことが解かった（図12）[12]．また，折れにくさを示す弾性係数についても同じく酸処理面にできた骨が3倍高かった．これらのことは，単にチタンの表面性状がオッセインテグレーションした骨の質に影響を与えることを示したばかりでなく，今後，オッセオインテグレーションを評価・改善する際においての，これら新しい変数の重要性を示したこととして評価できる．

それでは，つぎに，この3倍という差はどう解釈できるのか．興味深いことに，通常，皮質骨と海綿骨の硬度および強度の差は3倍である．それと同等の差が酸処理面と機械切削面の骨形成ポテンシャルの差に存在することになる．なお，同様の所見は培養ではない動物生体内での実験系でも確認されている[13]．図13の模式図に，オッセオインテグレーション・エンジニアリングの可能性として，インプラントの表面性状の影響を示す．

[インプラント周囲組織の力学特性]

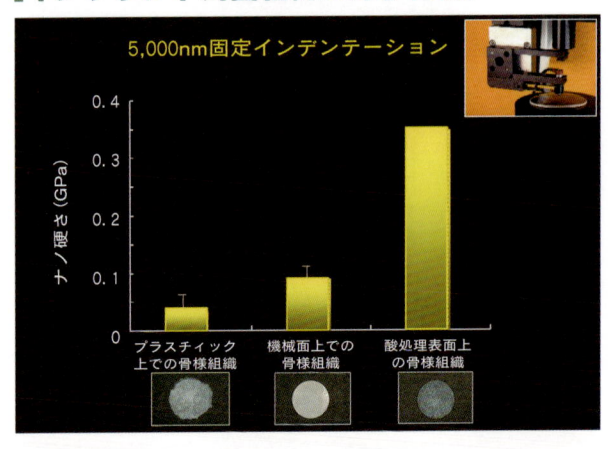

解説：図12　機械切削面と酸処理面で培養された石灰化組織の表面硬さ

酸処理面で培養された石灰化組織はプラスティック上での組織の7倍，機械切削面上での組織の3倍高い値を示す．

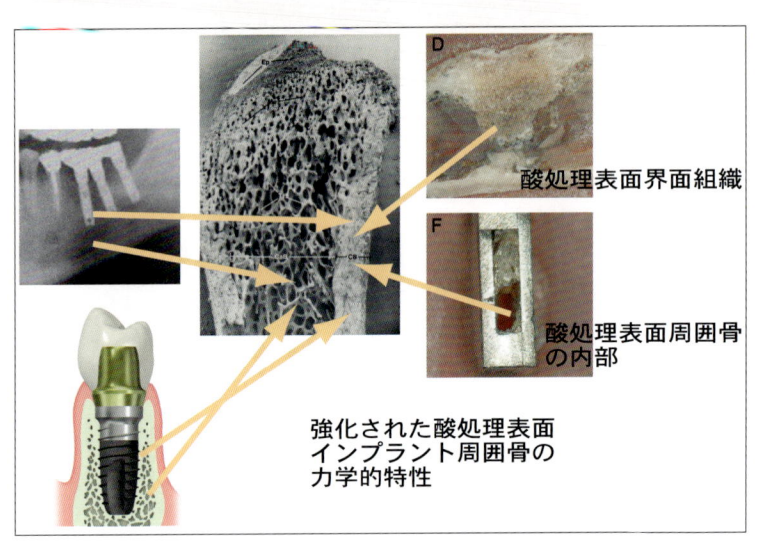

解説：図13　インプラント周囲骨，皮質骨，海綿骨の力学特性の比較

酸処理面インプラント周囲の骨は，たとえ骨髄内であっても皮質骨と同等の力学特性を示す．

今まで無視されてきたこと2：オッセオインテグレーションした骨はチタンに接触しているのか，それとも接着しているか

　骨とチタンは接触しているのかそれとも接着しているのか，とういう問いに答えられる研究はかつてなされてこなかった．筆者らは組織とチタンの界面強度を直接評価できる方法を開発し[14,15]，その結果，機械切削面上の組織と，酸処理面上に形成された組織の間には，チタン-組織間界面強度に1.5倍程度の差があることがわかった．酸処理面-骨間の接着強度のほう機械切削面より高い．ここで，気にかかる点がある．通常，インプラント体全体の負荷に抵抗する能力としては（トルクテストや垂直負荷テスト），機械切削面と酸処理面上では2倍から4倍の差があることがわかっているが[16]，今回得られた1.5倍という数字はそれを下回っている．つまり，インプラント体の固定強度は，骨接触率に加えて，先に示した骨質，そして界面接着硬度が合わさった総和としての変数であることが理解できる．しかし，この段階では，機械切削面と酸処理面に生まれる組織界面強度の差が，機械的ロックによるものか，生物学的な接着機構によるものであるかは明らかではない．最近，筆者らは別の実験系にて，チタン-骨間には生物学的接着が存在することを決定的に示す所見を得ている[15,17]．

　以上のように，オッセオインテグレーションした骨の骨質および界面強度が，チタン表面性状により多大に影響されることが明らかとなった今，オッセオインテグレーションの生物学的評価基準に新たな要素が加わることへの正当性が理解頂けると思う．

　すなわち，骨接触率，骨量（2次元解析では骨面積）に，骨硬度や強度に代表される骨の内在的力学特性とチタン-骨間の界面強度の2要素を加えた計4要素である．その総和が臨床的な，あるいは総和としてのインプラントとの力学的安定性となって現れていることになる．

[新たな評価法]

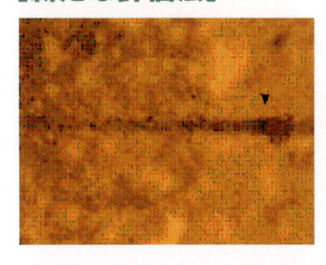

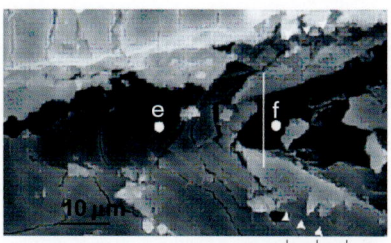

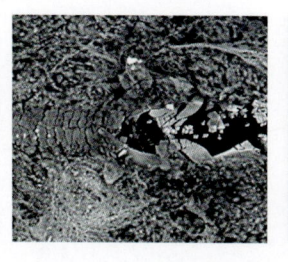

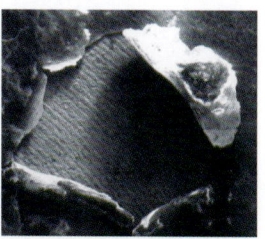

解説：図14　チタン−組織間界面強度の評価法

$a \sim c$：組織−チタン間の接着を評価するためのナノスクラッチテストによるスクラッチのトレース組織像．a：光学顕微鏡像．b, c：走査電顕像[14]．e：組織離脱直前．f：組織離脱直後．d：レーザースポレーション法による組織接着強度の測定．電子顕微鏡写真にて，石灰組織が機械切削面から破壊，離脱した様子が観察できる．そのときのレーザーの強度によって界面引っ張り強度が算出可能となる[15]．

つまり，図14に例をあげた新たな評価手段・基準が重要となる．そして，各々の変数の改善をターゲットとした，非常にフォーカスされたアプローチが新しいインプラントの開発の鍵となる．

まとめ・展望

インプラント歯科医療は順調に，しかも急速に発展して，さらに需要ものびることが予測されている．それは，インプラント先進国の米国においてもインプラント治療を待つ患者のわずか2％足らずしか実際の治療を受けることができていないのが実情であることからも理解できる[1]．これから，非常に有用な医療手段として確立された現代型インプラントをさらに超える新しいインプラントを開発していくためには，高いレベルでの生物学，生体材料学，さらに広い分野からの，しかも高いレベルでの学問を結集することが不可欠であると考える．筆者らはティッシュエンジニアリングのパラダイムを，インプラント生物学に応用できることを検討してきており，これからの研究デザイン，研究方法の妥当性を考える際に，1つの新しい指針として提唱したい．

参考文献

1. Annual industry report. US markets for dental implants: Executive summary. Implant Dent 2003; 12: 108-111.
2. Annual industry report. European markets for dental implants and final abutments 2004: Executive summary. Implant Dent 2004; 13: 193-6.
3. Albrektsson T, Wennerberg A. Oral implant surfaces: Part 1 − review focusing on topographic and chemical properties of different surfaces and in vivo responses to them. Int J Prosthodont 2004; 17: 536-43.
4. Albrektsson T, Wennerberg A. Oral implant surfaces: Part 2 − review focusing on clinical knowledge of different surfaces. Int J Prosthodont 2004; 17: 544-64.
5. Jokstad A, Braegger U, Brunski JB, Carr AB, Naert I, Wennerberg A. Quality of dental implants. Int Dent J 2003; 53: 409-43.
6. Nishimura I, Garrell RL, Hedrick M, Iida K, Osher S, Wu B. Precursor tissue analogs as a tissue-engineering strategy. Tissue Eng 2003; 9 Suppl 1: S77-89.
7. Egusa H, Schweizer FE, Wang CC, Matsuka Y, Nishimura I. Neuronal differentiation of bone marrow-derived stromal stem cells involves suppression of discordant phenotypes through gene silencing. J Biol Chem 2005.
8. D'Ippolito G, Schiller PC, Ricordi C, Roos BA, Howard GA. Age-related osteogenic potential of mesenchymal stromal stem cells from human vertebral bone marrow. J Bone Miner Res 1999; 14: 1115-22.
9. Moerman EJ, Teng K, Lipschitz DA, Lecka-Czernik B. Aging activates adipogenic and suppresses osteogenic programs in mesenchymal marrow stroma/stem cells: the role of PPAR-gamma 2 transcription factor and TGF-beta/BMP signaling pathways. Aging Cell 2004; 3: 379-89.
10. Nakamura H, Saruwatari L, Aita H, Takeuchi K, Ogawa T. Molecular and biomechanical characterization of mineralized tissue by dental pulp cells on titanium. Journal of Dental Research 2005; 84: 515-20.
11. Ogawa T, Nishimura I. Different bone integration profiles of turned and acid-etched implants associated with modulated expression of extracellular matrix genes. Int J Oral Maxillofac Implants 2003; 18: 200-10.
12. Takeuchi K, Saruwatari L, Nakamura HK, Yang JM, Ogawa T. Enhanced intrinsic biomechanical properties of osteoblastic mineralized tissue on roughened titanium surface. J Biomed Mater Res A 2005; 72A: 296-305.
13. Butz F, Aita H, Ogawa T. Enhanced intrinsic biomechanical properties of peri-implant bone by titanium surface roughness. Journal of Dental Research 2005; in revision.
14. Butz F, Aita H, Takeuchi K, Ogawa T. Evaluation of mineralized tissue adhesion to titanium over polystyrene using nano-scratch test. Journal of Biomedical Materials Research. Part A. 2005; 74A: 2: 164-70.
15. Nakamura H, Shim J, Butz F, Aita H, Gupta V, Ogawa T. Glycosaminoglycan (GAG) degradation reduces mineralized tissue-titanium interfacial strength. Journal of Biomedical Materials Research 2005. provisionally accepted.
16. Ogawa T, Ozawa S, Shih JH, Ryu KH, Sukotjo C, Yang JM, Nishimura I. Biomechanical evaluation of osseous implants having different surface topographies in rats. J Dent Res 2000; 79: 1857-63.
17. Saruwatari L, Aita H, Butz F, Nakamura H, Yang Y, Chiou W, Ogawa T. Osteoblasts generate harder, stiffer and more delamination-resistant mineralized tissue on titanium than on polystyrene, associated with distinct tissue micro-and ultra-structure. Journal of Bone and Mineral Research 2005; in press.

第4編

appendix

4-1　appendix　製品リスト

再生療法製品リスト

これまでの論文で登場した再生療法で必要な製品のリストを以下に紹介する．さらに，日本国内では未承認だが，論文中で紹介された製品についても付記する．

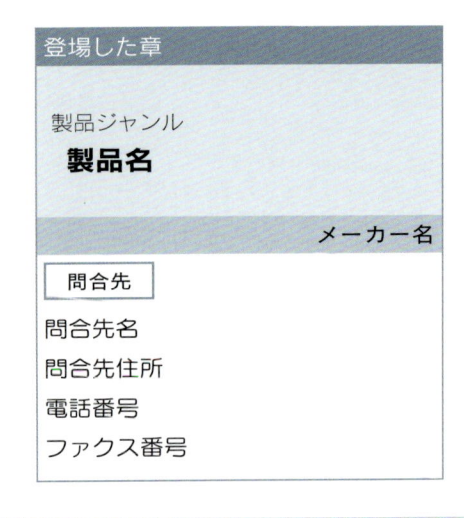

登場した章

製品ジャンル
製品名

メーカー名

| 問合先 |

問合先名
問合先住所
電話番号
ファクス番号

〈補填・移植・再生促進材料〉

1-1.1

セラミックス人工骨・骨補填材
（ハイドロキシアパタイト）
アパセラム

ペンタックス㈱ニューセラミックス事業部

| 問合先 |

ペンタックス㈱ニューセラミックス事業部
東京都文京区湯島2-17-12　サクセッサー91ビル3F
Tel.03-5840-6180
Fax.03-5840-6188

1-1.2 / 1-1.3

ブタ歯胚組織使用
歯周組織再生用材料
エムドゲイン®ゲル

ビオラ社（スウェーデン）

| 問合先 |

㈱ヨシダ学術営業推進本部インプラント部
東京都台東区上野7-6-9
Tel.03-3845-2951
Fax.03-3845-2726

3-1.1

創傷グラフト材
コラテープ

インテグラライフサイエンス社（米国）

| 問合先 |

㈱白鵬
東京都千代田区麹町1-3-23麹町1丁目3番地ビル
Tel.03-3265-6251
Fax.03-3263-7316

3-1.1

真皮欠損用グラフト
**テルダーミス真皮欠損用グラフト
（メッシュタイプ）**

テルモ㈱

| 問合先 |

テルモ㈱
東京都渋谷区幡ヶ谷2-44-1
Tel.03-3374-8358
Fax.03-3374-8273

1-1.1

歯科用骨補填材（牛骨由来）
ボーンジェクト®

㈱高研

| 問合先 |

㈱高研
東京都豊島区目白3-14-3
Tel.03-3950-6600
Fax.03-3950-6602

〈メンブレン〉

1-1.2
非吸収性メンブレン
**ゴアテックス®
GTRメンブレン**

W.L.GORE&ASSOCIATES（米国）

問合先
ジャパンゴアテックス㈱メディカルグループ
東京都世田谷区桜丘4-24-16
Tel.03-3427-8161
Fax.03-3427-8094

3-1.2
非吸収性メンブレン
**ゴアテックス®
TR（チタン強化）メンブレン**

ジャパンゴアテックス㈱

問合先
ジャパンゴアテックス㈱メディカルグループ
東京都世田谷区桜丘4-24-16
Tel.03-3427-8161
Fax.03-3427-8094

1-1.2
メンブレン固定用ピン
ボーンタックシステム

㈱インプラテックス

問合先
㈱インプラテックス
東京都荒川区西日暮里2-33-19YDM日暮里ビル
Tel.03-5850-8555
Fax.03-5850-8505

〈縫合糸〉

1-1.3 / 3-1.1
非吸収性縫合糸
**ゴアテックス®スーチャー
（CV-4, CV-5, CV-6, CV-7）**

W.L.GORE&ASSOCIATES（米国）

問合先
ジャパンゴアテックス㈱メディカルグループ
東京都世田谷区桜丘4-24-16
Tel.03-3427-8161
Fax.03-3427-8094

2-1.1 / 3-1.1
吸収性縫合糸
バイクリルラピッド

Johnson&Johnson ETHICON社（米国）

問合先
ジョンソン・エンド・ジョンソン㈱ メディカルカンパニー
東京都千代田区西神田3-5-2
Tel.03-4411-7901
Fax.03-4411-7371

2-1.2
吸収性縫合糸
PDS 7-0

Johnson&Johnson ETHICON社（米国）

問合先
ジョンソン・エンド・ジョンソン㈱ メディカルカンパニー
東京都千代田区西神田3-5-2
Tel.03-4411-7901
Fax.03-4411-7371

3-1.1
シルク縫合糸
**ルック歯科用サージカル
スーチャー787B**

Surgical Specialties Corporation（米国）

問合先
㈱インプラント・イノベイションズ・ジャパン
大阪府豊中市寺内2-4-1緑地駅ビル4F
Tel.06-6868-3012
Fax.06-6868-2444

〈インストルメント〉

3-1.3

歯槽骨延長器
アルビオラーリッジディストラクションシステム

Walter Lorenz Surgical(米国)

問合先

㈱メディカルユーアンドエイ
東京都千代田区神田錦町3-4藤和神田錦町ビル4F
Tel.03-3518-0211
Fax.03-3518-0220

3-1.3

歯槽骨延長器
アルベオワイダー

オカダ医材㈱

問合先

オカダ医材㈱
東京都文京区湯島2-21-3
Tel.03-3813-9612
Fax.03-3813-9624

1-1.3

リン酸エッチング材
ウルトラエッチ

ULTRADENT PRODUCTS社(米国)

問合先

㈱ヨシダ器材営業本部
東京都台東区上野7-6-9
Tel.03-3845-2931
Fax.03-3841-8204

2-1.2

ニードフォルダ
NP401

G.Hartzell&Son社(米国)

問合先

㈱東京歯材社
東京都台東区谷中2-5-20
Tel.03-3823-7501
Fax.03-3823-7516

3-1.3

歯槽骨延長器
MOD下顎骨ディストラクター

Martin社(ドイツ)

問合先

キスコ・ディーアイアール㈱
大阪市中央区大手通2-3-14
Tel.06-6944-1191
Fax.06-6944-1195

2-1.2

サージカルブレード
オムニトーム

sharpoint社(米国)

問合先

㈱東京歯材社
東京都台東区谷中2-5-20
Tel.03-3823-7501
Fax.03-3823-7516

1-1.3

ロータリーインストルメント
JIADS歯周外科用バーセット(6本・スタンド付)

ジアズネットワーク

問合先

ジアズネットワーク
大阪府大阪市淀川区宮原4-1-46新大阪北ビル6F
Tel.06-6393-1260
Fax.06-6350-0076

1-1.2 / 3-1.2

自家骨採取用器材
自家骨採取用セーフスクレイパー(直・曲)

Implant Innovations(3i)社(米国)

問合先

㈱インプラテックス
東京都荒川区西日暮里2-33-19YDM日暮里ビル
Tel.03-5850-8555
Fax.03-5850-8505

1-1.3

オーバンナイフ
ジンジナイフオーバン

Hu-Fready社(米国)

問合先

㈱モリタ
大阪府吹田市垂水町3-33-18
Tel.06-6380-2525
Fax.06-6380-0506

4-1 再生療法製品リスト

1-1.3

チゼル
TG-O

Hu-Fready社（米国）

問合先

㈱モリタ
大阪府吹田市垂水町3-33-18
Tel.06-6380-2525
Fax.06-6380-0506

2-1.2

ティッシュフォーセップス
TP403

G.Hartzell＆Son社（米国）

問合先

㈱東京歯材社
東京都台東区谷中2-5-20
Tel.03-3823-7501
Fax.03-3823-7516

1-1.3 / 2-1.2 / 3-1.1

サージカルブレード
マイクロサージカルブレード（ENDO2）

HAVEL'S社（米国）

問合先

㈱マートリーダー
東京都台東区松が谷1-4-4中央スカイビル3F
Tel.03-3845-7781
Fax.03-3845-7780

〈参考〉

2-1.3

無細胞真皮
AlloDerm

LifeCELL社（米国）

3-1.2

吸収性膜
Bio-Gide

Osteohealth社（スイス）

1-1.1 / 1-1.3 / 3-1.2

ウシ由来多孔性骨ミネラル骨補填材料
Bio-Oss

Osteohealth社（スイス）

1-1.1 / 1-1.3

骨補填材料DFDBA
Demineralized Ground Cortical Bone/DFDBA

LifeNet社（米国）

1-1.3

EDTA
Prefe Gel

ビオラ社（スウェーデン）

1-1.1 /

骨補填材料FDBA
Mineralized Ground Cortical Bone/FDBA

LifeNet社（米国）

3-1.3

二次元歯槽骨延長器
MODUS®ARS 1.5, V2 Distractor

Medartis社（スイス）

1-1.1

骨補填材（β-TCP）
オスフェリオン®

オリンパスバイオマテリアル㈱

3-1.2

吸収性メンブレン
Ossix

Implant Innovations（3i）社（米国）

1-1.1

Peptide-Enhanced Bone Graft
PepGen-P-15

Dentsply社（米国）

索引

あ
足場　11, 63, 76
アタッチメントレベル　20
アテロコラーゲン　136
アルカリホスファターゼ　75
アルギン酸ナトリウム　63
アロダーム　11, 125
安全性　93

い
移植片　113
一次閉鎖　117
遺伝子導入　9
インスリン様増殖因子　10
インプラント　192
インプラントを含んだ歯槽骨延長　190
インボルクリン　135
インレーグラフト　154, 156

う
ウシ由来多孔性骨ミネラル　50

え
エチレン-ビニルアルコール共重合体　194
エナメル基質タンパク　42, 85, 109
エムドゲイン®　10, 85
延長方向の不具合　189
エンドトキシン　25

お
オゾン処理　196
オッセオインテグレーション　13, 202
オッセオインテグレーションのエンジニアリング　203
温度応答性高分子　79
温度応答性培養皿　79

か
開窓型骨欠損　164
下顎骨延長　179

か (続き)
化学的根面処理　52
核型分析　94
仮骨延長　13
仮骨形成期　177
カストロビージョ型　120
角化歯肉　135
株化細胞　9
幹細胞　76, 85, 90
間葉系幹細胞　9, 84

き
機械切削面　202
キャリア　11
牛骨由来材料　22
吸収性膜　50, 163

く
クエン酸　26
クレセントナイフ　120
クローン　9
クロルヘキシジン　53

け
形質転換増殖因子　10
血管内皮細胞増殖因子　10
結合組織　114
結合組織移植　12
血小板　56
血小板由来増殖因子　10
懸垂縫合　127
減張切開　27, 52, 161

こ
広域可動性フラップ　155
口腔粘膜シート　12
骨移植　38
骨移植材　161
骨芽細胞　13, 58
骨芽細胞シート　82
骨形成タンパク　10

骨外科処置　33
骨結合　13
骨硬化期間　177
骨髄　204
骨髄幹細胞　9
骨性癒着　51
骨接触率　162
骨伝導能　13, 22, 50
骨トランスポート　185
骨内欠損　164
骨の平坦化　33
骨膜シート　12
骨誘導能　13, 22, 50
コラーゲン　11, 75, 193
コラーゲン固定化　197
コラーゲンスポンジ　200
コラテープ　159
コンフルエント　134
根面処理　34, 38
根面の酸処理　26
根面被覆　117
根面被覆術　137
根面被覆法　105

さ

再手術　20
再生　8
再生医工学　8
再生医療　84
サイトカイン　10
サイトケラチン　134
細胞　9, 204
細胞外基質　75
細胞外マトリックス　11, 81
細胞間接着　81
細胞間接着因子　81
細胞増殖　58
細胞分化　9
細胞分裂　9
暫間固定　53
酸処理面　202
サンドブラスト面　202
三燐酸カルシウム　22

し

自家骨　50
自家骨移植　13, 22
自家骨ブロック移植　161
歯冠-歯根比　171
歯間乳頭の再生　94

シグナル分子　76
歯根吸収　51
歯根膜　192
歯根膜再生型インプラント　12, 192
歯根膜細胞　59, 80, 197
歯根膜細胞シート　12, 80
歯根膜を有するインプラント　82
歯周組織再生治療　90
歯周組織再生誘導法　85
歯周組織再生療法　106
歯周組織の再生　78
歯髄幹細胞　205
歯槽骨延長　13
歯槽堤増大　160
歯肉溝切開　52
歯肉線維芽細胞　59
歯肉退縮　104
歯肉退縮の分類　110
歯肉辺縁切開　24
歯肉弁根尖側移動術　151, 154
歯肉弁歯冠側移動　53
歯肉弁歯冠側移動術　125
シャーピー線維　73, 198
習熟曲線　161
重層シート　82
重層偏平上皮細胞　135
受容体　9
小下顎症　179
上皮化結合組織移植　105, 106, 153
上皮細胞　58
上皮の深部増殖　48
上皮付着　48
審美改善　104, 105
新付着　108

す

垂直性骨欠損　43
垂直的歯槽骨増大　179
垂直マットレス縫合　53
水平切開　173
水平的歯槽骨延長　180
スペースメイキング　43, 173

せ

成長因子　10
セーフスクレイパー　25
生物学的接着　210
セメント-エナメル境　127
セメント芽細胞　42
セメント芽細胞シート　82

線維芽細胞増殖因子　10
線維性結合組織　193
前駆細胞　9
前歯部多数歯欠損　171

そ
造血骨髄移植　20
創傷治癒　12
増殖因子　10, 63, 204
増殖細胞核抗原　134
組織幹細胞　86
組織工学　8, 62, 76, 79, 85

た
待機期間　177
他家骨　22
他家骨移植　13
多血小板血漿　10, 56, 84, 109
脱灰凍結乾燥骨　22
縦切開　173
単純縫合　55
担体　11, 204

ち
チタン強化型非吸収性　170
チタン・ドリブン・ボーンエンジニアリング　204
中性EDTAゲル　52
注入型培養骨　84
注入型培養骨の特徴　95
腸骨移植　22

て
挺出　33
ディストラクション骨形成　13
ティッシュエンジニアリング　8, 85, 201, 203
テルダーミス　159
天然のセメント質　90

と
凍結乾燥骨　34
凍結乾燥骨移植　162
凍結乾燥他家骨　22
トランスフォーミング増殖因子　10
トリミング　38
トロンビン　60
トンネル法　155, 156
トンネル法　155, 156

な
ナノインデンテーション　209

は
バイオマテリアル　200
胚性幹細胞　9, 86
ハイドロキシアパタイト　11, 62
ハイブリッド型インプラント　193
培養骨　90
培養歯肉上皮シート　132
培養歯肉線維芽細胞シート　136
剥離　173
バックアクションチゼル　25
ハビタ環境　204
バリアー膜　160
バリュアブルフォーカス機構　120

ひ
ヒアルロン酸　11, 75, 136
ヒアルロン酸担体　81
非吸収性膜　163
非吸収性メンブレン　31
微小環境　76
ヒト歯根膜由来細胞　74
ヒト凍結乾燥脱灰他家骨　50
ヒドロキシアパタイト　11

ふ
フィブリン　11, 57, 60
フィブロネクチン　11
付着獲得量　64
普通石膏　22
部分層弁　113, 126
フラップの減張　174
ブレードブレーカー　120
プロービングデプス　20
プロテオグリカン　75
分岐部病変　44

へ
ペリオドンタルマイクロサージェリー　116
ヘルトヴィッヒ上皮鞘　42

ほ
縫合糸　118
ボーングラフト　20
ポケット減少量　64

ま
マイクロサージェリー　12, 124
マイクロサージカルインスツルメント　120
マイクロスコープ　116

マイコプラズマ汚染　94
膜除去　174
膜の固定　174
膜の早期露出　163
膜のトリミング　173
慢性剥離性歯肉炎　135

み
未分化間葉系幹細胞　75
未分化間葉系細胞　42

や
薬物配送(徐放)システム　12

ゆ
有細胞セメント質　90
遊離歯肉移植　124

り
リエントリー　20, 31, 39
リエントリー手術　51
臨床応用　89
臨床治験　74

れ
レセプター　9
裂開型骨欠損　44, 164

ろ
ロール法　156

A
alkaline phosphatase　75
allo bone graft　13
AlloDerm®　11
ALPase　75
alternate papilla tunnel法　126
Alveo-Wider　180
Amelogenin　42
APF　151, 155
apically positioned flap　151, 156
APT法　126
auto bone gragt　13

B
bone graft　38
bone marrow stem cell　9
bone morphogenic protein　10

C

cell differentiation　9
cell division　9
cell line　9
cell　9
clone　9
collagen　11
connective tissue graft　12
cytokine　10

D
DDS　12, 77
decalcified freeze dried bone allograft　22
DFDBA　22
distraction osteogenesis　13
DNA合成量　59
drug delivery system　12, 77

E
EGF　134
embryonic stem cell　9
EMD　42, 109
Emdogain®　10, 42, 85
enamel matrix derivative　42, 109
english sergeon's knot　122
envelope technique　106
ES細胞　9
extracellar matrix　11

F
fibrin　11
FGF　10
fibroblast growth factor　10
fibronectin　11

G
GBR法　13, 160
growth factor　10
GTR法　13, 30, 78, 85, 108
guided bone regeneration　13
guided tissue regeneration　13, 30, 85, 90

H
HA　11
hemifacial microsomia　178
HGF　137
HPDL　74
human periodontal ligament cell　74
hyaluronic acid　11
hydroxyapatite　11

I
IGF 10
IL-6 137
IL-8 137
inlay graft 156
insulin-like growth factor 10
intelligent carrier 77

M
mesenchymal stem cell 9, 84
microenvironment 76
microsurgery 12
Millerの分類 112
modified papilla preservation 24
MSCs 84

O
Ono & Nevinsの分類 153
oral mucosal sheet 12
osseointegration 13
osteoblast 13
osteoconduction 13
osteoinduction 13

P
papilla preservation technique 52
paratal sliding flap 156
PDGF 10, 56
periodontal ligament attached implant 12
periodontal ligament sheet 12
periosteal sheet 12
PGA 42
platelet derived growth factor 10
platelet rich plasma 10, 84, 109
Pref-Gel 52
progenitor cell 9
propylene glycol alginate 42
PRP 10, 84, 109

Q
QOL 96
quality of life 96

R
receptor 9
regeneration 8
roll flap 156
rotation flap 156

S
scaffold 11, 76
SCTG 153
Siebert 164
signaling molecules 76
simplified papilla preservation法 24
simplified papilla preservation technique 53
stem cell 76
subepithelial connective tissue graft 153

T
TGF-α 134
TGF-β 10, 56
TGF-β1 134
tissue engineering 8, 76, 85
transfection 9
transforming growth factor 10
tunnel flap 156

V
vascular endothelial growth factor 10
VEGF 10, 134

W
widerly mobilized flap 155
wound healing 12

1〜2壁性骨欠損 45
Ⅰ型コラーゲン 59
3壁性骨欠損 44

編・著者一覧

◆編著者（担当章）

吉江弘正（はじめに，0-1，0-2，1-0.1，2-0.1，3-0.1）
〒951-8514　新潟県新潟市学校通二番町5274
新潟大学大学院医歯学総合研究科摂食制御学講座歯周診断・再建学分野

宮本泰和（1-1.2，1-1.3，2-0.2）
〒600-8007　京都府京都市下京区四条高倉西入ル立売西町76　アソベビル3F
四条烏丸ペリオ・インプラントセンター

◆著者（50音順）

秋月達也（1-2.3）
〒113-8549　東京都文京区湯島1-5-45
東京医科歯科大学大学院医歯学総合研究科生体硬組織再生学講座歯周病学分野

上田　実（1-2.4）
〒466-8550　愛知県名古屋市昭和区鶴舞町65
名古屋大学大学院医学系研究科頭頸部・感覚器外科学講座顎顔面外科学

石川　烈（1-2.3）
〒113-8549　東京都文京区湯島1-5-45
東京医科歯科大学大学院医歯学総合研究科生体硬組織再生学講座歯周病学分野

石川知弘（3-1.2）
〒435-0052　静岡県浜松市天王町1743
石川歯科

小川隆広（3-2.2）
The Weintraub center for reconstructive biotechnology, UCLA school of dentistry, box 951668, B3-087 CHS, LosAngeles, CA 90095-1668, USA

奥田一博（1-2.1，2-2.1）
〒951-8514　新潟県新潟市学校通二番町5274
新潟大学大学院医歯学総合研究科摂食制御学講座歯周診断・再建学分野

各務秀明（1-2.4）
〒466-8550　愛知県名古屋市昭和区鶴舞町65
名古屋大学医学部組織工学講座

北島　一（1-1.2）
〒438-0017　静岡県磐田市安久路2-22-35
北島歯科医院

玄　丞烋（3-2.1）
〒606-8507　京都府京都市左京区聖護院川原町53
京都大学再生医科学研究所

申　基喆（2-1.1）
〒350-0283　埼玉県坂戸市けやき台1-1
明海大学歯学部口腔生物再生工学講座歯周病学分野

滝沢史夫（2-1.3日本語訳）
〒951-8514　新潟県新潟市学校通二番町5274
新潟大学大学院医歯学総合研究科摂食制御学講座歯周診断・再建学分野

堤　定美（3-2.1）
〒606-8507　京都府京都市左京区聖護院川原町53
京都大学再生医科学研究所

西村一郎（3-2.2）
The Weintraub center for reconstructive biotechnology, UCLA school of dentistry, box 951668, B3-087 CHS, LosAngeles, CA 90095-1668, USA

長谷川昌輝（1-2.3）
〒113-8549　東京都文京区湯島1-5-45
東京医科歯科大学大学院医歯学総合研究科生体硬組織再生学講座歯周病学分野

畠山善行（1-1.1）
〒542-0082　大阪府大阪市中央区島之内1-13-28ユラヌス21　8F
PIO畠山歯科

船登彰芳（3-0.2，3-1.1）
〒920-0031　石川県金沢市広岡2-10-6
なぎさ歯科クリニック

松川敏久（2-1.2）
〒634-0072　奈良県橿原市醍醐町502-34
松川歯科医院

松村和明（3-2.1）
〒606-8507　京都府京都市左京区聖護院川原町53
京都大学再生医科学研究所

三次正春（1-1.3）
〒760-8557　香川県高松市番町5-4-16
香川県立中央病院歯科口腔外科

南　昌宏（2-1.2）
〒530-0047　大阪府大阪市北区西天満2-6-8
南歯科医院

村上伸也（1-2.2）
〒565-0871　大阪府吹田市山田丘1-8
大阪大学大学院歯学研究科口腔分子免疫制御学講座歯周病分子病態学歯周病診断制御学

山田陽一（1-2.4）
〒466-8550　愛知県名古屋市昭和区鶴舞町65
名古屋大学医学部附属病院遺伝子再生医療センター

Allen EP（2-1.3）
8335 Walnut Hill Lane Suite 20 Dallas, TX 75231 USA

Cummings LC（2-1.3）
1110 Kingwood Drive, Suite 105 Kingwood TX 77339 USA

QUINTESSENCE PUBLISHING
日本

再生歯科のテクニックとサイエンス
―歯周・審美・インプラント―

2005年11月10日　第1版第1刷発行
2020年6月10日　第1版第4刷発行

編　著　者　吉江弘正／宮本泰和

発　行　人　北峯康充

発　行　所　クインテッセンス出版株式会社
　　　　　　東京都文京区本郷3丁目2番6号　〒113-0033
　　　　　　クイントハウスビル　電話(03)5842-2270(代表)
　　　　　　　　　　　　　　　　　(03)5842-2272(営業部)
　　　　　　　　　　　　　　　　　(03)5842-2279(編集部)
　　　　　　web page address　https://www.quint-j.co.jp/

印刷・製本　大日本印刷株式会社

©2005　クインテッセンス出版株式会社　　　　　禁無断転載・複写
Printed in Japan　　　　　　　　　　　　　　落丁本・乱丁本はお取り替えします
ISBN978-4-87417-881-2 C3047　　　　　　　　定価はカバーに表示してあります